血液科
研修ノート

シリーズ総監修
永井良三 自治医科大学学長

責任編集
神田善伸 自治医科大学内科学講座血液学部門教授

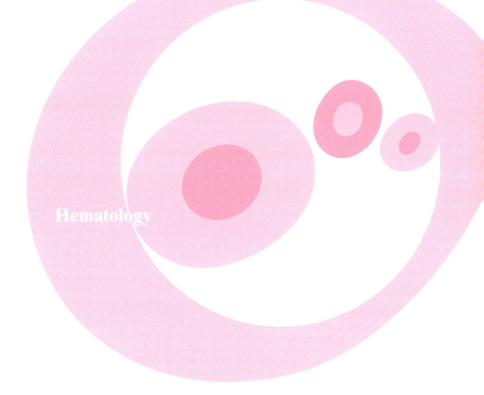

Hematology

診断と治療社

口絵カラー

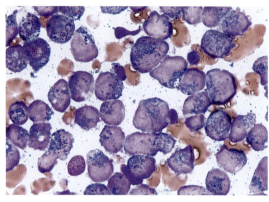

口絵 No.1 ミエロペルオキシダーゼ染色
FAB分類にてAML（M2）と診断された症例の骨髄．ほとんどすべての白血病細胞がミエロペルオキシダーゼ染色陽性（青色顆粒）であるが，陽性度合は様々である．（p.101）

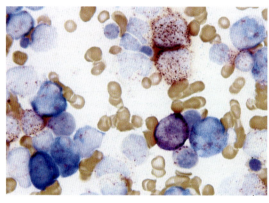

口絵 No.2 エステラーゼ二重染色
FAB分類にてAML（M4）と診断された症例の骨髄．細胞質が淡青〜青色び漫性に染まっているのがCAE陽性，一方，茶色斑点状はNBE陽性を示す．中央右寄りに二重陽性の細胞が1個見える．（p.101）

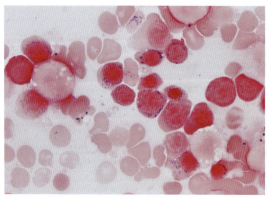

口絵 No.3 MDS症例の骨髄にみられた環状鉄芽球（鉄染色）
ほぼ半数の赤芽球が典型的な環状鉄芽球の所見である．（p.101）

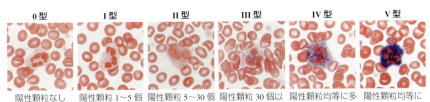

口絵 No.4　好中球の NAP 陽性顆粒の分布
陽性顆粒の多寡によって 0 型〜 V 型に分類され，100 個の分類の総和がスコア化される．（p.102）

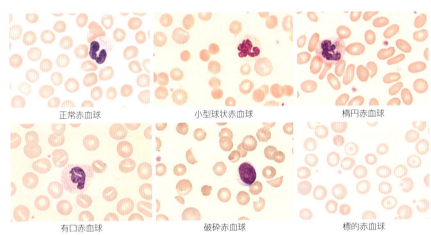

口絵 No.5　末梢血塗抹標本の鏡検による赤血球形態異常
（p.105）

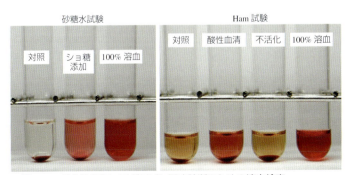

口絵 No.6　発作性夜間ヘモグロビン尿症診断のための溶血検査
（p.106）

口絵カラー

塗抹標本

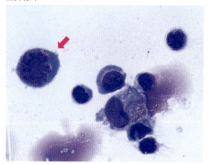

FCM

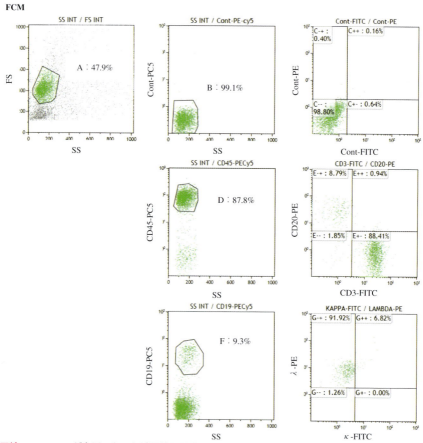

口絵 No.7 FCM が有用であった硝子体原発大細胞 B リンパ腫の 1 例
小型〜中型リンパ球が主体で，少数の大型異常細胞を認めた（→）．FCM：CD3 + T 細胞が大半を占めたが，CD19 gating で Smκ/λ 比 < 0.1 であった．以上より B 細胞リンパ腫と診断したが，腫瘍細胞は硝子体細胞の 10% 未満であった．（p.110）

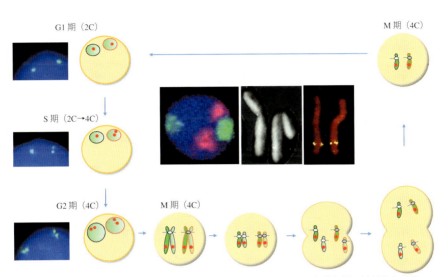

口絵 No.8　2倍体細胞(2n)のDNA量と細胞周期の関係，間期核の染色体領域，姉妹染色分体．M期のDNA量は4Cであり，蛍光in situハイブリダイゼーション(FISH)で遺伝子を染色体にマッピングすると，twin spotとして蛍光が認められる．(p.112)

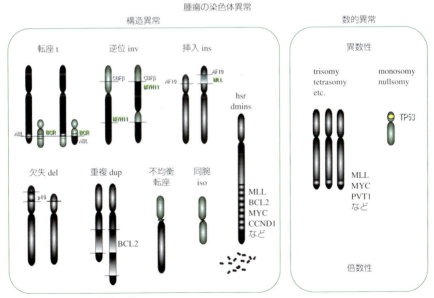

口絵 No.9　腫瘍の染色体異常
数的異常には異数性と倍数性の変化がある(右)．構造異常には，転座，逆位，挿入，欠失，重複，同腕 homogeneously staining region(hsr)とdouble minute chromosomes(dmins)があり，各々の染色体異常の切断点や欠失の領域に含まれる遺伝子に変異の生じていることが多い(左)．(p.113)

口絵カラー

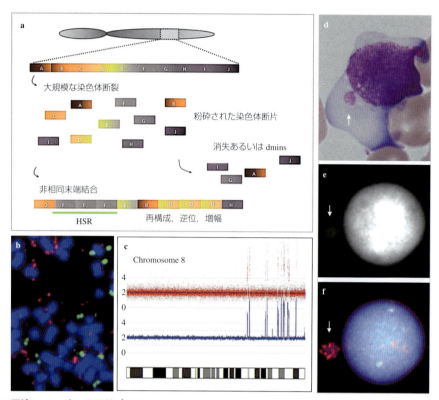

口絵 No.10　クロモスリプシス

a：クロモスリプシスの模式図．1～2本あるいは一部が粉砕化，再結合して元に戻る過程で一挙に改変され数十〜数百箇所のDNA再構成が生じる．b：SKY解析によるdminsの検出．c：8qの高度増幅(アレイ解析)．クロモスリプシスで形成されたと考えられる局所的な高度増幅が認められる．d：白血病細胞のMay-Grünwald-Giemsa染色像．核から突出する小核(→)．e：小核のDAPI染色像(→)．f：eに示した細胞のFISH像．小核に8q24由来のDNA断片の増幅を認める(→)．(p.115)

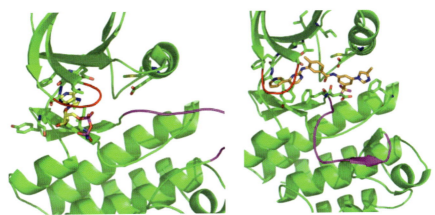

口絵 No.11　ABL チロシンキナーゼ阻害剤と ABL の結合様式
左側のパネルは活性型 ABL と ATP との結合を示す．P-loop を赤色に，activation-loop を紫色で示す．ニロチニブは活性型 ABL と結合できない．右側のパネルは非活性型 ABL とニロチニブとの結合様式を示す．ニロチニブは ABL との結合様式を適正化することによって ABL に対する親和性がイマチニブよりも向上している．
（Dr. Paul W. Manley；Novartis Pharma AG より寄贈）（p.142）

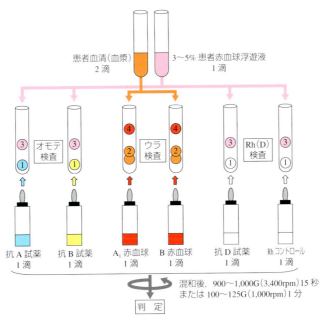

口絵 No.12　ABO と Rh 血液型検査
図中の 1，2，3，4 は分注の順番を示す．
（日本輸血・細胞治療学会〔編〕：輸血のため検査マニュアル ver1.2．〔Ver.1 .2http：//yuketsu.jstmct.or.jp/wp-content/themes/jstmct/images/medical/file/reference/Ref20-1.pdf ＜閲覧日 2015.11.20 ＞〕より改変）（p.168）

口絵カラー

口絵 No.13 スワーリング(swirling)
(p.178)

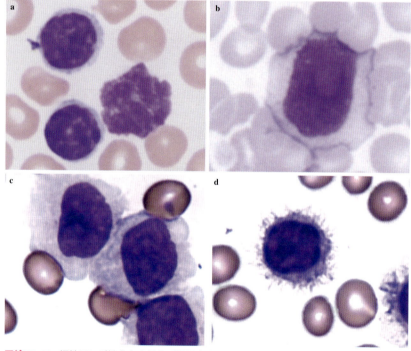

口絵 No.14 慢性リンパ性白血病および類縁疾患の形態像
a：慢性リンパ性白血病（末梢血塗抹標本）．CLL 細胞は通常，赤血球2個分より小さい小リンパ球であり，核の切れ込みが目立たず，核小体が不明瞭で，細胞質は全周性にみられない．b：前リンパ球性白血病（末梢血塗抹標本）．前リンパ球は赤血球2個分より大きく，核小体が明瞭で，B-PLL は前リンパ球が55％以上のものをいう．c：有毛細胞白血病（末梢血塗抹強制乾燥標本）細胞質の広い大型のリンパ球を認める．d：有毛細胞白血病（末梢血塗抹自然乾燥標本）細胞表面に突起を認める．
(p.298)

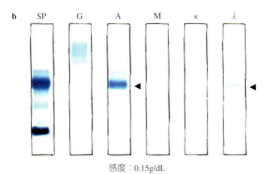

口絵 No.15　免疫グロブリンのクラス決定（免疫固定法）
（p.343）

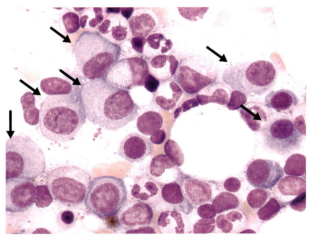

口絵 No.16　骨髄腫細胞
骨髄中に核が偏在し，核周明庭を有し，核小体の目立つ異型形質細胞（→）の浸潤を認める（May-Grünwald-Giemsa 染色，×1,000）．（p.343）

口絵カラー

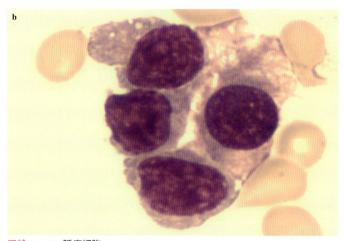

口絵 No.17　腫瘍細胞
b：骨髄像．リンパ形質細胞様の腫瘍細胞が浸潤している（May-Grünwald-Giemsa 染色，×1,000）．（p.347）

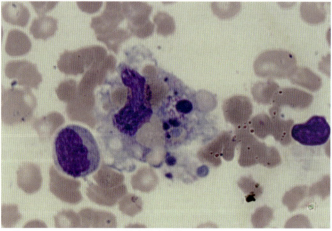

口絵 No.18　HPS における骨髄血球貪食像
（p.358）

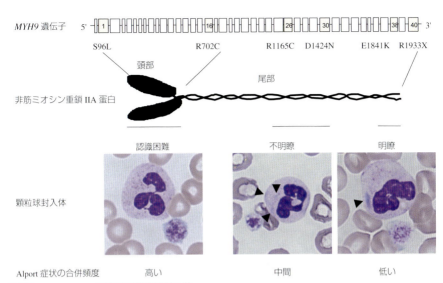

口絵 No.19　*MYH9* 異常症の顆粒球封入体
MYH9 異常症で同定される *MYH9* 遺伝子変異と非筋ミオシン重鎖 IIA 蛋白との関係を上部に示す．下部には *MYH9* 遺伝子変異部位と顆粒球封入体形態の関連性を示す（矢頭にて封入体を示す）．頭部変異では封入体が認識困難なことが多い．Aloprt 症状合併頻度は頭部変異で高い．（p.385）

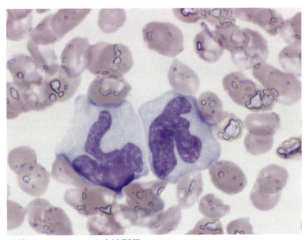

口絵 No.20　JMML の血液所見
末梢血所見の診断的意義が高い．一般的に白血球増多，血小板減少をきたし，dysplasia 所見が強い．以下の 3 つが特徴である．①赤血球大小不同，赤芽球の出現，②過分葉，Band 様の単球が増加する，③巨大血小板．骨髄は Myeloid 過形成，単球は少ない．（p.432）

口絵カラー

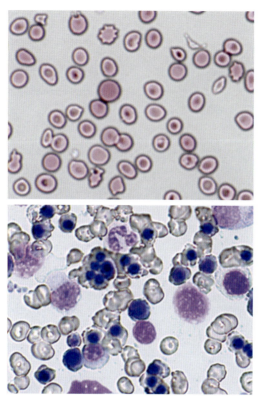

口絵 No.21　CDA Type4 症例の血液・骨髄像
(p.465)

シリーズ総監修の序

　「研修ノート」は，かつての「研修医ノート」シリーズを全面的に刷新し，新シリーズとして刊行するものである．

　旧シリーズ「研修医ノート」は内科研修医のためのテキストとして1993年に出版された．その後，循環器，産婦人科，小児科，呼吸器，消化器，皮膚科など，診療科別に「研修医ノート」が相次いで刊行された．いずれも一般のマニュアルとは異なり，「基礎的な手技」だけではなく「医師としての心得」や「患者とのコミュニケーション」などの基本，あるいは「書類の書き方」，「保険制度」など，重要ながら平素は学ぶ機会の少ない事項を取り上げ，卒後間もない若手医師のための指導書として好評を博してきた．

　しかしながら，時代の変化により研修医に要求される内容は大きく変化した．地域医療の確保が社会問題化するなかで，研修教育の充実はますます重要となった．さらに医療への信頼回復や医療安全のためには，患者やスタッフとのコミュニケーションの改善も必須である．

　このような状況に鑑み，「研修医ノート」シリーズのあり方を再検討し，「研修ノート」の名のもとに，新シリーズとして刊行することとした．読者対象は後期研修医とし，専門分野の決定後に直面するさまざまな問題に対する考え方と対応を示すことにより，医師として歩んでいくうえでの"道標"となることを目的としている．

　本シリーズでは，全人的教育に必要な「医の基本」を記述すること，最新の知見を十分に反映し，若い読者向けに視覚的情報を増やしながらも分量はコンパクトとすることに留意した．編集・執筆に当たっては，後期研修医の実態に即して，必要かつ不可欠な内容を盛り込んでいただくようお願いした．"全国の若手医師の必読書"として，本シリーズが，長く読み継がれることを願っている．

　終わりにご執筆いただいた諸先生に心より感謝を申し上げます．

2016年4月吉日
自治医科大学学長
永井良三

編集の序

　本書は，診断と治療社の「研修ノート」シリーズの一冊として発刊されました．このシリーズは初期研修を終えて，自分の専攻を見定め，専門医を目指して突き進む若手医師，特に後期研修医を対象として企画されたものです．したがって，本書を手にとると想定されているのは血液科専門医を目指す後期研修医ということになります．では，「血液科専門医を目指す後期研修医」とは果たしてどのような人たちでしょうか．身近にいるちょっと風変わりな（？）後期研修医は手の届く範囲で一番高い棚に上げておいて，一般的な血液後期研修医像を想像してみましょう．

　そもそも，初期研修の期間に，日々忙しそうに，そして忙しさを楽しんでいるかのようにも見える血液専門医を目の当たりにしながら，血液専攻を選んだということですから，根性があるに違いありません．また，血液診療は，ダイナミックな変化を特徴としながらも，反射的な決断を迫られるわけではなく，科学的に診療決断することができる分野ですので，考えることが好きな人たちではないかと思われます．常に全身管理が求められる診療に魅力を感じた人もいるでしょうし，分子生物学と診療現場が密接につながっているということに惹かれた人もいるでしょう．つまりは，当たり前のことではありますが，多彩な人物像が入り交じっているはずなのです．これに安心して，棚に上げた我らが後期研修医たちも地上に下ろすことにしましょう．

　さて，本書はそんな血液後期研修医を対象として，勉強の方法から，コミュニケーション，医療制度まで，幅広く解説を加えています．初期研修医，後期研修医を対象とした血液学の教科書は他にもいくつか存在しますが，本書は後期研修医を対象に焦点を絞ることによって，他書とは異なるコンセプトで統一され，日常診療に役立ち，かつ血液専門医へと歩みを進めるモチベーションを高めることができる一冊に仕上がっているのではないかと思います．今後，長年にわたって若手医師にぼろぼろになるまでに愛読される書籍となることを期待しています．

2016 年 4 月吉日
自治医科大学内科学講座血液学部門教授
神田善伸

Contents 血液科研修ノート

第1章 血液科研修でのアドバイス

A 血液科医になる人へ

1. 日本血液学会専門医への道
   日本血液学会専門医研修カリキュラムについて ……… 麻生範雄 … 2
2. 血液科領域の関連学会について ……… 鈴木律朗 … 5
3. ワークライフバランスを考える
   血液内科を生涯のプロフェッショナルとするために
   ……… 大和田千桂子 … 9

B 知識の習得の仕方，勉強の仕方

1. 研修医の到達目標 ……… 高見昭良 … 11
2. 教科書，参考書の選び方 ……… 岡田 定 … 14
3. 医学論文の読み方・書き方 ……… 熱田由子 … 17
4. 学会での症例報告 ……… 竹下昌孝 … 20
5. 血液科医にとっての研究と学位 ……… 合山 進 … 24

C 医療現場でのコミュニケーション

1. インフォームド・コンセント
   説明と同意と自己選択 ……… 森 慎一郎 … 27
2. 地域連携 ……… 冨塚 浩 … 31
3. チーム医療 ……… 澤 正史 … 36

第2章 血液の機能と仕組み

1. 造血システム ……… 川野宏樹，片山義雄 … 40
2. 各白血球の働き ……… 柴山浩彦 … 45
3. 赤血球の働き ……… 藤原 亨 … 49
4. 止血の仕組み ……… 一瀬白帝 … 54

第3章 研修で学ぶべき主な症状・症候の見方

1. リンパ節腫脹，肝脾腫の見方 ……… 錦織桃子 60
2. 貧血の見方 ……… 高見昭良 64
3. 多血症の見方 ……… 臼杵憲祐 71
4. 白血球増加と減少の見方 ……… 波多智子 76
5. 血小板増加症・減少症の見方 ……… 金子 誠 82
6. 出血・血栓傾向の見方 ……… 大森 司 90

第4章 研修で学ぶべき検査と治療法

A 検査

1. 骨髄穿刺・生検 ……… 通山 薫 96
2. 細胞化学的検査 ……… 通山 薫 100
3. 溶血に関連する検査 ……… 和田秀穂 103
4. 細胞表面形質検査 ……… 稲葉 亨 107
5. 染色体検査 ……… 谷脇雅史 111
6. 分子生物学的検査 ……… 田部陽子 116
7. リンパ節生検 ……… 福原規子 124

B 治療法（薬剤，対策）

1. 抗血栓療法に伴う落とし穴
   抗血栓療法のリスク管理 ……… 松下 正 129
2. 抗癌化学療法薬 ……… 細野奈穂子, 山内高弘 134
3. 分子標的治療薬 ……… 田内哲三 142
4. 化学療法時の感染対策
   発熱性好中球減少症を中心に ……… 冲中敬二 146
5. 腫瘍崩壊対策 ……… 蘆澤正弘, 神田善伸 151
6. 嘔気対策 ……… 照井康仁 158
7. 不妊対策 ……… 菊地美里 162

C 輸血

1. 血液型，交差適合試験，不規則抗体，HLA抗体 ……… 田野崎隆二 167

2. 血液製剤の適正使用 _____ 安村　敏　172
  3. 輸血の副作用・合併症
　　　感染症，TRALI，鉄過剰症など _____ 佐藤智彦，岡崎　仁　179
  4. 交換輸血 _____ 梶原道子　186
  5. アフェレーシス _____ 梶原道子　188

D 造血幹細胞移植
  1. 自家造血幹細胞移植の適応と方法 _____ 大嶺　謙　191
  2. 同種造血幹細胞移植の適応 _____ 杉田純一　196
  3. 同種造血幹細胞移植のドナー選択，ソース選択 _____ 栗田尚樹　200
  4. 同種造血幹細胞移植の移植前処置 _____ 山下卓也　204
  5. 同種造血幹細胞移植の GVHD 対策 _____ 村田　誠　208
  6. 同種造血幹細胞移植の合併症（GVHD 以外）_____ 仲宗根秀樹　213

第5章 血液科疾患の診療

A 赤血球系疾患
  1. 鉄欠乏性貧血 _____ 鈴木隆浩　220
  2. 慢性疾患に伴う貧血 _____ 山本昌代，生田克哉　225
  3. 溶血性貧血 _____ 亀崎豊実　229
  4. 発作性夜間ヘモグロビン尿症 _____ 野地秀義，七島　勉　238
  5. 巨赤芽球性貧血 _____ 小船雅義　243
  6. 赤芽球癆 _____ 廣川　誠　247
  7. 再生不良性貧血 _____ 山﨑宏人　251
  8. 腎性貧血 _____ 川端　浩，横井秀基　258

B 白血球系疾患：腫瘍性疾患
  1. 骨髄系腫瘍の WHO 分類 _____ 南谷泰仁　262
  2. リンパ系腫瘍の WHO 分類 _____ 伊豆津宏二　266
  3. 骨髄増殖性腫瘍①（慢性骨髄性白血病）_____ 南　陽介　271
  4. 骨髄増殖性腫瘍②（慢性骨髄性白血病以外）_____ 得平道英　274
  5. 骨髄異形成症候群 _____ 市川　幹　283
  6. 急性骨髄性白血病（急性前骨髄球性白血病を含む）_____ 入山規良　288

7. 急性リンパ性白血病　早川文彦　293
8. 慢性リンパ性白血病および類縁疾患　鈴宮淳司　297
9. 濾胞性リンパ腫　山本一仁　302
10. MALT リンパ腫　山本起代子, 山本一仁　306
11. マントル細胞リンパ腫　山本一仁　310
12. びまん性大細胞型 B 細胞リンパ腫　冨田章裕　313
13. Burkitt リンパ腫　牛島洋子, 冨田章裕　319
14. T および NK/T 細胞リンパ腫　石塚賢治　324
15. 成人 T 細胞白血病・リンパ腫　石塚賢治　330
16. Hodgkin リンパ腫　宮﨑香奈　336
17. 多発性骨髄腫　飯田真介　341
18. マクログロブリン血症　飯田真介　346

C 白血球系疾患：非腫瘍性疾患
1. 顆粒球減少症　原田浩徳　348
2. 伝染性単核球症　新井文子　352
3. 血球貪食症候群　中世古知昭　356

D 血栓・止血疾患
1. 自己免疫性血小板減少症　柏木浩和　360
2. 血栓性微小血管症　松本雅則　365
3. ヘパリン起因性血小板減少症　松下　正　373
4. 抗リン脂質抗体症候群　家子正裕　378
5. 先天性血小板減少症・機能異常症　國島伸治　382
6. 播種性血管内凝固症候群　朝倉英策　387
7. 血友病　天野景裕　396
8. von Willebrand 病　松下　正　403
9. Rare Bleeding Disorders　日笠　聡　408
10. 静脈血栓塞栓症（先天性・後天性）　森下英理子　414

E 小児の血液疾患
1. 小児の急性骨髄性白血病　多賀　崇　420
2. 小児骨髄異形成症候群　平林真介, 長谷川大輔　427
3. 若年性骨髄単球性白血病　真部　淳　431
4. 小児急性リンパ性白血病　康　勝好　435

5. 小児リンパ腫 .... 小林良二　440
6. Epstein-Barr ウイルス関連 T/NK リンパ増殖性疾患
　　　　　　　　　　　　　　　　　　　　　　　　　　　井上雅美，澤田明久　444
7. 血球貪食性リンパ組織球症 .... 森本　哲　448
8. Langerhans 細胞組織球症 .... 森本　哲　451
9. 先天性骨髄不全症 .... 村松秀城　454
10. 原発性免疫不全症 .... 笹原洋二　458
11. 先天性貧血 .... 小倉浩美，菅野　仁　462

第6章　知っておくべき知識と制度

1. 血液診療に関する法律の基礎知識 .... 中村幸嗣　468
2. 個人情報保護 .... 樋口敬和　471
3. 医療事故 .... 吉永健太郎　475
4. 医療保険制度と介護保険制度 .... 菊池由生子　478

第7章　書類の書き方

1. 診療録の書き方 .... 佐藤元紀　484
2. 処方せん・注射せんのルール .... 山本雅人　493
3. インフォームド・コンセントと説明・同意書 .... 北野文将　500
4. 血液疾患にかかわる医療費助成制度 .... 伊賀陽子　507

付　録

1. 体表面積換算表 514
2. 略語一覧 .... 突田真紀子　518

索引 529

◆ Column

まずは名刺交換から	高見昭良	13
医師の宿命	岡田 定	16
こんなブラックラボはイヤだ！	合山 進	26
主文は後回し	森 慎一郎	30
コミュニケーションのとり方	冨塚 浩	35
ケースレポートを書こう！	川野宏樹	44
遺伝的に好中球機能異常をきたす疾患	柴山浩彦	48
年齢によりリンパ節腫脹の意義は異なる	錦織桃子	63
マラリアのピットフォール	高見昭良	70
赤血球増加と身体能力	臼杵憲祐	75
無形性発作による急激な貧血進行	和田秀穂	106
FCMによる硝子体リンパ腫の迅速スクリーニング	稲葉 亨	110
クロモスリプシス	谷脇雅史	115
分子遺伝学的寛解	田部陽子	123
病理医と仲よくしよう	福原規子	128
CTP-11の下痢には漢方を	細野奈穂子, 山内高弘	141
FN時の抗菌薬選択	沖中敬二	150
予測性悪心, 嘔吐	照井康仁	161
若いときの経験は, 何でも貴重な財産だ	田野崎隆二	171
血小板の外観検査 "スワーリング"	安村 敏	178
クリオプレシピテート	安村 敏	178
骨髄バンクドナーの自己血輸血	安村 敏	178
血小板輸血不応	佐藤智彦	185
臨床試験結果解釈における注意点	杉田純一	199
移植前処置薬剤の投与量算出	山下卓也	207
新しいGVHD治療薬	村田 誠	212
一期一会	仲宗根秀樹	218
鉄の吸収	鈴木隆浩	224
サラセミア	鈴木隆浩	224
様々な要因による貧血を合併したACD	山本昌代, 生田克哉	228
特殊検査結果にコメントを！	亀崎豊実	237
PNHの症状は, ヘモグロビン尿だけ？	野地秀義	242
劇的ビフォーアフター	小船雅義	246
症例報告のススメ	廣川 誠	250
血清Crが比較的定値, 血清EPOが正常範囲でも腎性貧血!?	川端 浩, 横井秀基	261
好酸球増加を伴う血液腫瘍	南谷泰仁	265
表面抗原は予後に影響するか？	入山規良	292
髪の長さは七難隠す？	山本一仁	305
MALTリンパ腫の染色体異常	山本起代子, 山本一仁	309
1回で覚えろ！	山本一仁	312
BLとマラリア感染	牛島洋子	323

B細胞リンパ腫分類不能型，DLBCLとBLの中間型	冨田章裕	323
HTLV-1母子感染対策	石塚賢治	335
リンパ腫の主訴はリンパ節腫脹か？	宮崎香奈	340
末梢血・骨髄塗抹標本を目視しよう	原田浩徳	351
病歴聴取が重要！	新井文子	355
慢性活動性EBウイルス感染症	新井文子	355
生検は要注意！	新井文子	355
若かりし頃の忘れ得ぬ経験	中世古知昭	359
理論は後からついてくる	柏木浩和	364
予防的血小板輸血	松本雅則	372
lupus anticoagulant hypoprothrombinemia syndrome (LAHPS)	家了正裕	381
顆粒球封入体	國島伸治	386
DICの誤診にご用心	朝倉英策	395
血友病診療の面白さにはまってみませんか？	天野景裕	402
先天性血栓性素因を有する症例の血栓症一次予防	森下英理子	419
実際の経験から	多賀崇	426
小児MDSの進歩	平林真介, 長谷川大輔	430
プロフェッショナルとしての医師の魅力	真部淳	434
症例から学んだこと	井上雅美	447
遺伝子解析に頼りすぎてはならない	村松秀城	457
Waltzing with WASP	笹原洋二	461
稀少疾患にじっくり取り組もう	小倉浩美, 菅野仁	465
内服薬処方せんの記載方法の標準化に向けた取り組み	山本雅人	499
医療事故調査制度との関係	北野文将	506
患者が医学上の定説と著しく異なる治療を希望する場合	北野文将	506
患者が診療を拒否した場合	北野文将	506
カルテ記録の方法	北野文将	506

執筆者一覧

[シリーズ総監修者]

永井良三	自治医科大学 学長

[責任編集者]

神田善伸	自治医科大学内科学講座血液学部門教授

[編集者]

張替秀郎	東北大学大学院医学系研究科血液免疫病学分野教授
松下　正	名古屋大学医学部附属病院輸血部教授
宮﨑泰司	長崎大学原爆後障害医療研究所原爆・ヒバクシャ医療部門血液内科学研究分野（原研内科）教授

[執筆者]（執筆順，肩書略）

麻生範雄	埼玉医科大学国際医療センター造血器腫瘍科
鈴木律朗	島根大学医学部附属病院腫瘍・血液内科
大和田千桂子	千葉大学医学部附属病院血液内科
高見昭良	愛知医科大学血液内科
岡田　定	聖路加国際病院血液内科
熱田由子	日本造血細胞移植データセンター
竹下昌孝	国立国際医療研究センター病院血液内科
合山　進	東京大学医科学研究所先端医療研究センター細胞療法分野
森慎一郎	聖路加国際病院血液腫瘍科
冨塚　浩	冨塚メディカルクリニック
澤　正史	安城更生病院血液・腫瘍内科
川野宏樹	神戸大学医学部附属病院血液内科
片山義雄	神戸大学医学部附属病院血液内科
柴山浩彦	大阪大学大学院医学系研究科血液・腫瘍内科
藤原　亨	東北大学大学院医学系研究科血液免疫病学分野
一瀬白帝	山形大学医学部分子病態学講座
錦織桃子	京都大学大学院医学研究科血液・腫瘍内科学
臼杵憲祐	NTT東日本関東病院血液内科
波多智子	長崎大学原爆後障害医療研究所血液内科学研究分野
金子　誠	山梨大学医学部附属病院輸血細胞治療部
大森　司	自治医科大学生化学講座病態生化学部門
通山　薫	川崎医科大学検査診断学
和田秀穂	川崎医科大学血液内科学
稲葉　亨	京都府立医科大学附属病院臨床検査部
谷脇雅史	京都府立医科大学大学院医学研究科血液・腫瘍内科学
田部陽子	順天堂大学医学部臨床検査医学
福原規子	東北大学大学院医学系研究科血液免疫病学分野
松下　正	名古屋大学医学部附属病院 輸血部
細野奈穂子	福井大学医学部附属病院がん診療推進センター
山内高弘	福井大学医学部附属病院血液・腫瘍内科
田内哲三	東京医科大学病院血液内科
沖中敬二	国立がん研究センター東病院総合内科・中央病院造血幹細胞移植科
蘆澤正弘	自治医科大学内科学講座血液学部門
神田善伸	自治医科大学内科学講座血液学部門

照井康仁	がん研究会有明病院血液腫瘍科	南 陽介	神戸大学医学部附属病院輸血・細胞治療部
菊地美里	自治医科大学附属さいたま医療センター血液科	得平道英	埼玉医科大学総合医療センター血液内科
田野崎隆二	慶応義塾大学病院輸血・細胞療法部	市川 幹	獨協医科大学内科学（血液・腫瘍）
安村 敏	富山大学附属病院検査・輸血細胞治療部	入山規良	日本大学医学部血液膠原病内科
佐藤智彦	東京大学医学部附属病院輸血部	早川文彦	名古屋大学医学部附属病院血液内科
岡崎 仁	東京大学医学部附属病院輸血部	鈴宮淳司	島根大学医学部附属病院腫瘍センター/腫瘍・血液内科
梶原道子	東京医科歯科大学医学部附属病院輸血部	山本一仁	愛知県がんセンター中央病院臨床試験部/血液・細胞療法部
大嶺 謙	自治医科大学内科学講座血液学部門	山本起代子	セントソフィアクリニック内科
杉田純一	北海道大学病院血液内科	冨田章裕	藤田保健衛生大学医学部血液内科学
栗田尚樹	筑波大学医学医療系血液内科	牛島洋子	名古屋大学医学部附属病院血液内科
山下卓也	聖路加国際病院血液腫瘍科	石塚賢治	鹿児島大学病院血液・膠原病内科
村田 誠	名古屋大学大学院医学系研究科血液・腫瘍内科学	宮﨑香奈	三重大学大学院医学系研究科血液・腫瘍内科学
仲宗根秀樹	自治医科大学附属さいたま医療センター血液科	飯田真介	名古屋市立大学大学院医学研究科血液・腫瘍内科学分野
鈴木隆浩	自治医科大学内科学講座血液学部門	原田浩徳	順天堂大学医学部内科学教室血液学講座
山本昌代	旭川医科大学内科学講座消化器・血液腫瘍制御内科学分野	新井文子	東京医科歯科大学大学院医歯学総合研究科血液内科学
生田克哉	旭川医科大学内科学講座消化器・血液腫瘍制御内科学分野	中世古知昭	千葉大学医学部附属病院血液内科
亀崎豊実	自治医科大学地域医療学センター地域医療支援部門	柏木浩和	大阪大学大学院医学系研究科血液・腫瘍内科学
野地秀義	福島県立医科大学循環器・血液内科	松本雅則	奈良県立医科大学輸血部
七島 勉	福島県環境医学研究所	家子正裕	北海道医療大学歯学部内科学分野
小船雅義	札幌医科大学腫瘍・血液内科学講座	國島伸治	名古屋医療センター臨床研究センター高度診断研究部
廣川 誠	秋田大学大学院医学系研究科総合診療・検査診断学	朝倉英策	金沢大学附属病院高密度無菌治療部
山﨑宏人	金沢大学附属病院輸血部	天野景裕	東京医科大学臨床検査医学分野
川端 浩	京都大学大学院医学研究科血液・腫瘍内科学	日笠 聡	兵庫医科大学血液内科
横井秀基	京都大学大学院医学研究科腎臓内科学	森下英理子	金沢大学大学院医薬保健学総合研究科病態検査学
南谷泰仁	岐阜大学医学部附属病院輸血部	多賀 崇	滋賀医科大学医学部附属病院小児科
伊豆津宏二	虎の門病院血液内科	平林真介	聖路加国際病院小児科

長谷川大輔	聖路加国際病院小児科	菅野　仁	東京女子医科大学輸血・細胞プロセシング科
真部　淳	聖路加国際病院小児科	中村幸嗣	獨協医科大学内科学（血液・腫瘍）
康　勝好	埼玉県立小児医療センター血液・腫瘍科	樋口敬和	聖路加国際病院血液内科
小林良二	札幌北楡病院小児思春期科	吉永健太郎	東京女子医科大学血液内科
井上雅美	大阪府立母子保健総合医療センター血液・腫瘍科	菊池由生子	都立駒込病院医事課（医療相談担当）
澤田明久	大阪府立母子保健総合医療センター血液・腫瘍科	佐藤元紀	名古屋大学医学部附属病院総合診療科
森本　哲	自治医科大学とちぎ子ども医療センター小児科	山本雅人	名古屋大学医学部附属病院薬剤部
村松秀城	名古屋大学大学院医学系研究科小児科学	北野文将	名古屋大学医学部附属病院医療の質・安全管理部
笹原洋二	東北大学大学院医学系研究科小児病態学分野	伊賀陽子	兵庫医科大学精神科神経科
小倉浩美	東京女子医科大学輸血・細胞プロセシング科	突田真紀子	東北大学病院血液・免疫科

第1章

血液科研修でのアドバイス

A 血液科医になる人へ

日本血液学会専門医への道
日本血液学会専門医研修カリキュラムについて

DOs
- 血液内科医・小児科医を志したときから，血液専門医を目指す．
- カリキュラムに沿って，検査の修得，症例の経験を積む．
- プロフェッショナル意識をもって，毎日の診療を行う．

日本血液学会の専門医制度は，「血液学関連の臨床医学の健全な発展普及とあわせて臨床血液学研究の進歩を促し，医療を介し国民の福祉に貢献することを目的とする」と明記されている．2015年現在，3,449名の血液専門医が認定され，この人数は血液学会会員の半数近くにあたる（表1）．血液専門医は血液科診療の一つの指標であり，血液内科医・小児科医を志したときから目指していただきたい．

1 血液専門医受験資格

受験資格は，日本内科学会認定内科医または日本小児科学会小児科専門医，卒後6年以上の臨床研修（うち3年以上認定研修施設における臨床血液学の研修），臨床血液学に関係した筆頭者として学会発表または論文が2つ以上，受け持ち入院患者のうち15名の診療実績記録の提出（症例は，赤血球系疾患3例，白血球系疾患3例，出血血栓性疾患2例，免疫・輸血1例以上を含む）などである．

2 血液専門医研修カリキュラム

研修カリキュラムは医の倫理と医療安全などの基本的な事項から，検査，治療および症例経験などの大項目に分かれ，詳細な小項目からなる．特筆すべきことに，癌診療の専門医のための項目が加えられている．本カリキュラムは同時に，項目ごとに自己評価および指導医評価を行うようになっている．

検査では，Aa：内容を詳細に理解している（自分一人でできる），Ab：概略を理解している，B：見学などで理解しているという評価基準である（表2）．

治療・症例経験では，A：受け持ち症例として複数経験，B：受け持ち症例として1例以上経験，C：概略の知識を有するという評価基準であり，広く血液疾患の経験が求められる（表3）．

表1 日本血液学会認定血液専門医数

年度	会員数	血液専門医数	指導医数	研修施設数	受験者数	合格者数
2010	6,764	2,720（40%）	1,424	486	186	161（87%）
2011	7,517	2,836（38%）	1,447	488	194	169（87%）
2012	7,640	2,982（39%）	1,527	492	204	178（87%）
2013	7,765	3,154（41%）	1,594	497	186	176（95%）
2014	7,891	3,286（42%）	1,643	503	218	204（94%）
2015	7,456	3,449（46%）	1,641	488	236	198（84%）

第1章 血液科研修でのアドバイス

表2 修得すべき主な検査

検査	項目
血球算定	赤血球恒数，網赤血球数を含む
末梢血液塗抹標本の作成と鏡検	白血球百分比，赤血球形態，白血球形態，血小板形態
骨髄検査	骨髄穿刺，骨髄像，骨髄生検
細胞化学検査	ペルオキシダーゼ，好中球アルカリフォスファターゼ，エステラーゼ，鉄染色
造血必須物質測定	血清鉄，鉄結合能，フェリチン，ビタミン B_{12}，葉酸，エリスロポエチン
溶血検査	Coombs試験，ハプトグロビン，尿中ヘモジデリン，Ham試験，寒冷凝集素
細胞表面形質検査	骨髄系細胞，リンパ系細胞，巨核球系細胞，赤血球系細胞
血清タンパク検査	電気泳動法，免疫グロブリン定量，ベンス・ジョーンズ蛋白
体腔液検査と鏡検	胸水，腹水，脳脊髄液
凝固検査	出血時間，フィブリノゲン，凝固因子，アンチトロンビン，プロテインC，フィブリン/フィブリノゲン分解産物，Dダイマー
血液型	ABO型，Rh型，交差適合試験

表3 複数の受け持ち経験が求められる疾患

赤血球系疾患		出血性貧血，鉄欠乏性貧血，自己免疫性溶血性貧血，発作性夜間ヘモグロビン尿症，赤血球破砕症候群（溶血性尿毒症症候群，血栓性血小板減少性紫斑病，細小血管傷害性溶血性貧血），再生不良性貧血（特発性，先天性），赤芽球癆[*]，全身疾患に併発する貧血（慢性疾患に伴う貧血，腎性貧血）
白血球系疾患	非腫瘍性疾患	顆粒球の疾患（好中球機能異常症，無顆粒球症），リンパ球系疾患（全身性Castleman病）[*]，単球・マクロファージ系疾患（血球貪食症候群，壊死性リンパ節炎），ウイルス感染症（伝染性単核球症），続発性免疫不全症[*]
	骨髄増殖性疾患	慢性骨髄性白血病，真性赤血球増加症，本態性血小板血症
	骨髄異形成症候群	骨髄異形成症候群
	急性骨髄性白血病	急性前骨髄球性白血病，その他の急性骨髄性白血病，治療関連急性骨髄性白血病
	リンパ系腫瘍	急性リンパ性白血病，B細胞性慢性リンパ性白血病，B細胞リンパ腫，多発性骨髄腫，T/NK細胞腫瘍，Hodgkinリンパ腫
血栓止血疾患		特発性血小板減少性紫斑病，播種性血管内凝固，血栓性血小板減少性紫斑病[*]，溶血性尿毒症症候群
その他		薬剤による造血障害

[*]：内科医では必須，小児科医では概略の知識を有するのみで可

3 試験実施要項

血液専門医の認定試験は，毎年1回実施される．多肢選択問題形式で，文章問題と血液形態学・検査学問題からなる．内科・小児科共通問題と内科または小児科選択問

題がある．文章問題と血液形態学・検査学問題は独立して判定され，両者ともに基準に達した場合を合格とされる．

日本血液学会編集による公式テキスト「血液専門医テキスト改訂第2版」(2015年)には，研修カリキュラムに則って，主要な徴候と検査値異常，血液疾患の病因・病態・診断・治療，患者教育，形態学までが網羅されている．また，日本血液学会編集の「造血器腫瘍診療ガイドライン 2013 年版」との整合性をとるなど，最新の診療動向を反映したものである．

専門医制度改革が検討され，今後は内科専門医取得後にそれぞれのサブスペシャリティの専門医取得が求められる．3年間の内科後期研修の後に各専門医の研修を行う，いわゆる2階建てとなる予定である．血液専門医制度が血液科医の育成を促し，血液学の診療と研究の発展に寄与することを願うものである．

DON'Ts

- [ ] 診療実績記録(入要要約)は申請前にまとめて書いてはいけない．その都度，記載して考察を熟成させる．
- [ ] 文献は指導医に教えてもらってばかりではいけない．自ら疑問点を調べる姿勢を身に付ける．

埼玉医科大学国際医療センター造血器腫瘍科　**麻生範雄**

A　血液科医になる人へ

2 血液科領域の関連学会について

> **DOs**
> - 興味をもった領域があったら，学会に入会する．
> - 学会に参加して勉強するのが第一歩であるが，次は発表を行う．
> - 学会での発表も何回かして慣れたら，ワーキンググループ活動などの学会企画にも参加する．

1 基本的な考え方

医師にとって学会は，知識を得る場であることは間違いない．医学書や医学雑誌，インターネットでも医学知識は得られるが，最新情報が得られるのは学会の長所である．また，教育講演などのプログラムでは膨大な情報をコンパクトにまとめてくれる．次の段階では，自らが発表することになる．これは自らが情報の供給者になることを意味し，自分の研究のアピールという側面もある．

以上は，参加する医師の側から見た学会の捉え方である．しかし一方で学会は，社会から見ればその領域の唯一にして最高の専門家集団である．医療関係の諸問題が起きた際，学会としては何もアクションを起こさないと「この領域の医師は何もしない」という社会の評価になってしまう．「学会の活動は学術活動に限るべき」というのは過去のことで，病腎移植，福島原発事故，移植腎売買など学会の社会責任を問われる事例には事欠かない．さらに最近は，研究不正や研究倫理，医療事故など，医療関係者自身が問題の当事者とされる場合もあり，こうした場合にも学会は当該領域の最高専門家集団として適切な見解の表明と行動が求められる．

2 日本の血液関連領域の学会

わが国における主な血液学関連の学会には，日本血液学会，日本造血細胞移植学会，日本リンパ網内系学会がある（表1）．以下，それぞれの学会について説明する．

a 日本血液学会

現在は一つの団体になっているが，以前は日本血液学会と日本臨床血液学会の2つの学会があった．歴史に関しては，日本血液学会ホームページにある「日本血液学のあゆみ」に詳しいが，前者は昭和12年に設立されている．平成14年からの合同開催を経て，平成20年には一般社団法人の学会として統合された．

最近では秋季の学術集会と，春季の国際

表1　日本と世界の血液学関連領域の学会

領域＼国・地域	日本	米国	ヨーロッパ	アジア	全世界
血液領域	日本血液学会	ASH	EHA		
腫瘍全般	日本臨床腫瘍学会	ASCO	ESMO		
リンパ系腫瘍	日本リンパ網内系学会		ICML		
造血幹細胞移植	日本造血細胞移植学会	Tandem BMT meeting	EBMT	APBMT	WBMT

シンポジウムが毎年開催されており，後者はすべて英語で実施される．参加者は年々増加しており，前者は5,000〜6,000人，後者は300〜400人の参加者を集めている．学会としては血液学会専門医の認定を行っており，血液疾患登録や新TARGETといった研究事業，血液疾患ガイドラインの作成や専門医テキストの作成，若手医師のためのセミナーといった教育事業も実施している．学会の発行する専門誌は欧文誌"International Journal of Hematology"と和文誌「臨床血液」がある．

b 日本造血細胞移植学会

造血幹細胞移植に特化した学会である．昭和53年にはじまった日本骨髄移植研究会を経て，平成8年に学会となった．平成4年より造血幹細胞移植の全国調査を学会として実施しており，わが国での造血幹細胞移植データをほぼ網羅的に収集している．このデータは研究データとしての解析も可能になっている．学会総会は2〜3月に実施されており，約3,000名の参加者がある．

c 日本リンパ網内系学会

昭和36年に設立された日本網内系学会が，平成9年に現在の名称に変更になった．悪性リンパ腫を主に扱う学会で，血液内科医と血液病理医が約半数ずつを占めていたが，最近は臨床医の参加が増えている．学会としての規模が大きくないため地方都市での開催が多いのも魅力の一つである．

学会誌Journal of Clinical and Experimental Hematopathology誌を刊行しており，同誌はPubMedに収載されている．現在Impact Factorの取得を目指しており，リンパ腫研究のみならず白血病・造血幹細胞移植など血液腫瘍全般にかかわる論文を広く受け入れている．

3 海外の血液関連領域の学会

わが国以外での主な血液学関連の学会を**表1**に示す．

 コツ

学会に参加して帰ったら，積極的に報告会をしよう．得た知識を他人に理解できるようにまとめ直すことで，単なる復習以上に理解が深まる．報告会は，聴衆よりも発表者に最大のメリットがある．

a アメリカ

1) ASH

American Society of Hematology（アメリカ血液学会）の略称で，初回開催は1958年と日本血液学会より歴史は新しい．学会の盛況さには目を見張るものがあり，毎年12月の第1週に年次総会が開催されるが，参加者は20,000人を超えている．本来，アメリカの国内学会であるが，世界からの参加者が多く国際学会の様相を呈している．機関誌Bloodは血液内科領域のトップジャーナルで，「いつかはBlood」は多くの血液内科医の望みであろう．

2) ASCO

American Society of Clinical Oncology（アメリカ臨床腫瘍学会）の略称で，アメリカの学会でありながら国際学会の様相を呈しているのはASHと同様である．悪性腫瘍全般に関する学会であるが設立が1965年と相当古いのは，この領域におけるアメリカの先進性を示している．毎年5月末〜6月初旬にかけて年次総会が開催され，参加者が30,000人以上と多いことから開催地はシカゴに限定されている．Journal of Clinical Oncology誌を刊行している．

3) Tandem BMT meeting

この学会は，ASBMTとCIBMTRの共同開催の学会で，決してTandem移植の学会ではない．ASBMTはBiology of Blood and Marrow Transplantation（BBMT）誌を発行している．CIBMTRは，前身となるInternational Bone Marrow Transplantation Registry（IBMTR）というアメリカの造血細胞移植登録機構（Rがregistryの略である点

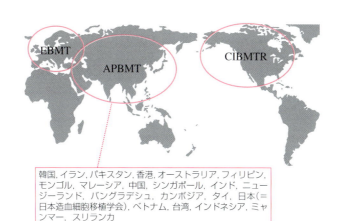

図1 World-wide BMT と，世界の造血細胞移植に関する学会の関係

に注意）とアメリカ骨髄バンク（National Marrow Donor Program）の研究部門が合併してできた組織で，BMT-CTN という前向き臨床試験の運営主体にもなっている．

Tandem BMT meeting は毎年2月に開催され，5年に一度は参加者を集めるためにハワイで実施される．この学会総会は CIBMTR の活動資金調達という目的ももっており，参加費も年々高騰している．「人気のあるよい学会は参加費が高い」というのが欧米の方向性である．

b ヨーロッパ

1） EHA

European Hematology Association（ヨーロッパ血液連合学会）の略称である．ヨーロッパでは各国の血液学会があったが，1992年に EHA が創設され，1998年以降は毎年総会が6月に開催されている．当初はセレモニー的な要素が強かったが学術レベルは上昇しており，日本血液学会と連携するようになって日本からの参加者も増加中である．イタリア血液学会雑誌であった Haematologica を EHA の公式機関誌にすることになり，同誌のレベルも飛躍的に改善した．

2） ICML

International Conference on Malignant Lymphoma の略称で，2年に1回（以前は3年に1回）スイスのルガノで6月に開催される国際会議である．当初の参加者は100人程度であったが，開催地とプログラムの魅力で現在はリンパ腫研究を代表する会議となっている．リンパ腫の臨床に関する重要な会議が同時に行われることも多く，リンパ腫の病期分類である新ルガノ分類の策定会議には筆者も参加した．

3） EBMT

European Group for Blood and Marrow Transplantation の略称である．ヨーロッパではこの EBMT が ASBMT と CIBMTR の役割を併せもっており，毎年3月末〜4月初にかけての総会，Bone Marrow Transplantation 誌の発行，ヨーロッパ諸国の造血細胞移植の登録，造血細胞移植医療に関する臨床研究の推進，の4つの活動を行っている．登録された移植件数などの詳細情報は，毎年 BMT 誌に論文として報告されている．

c アジア

アジアで一定規模の学会活動が継続しているのは，造血細胞移植領域の APBMT

のみである．1990年に発足し，初期の1991〜1994年にかけては当時大阪成人病センターの正岡徹先生が三度会長をして支えた．2006年に学会事務局が名古屋に設置されたのを機に学会としての活動が定着し，米欧同様に国別の移植件数調査とデータ登録を開始し，アジアの各国で年次総会を開催している．収集データは日本造血細胞移植学会と同様の報告書スタイルで会員に配布されている．

d 世界

造血細胞移植の領域では，移植件数の把握やデータ登録という共通の活動がCIBMTR, EMBT, APBMTで行われており，これらを統合することで世界規模での現状を把握できる．この目的で設立されたNGOがWBMTで（図1），WHOの公式認定を取得している．WBMTは2007年から活動を開始したが，2013年には世界での累計造血細胞移植件数が100万件を超えたことが報告された．

DON'Ts

- 学会は観光旅行ではない．海外の文化に触れるのには意義もあるが，プログラムそっちのけで観光にいそしむのは避けるべきである．
- 海外では国際ルールに従った参加をしよう．バッグや抄録集による席取りはルール違反．これらは捨てられてしまう学会もある．

島根大学医学部附属病院腫瘍・血液内科　**鈴木律朗**

A 血液科医になる人へ

3 ワークライフバランスを考える
血液内科を生涯のプロフェッショナルとするために

> **DOs**
> - ☐ ワークライフバランスは，人生のオペレーティングシステムである．
> - ☐ 医師から信頼される医師になる．
> - ☐ 感謝の気持ちとベストを尽くす覚悟をもって働く．
> - ☐ 今あなたが支えている仲間が，いつかあなたを支えてくれる．

1 ワークライフバランスは書き換え可能な人生のOS

あなたは今，一日何時間を診療に費やしているだろうか？　どんなに優秀な人でも，規則正しい食事や睡眠，家族や友人との良好な関係，つまり「家庭生活（ライフ）」がなければ「医師（ワーク）」を生涯続けることはできない．どちらも必要だからこそ両者のバランスが大切なのである．血液内科を志したばかりの今なら，思う存分研修に時間を費やしてもいいだろう．でも生涯，今と同じ生活でやっていけるだろうか？　いずれは親の介護がはじまるかもしれない．ワークライフバランスは人生のOS（オペレーティングシステム）であり，環境の変化にあわせて書き換えが必要なのだ．来たるべき人生の転機に備えて，男性も女性も今のうちから考えておこう．

2 医師から信頼される医師を目指そう

医師は医療現場の司令塔であり，経験が浅いうちから大きな責任と裁量が任される．それゆえ自分の患者のことだけ100％の責任を負う「完全主治医制」が敷かれる場合も多い．しかし，一人の医師が費やせる時間も知恵も限られている．筆者の職場では15年ほど前から「病棟当番制」を導入している．平日午前・午後・夜間，休日の各当番は，全患者のマネジメントを担う．きっかけは子育て中の女性医師をサポートするためであったが，互いの患者の情報を共有すると，知恵を出し合う機会も増え，全体の診療レベルが上がった．スタンドプレーよりもチームプレーのほうがよい診療を提供できるのだ．さらに大きな恩恵は，日頃からお互いを支え合う習慣が根付いたことだ．子育ての有無にかかわらず，すべての医師の負担が軽くなったと感じている．

もちろん，これは人員の多い環境だから可能だったのであり，読者の多くはまだ病棟体制を決める立場にはないだろう．それでも今からできることはある．同僚と日頃から患者の情報を共有し，夜間休日のdutyを分け合ってみよう．自分の大切な担当患者を誰かに預けるのは心配かもしれない．それは同僚とて同じことだ．だからこそ勉強し技術を磨き，「医師から信頼される医師」を目指そう．

3 医師同士，互いの家庭環境を理解しよう

チームプレーが上手になるには，お互いのことを知る必要がある．仕事ぶりはすぐにわかるが，家庭については意外とわからない．仕事の合間や宴席などで，家庭環境について話してみよう．お互いがどんな考えを持ち，どんな協力を必要としているのか理解できるようになる．様々な家庭環境を知ることで同僚や先輩からよき手本（ロールモデル）を見つけることもできるだろう．

4 あなたが母になるとしたら？

血液内科は男女とも生涯続けられる分野であり，子育てとの両立は十分可能だと筆者は信じている．しかし，両立にはベストを尽くす覚悟と，周囲の理解と協力がなければできないことも知ってほしい．

休職中はもちろん，復帰後も急な欠勤などで周囲に負担をかけざるを得ない．だからこそ両立の道を選んだならば，選ぶことができた環境に感謝し，必要とされる仕事ができるよう，今から努力しよう．問題にぶつかったときは，最初から「子育てがあるから無理」といわないでほしい．それは「仕事があるから子育ては無理」といったかつての男性たちと同じである．自ら願い，周りに支えられて復職したのだから，ベストを尽くそう．しかし，それでも解決できないときは，周りの上司・同僚・夫に相談してほしい．子育ての経験がない場合，あなたの悩みを想像できないことも多い．どんな助けが必要なのか，具体的に話してみよう．ベストを尽くすあなたを見ていれば，周りは必ず力になってくれる．謙虚でありつつも胸を張って働いてほしい．

5 あなたが父になるとしたら？

「オレ育児なんて無理，妻に任せればいい」と思っているだろうか？　かつての「男は仕事，女は育児」という完全分業スタイルは，医療現場でいう「完全主治医制」のようなものだ．共働きであろうとなかろうと，子育ては二人のチームプレーであることを忘れないでほしい．

子育て中の女性医師へのサポートは充実してきた．一方で，子育て中の男性医師への理解もサポートもまだ十分とはいえない．夫たちが早く帰って妻の代わりに子どもと留守を預かることができれば，子育て中の女性医師も当直や休日当番を引き受けることができ，チームプレーがまわるようになる．共働きの男性医師はまだパイオニア的存在であるが，時代は少しずつ変わってきている．勇気をもって前に進んでほしい．

6 周りに子育てをする同僚がいたら？

「同僚が妊娠かあ，困ったなあ…」おめでたいこととはいえ，そう思ってしまうのを責めることはできない．医療現場の多くは零細企業のようなものだ．ゆえに多くの女性医師が妊娠・出産を機に第一線から退いていった．しかし，女性医師の割合が増えている今，皆が辞めては現場が成り立たない．もしも同僚が「出産後も働き続けたい」と言ったなら，できるだけ支えてほしい．彼女が辞めて代わりが来れば，とりあえずはしのげる．しかし一人の血液内科医が職を退けば，将来あなたの環境をもっと厳しいものにしてしまうのだ．そしてあなたも親の介護や自身の病などで，ある日突然，周りの支えが必要になるかもしれない．そのとき，今あなたが支えている同僚が，きっとあなたの力になってくれることだろう．

7 おわりに

かくいう私も，深夜まで病院を出ない「100% 仕事OS」で生きていたが，ひょんなことから血液内科医と母になる道を同時に歩みだすことになった．それから十数年，どちらもいまだ道半ばであるが，どちらも一人の力ではできないことを学んだ．悩み，支えられた経験は，私を強く大きく成長させてくれた．あなたもたくさん悩み，助け合い，厳しくも楽しい血液内科研修の道を歩んでほしい．

千葉大学医学部附属病院血液内科　**大和田千桂子**

B　知識の習得の仕方，勉強の仕方

1 研修医の到達目標

DOs
- ☐ 医療人としての姿勢を学ぶ．
- ☐ 知識と診察を学ぶ．
- ☐ 検査と治療を学ぶ．

1 はじめに

　血液(内)科は総合診療科としての側面が大きく，(内科)後期研修に最適である．日本血液学会は，「血液学関連の臨床医学の健全な発展普及と併せて臨床血液学研究の進歩を促し，医療を介し国民の福祉に貢献すること」を目的に，血液学会専門医制度を設けている．臨床と研究の両面を同等に重視しており，臨床に重きをおく他専門医制度と一線を画している．日本血液学会は，血液学会専門医養成のための「血液専門医研修カリキュラム」を定めている．後期研修医の血液科研修の到達目標は，本カリキュラムの学修にある．厚生労働省の「臨床研修の到達目標」も参考にしながら，血液科研修の到達目標を概説する．

2 医療人としての姿勢

　患者を全人的に理解し，患者・家族と良好な人間関係を確立するため，医の倫理と医療安全(表1)の知識を深める．血液科では死と向き合う機会も多く，終末期医療の倫理や法的規制に関する知識や議論，過去の係争事例などの学びは大切である．患者・家族との信頼関係を構築し，診断・治療に必要な情報が得られる医療面接技術は，血液科では特に重視される．後期研修医は，入院患者の主治医として中心的役割をはたす機会も多い．

　血液科は入院診療が中心で，深刻な病気が多く，インフォームド・コンセント(IC)も長くなりやすい．先輩のICに立ち会うなど経験を積みながら，IC法を技術として身につける．一方的に話すのではなく，患者や家族の思いを傾聴する．身だしなみや話し方(年齢にかかわらず，原則敬語とする．「おじいちゃん」「おばあちゃん」といった呼びかけは大変失礼にあたるため使用しない)にも留意する．自身が患者や家族の立場として考え，思いやりのある説明に努める．

　なお，個人的な意見として，ICも医療行為であるため，家族の都合に合わせて時間外や休日に行う必要はない．

3 知識と診察

　血液科では，血液学全般(造血臓器と血球の構造・機能，血球産生と分化，血漿蛋白，止血・抗血栓機序)と主要症候(貧血・多血，発熱，出血・血栓傾向，皮腫，扁桃腫大，肝腫大，リンパ節腫大，黄疸，免疫不全，過粘度症候群，ヘモグロビン尿)を

表1　医の倫理と医療の安全
- ・医の倫理
- ・終末期医療の倫理
- ・インフォームド・コンセント
- ・医療安全
- ・法的規制
- ・利益相反(conflict of interest)
- ・医療人としての規範

表2　血液科で研修すべき主な検査

血算と関連項目	平均赤血球容積，平均赤血球ヘモグロビン量，平均赤血球ヘモグロビン濃度，赤血球分布幅，幼若血小板比率，平均血小板容積，血小板分布幅，網赤血球数
末梢血塗抹標本の作成，鏡検	—
骨髄穿刺・生検の実施，鏡検	鉄染色，エステラーゼ染色，PAS染色を含む
造血必須物質の測定	血清鉄，鉄結合能，血清フェリチン，ビタミンB_{12}，葉酸，エリスロポエチン
溶血関連検査	クームス試験，ハプトグロビン，尿中ヘモジデリン，赤血球浸透圧抵抗，Ham・砂糖水試験，ヘモグロビン分析，寒冷凝集素
画像診断	CT，MRI，シンチグラフィー，PET
表面形質検査	骨髄系，リンパ系，巨核球系，赤血球系，上皮性
免疫血液学的検査	膠原病関連，抗リン脂質抗体関連，リンパ球芽球化現象
血漿蛋白検査	形質細胞性腫瘍関連
体腔液の検査，鏡検	胸水，腹水，脳脊髄液
リンパ節の検査，鏡検	染色体検査・表面形質・FISH・凍結切片などのオーダリング
血小板，凝固，線溶検査	出血時間，血小板粘着能，血小板凝集能，プロトロンビン時間（PT），活性化部分トロンボプラスチン時間，ヘパプラスチン時間（HPT），トロンボテスト，凝固因子，凝固阻止因子，線溶因子，線溶阻止因子，凝固・線溶系の分子マーカー
血液型と輸血関連検査	血液型検査が実施できる
染色体検査	G分染法・FISH法・SKY法のオーダリングと解釈
分子生物学的検査	T細胞受容体遺伝子，免疫グロブリン遺伝子，血液がん関連遺伝子
造血幹細胞検査	コロニー形成能，CD34陽性細胞

中心に学ぶ．日本血液学会発行の「血液専門医テキスト」を入手し，臨床で経験した症候や疾患を中心に知識を深める．病態の正確な把握ができるよう，全身にわたる身体診察を系統的に実施する．特に重要なのは，「リンパ節の触診」「出血傾向の視診」「肝脾触診の技術」「正確なカルテ記載」である．

4　検査と治療

病態と臨床経過を把握し，医療面接と身体所見から得られた情報をもとに必要な検査を行い，適切に診断・治療する．血液科で研修すべき主な検査，治療を表2，3に示す．実際に血液科を訪れた患者を診察し，症例経験を積む．血液癌診療は，すべての癌診療の基本である．癌診療の専門医として，臨床腫瘍学，癌診断の基本原則，

表3　血液科で研修すべき主な治療

食事指導 （特に鉄欠乏性貧血に対する予防と治療）
薬物療法 （鉄剤，葉酸，ビタミンB_{12}，ビタミンB_6，アンドロゲン，蛋白同化ホルモン，造血因子，免疫抑制療法，鉄キレート薬，抗腫瘍薬，抗血栓療法）
輸血療法
瀉血療法
摘脾の適応
造血幹細胞移植
血漿交換
放射線治療
髄注
無菌管理
予後因子
治療効果の判定
感染症の管理・治療

癌患者の管理，治療の基本，心理的・社会的・経済的側面，患者教育，医師主導治験，疾患登録について学ぶ．

> **DON'Ts**
> ☐ 独り善がりになってはいけない．
> ☐ 血液しか診られない医者になってはいけない．

愛知医科大学血液内科　**高見昭良**

B 知識の習得の仕方、勉強の仕方

> **☑ まずは名刺交換から**
> 　血液学の進歩は早く，最新の知見にも敏感でありたい．全国学会のみならず，地域や施設単位の小規模研究会への参加も有意義である．人脈が広がる好機である．そのため，自身の名刺を常に携帯しておく．同年代かそれ以下なら SNS でもよいが，年配者には難しい．名刺の渡し方，受け取り方は，ネット動画などをみてよく練習しておく．名刺を切らしていた場合，名刺をもらった相手に後で名刺を送るかメールで連絡するようにしたい．「偉い先生」でも名刺の受け渡しが正しくできない人は多い．医者は世間知らずで尊大といわれる理由の一つである．他山の石としたい．
> （高見昭良）

B 知識の習得の仕方，勉強の仕方

2 教科書，参考書の選び方

DOs

- 教科書・参考書を選ぶときは，「わかりやすそうか」「役に立ちそうか」「新しさがあるか」で判断する．
- その本を少し読んであなたの心が動いたら，購入を決める．
- 学会の書籍販売コーナーで，今のあなたにふさわしい本に出会おう．

1 今の自分に必要な本を選ぶ

　教科書・参考書を選ぶときに大切なのは，「今のあなたに本当に必要な本かどうか」を判断することである．後期研修医のあなたは毎日とても忙しい．医学生の頃のように教科書や参考書を読むのに存分な時間をかけている暇はない．

　今のあなたに本当に必要な本かどうかは，パラパラと読んで①わかりやすそう，②役に立ちそう，③新しさがある，と思えるかどうかである．

　興味をもってスラスラと読めない本や臨床現場であまり役立ちそうでない本は，今のあなたにふさわしくない．血液学・血液診療の進歩はとても速い．先輩達には評判の本であっても，発行から5年も経っていれば古くなる．多くの医学書の賞味期限はかなり短い．

　医学生の頃のような時間的余裕はなくても，あなたにはすでに数年間の臨床経験がある．その経験から「あの部分をもっと理解しておかないとだめだ」とか「あそこをもう少し勉強すれば面白そうだ」といった"飢餓感"は生じているはずである．その飢餓感を大切にしてほしい．飢餓感を満たせる本を選べば，とても効率よく学習できる．

　「もっていればかっこいい，書棚に置いて眺めたい」ような本は避けた方がいい．今のあなたには，マーカーをいっぱい引く血肉になる本がいい．

　その本を少し読んでみて，あなたの心が動くかどうかである．心が動いたら，購入を決めた方がいい．「心が動く」というのはとても重要なサインである．教科書・参考書も出会いである．その一期一会を大切にしてほしい．「心が動いた教科書・参考書」はきっと豊富な知識をあなたに与えてくれるだろう．それに対して少々の出費を惜しんではならない．

　電子媒体の教科書・参考書はどうだろう．端末さえあればいつでもアクセスできて便利だが，教科書・参考書は紙の本の方がいいと思う．一覧性，統一性，質の確かさは，紙の本が上だろう．

2 教科書・参考書の情報をどうやって得るか

　手に取って現物の本をみることができればいいが，それができないことも多い．その場合，本の情報はどうやって得ればいいだろうか．

　まずは，先輩医師に尋ねてみよう．後期研修医のあなたの立場に立って，推薦書をアドバイスしてもらおう．

　雑誌や新聞に掲載された書評，インターネット上の書評も役に立つ．しかし，書評は「誰が書いた書評か」が大事である．無記名の少数者だけの書評は要注意である．時にとても偏向した書評がある．

第1章　血液科研修でのアドバイス

 コツ

本を購入して積読にしないコツは，本棚におく前に5分でいいから「全体をパラパラと眺めておくこと」である．

 Pitfall

専門書で得た知識をそのまま患者に話してはならない．「わかりやすい一般的な言葉」に翻訳することを忘れてはならない．

やはり一番いいのは，現物を手にとって自分の判断で選ぶことである．大きな書店に行くのもいいが，おすすめは学会会場の書籍販売コーナーである．血液学会や内科学会に出かけたときは，書籍販売コーナーにぜひ立ち寄ろう．そこには，書店の医学書コーナーよりずっと多くの旬の本が並んでいる．

学会は，発表したり講演を聴いたりするだけの場ではない．あなたにふさわしい本と出会う場でもある．「こんな本が出版されていたんだ」という発見がある．その本との出会いが，あなたの医師人生を変えるかもしれない．

3　教科書・参考書は使用目的を考えて選ぶ

教科書・参考書は使用目的を考えて選ぼう．使用目的で大別すると，①最初から最後まで目を通す本，②拾い読みすればよい本，③診療の手元においておく本，がある．

①の「最初から最後まで目を通す本」とは，実践的な知識を得る本である．その気になれば一気に読めて自分の血肉にしたい本である．あえて書名をあげれば，『血液科研修ノート』(本書)，『カラーテキスト血液病学 第2版』(木崎昌弘編著)，『プリンシプル血液疾患の臨床』(金倉譲総編，シリーズ本で4冊)，『血液専門医テキスト 改訂第2版』(日本血液学会編)，『レジデントのための血液診療の鉄則』(岡田定編著)，『ウィリアムズ血液学マニュアル 第2版』(奈良信雄監訳)，『造血器腫瘍診療ガイドライン』(日本血液学会編)，『血液疾患(New 専門医を目指すケース・メソッド・アプローチ)』(阿部達生監修)など．

次に，②の「拾い読みすればよい本」とは，誰もが知っている大著である．『Wintrobe's Clinical Hematology』『Williams Hematology』『WHO Classification Tumours of Haematopoietic and Lymphoid Tissues』など．

忙しいあなたには，このような本は積読だけになってしまう可能性が高い．しかし，ある部分を掘り下げて知りたいと思ったときはとても頼りになる．

最後に，③の「診療の手元においておく本」とは，日々の診療の際にいつも参照する本である．マニュアル本，薬の本，レファレンス本，手技本などである．『血液病レジデントマニュアル第2版』(神田善伸著)，『今日の治療薬』(浦部晶夫編)，『内科レジデントマニュアル』(聖路加国際病院内科レジデント編)など．

4　血液の本だけを選んではならない

血液専門医を目指すにしても，subspecialtyの血液の本だけを選んではならない．generalityの本も必要である．血液診療には，全身性疾患に対する個別性の高い全身管理が求められる．全人的視点，チーム医療は必須である．それらに対応できる血液専門医になるには，幅広い分野の本が欠かせない．

B　知識の習得の仕方，勉強の仕方

> **DON'Ts**
> - ☐ 賞味期限が切れた(内容が古くなった)本を選んではならない.
> - ☐ 飾っておくだけの使いこなせない大著に手を出してはならない.

聖路加国際病院血液内科　岡田　定

☑ **医師の宿命**

　30年以上前のことである．専門研修医1年目だったが，「鉄剤を使用すると便が黒くなる」ということを知らなかった．それを結婚間もない妻に指摘されて，医師としての面目(たいした面目ではない)がつぶれた．

　でも，そのときだけではない．「こんなに基本的なことを知らなかった」と気がついて冷や汗をかく，そんな瞬間はそれ以後何度もあった．基本的な知識が元々抜けていたことも，以前は覚えていた知識を完全に忘れていたこともあった．

　学ぶべきことは増えていく．かつて学んだことは忘れる．だから，「患者と共に学び続ける」ことは，医師の宿命である． 　　　　　　　　　　　　　　　　　　　　(岡田　定)

3 医学論文の読み方・書き方

DOs
- 論文を読む際には，臨床仮説，研究デザイン，研究(解析)方法をしっかりおさえる．
- 臨床研究のデータ管理・統計解析において，ログを取ることを含めトレーサブルな方法を身につける．

1 原著論文の「方法」を確認する習慣をつける

論文を読む際には，まず研究仮説(clinical question)および研究デザインを確認する．序論の最後や方法に記載があることが多い．研究仮説がクリアであれば，その研究の要約がしやすいことに気づくだろう．方法は念入りに確認し，対象，介入(ある場合)，データ収集方法，解析方法を確認する習慣をつけよう．研究デザインおよび方法を理解することにより，より深く，そしてより正確に該当研究を理解することができる．そしてその理解は，自らが実際に研究を行う際に力を発揮する．

2 研究デザイン

研究の目的とする試験的介入を実施せず対象の観察のみ実施する観察研究，あるいは研究目的のための試験的介入を実施する臨床試験に分類することができる．観察研究には，症例集積研究，症例対象研究，コホート研究，横断研究が含まれる．前方視的，後方視的臨床研究と分類することもできる．前方視的とは，目的とするイベントをきたしていない対象を前向きに追っていくことであり，後方視的とは，目的とするイベントをきたした，あるいはきたし得る経過時間を経た対象に関する情報を遡って調査することである．観察研究はそのデザインにより，前方視的，後方視的いずれの場合もあり得る．メタアナリシスや決断分析研究は，すでに発表されている論文データなどを用いる研究である．

3 臨床試験のデザインと臨床試験の事前登録

癌の臨床試験においては，一般的な目的は薬剤投与量の決定であり dose finding study ともよばれる第Ⅰ相試験，はじめて有効性を評価し第Ⅲ相試験で用いられるエンドポイントである長期生存率の代替エンドポイント(奏効割合，比較的短期の無病生存率など)を用いて評価を行い safety and efficacy trial ともよばれる第Ⅱ相試験，標準治療を決定するために，標準治療と新規治療の無作為比較を行う第Ⅲ相試験を軸に整理する．

特に小規模の臨床試験を含む臨床研究においては，結果がよければ公表し結果がよくなければ公表しない，ということが起こりやすく，これを公表バイアスとよぶ．2004年に ICMJE の勧告がなされ，臨床試験では開始前に登録を行うことが，結果の公表(論文公表)の際に主要雑誌より求められるようになった．日本の研究登録を請け負うことを目的として設立したUMIN-CTR の臨床研究の登録サイトは ICMJE の基準を満たす登録サイトとして正式に認められている．これら登録サイトで現行の，

あるいはすでに登録終了した臨床研究を検索することも可能である．

4 研究対象

研究対象の設定は，研究計画の際に当然必要とされる，論文を読む際にも，対象の詳細な把握と理解は極めて重要である．

臨床試験であれば，プロトコル内で「適格基準・除外基準」で明確に定義され，論文中にも記載される．「良好な治療成績となる可能性が高い患者集団」が意図的に，あるいは結果的に選択された場合は，選択バイアスがかかり，解析結果に影響を与える．論文や研究発表で「当院で連続的に○○と診断した患者」などと記載があるのは，意図的に対象を選択していないことを説明しているのである．無作為比較臨床試験報告のための国際標準 CONSORT では，ランダム化で振り分けられた各群の数のみでなく，試験参加の適格性のチェックをされた患者数，除外された数とその内訳（適格基準を満たさなかった，同意拒否，他の理由など）を要求している．研究で設定した対象が，真に検討したい集団を代表しているか，という点も重要であり，これを外的妥当性とよぶ．対象集団を評価する際には，この外的妥当性，先に出た選択バイアスの有無などを考慮する．

5 解析方法

前向き臨床試験の場合には，その解析方法は研究計画書（プロトコル）にも明記されており，試験デザインに応じて確立された手法を用いる．プロトコル全文を，論文の supplemental として要求する主要雑誌もある．観察研究においては，解析方法がより多様である．解析用いた変数の定義，解析，検定方法の具体的な記述，連続変数，カテゴリー変数を群分けした場合はその方法と根拠などが明記されていることが重要である．回帰モデルを用いた多変量解析で

> ⚠ **Pitfall**
> 抄録，メインの表や図，論文の最後の結論の記載のみをさらっと見て，著者がアピールしたいことのみに耳を傾けてはいないだろうか．方法をしっかり読み込むことで，批判的に読む（critical reading）力をつけよう．

は，変数の選択方法および最終モデルの構築方法を論文には必ず記載する．この過程が明らかでない場合，意図的に研究者にとって都合のよい変数のみを取り上げ，「有意にアウトカムに影響を与えた因子」として記載した，という可能性を疑うこともできる．

観察研究のための国際基準 STROBE では，解析方法を含め該当研究の質を確認するためのチェックリストを公開している．観察研究の遂行の際には，研究計画の段階から，このチェックリストをもとに確認することを推奨する．また，論文を批判的に読むトレーニングを行う際に，チェックリストと並べて確認するとわかりやすい．

6 Effect size と統計学的検出力

臨床仮説を確認する際に，「どの程度の差を見込んでいたのか」まで踏み込んで考えてみよう．これを effect size とよぶ．例えば，観察開始後 2 年時点での A 群における全生存率が B 群に比べ 10% 程度よいのではないかと研究者が見込んでいたとする．各群 100 例で研究を実施し，B 群の全生存率 77%，A 群の全生存率は 87% で 10% の改善が認められているが，ログランク検定結果では P = 0.06 と有意差を認めなかったため，研究者が見込んでいた差が得られたにもかかわらず「B 治療のほうがよい」と結論できなかった，ということがあり得る．10% の差を検出するのに，片群 100 例では統計学的検出力（真に差のあるものを検出

第1章 血液科研修でのアドバイス

 コツ

血液内科医を目指すみなさんにとって，身近に総説やマニュアル本などの教材があるだろう．ある項目のテーマについて，現在のエビデンスのもととなった，鍵として選ばれた論文はどんなものであったか，ここから辿ることもできる．

する力，パワー）が不十分なのである．一方で，対象数が非常に大きい際には，数％の小さな差も検出できるということも起こり得る．論文のP値のみで判断するのではなく，想定されたeffect sizeに比べて，この研究はパワーが十分であったかという側面からも評価する必要がある．研究を計画する際にも，この視点は極めて重要である．

7 計画とログ

皆さんが最初に書く臨床研究論文の多くは，単施設あるいは多施設での後方視的観察研究であることが多いだろう．研究者自身がカルテからデータを拾うなど，データ収集も含めて体験することが重要と考える．計画時に臨床仮説をクリアにし，仮説の検証のためのデザインおよび研究計画を立て，計画書としてドキュメント化しておくことが重要である．データ管理および統計解析の際には，ログが残る方法で実施し，解析結果が再現できるような方法が好ましく，こういった機能が搭載されている統計ソフトウエアなどを用いた管理を推奨する．再現性が担保できない方法でのデータ管理および統計解析の例として，表計算ソフトウエア上で変数を作成する，などがあげられる．女性を1，男性を2と変換するというのをマニュアル操作で行う，などの方法である．作業中の変換ミスや，一行ずれてしまっていたなどの意図しない誤操作含め，一連の作業がトレーサブルでないことに問題がある．

日本造血細胞移植データセンター　**熱田由子**

B　知識の習得の仕方，勉強の仕方

4 学会での症例報告

> **DOs**
> - □ 「発表を通して伝えたいこと」を中心に，極力シンプルな構成を心がける．
> - □ 記録に残るのは抄録のみである．必要十分な情報を盛り込んで練り上げる．
> - □ 作業のステップごとに上級医師と打ち合わせてブラッシュアップする．
> - □ 院内予行での修正点は，必ず本番に反映させる．

1 はじめに

日々の臨床業務に追われていると，目の前の症例が学問的にどれくらい興味深いケースであるのか，血液内科医の目で掘り下げて検証するのは研修医にはなかなか難しい．上級医師から突然「こんなテーマで学会に出してみたら？」と提案されることが大半であろう．おそらく上級医師の頭の中には，似たような診断経過をたどった症例や，過去に学会や誌上でみかけた興味深い報告の記憶があるのだろう．

最初は面倒に思いがちだが，学会や誌上での発表は自分の実績になり，また科全体の年報にも載るため科の activity 向上にもつながる．学会に出席し，同じ分野にいる人々の発表を聴き交流することはとてもよい刺激になるため，ぜひ積極的に動いてみよう．

2 テーマの決定

発表するからには，「伝えたいこと(take home message)」があるはずである．通常の診断ステップでは診断できなかったがここを工夫した，治療でこういう工夫をしたから治療反応性が改善した，などである．

まずは WHO 分類[1]や成書で，その疾患の通常の診断過程，治療法，予後について十分理解しておく．なるべく新しいレビューを探してしっかり読み込んでおくのも効率がよい．次に，似たような発表がないか検索し，少なくとも過去の報告よりも自分の発表の方が興味を引くであろうポイントを探す．

例えば血管内大細胞型リンパ腫(IVL)に限ってみても，エビデンスの十分確立していない問題はいろいろとある．

- ランダム皮膚生検を行うと早期診断から救命につながるのか．
- 生検はどこからどのように行うべきか．骨髄検査で提出すべき項目は何か．
- 中枢病変のスクリーニングのため，全例頭部 MRI を行うべきか．
- 不明熱から IVL を抽出するのに有用なマーカーは何か．
- CD20 陽性の場合，初回からリツキサンを使用するべきか．
- IVL では腫瘍崩壊症候群は起こりやすいのか．
- 治療間隔をつめて dose intensity を上げれば再発を防げるのか．
- どのタイミングで，何をもって完全奏効判定(CR)を行うべきか．
- 中枢再発が多いとされているが，毎回髄注を行うことが必須なのか．
- upfront での大量化学療法と自家移植の有効性はあるか．
- 若年例では CR でも同種移植を前提にドナーサーチを行うべきか．

- 初回からCHOP療法よりもHyper-CVAD療法を選択するべきか．

たった一例のIVLの治療においても，上級医師はこんな疑問を抱えながら治療方針を考えている．研修医目線に限ってみれば，前日に上級医師から「明日IVL入るから，R-CHOPだから，よろしくね」といわれて，ルートをとって抗悪性腫瘍薬を入れて数日で退院，で通り過ぎてしまうかもしれないが，実はとても興味深い症例の経過の一部を担っているのである．

3 症例の抽出

とてもレアな情報を含んでいれば一例報告でも発表に値するが，多くの場合はそうとは限らないため，ケースシリーズの発表になることが多い．

各主治医の記憶に頼るだけでは不十分なため，入退院記録や病理部のデータベース，移植症例データベース(TRUMP2)や血液学会疾患登録などを使って，該当症例をなるべく広くスクリーニングする．

多くの病院では電子カルテに移行済みであろうが，対象疾患と診断時期を拡げていくと，必然的に過去の症例(紙カルテ)も増えてくる．しかしstagingや予後予測に必要なデータが欠失していたり，そもそも現在行っている検査(骨髄腫におけるdel(13q) FISHのような)を行っていなかったりと，データの質の低下を招きかねない．解析したいテーマが決まれば，およそいつ頃までのカルテを遡ればよいかを指導医と相談すれば，目星はついてくるはずである．

ここでは仮に「血管内リンパ腫の症例に予防的髄注を行うことで，全生存(OS)期間の延長が得られる」という仮説を立て，それを検証するまでの手順を追ってみる．

この発表の場合，最低限必要なデータは以下である．

- 性別，診断時の年齢は何歳か．
- そもそもIVLの診断は正しかったのか．
- 診断日はいつか．どこの病理組織で確認したか．
- 臓器障害や併存疾患があったか．
- 死亡日あるいは最終生存確認日はいつか．
- 化学療法を行った場合，どのレジメンを何コース行ったか．
- 髄注を行った場合，どの薬剤を何mg，計何回行ったか．
- 中枢病変の評価は行われているか．
- 再発した場合，再発までの期間は．救援療法は行われたか．

病理での確定診断が行われていないケース，全身状態が悪すぎて治療導入できなかったケース(intent to treat解析の場合除外できる)，併存疾患が予後を規定してしまうケースなどを除外していけば，集めるべきカルテのボリュームを減らすことができ，作業効率がよくなる．抽出したデータはExcelや統計処理ソフトに順次入力していく．定期的なバックアップファイル作成も忘れずに行う．

4 解析

カプランマイヤーで単群の生存率グラフを描くだけならば，実は電卓一つでも十分であるが，今回は髄注の有無とOSの解析，2群間の比較と有意差の検定を行うと仮定する．

無料で入手でき，GUIベースで解析のできるツールとして，EZRをおすすめする[2]．

5 抄録登録

学会発表するにあたり，抄録の内容はとても重要である．学会での優秀ポスター選別も，口演/ポスターの採択も抄録のみで決定されている．

現場でいかに立派な発表を行ったとして

も，論文化しない限りは後から検索でたどりつき参照されるのは抄録の本文のみである．抄録には，発表の主題が伝わるように簡潔かつポイントをおさえて記載する．

慣れないうちはなるべく詳細なまとめを書いて，文字数制限にあわせて余分な部分を削っていくとよい．登録キーワードはあまり細分化しすぎず，悪性リンパ腫，治療成績，髄注のように，やや大きめのカテゴリーを登録する．

6　著者の順番

一般的には，発表者，直接指導を行った人，該当症例の診療にあたった人（組織内部で症例数の多い順），外部所属であるが特に貢献の大きい人，教育責任者，部科長（教授）の順で記される．

各科の中で，研修医には見えづらい微妙な力関係が働いていることがあるので，著者の選択と順番は上級医師に任せるのが無難と思われる．

7　スライド作成

無事演題が採択され，発表日が近づいてきたら，いよいよプレゼンの仕上げにとりかかる．新規症例の追加がないか，新薬や診断基準の登場などにより治療戦略の大幅な変更がないかを確認し，背景・目的・方法・結果・結語（必ずしもこの形式にこだわる必要はない）と起承転結を考えてスライドを作成する．

a　スライドは極力シンプルに！　病理写真はなるべく拡大を！

実際にスクリーンに投影された画面は，パソコン画面で見るよりもかなり見づらいものになる（会場の明るさ，フォーカスの甘さなどのため）．文字は極力大きくしてスライド1枚あたり10行程度にまとめ，コントラストをつけた色使いがよい（青地に黄色や白など）．

聴衆が1枚のスライドに注視できる時間はせいぜい10数秒である．情報過多はスライドの質を落とすことになるため，なるべくシンプルに作成する．

b　アニメーション効果を多用しない

段階的にネタ出しをする演出効果もあるが，重要な情報がわずかな時間しか表示されないという短所がある．

多くの発表を見れば見るほど，長所も短所も見えてくるので，積極的に講演や研究会に参加して，自分のプレゼンテーションのブラッシュアップの糧とするとよい．

c　症例リストについて

症例リストにやたらとデータを詰め込んでしまうと文字が小さくなり，資料としての意味をなさない．「busy なスライドになって申し訳ありません」という台詞はよく耳にするが，busy なスライドを作らないことが礼儀である．

どうしても1枚に収まらない場合は，症例番号を振って，①症例プロファイル，②症例の治療コース，のようにスライドを分けていくとよい．小規模の講演会などで配布資料が用意できる場合は，症例リストを拡大サイズで配布しておくことが望ましい．

d　ポスター作製について

最近は大判1枚貼りのポスターやデザインの凝ったポスターも見かけるが，所詮一度しか使わないものであるため，費用対効果にも留意する．カラープリンター出力のA4×16枚で，ほとんどの発表は事足りる．

8　科内での発表予行

ある意味，こちらのほうが本番といってよいかもしれない．症例を実際に診ているからこそ，細かい指摘や改善すべき点が無数に出てくる．指摘された点は必ずメモしてスライドに反映させることが重要である．

9　そしていよいよ本番！

あがり症の自覚がある場合，安心のためにも要点や自分が引っかかりやすい場所を

まとめたメモを作っておくとよい．そしてあくまでも「聴衆はそのスライドをはじめて目にするのだ」ということを常に忘れないことである．緊張して，また持ち時間を気にすると早口になりがちである．特に重要なkey figureについては，じっくりとスライドを目に焼き付けさせる時間を作るように意識しよう．

10 最後にアドバイス

抄録やプレゼンテーションの出来栄えは，ほぼ「上級医師とのコミュニケーション」のいかんにかかっているといってよい．最近の医学部生はポテンシャルが高く，パソコンを使いこなしている人が多いが，逆に独りよがりに作りこみすぎる傾向があるように思われる．発表の根幹の部分を訂正されて，せっかくの気合いが抜けてしまわぬように…．

テーマの設定，抄録の作成，発表の骨組み，データやfigureの選択，読み原稿の作成（必要であれば）など，要所要所で上級医師に修正を依頼しよう．そして余裕があれば，想定問答集なども作成し頭に入れておくとよい．

Good luck!

DON'Ts

- 文字の小さなスライドは情報として無価値である．情報を詰め込みすぎてはならない．
- 多数枚のスライドを駆け足でめくるような発表は避ける．

文献

1) The International Agency for Research on Cancer：WHO Classification of Tumours of Haematopoietic and Lymphoid Tissue. 4th ed. World Health Organization, 2008
2) 神田善伸：EZRでやさしく学ぶ統計学 EBMの実践から臨床研究まで．改訂2版．中外医学社：2015

国立国際医療研究センター病院血液内科　**竹下昌孝**

B 知識の習得の仕方，勉強の仕方

5 血液科医にとっての研究と学位

DOs
- まずは臨床研究．英語論文を書いてみる．
- 人生は長い．一生に一度は基礎研究をやってみる．
- 基礎研究の成果や経験を臨床に還元する．

1 基本的な考え方

　血液科は研究と臨床の距離が最も近い領域の一つである．採血検体がそのまま試料となるため研究が行いやすく，血液学は常に基礎研究の最先端を走っている．また逆に，基礎研究の成果が臨床に応用されるスピードも早い．特に最近はゲノム解析や創薬の技術が格段に進歩したこともあり，臨床と研究が一体となって日々進化し続けているような状況である．したがって血液科を志す医師は，最終的に臨床を主に行うとしても，一度は研究の経験を積むべきだと思う．決して無駄にはならないはずだ．

2 最初は臨床研究から

　研修医の最初の頃は日常業務をこなすのに精一杯だろうが，少し余裕が出てきたら，まずは症例報告論文を英語で書いてみたい．珍しい症例を経験したら，過去の類似症例をまとめたり，ちょっとした実験を追加したりして，国際医学雑誌に投稿してみよう．これにより自分の貴重な経験を世界と共有することができ，また英語論文の書き方を学ぶことができる．さらに可能であれば，過去の診療データを解析するなどして初歩的な臨床研究をやってみよう．この経験は後に本格的な研究を行う際にとても役に立つ．またこの時期に英語論文を発表しておくと，研究生活の初期に競争的奨学金を獲得しやすくなるという利点もある．このような経験を積むためには，研究や論文執筆に理解のある指導医をもつことが何よりも大切だ．現在の環境がそうではなく，かつもう少し臨床の経験を積みたいのであれば，臨床研究を指導，サポートしてくれる病院を次の研修先に選ぶとよい．

3 基礎研究，それは未知なる世界

　血液科医として初期の臨床研修を終えたとき，そのまま臨床を続けるか，それとも一度大学院に入って学位(Ph.D)取得を目指すかの決断を迫られる．このとき「自分は基礎研究には興味がない」といって学位取得をあきらめる人がいるが，これはちょっと勿体ないと思う．基礎研究というのは未知のこと(＝誰も正解を知らないこと)に挑むのが仕事であり，それはこれまで学校でやってきたお勉強とはまったく異質のものである．したがって，研究が自分に合うかどうかはやってみないとわからない．実際，特に研究に興味があったわけではないがやってみたらハマった，という人は多い(筆者もそうである)．「世界の誰も知らないことを自分で明らかにする」体験はなかなかできるものではなく，一生に一度くらいやってみても損はない．人生は長い．食わず嫌いはやめて，基礎研究の世界を覗いてみよう．

4 どこで学位をとるか？研究室の選び方

　学位は「足の裏の米粒のようなもの」とよくいわれる（とっても食えないし，とらないと気持ちが悪い）．よい研究室では楽しく研究の基礎を学ぶことができ米粒もとれてスッキリするが，自分に合わない研究室に迷い込むと，こんなに辛い思いをしてまで学位をとる意味があるのか…と悩むことになる．したがって最初の研究室選びはとても大切だ．信頼できる先輩や指導医に研究室を紹介してもらえる場合は，それに従うのが無難だろう．自分で研究室を選ぶ場合は，まず大まかな研究テーマを決めよう．自分が興味のあることでよいが，さらに，これから「伸びる」研究テーマを選ぶことができればベストである．次にそのテーマで研究を行っているラボを探して，論文を読んでみよう．論文にはその研究室の方針や雰囲気が必ず現れるので，面倒がらずにじっくり読もう．未経験者が内容を完全に理解するのは難しいだろうが，もし研究経験のある先輩がいればその人の助けも借りて，なるべく理解するよう努めよう．また，どのレベルのジャーナルにどのくらいの頻度で載せているか，大学院生が筆頭著者になっているかも重要な情報である．これらの情報をもとによさそうな研究室を見つけたら，連絡をとって見学してみよう．その際には，研究室の方針と自分の求めるものが合っているかどうか（トップジャーナルのみを目指すラボなのか，それとも堅実に一定のペースで論文を出すラボなのか，チーム制で協力して実験を進めるのか，それとも1人1テーマで研究を進める個人型のラボか）を確認するとよい．また，自分のライフスタイルと合っているかどうか（朝型か夜型か24時間型か，週末も実験する必要があるか）も重要なチェックポイントだが，休みをとれるかどうかばかり聞いてい

 コツ

アイデアのない研究は意味がないが，考えてばかりでもダメ．「手を動かしながら考える」習慣をつけよう．

ると嫌われる可能性があるので要注意．よい研究室は大抵人気もあるので，希望者全員が入れるわけではない．ラボ見学のときに自己アピールしたければ，やはりその研究室の論文を読み込むのがよい．今は情報収集が容易にできるので，数日あれば論文の大まかな内容を掴み周辺知識を得ることが可能なはずだ．実際にはその「簡単なこと」をやってくる人はほとんどいないので，それだけで好印象を与えることができる．

5 研究室での生活

　研究を開始してしばらく経つと，まったく計画通りにいかないことに気づくだろう．基礎研究というのはまだわかっていないことを調べるものなので，基本的に失敗するものである．ざっくりいって，仕掛けた実験のうち9割は失敗する．この点が失敗の許されない臨床との大きな違いであり，気持ちの切り替えが必要である．大切なのは，上手くいかなくても腐らずに一定のペースで研究を続けることだ．また実験系の研究室では，考える時間（論文を読んだり実験計画を立てたりする時間）と手を動かす時間（実際に実験を行う時間）のバランスも重要である．サッカーの名言に「走りながら考える」（イビチャ・オシム）というのがあるが，研究室では「手を動かしながら考える」ようにしよう．論文をただ読むだけよりも，自分のデータをもとに考えるといいアイデアも出やすいものだ．

6 学位取得！ついでに留学？

　研究がまとまり学術雑誌に論文が受理されたときの喜びは，何物にも代えがたい．また学術雑誌に採択されるレベルの研究が

> **コツ**
> 失敗が許されないのが臨床．失敗して当たり前なのが研究．思うような結果がすぐ出なくても焦らないこと．

できれば，通常学位も取得できる．おめでとう！　これであなたも立派な"博士"だ．この時点でやはり臨床の方が向いていると思ったら，臨床に戻るのがよいだろう．基礎研究で培った経験や人脈は，臨床に戻ってもきっと役に立つはずだ．特に，実験を何度も失敗しつつ改良を重ねて結果を出したときの気持ちを忘れずに，臨床現場を常に改善する志をもった医師になってほしい．もし，もう少し研究を続けたければ，留学を検討するとよい．海外で日本と異なる考え方や言語に触れる経験はやはり貴重である．研究留学をするためには，学位取得者であることが条件になることが多い．それまでに臨床や研究で積んだ様々な経験と学位を手に，世界に羽ばたいてみよう．

7 おわりに

　ここ10年ほどで血液疾患の基礎研究は飛躍的に進み，多くの疾患のゲノム異常，病態生理が明らかとなった．これからの10年は，様々な血液疾患に対する分子標的療法が次々と開発される「治療革命」の時代になるだろう．このような時代には，臨床医と研究者が密に連絡をとって医療改革を進めていく必要がある．ぜひ基礎研究と臨床の両方を経験し，これからの血液科を担う人材として活躍してほしい．

DON'Ts

- ☐ 研究の面白さはやってみないとわからない．やる前から自分は向いていない，と決めつけない．
- ☐ 日常業務をこなすだけの医師になるな．研究者の視点も忘れずに．

東京大学医科学研究所先端医療研究センター細胞療法分野　**合山　進**

✓ こんなブラックラボはイヤだ！

　基礎研究に興味はあるが，ブラックラボには行きたくない…と思う人も多いだろう．世の中には完全なブラックも完全なホワイトも存在しないが，かなり個性的で合わない人にとってはブラックだろうな，というラボは確かにある．ここでは私がこれまでに見聞きした（幸いにも体験したことはない）ブラック？ラボをタイプ別に紹介しよう．
　① 24時間実験できますかラボ：耐えられる人はリゲイン飲んで頑張ろう．
　② CNS以外ゴミ！ラボ：学術雑誌の最高峰であるCell, Nature, Science（CNS）に載せることを至上命題とする．CNSに届かないと，かなりいい研究でも論文にしてもらえない．
　③ 完全放置ラボ：有名ラボには意外とこのパターンが多い（ボスが忙しいため）．自主的にやれる人にはいいが，そうでない人には辛い．
　④ 姑型ラボ：③と反対で，細かい実験条件までいちいち指示された上，高頻度にダメ出しされる．姑（指導者）と相性が悪いと辛い．
　⑤ 夢みる乙女型ラボ：ありそうもない（しかし100％否定はできない）ストーリーを信じきっているラボ．同じ夢をみられないと辛い（指導者は女性とは限りません）．　　（合山　進）

C 医療現場でのコミュニケーション

1 インフォームド・コンセント
説明と同意と自己選択

DOs
- インフォームド・コンセント(IC)には，事前の準備が肝要である．
- ICの際には，本人や家族の他，看護師などの医師以外の医療スタッフが同席することも有用である．
- 理解力(医療リテラシー)と理解度をアセスメントする．

1 基本的な考え方

インフォームド・コンセント(IC)は患者の自己選択を支援するためのプロセスであり，信頼関係に基づく良好な医師・患者関係を築く重要な機会でもある．説明した内容よりも，患者自身が理解した内容が重視されるべきであり，入念な準備が成功の鍵である．研修医もチーム医療の一員として，ICのプロセスにおいても一定の役割を果たすことが求められている．

2 ICの意義

医療におけるICとは，侵襲的な処置や治療を行う医療契約を結ぶにあたって，患者が自己決定するのに必要かつ十分な情報提供を医療者が行い，それを十分に理解した上で患者の自発的な意思で同意(または拒否)を得て，その結果を記録に残すという一連のプロセスのことをいう．したがって，ICは医療者と患者が行う一連の共同作業であり，どちらかから一方的に与えられるものでもなく，ましてや同意書を指す言葉でもない．時に現場では「ICする」とか「ご家族がICを希望しています」などといわれることもあるが，これは医療者側が行う「説明」というICの一要素だけが念頭におかれた誤用である．共同作業のプロセスとしてのICとは，表1に示す4つの要素が不可欠である．これらの要素を満たした適切なICは，患者の自己決定権の行使を支援し，その後の訴訟リスクなどを低減するということのみならず，医療者と患者との間に良好な信頼関係を築く絶好のチャンスとなる．また，複数の選択肢がある場合においては，それを提案する医師の側にも論点を整理し，明確化するよい機会となるであろう．

3 準備

適切なICには入念な準備が不可欠である．まずはそれまでに得られている臨床情報を整理し，病名，病期などの他，疾患別のリスク分類とそれに基づく予後の予測などを再確認しておく．必要に応じて最新の診療ガイドラインなども参照し，標準的治療などについてもその都度確認しておくとよい．また，患者のヘルスリテラシーについて情報を得ておくことも重要である．医師は患者が理解できる説明をするように努力する必要があるが，理解力は患者によって大きく異なる．学歴，社会生活歴，認知機能，それまでに医療者から受けてきた説明とその理解度などを把握しておくことは有用である．また，一般的には知的レベル

表1 ICのプロセスに必須な4要素
- 医療者が十分な説明をすること
- 患者がこれを正しく理解すること
- 患者が自己決定し，これに同意(または拒否)すること
- これらのプロセスを記録に残すこと

が高いと思われる職業の患者であっても，専門分野が異なれば医学的な情報に対する理解力が低いということもあり得る．自分が内服している薬の名前を覚えているか，その薬が何の薬であるか知っているかなどの情報も非常に参考になる．

　説明に際しては，あらかじめ説明文書を準備しておくことが強く推奨される(表2)．特に説明する情報量が多い場合には，患者が説明された内容を後で確認できる文書の存在意義は大きい．このような文書を毎回作成することは大変と思われるかもしれないが，すべて口頭で説明した場合においても，説明した内容自体は遅滞なく医療記録として残す必要がある．この際「治療に伴うリスクについて説明した」といった記録では不十分であり，説明したリスクの具体的な内容，発生頻度などを記録しておく必要がある．したがって，トータルでみればあらかじめ説明文書を準備することによる業務量の増加はほとんどないといってよい．

　その他準備しておくべきこととしては，場所，時間，参加者の設定があげられる．場所は外来診察室や病室が用いられることもあるが，可能な限り患者がリラックスでき，医師と対等に話すことが可能となるような雰囲気を作れる空間が望ましい．また，最低限患者のプライバシーが守られるような工夫が必要である．時間の設定については，患者や家族の都合にもよるが，時間が足りなくならないよう，説明者自身のその後のスケジュールを調整しておくことも重要である．特に重要な説明をする際には，キーパーソンである家族に同席してもらうことが一般的であると思われるが，患者自身が誰と一緒に説明を聞きたいかという希望を尊重することが望ましい．看護師などの医師以外の医療スタッフが同席することも有用である．看護師が同席することにより，説明した内容が患者にどれくらい理解されたかを把握するのに役立つ他，患者が

表2　IC を得る際の説明文書に記載されるべき内容

- 病名
- 病期，現在の病状，合併症など
- 実施する治療，検査，処置などの名称および具体的方法
- 治療，検査，処置の目的およびそれを受けることによって期待される効果や有益性
- 治療，検査，処置に伴う危険性
- 治療，検査，処置を受けなかった場合に予想される結果
- 代替的方法の有無とその内容
- その他(患者からの質問とその解答，病院固有の成績や実績，費用など)

医師には質問しづらいと感じる質問も看護師に向けて質問されることがある．なお，近年わが国では悪性腫瘍などの重大な疾患についても本人への告知が当たり前となってきており，本人不在の状況で家族だけに説明をする機会は少なくなってきていると思われる．しかし，例えば推定される余命など，患者本人がいる場所では聞けないような情報を家族が知りたいと思っている場合があり，逆に医療者側においても，患者には明確に伝えていないが家族には知っておいてほしいと考える情報をもっている場合もあり，一定のニーズがあるのも事実である．このような場合，あらかじめ患者から「ご本人の目の前では聞きにくいことをご家族が知りたがっているということもよくあります．今後状況によっては，ご本人がいないところでご家族だけに話をするという機会があるかもしれませんが，それをお許しいただけますか？」と尋ね，了解を得ておくとよい．患者からみて，自分の担当医は知りたいことを尋ねれば必ず誠実にごまかさずに答えてくれるという信頼関係が築かれていれば，許可が得られないことはほとんどない．

4 実 際

用意された文書を用い，説明する内容についても，あらかじめ決めておいた順序どおりに説明を進めることが望ましい．多くの場合，患者側は説明者の「話の腰を折る」ことを避けるために説明途中で質問することを躊躇する．適当なタイミングで話を区切り，「ここまでの説明はご理解いただけましたか？」「この時点で何か質問はありますか？」と尋ねる機会を設けるとよい．説明途中で相手の理解度を確認することにより，その後の説明の仕方の軌道修正も可能となる．また，正直に「わからない」「理解できない」と言うこと自体，患者としては勇気がいるものである．したがって，「これまで説明した内容はかなり専門的で，理解することが容易でないことも含まれていますが，何かわかりにくかったことはありませんか？」というような聞き方をして，相手の心理的ハードルを下げることも有用と思われる．

5 同意が得られた後

患者に説明を行い，同意を得た後には，可及的速やかに記録を残す．あらかじめ用意した文書を用いた場合には，説明文書と同意書を記録としてそのまま利用できる．しかし，同意を得る過程で得られた患者の反応，質問，それに対する答えなどについても記録しておくことが望ましい．何も質問がなかった場合，非常によく理解した可能性の他，全く理解できなかったので何を質問したらよいかわからなかった，という可能性もある．すなわち，質問の内容自体が患者の理解度を推察する上で重要な情報となるのである．

また，ICのプロセスにおいては，「何を説明したか」よりも，「患者にどう伝わったか」「患者がどのように理解したか」の方がはるかに重要なことである．したがって，同意を得た後でも，患者の理解度をアセスメントすべきである．特に患者にとって重大な決断になる場合や，患者自身の医療リテラシーが低いと考えられる場合においては，理解度をアセスメントし，記録に残しておいたほうがよい．アセスメントの方法には，患者家族や説明の際の同席者に意見を求める，時間と場所を変えて重要なポイントを患者に質問して確かめる，などの方法が考えられるが，いわゆる"teach back"が極めて有用である．teach back とは，説明を行った医師以外のスタッフ（医師，看護師，医学生，レジデントなどでもよい）が，説明の後に患者を訪問し，「どのような説明を受けたか」を患者から説明してもらい，患者が重要なポイントを理解しているか，誤解がないかを確認する手続きのことをいう．筆者は，造血幹細胞移植の説明を行い同意を得ていた患者に対し，後に受け持ち看護師がteach back を実践したところ，死亡のリスクや再発の可能性があることなどを理解していないことが判明し，改めて説明を行った結果，同意が撤回となった例を経験している．しかし，十分に説明し理解を得たと思っている医師にとって，別のスタッフから「患者は理解していない」といわれることは愉快なことではなく，受け入れ難い可能性もある．teach back のような確立した手法を用いてアセスメントすることは，判断の根拠が明確であるという点で受け入れられやすい．また，チームのメンバーがお互いに信頼しあっているという状況が重要であることはいうまでもない．つまり，チーム医療が十分に機能していることが，ICの場においても重要なのである．

6 研修医とIC

研修医の立場であっても，処置などに際してICを実践する機会は多くあると思われるが，特に重大な場面では上級医師が担当することが多いだろう．しかし，医師の

説明のスタイルは様々であり，患者の反応も多様である．上級医師の説明を患者と共に聞くことは，研修医にとって書物からは学べない絶好の学習の機会である．この時間に他の仕事をやりたいと思われるかもしれないが，ゆくゆくは自らこの重大な役割を果たさなければならないことを肝に銘じ，時間を惜しまず同席することをおすすめする．また，teach back を実践する担当者として研修医は適任であり，チームの一員として重要な役割を果たせるということも知っておいてほしい．経験が浅くトレーニング中の身である立場を利用し，患者から「教えてもらう」という態度で臨めば，患者の理解度を評価できるのみならず，様々な患者自身の思いや価値観に触れることができるだろう．

DON'Ts

- [ ] インフォームド・コンセントのプロセスは，説明，理解，同意，記録の 4 要素が必要．どれか一つ抜けてもダメ！
- [ ] 上級医師の説明に同席することは絶好の機会．研修医もチームの一員であり，他人事のような態度はしない．

聖路加国際病院血液腫瘍科　**森　慎一郎**

✓ 主文は後回し

　刑事裁判の判決では「主文．被告を懲役〜年に処する」などと冒頭に結論を読み上げるのが普通である．しかし，死刑，無期刑などの重大な判決の場合には，慣習的に主文は後回しにし，先に判決理由を朗読することが多いといわれている．これは，主文を先にいい渡してしまうと，被告人が動揺してしまい，その後の理由を落ち着いて聞けなくなってしまうからといわれている．同様に悪性腫瘍の診断の告知の際なども，最初に病名を話してしまうと，患者がショックを受け，その後の説明がまったく頭に入らないということがよくある．そこで，筆者はあえて冒頭の病名を空欄にした説明文書をパソコンのモニターに表示し，まずは病態の説明を中心に行った後に病名を伝え，その場で説明文書に書き加えるという方法をとることがある．また，患者の質問とそれに対する答えもその場で説明文書にパソコンで打ち込み，その場で説明文書を完成することもしばしば行っている．

　なお，最近では服役を免れることを意味する「執行猶予」などの判決の際にも主文後回しになることがあるという．すなわち，被告が安心しきってしまい，その後の理由の説明を真剣に聞かなくなることを防ぐためであるという．これを考えると，「癌ではありません」「治る病気ですから安心してください」などの説明も，あまり最初からいわない方がよい場合もあるのかもしれない．

（森　慎一郎）

C　医療現場でのコミュニケーション

2 地域連携

DOs

- [ ] 地域連携室を訪ねてみる．
- [ ] 地域連携，病診連携を理解する．
- [ ] 診療情報提供書をきちんと書けるようにする．

1 基本的な考え方

　中核病院，専門病院，かかりつけ診療所，歯科医，介護施設，リハビリセンター，調剤薬局，市町村など，地域の医療機関が連携し一体となって，地域ぐるみで患者中心の医療を実現することが，地域連携である（図1）．

　研修先の病院には，地域連携のための地域連携室が設置されている．研修医はその地域連携室について理解すべきである．地域連携室には，医療ソーシャルワーカーや事務・看護師などが担当者となっていることが多い．入院に際しては，患者の経済的負担の相談窓口となり，傷病手当金や障害年金，難病指定，介護保険の申請，生活保護などの相談や手続き方法について説明して活用を促している．入院後は，心理的・社会的問題として患者やその家族からの相談に応じ，医師や看護師，他のコメディカルスタッフと協力しながら，問題の解決，調整支援を行っている．退院に際しては，退院に向けた支援，具体的には，転院先を探すことや，在宅の場合は在宅医療の支援，訪問看護の支援，介護・福祉サービスの利用のすすめなどを行っている．患者の要求に応じて対応をしてくれるので，研修医も地域連携室に顔を出してほしい．

2 病診連携について

　血液学は目覚ましく発展した．疾患概念の確立や再編，遺伝子的診断方法や分子標的治療などの確立などにより，難病と考えられていた造血器腫瘍が治癒可能な疾患となってきている．寛解期間が長くなり，長期にわたる治療を要することとなり，最先端の大きな病院だけで治療を継続することが難しくなってきた．また，血液専門医が地域の病院やクリニックに浸透してきており，地域連携の中でも，特に病診連携が重要になってきている．

　病診連携には，2つの意味がある．まずは，大学病院などの高次医療機関で診断・治療をして安定した患者がかかりつけ医に

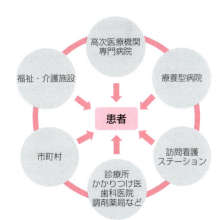

図1　病診連携のイメージ

戻り，高次医療機関からのアドバイスをもとに日々の管理を行うというものである．もう一つは，一次医療機関などで重症と判断された患者や救急医療を要すると判断された患者，そしてより専門的治療を要すると判断された患者を，より高次の専門病院などに紹介し，診断・治療を行ってもらうというものである．

血液科研修医として，高次医療機関への紹介の仕方，紹介状の書き方を知らなければならない．また逆に，研修している病院で診断治療を行った患者の情報を，かかりつけ医に紹介する方法や紹介状の書き方も知っておかねばならない．

3 診療情報提供書について

研修医は，研修病院である高次医療機関からかかりつけ医に診断治療過程を報告し，今後の治療継続を行ってもらうための診療情報提供書を書くことが必要となる．血液科としては，いわゆる一般的情報提供書に書かれるべき病名，患者氏名，年齢，生年月日，住所，電話番号，病歴要約の他に，血液型や薬剤アレルギーの詳細を書くべきである．それに，患者への説明内容と患者のキーパーソンへの説明内容も重要である．血液科として記載すべき内容を**表1**[1]に示す．

血液科の場合，専門・高次医療機関から連携によりかかりつけ医に患者様を紹介するときには，ぜひとも，電話などであらかじめかかりつけ医などへ連絡をとるべきであると考える．これにより，かかりつけ医からの質問に答える連携がとれるものと思われる．

図2，3に，双方の診療情報提供書の簡単な記載法の見本を示す．この他にサマリーや血液検査などの経過ならびにその結果，CTやMRIの画像をコピーしたDVDなどの媒体物も添付すべきと考える．

表1 診療情報提供書に記載すべき内容

1	病名(白血病やリンパ腫などの種類)，診断された日付，治療をすべて終了した日付
2	再発があった場合は日付とその詳細
3	治療を受けた医療機関の名前，所在地，電話番号
4	担当医(血液専門医)および治療チームのメンバーの名前と連絡先
5	使用したすべての抗悪性腫瘍薬の名前と，それらの投与方法(経口あるいは静注など)
6	特定の抗悪性腫瘍薬の総投与量(累計的な投与量)および最初に投与された個々の日付
7	受けた手術名と日付，執刀医の名前
8	放射線治療を受けた場合は，日付，照射部位，総線量と照射回数，放射線治療の担当医の名前と連絡先
9	骨髄移植または幹細胞移植を受けた場合は，実施日と移植の種類，移植の担当医の名前と連絡先
10	骨髄移植や幹細胞移植のために受けた事前処置の種類(化学療法なのか放射線治療なのか，あるいはその両方なのか)
11	投与された血液製剤の名前と，最初に行われた日付
12	著しい合併症がある場合は名称と発症日，およびその合併症のために受けた治療の名前と実施日
13	現在使用中の薬剤名
14	主な副作用(腎臓や心臓への悪影響などの有無)
15	以前に留置していた中心線静脈ラインの数と位置

(特定非営利活動法人 小児がん治療開発サポートについて，CureSearch日本版：長期フォローアップについて〔http://www.childrenscancers.org/1065〈閲覧日：2015.11.20〉〕より改変)

第1章 血液科研修でのアドバイス

C　医療現場でのコミュニケーション

診療情報提供書

○○クリニック
　○○科　　　○○○○医師 殿

　　　　　　　　　　　　　　　　　　　　　　　平成○○年○○月○○日

　　　　　　　紹介元医療機関の所在地及び名称　　○○県○○市○○町○○
　　　　　　　　　　　　　　　　　　　　　　　○○大学附属病院　　○○科

　　　　　　　　　　　　電話番号　　　○○○-○○○-○○○○
　　　　　　　　　　　（ＦＡＸ）　　　○○○-○○○-○○○○
　　　　　　　　　　　　医師氏名　　　○○○○　　　　　　　　印

読み方	○○○○○		
患者氏名	○○○○　様	性別	○性
患者住所	○○市○○町1-2-3　○マンション○○号		
電話番号	○○○-○○○-○○○○		
生年月日	昭和○○年○○月○○日　　　　○○歳○○月		

傷病名	慢性骨髄性白血病
紹介目的	貴院にて治療継続のお願い
既往歴及び家族歴	父：健在，母：胃がんでH○年-○月死亡 本人に特記すべき既往歴はない． 生活歴：大学卒業後○○会社にて現在○○職．
症状経過及び検査結果	お世話になります．貴院から紹介のあった患者様です．別紙にサマリーを添付します．サマリーにあるように，グリベック内服にて移行期にあった○○様は，寛解となりましたので，昨日先生にお電話いたしましたとおり，今後の治療継続をよろしくお願いします．尚，本人には，「慢性骨髄性白血病ですが，このグリベックという薬にて寛解となっています．治療を決して中断しないでください．今後の治療はかかりつけ医である，▽△先生に依頼しておりますので，当院血液科には半年に1回だけ来院してください」と話をしています．キーパーソンは本人の妻の○○さんで上記と同じように説明しています．
治療経過	平成○年○月○日　グリベック4錠内服開始．これにて速やかに血算が正常化しました．詳細な経過は別紙のサマリーを御参照ください．
現在の処方	グリベック　100mg　4錠/1×朝食後　30日分　　(その他)血液型△型 RhD+,不規則抗体-．輸血は施行していません． 薬剤アレルギー：ペニシリン系薬剤+ 食物アレルギー：もも，そばアレルギーあり
備考	グリベックは一生服薬することを説明してありますが，飲み忘れもしないように必ず服薬を確認してください．

備考　1．必要がある場合は続紙に記載して添付すること．
　　　2．必要がある場合は画像診断のフィルム，検査の記録を添付すること．
　　　3．紹介先が保険医療機関以外である場合は，紹介先医療機関等名の欄に紹介先保険薬局，市町村，保険所名等を記入すること．かつ，患者住所及び電話番号を必ず記入すること．

図2　診療情報提供書I：かかりつけ医への依頼

診療情報提供書

○○医科大学付属病院
血液内科　　　○○○○医師 殿

平成○○年○○月○○日

紹介元医療機関の所在地及び名称　　○○県○○市○○町○○

○○メディカルクリニック

電話番号　　○○○-○○○-○○○○
（FAX）　　○○○-○○○-○○○○

医師氏名　　○○○○　　　　印

読み方	○○ ○○○		
患者氏名	○○○○　様	性別	○性
患者住所	○○市○○町 1-2-3　○マンション○○号		
電話番号	○○○-○○○-○○○○		
生年月日	昭和○○年○○月○○日	○○歳○○月	

傷病名	急性白血病（疑い）	
紹介目的	貴院貴科での精査・加療をよろしくお願いします.	
既往歴及び家族歴	父：多発性骨髄腫でH○年-○月死亡 本人に特記すべき既往歴はない. 生活歴：高校卒業後○○会社にて現在○○職. 単身赴任歴3年で発症直前まで○○県に赴任していた.	
症状経過及び検査結果	お世話になります. 平成○年○月○日初診の方です. 別紙に検査結果を添付します. WBC35000　RBC150　Hb4.5　Hct 13.5　PLT 0.5万のために同日夕に当院に入院しました. 翌日, 照射濃厚赤血球2単位輸血施行しました. 抹血像にて芽球を指摘されましたので, 先生にお電話いたしました. 恐れ入りますが, 貴院に転院の上, 精査・加療をよろしくお願いします. 尚, 本人には,「高度貧血にて, 大学病院での精査を要するため転院します」と話をしています. キーパーソンは本人の妻の○○さんで「急性白血病と思われますので, 大学病院にての精査加療を要します」と説明しています. 尚, 余命・治療効果については貴院にてご説明ください	
治療経過	平成○年○月○日　照射濃厚赤血球2単位輸血施行（副作用なし） 昨日補液 KN1A500mlx1＋KN3B500ml×1本　施行.	
現在の処方	アムロジピン OD 錠2.5mg/1 × 朝食後14日分	（その他）血液型　○○型RhD　+, 不規則抗体 -. 輸血は照射濃厚赤血球○○回施行（副作用無し）照射濃厚血小板-LR「日赤」10単位○回施行（副作用なし). 薬剤アレルギーはありません. 食事は好き嫌いはありません.
備考	尚, 本人の住所は当院の近所であり, 家族は皆, 当院のかかりつけでありますので, どうぞ, よろしくお願いします.	

備考　1.　必要がある場合は続紙に記載して添付すること.
　　　2.　必要がある場合は画像診断のフィルム, 検査の記録を添付すること.
　　　3.　紹介先が保険医療機関以外である場合は, 紹介先医療機関等名の欄に紹介先保険薬局, 市町村, 保険所名等を記入すること. かつ, 患者住所及び電話番号を必ず記入すること.

図3　診療情報提供書2：高次医療機関への依頼

コツ
医療現場における異なる職種の仲間に敬意を払う．

 コツ
他の医療機関の医師と積極的にコミュニケーションをとる．

DON'Ts

- [ ] コミュニケーションをとる際には，常に謙虚な姿勢で相手に敬意を払わねばならない．

文献

1) 特定非営利活動法人 小児がん治療開発サポートについて，CureSearch 日本版：長期フォローアップについて（http://www.childrenscancers.org/1065〔閲覧日：2015.11.20〕）

冨塚メディカルクリニック　冨塚　浩

☑ コミュニケーションのとり方

医療の現場も地域連携においても，コミュニケーションが大切である．そして，コミュニケーションにおいて大切なことは，相手に敬意を払うことである．例えば，研修先の病院で担当した患者をかかりつけの診療所医師に託す際，まずは時間帯と言葉遣いに注意しよう．

①連携をとる時間帯に気をつける

診療所の外来診療の忙しい時間である午前 9～12 時に電話をすることは避けたい．やむを得ず今すぐに連絡を取らねばならないときには，先方の受付に電話を入れて急用である旨を伝え，要点のみを伝えるように心がける．

②言葉遣いに十分に気をつける．

その診療所の受付職員に電話をする場合は，丁寧な言葉遣いをするよう留意すべきである．「恐れ入ります，○○大学附属病院の血液内科の研修医であります△△と申します．院長先生に，患者様についてご相談したいことがあります．差支えなければ，院長先生のお手すきの時間をお教えくださいませんでしょうか．例えば，昼休みの時間などにお電話を差し上げたいと思いますが，何時ごろがよろしいでしょうか？」「申し訳ありませんが，そのお時間にまた，こちらからご連絡いたしますので，院長先生によろしくお伝えください．○○大学附属病院の血液内科の研修医であります△△でした．失礼いたします」などである．

（冨塚　浩）

C 医療現場でのコミュニケーション

3 チーム医療

> **DOs**
> - 医師は医学的な指示を出すだけでなく，チーム全体のパフォーマンスを引き出すことにも力を注ぐ必要がある．
> - 医師の方からコメディカルにコミュニケーションをとり，潜在的な問題を解決するきっかけ作りを心がける．

1 はじめに

　血液疾患は診断から治療まで単科で完結できる特徴をもつ一方，その多くが全身疾患であるため，幅広い職種との共同なくして診療を行うことができない．そもそも医師一人でできることには限界があるため，診療チーム全体を効率よく機能させることが不可欠となる．また，医師のみでなく，コメディカルを含めたチームスタッフそれぞれが，全体のパフォーマンスを考える風土の醸成が重要となる．そのような環境で，医師の中に上意下達的発想の人が一人でもいると，想像以上に全体の士気に悪影響を与えてしまうことを肝に命じておく必要がある．一種の公共心ともいえるチーム意識が不足した人は，いくらたくさんの診療をこなしていてもチーム全体にマイナスの影響を与えることがある．目の前の仕事を思いつくがまま，がむしゃらにこなすだけでなく，時には立ち止まって業務のトリアージを行っていくとよい．

2 看護師とのかかわり

　駆け出しの医師が最初に超えなければならないハードルは，救急外来や病棟の看護師との信頼関係をいかに作るかということである．研修医が医学的知識や経験が不十分であることは明白で，ベテランの看護師から信頼されることは困難に思われるかもしれない．そこで，少ない知識で去勢をはることや，経験がないことを隠してさも知っているかのように振舞うことは，逆に信頼関係を損ねることになりかねない．場合によって医療過誤の原因となってしまう危険すら孕んでいる．研修医が看護師から信頼される近道は，知識と経験が不足していることを誠実に認めること，現場で対処の自信がないときは上級医コンサルトや自分で調べて対処すること，また，患者の訴えを的確にとらえて必要な情報をチームスタッフに連絡することなど，できることを確実に実行することである．特に血液疾患の患者は入院期間も長く，ある意味病院慣れしている人も多いため，人生の大先輩である患者から見透かされるような発言や行動は慎むべきである．できないことをしようとすることは，傍らにいる看護師の信頼を損ねることとなる．

3 チーム内医師の連携

　研修医といえども，ひとたびローテーションで配属されれば，他のスタッフや患者から見れば医師の一人である．患者の中には，主治医にはいえないような不満や治療方針にかかわる疑問を研修医にだけ打ち明けることもある．医学的に議論の余地のない簡単なものであれば答えてもよいだろうが，治療方針となると疾患リスクや社会的背景など様々な要素がかかわってくるため，

安易に返答することは避けるべきである．定期的に開かれるカンファレンスなどで報告の上，チームスタッフで共通した認識で対応する必要がある．また，コメディカルに対しても，チーム内医師で協議の上で出した結論が現時点で最良であることを伝え，チームスタッフが治療方針に不安を抱かないよう配慮が必要となる．

4 他科の医師との連携

血液内科の診療は単科で完結することも多いが，それは他科からみると診療内容がわかりにくい，想像しにくい，ということにもつながる．また，血液疾患患者を他科の医師に依頼するときは，多くの場合緊急を要する．先方が疾患背景を理解しづらいことを前提に，必要な情報を過不足なく伝えることが肝要である．

5 薬剤師

血液内科病棟には薬剤師が常駐するか，専任の担当薬剤師がいることが多くなっていると思われる．特に化学療法を行う患者はそもそも高齢で合併疾患が多く，副作用予防や感染予防，合併症治療など10種類以上の薬剤が同時投与されることも珍しくない．薬剤師には薬剤の相互作用や配合変化など注意を要する場合に，医師に照会する義務がある．つまり，「若い医者は知らないだろうから教えてやろう」と思って連絡をしているわけでは決してないので，注意点や変更を提案されたときは感謝の意を表すべきだろう．

6 検査技師

血液疾患は血液検査を通してしか病状を判断できないことも多く，形態診断のみが決め手となる場合も少なくない．端末を通じて数字や画像をみるだけでなく，日頃から検査現場とコミュニケーションをとって，どのような異常があったときに相談してほしいかなど，申し合わせをしておくことが望ましい．

7 臨床工学技士

血液疾患治療中は，腫瘍崩壊による緊急透析や造血幹細胞移植の準備で幹細胞採取を実施するなど，臨床工学技士とのかかわりも少なくない．緊急対応をお願いすることも多く，効率的な運用に心がけ，常に手順を見直していく必要がある．

8 リハビリチーム

血液悪性腫瘍の化学療法や造血幹細胞移植の患者は，入院期間が長期化することが多く，身体能力が低下する場合がほとんどである．特に造血幹細胞移植では廃用が高頻度で起こるため，予防的リハビリも重要となる．一方的に依頼するだけではなく，その意義を伝え，可能なら一定期間ごとに効果を振り返って，内容を再評価していく必要がある．

9 緩和医療チーム

血液疾患は難治性の悪性腫瘍が多くを占め，予後不良である場合も少なくない．また，白血病などは終末期の病状進行が早く，緩和専門病棟にそぐわない場合も多く，造血幹細胞移植も含めた高度な治療を行っている患者と，緩和医療を受ける患者が隣り合わせになる特殊環境となっている．このような特殊な環境にあると，知らず知らずのうちに混乱が生じてしまうものである．チームスタッフが終末期患者の不安定な病状に翻弄され，急性期患者の診療が極端におろそかになることや，緩和医療が不作為と誤解され医師に対する不信の温床になることがないよう，十分な対策が必要となる．このような状況下で，緩和医療チームに第三者的立場から介入してもらい，適切な緩和医療をアドバイスしてもらうと，医学的に正しい対応ができるだけでなく，チーム

スタッフの合意形成にも大きな役割を果たすこととなる．また，日頃から同じ診療チーム内医師において終末期医療に対する考えを可能な限りすりあわせの上，現場では医師同士が互いに批判しあわないことが，診療にかかわるチームスタッフ，さらには患者本人の安心につながる．

10 臨床心理士

どんな疾患でもガイドラインどおりに治療できる患者は一部である．治療方針決定に際しては，医学的理想論を押しつけるのではなく患者の立場に立ち，よきアドバイザーになる必要がある．2つ以上の選択肢をまったく同等に提示して選択権をすべて委ねて患者からの回答を待つだけ，というのはあまりいい方策とはいえない．状況によっては患者からの信頼を損ない，精神的に追い込むことや，ドクターショッピングを助長することにもなり得る．本人の決断が難しい場合は，適切な質問を通じて積極的に相手のニーズや人生観を引き出す努力をし，患者と医療者が協同して望ましい結論を出していくことがよい．そこで社会的事情が規制因子となることを伝えるのは，むしろ医師として責任をもった対応といえよう．癌の告知を受けたばかりの患者や家族が心理的葛藤を抱えないことはなく，もし一時的な心理的問題が結論を曲げてしまう可能性があるなら，迷わず臨床心理士に同席してもらうべきである．病気と論文とを見比べて，医学的結論を説明するだけが主治医の仕事ではない．われわれは癌治療の専門家として，その限界を患者に説明し，もし積極的治療を諦める場合でも最後まで見放すことがないことをはっきり伝えて，信頼と安心を得よう．

11 移植コーディネーター

造血幹細胞移植を多数行っている病院では，移植コーディネーターをおくことが骨髄バンクの認定要件にも含まれてきている．特に同胞間移植ではドナーの権利を十分担保するため，第三者としての移植コーディネーターの役割は重要である．患者の病状をコーディネーターと共有し，機を逸することなく移植が行えるよう，密に連絡をとりあう必要がある．

12 まとめ

医学を現実の患者に適用する際に，医師一人の力は限られている．医師は医学的知識を活用して，チーム全体が効率よく機能するために何が必要で何が必要でないかを判断して，最大のパフォーマンスを引き出す義務がある．

DON'Ts

- 医師自身とコメディカルの注意力や時間が有限であることを忘れない．
- 医師はコメディカルの仕事を代行して満足してはいけない．

安城更生病院血液・腫瘍内科　澤　正史

第2章

血液の機能と仕組み

1 造血システム

> **DOs**
> ☐ 臨床事象の背景にある，造血および造血環境の動態を意識する．
> ☐ 多臓器ネットワークの中の一つとして造血システムをとらえる．

1 基本的な考え方

　血液疾患の治療は日進月歩であり，難治性病態に対する造血幹細胞移植（HSCT）やサイトカインである顆粒球コロニー刺激因子（G-CSF）を用いた造血幹細胞（HSC）動員などは，今や日常的に行われている．しかしながら，その背景にある造血システムの制御や動態，他臓器とのかかわりについて意識することはあるだろうか．多忙な現場においては，目前の臨床事象に追われてしまいがちであるが，基礎的観点から現象の本態を解明，探求することは臨床での理解を深めるだけでなく，新たな病態の解明や治療戦略につながり得る．

　ひとえに造血というと，HSCを頂点とし各種の分化した血液細胞が作られる過程が思い浮かぶと思うが，これは非常に多くの因子によって統制されたネットワークであり，なおかつ一生の間，定常状態を保ちながら維持される．

　哺乳類における造血発生の理解は，主にマウスを用いた研究で担われているが（図1）[1]，ヒトでもほぼ同様に発達すると考えられている．最初の造血である一次造血では，胎生7日頃（ヒトでは3週頃）より，卵黄嚢において脱核しない胚型赤血球が産生される．次に二次造血として，胎生中期に，大動脈（aorta）/生殖巣（gonad）/中腎（mesonephros）の発生する胚領域であるAGMでHSCが発生し，胎児肝へ移る．その後，肝臓を主体として成体と同様の各種類の血液細胞が産生される．HSCは末梢血管を経て骨髄に移行し，出生後は基本的に骨髄のみで造血が営まれる．骨髄は再生が盛んな臓器であり，HSCは自己複製を繰り返しながら，絶えず分化した血液細胞が作られ，多数の系列および分化段階の細胞で構成される．その制御機構は，転写因子による遺伝子発現制御，サイトカイン，接着因子など多種多様な因子が複雑に作用しあい構築される．造血によって末梢血に流れ出た血球は，胸腺や脾臓，リンパ組織を循環し，生体の恒常性が維持される．近年では，HSCを取り囲む生物学的適所という意味でのニッチという概念が注目され，解明が進むと同時に，骨髄と他臓器との機能連関が明らかにされつつある．

2 転写因子による血球分化制御

　特定の細胞集団を純化するフローサイトメトリーや遺伝子発現解析技術の進歩，主にマウスを用いた解析を通して，ヒエラルキーをもった血球分化モデルが提唱され，特定の血球分化に関与する転写因子ネットワークが明らかになってきた．同時に系統分化に必須である転写因子の遺伝子変異や異常発現が多くの白血病で認められ，白血病化機構の理解にも繋がっている．

a　階層的血球分化モデル（図2）[2]

　自己複製能と多分化能を有するHSCは，マウスにおいては，lineage陰性，Sca-1陽性，c-kit陽性であるLSK分画中のCD34陰性細胞とされる．CD34陽性のLSKは

第2章　血液の機能と仕組み

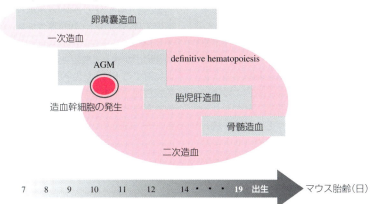

図1　造血発生
(内山卓〔監〕：三輪 血液病学 第3版．文光堂，2006；24 より改変)

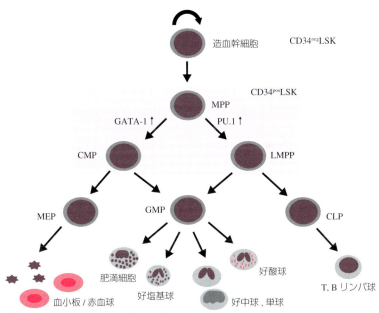

図2　造血における血球分化階層モデル
(岩崎浩己：臨床血液 2013；54：1566-1572 より改変)

自己複製能を失った多能性前駆細胞であるMPPに相当し，大きく骨髄系とリンパ系に分化していくが，各々の前駆細胞として，骨髄系共通前駆細胞（CMP）とリンパ系前駆細胞（CLP）が同定されている．なお，細胞表面抗原によって定義された細胞集団は必ずしも均一ではなく，細胞系統譜の段階に関しては複数のモデルが提唱されており分岐点や分化能に関して必ずしも見解が統一されているわけではない．また，ヒトにおいては従来CD34陽性，CD38陰性細胞が最も未分化なHSCとされ，HSC移植においてもCD34陽性細胞数を指標とするが，近年ヒトにおいてもCD34陰性のより未分化なHSCの存在が報告されており，必ずしも真のHSCを反映していないことに留意する．

b 転写因子・造血因子による血球分化の制御調整（図2）[2)]

細胞系列あるいは分化段階特異的に作用する転写因子が，数多く解析されている．主なものとして，PU.1とGATA-1は互いに対極に位置する転写因子であり，HSC下流の血球分化制御に重要な役割を担っている．GATA-1の発現は主に巨核球/赤芽球系分化に必要な転写因子であり，PU.1は主にリンパ球/マクロファージの分化にかかわる．急性白血病発症のメカニズムとして，複数の遺伝子変異の蓄積による多段階発癌モデルが提唱されているが，細胞増殖に寄与するclass I 変異と，転写因子の機能喪失に伴う分化停止に寄与するclass II 変異に分けられる．例えば，急性前骨髄球性白血病にみられるRML-RARαキメラは，転写抑制因子と強く結合し顆粒球系細胞は分化停止に陥る．全トランス型レチノイン酸（ATRA）は転写抑制を解除し，顆粒球系細胞の分化が誘導され，急性前骨髄球性白血病において極めて高い寛解導入率が得られるようになったことは有名である．造血因子としては，1906年のエリスロポエチン（EPO）発見以降，マクロファージコロニー刺激因子（M-CSF），顆粒球単球コロニー刺激因子（GM-CSF），顆粒球コロニー刺激因子（G-CSF），トロンボポエチン（TPO）など各種因子が次々と特定されている．腎性貧血に対するEPOや化学療法時のG-CSF，免疫性血小板減少症に対するTPO受容体作動薬などが造血促進として臨床応用される一方，関節リウマチやCastleman病の病態に対する治療として，抗IL-6受容体抗体であるトシリズマブなど臨床に還元されている．

3 HSCの維持調整機構

近年，HSCT療法は，難治性造血器腫瘍や骨髄不全に対する根治療法として広く行われるようになっているが，生着不全やG-CSF投与によるHSC動員におけるpoor mobilizerなど，克服すべき課題は多い．これら事象の背景にあるHSCの動員やホーミング，HSCニッチとその維持調整機能などに関する基礎的研究が，盛んに行われている．

a HSCニッチ

1) 骨芽細胞性ニッチ

骨とHSCは一見関係のないように思うかもしれないが，実は古くから造骨を担う骨芽細胞が，未分化造血細胞を維持する造血支持細胞であることがin vitroで知られていた．実際に，骨芽細胞が除去されたマウスではHSC数や自己複製能の低下がみられるなど，骨芽細胞とHSCとの関連性が示唆されている．

2) 傍血管ニッチ

イメージング技術の進歩によって，マウスHSCの局在を特定できるようになり，HSCは骨から距離をおいた血管周囲にも数多く存在することがわかってきた．HSCに発現しているほぼ唯一とされるケモカイン受容体がCXCR4であり，そのリガンドであるCXCL12（またはSDF-1）に反応し

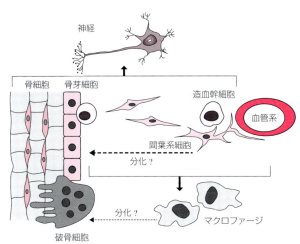

図3　骨髄微小環境とニッチを制御する細胞群
（Katayama Y：Int J Hematol, 2014；99：677-678をもとに作図）

たHSCの遊走やインテグリンの活性化が，骨髄移植後の骨髄へのホーミングや生着に必須であることが知られている．近年，CXCL12を高発現した間葉系細胞として，CAR細胞がニッチ細胞として認識されている．この細胞は，脂肪細胞や骨芽細胞の両系統に分化し得ることが確かめられ，骨芽細胞の前駆細胞である可能性もある．その他の間葉系細胞として，c-kitのリガンドであるステムセルファクター（SCF）陽性間質細胞や神経系前駆細胞マーカーであるNestin陽性の間葉系幹細胞（MSC）などに加えて，血管内皮細胞や非ミエリン髄鞘シュワン細胞などもニッチ細胞として報告され，HSCを支持するニッチは多様である．

b　HSC動員とHSCニッチの制御

末梢血の白血球数が日内変動を呈することは知られているが，定常状態において少ないながら末梢血に流れているHSCさえも，交感神経に支配された日内変動を示すことが報告されている．また，交感神経の機能を落としたマウスでは，G-CSFを投与しても骨芽細胞ニッチの抑制がかからず動員がほとんど起こらないことから，

G-CSFは交感神経を介し骨芽細胞ニッチを破綻させることで動員が起こるといったモデルが提唱されている．神経を介したニッチの抑制性制御以外に，マクロファージが新たなニッチ制御細胞として注目されており，こちらはニッチへの促進性制御を行っている．その他，破骨細胞や脂肪細胞，巨核球などの関与も報告されており，ニッチを取り囲む様々な細胞が，HSCの維持調整に複雑にかかわっている様相が明らかにされつつある（図3）[3]．また，マウスモデルにおいて，骨組織内でニッチを制御する細胞がダメージを受けると，Bリンパ球分化障害や，胸腺萎縮，脂質代謝障害，骨粗鬆症など全身の組織に影響が波及し，骨髄は造血だけでなく骨代謝や免疫，エネルギー代謝など多臓器間ネットワークを形成している可能性が示唆されている．

4　おわりに

主にマウスを用いた研究の積み重ねによって，血球分化やHSCニッチ・動員を含む造血システムの全体像が解明されつつあるが，その制御は骨髄において複数の細胞

や因子によって，時空間的に複雑に営まれている．血液内科医が，移植患者の病状を体全体の臓器についてとらえ診療にあたるのと同じように，造血を骨髄内での現象とらえるのではなく，他臓器との連携を意識し，俯瞰的に診ることが重要である．正常なヒトの造血システムを理解することは，化学療法で根絶することができないとされる白血病幹細胞が潜伏する微小環境であるleukemic stem cell niche の病態解明への糸口となり，この方面での研究も盛んに行われている．研究の技術革新は著しく，ヒトの血液システムを再現したヒト化マウスモデルを用いた解析や，iPS を用いた再生医療分野などを通して，今後の発展が期待される．

文献

1) 内山卓（監）：三輪 血液病学 第3版．文光堂，2006；24
2) 岩崎浩己：臨床血液 2013；54：1566-1572
3) Katayama Y：Int J Hematol 2014；99：677-678

神戸大学医学部附属病院血液内科　**川野宏樹，片山義雄**

☑ ケースレポートを書こう！

　研究の原点は患者にある．症例報告などを通し，臨床事象の理解を深く掘り下げていく過程で，「なぜ？」と不思議に思う感性を磨き問題抽出能力を養い，それを自分で解決する能力を高めるのが研究である．ガイドラインや既存の報告にとらわれない，自由な考え方を養おう．

（川野宏樹）

2 各白血球の働き

> **DOs**
> ☐ 白血球は異物を排除する免疫を司る血液細胞である．
> ☐ すべての白血球は造血幹細胞に由来する．
> ☐ 好中球を含む顆粒球とNK細胞は自然免疫を担当する．
> ☐ Bリンパ球，Tリンパ球は，抗原特異的に作用する獲得免疫を担当する．

1 顆粒球

a 好中球

好中球は骨髄で産生され成熟した後，末梢血に流出し10時間で組織に移行する．組織に移行した好中球の生存は数日間である．好中球の主たる機能は，遊走因子などに反応し炎症巣へと向かい，病原微生物を認識し，速やかに貪食，殺菌する生体防御である（図1）[1]．

好中球は自ら運動する能力をもっており，遊走因子とよばれる化学物質によって移動する方向が誘導される．遊走を惹起するサイトカインをケモカインとよび，代表的ケモカインはインターロイキン-8（IL-8）である．好中球による微生物の認識，貪食は好中球表面のレセプターを介して行われる．そのレセプターとしては，Fcγレセプター（免疫グロブリンG〔IgG〕のFc部分に対するレセプター），C3bなどの補体成分に対する補体レセプター，Toll-likeレセプターがある．

好中球による殺菌機構は，酸素依存性と非依存性の2つに大別される．酸素依存性機構ではNADPHオキシダーゼ系により活性酸素が産生され，非依存性機構ではミエロペルオキシダーゼなどの酵素によって殺菌活性を発現する．

b 好酸球

好酸球は好中球同様に骨髄で産生され，末梢血を流れた後，主に消化管，肺，皮膚などの組織に分布する．好酸球の機能は好中球のもつ生体防御機能と脱顆粒である．好酸球は寄生虫に対する免疫を担っている．また，好酸球に対する主な遊走因子はCCケモカインとよばれるもので，MIP-1α（CCL2），RANTES（CCL5），eotaxin（CCL11）などがある．好酸球は多数の種類のメディエータを産生・放出し，炎症反応，アレルギー反応とかかわる．メディエータとしては，膜脂質に由来するロイコトリエン，プロスタグランディン，トロンボキサンがある．また，好酸球は5種類の顆粒と種々のサイトカインを産生・保有しており，炎症巣においてそれらを放出する．

c 好塩基球

好塩基球も炎症やアレルギーおよび，生体防御にかかわっている．特に，アレルギーでは重要な役割を果たしている．抗原に結合したIgEと好塩基球細胞表面にあるIgEレセプターが結合することで，脱顆粒，脂質メディエータの産生・放出，サイトカインの産生・放出が起きる．好塩基球が産生・放出するメディエータとしては，ヒスタミン，血小板活性化因子（PAF），ロイコトリエンがよく知られている．また，サイトカインとしては，IL-4，IL-13，MIP-1αがある．

2 単球・マクロファージ

単球は骨髄で分化・増殖し，末梢血中を流れた後，血管外の組織に移行しマクロフ

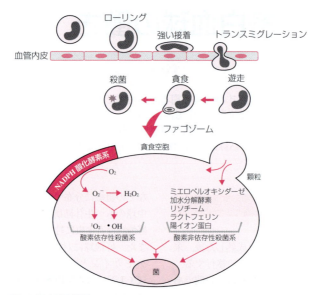

図1　好中球の機能
(内山卓〔監〕：三輪 血液病学 第3版. 文光堂, 2006；289-348 をもとに作図)

ァージに分化する．これら単球系細胞の機能は，細菌や真菌を貪食，殺菌する機能である．貪食した後，ライソソーム（lysosome）の内部にあるリゾチームなどの加水分解酵素が作用し異物を分解する．単球系細胞は，貪食した大型の異物粒子や蛋白分子を分解した後にTリンパ球のT細胞抗原受容体（TCR）に抗原提示する細胞（APC）として機能し，TCRを介してTリンパ球に刺激を与える．腫瘍細胞に対しては，単球が腫瘍壊死因子（TNF）や一酸化窒素（NO）を産生し，それらを放出することで腫瘍を傷害する．また，マクロファージが腫瘍細胞と結合した抗腫瘍細胞抗体のFc部分をFcRが認識し結合することで腫瘍を貪食し傷害する．

さらに，単球系細胞は，顆粒球コロニー刺激因子（G-CSF）および顆粒球単球コロニー刺激因子（GM-CSF）を産生し，好中球の分化，増殖を促す．またコロニー刺激因子以外のサイトカインとして，IL-1，IL-6，TNF，インターフェロン（IFN）などの主に炎症にかかわるサイトカインを産生する．

3 リンパ球

a　Tリンパ球

骨髄の造血幹細胞から分化したTリンパ球前駆細胞が胸腺（thymus）に移行し，機能的Tリンパ球が形成される．胸腺内におけるTリンパ球の分化は，それぞれの細胞が発現している分子によって分類される（**図2**）[1]．胸腺内で最も幼若なTリンパ球はCD4，8と共に発現しないDN細胞とよばれ，CD4，CD8のDP細胞を経て，CD4またはCD8のSP細胞へ分化する．また，Tリンパ球は分化に伴い，抗原ペプチドを認識するTCRを細胞表面に発現するようになる．TCRはα鎖・β鎖もしくはγ鎖・δ鎖のヘテロダイマーから構成され，CD3分子と複合体を形成している．

Tリンパ球が抗原を認識する際には，抗原ペプチドと主要組織適合遺伝子複合体

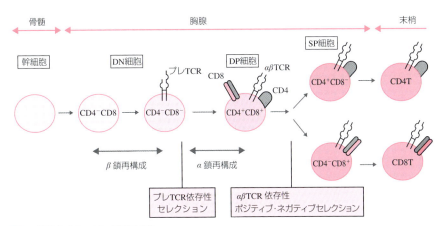

図2 胸腺内でのTリンパ球の分化
(内山卓〔監〕：三輪 血液病学 第3版．文光堂，2006；289-348 をもとに作図)

(MHC)分子(ヒトの場合はヒト白血球抗原〔HLA〕)との複合体を認識する．HLA-A, B, C をクラスI MHC とよび，HLA-DP, DQ, DR をクラスII MHC とよぶ．また，成熟Tリンパ球に発現しているCD4 はクラスII MHC に，CD8 はクラスI MHC に結合することができる．このことから，成熟したTリンパ球のうち CD4陽性(ヘルパーTリンパ球)はクラスII MHC に提示されたペプチドを，CD8 陽性(細胞傷害性Tリンパ球)はクラスI MHC に提示されたペプチドを認識する．CD4 陽性Tリンパ球の主要な機能は他の免疫担当細胞を活性化することであるが，成熟したTリンパ球の一部に $CD4^+CD25^+$ を示すものとして制御性Tリンパ球(Treg)が知られている．Treg は，末梢のトレランスを司り，自己免疫の発症を抑制していると考えられている．

b　Bリンパ球と形質細胞

Bリンパ球は骨髄で産生され，主にリンパ節に移行した後抗原刺激を受け，抗体産生する形質細胞あるいは免疫記憶をもつメモリーB細胞となる．Bリンパ球の分化については，骨髄の造血幹細胞からプロBリンパ球を経て，免疫グロブリン重鎖可変領域(V)の遺伝子組み換えを終えμ鎖を細胞質に発現するプレBリンパ球になるが，このとき正しくμ鎖を完成してプレB細胞受容体(BCR)を構成できなかった場合，ネガティブセレクションを受ける．その後，軽鎖も発現しIgMを細胞表面に発現した未熟Bリンパ球まで分化が進む．無数の抗原の種類に対する特異的抗体を作るため，Bリンパ球では免疫グロブリンの遺伝子再構成を行い，その抗原結合部位の多様性を生み出す．細胞表面に発現するIgMの抗原親和性が適切な10〜20%の未熟Bリンパ球のみ，ネガティブセレクションを免れて骨髄を離れる．この後，末梢リンパ組織において抗原に出会わなかったものは死に(negative selection)，抗原を結合したものは増殖し(positive selection)，リンパ節の胚中心において，サイトカインの影響を受けIgMからIgGあるいはIgAにクラススイッチしていく(図3)[1]．

成熟形質細胞はBリンパ球が最終分化した細胞であり，大量の抗体を分泌するが，Tリンパ球に依存せず増殖もしない．骨髄に戻った形質細胞は長寿命で抗体を分泌し，侵入抗原を監視し続けている．

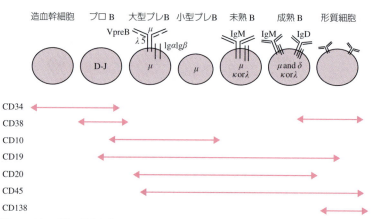

図3 Bリンパ球の分化と表面マーカー
(内山卓〔監〕:三輪 血液病学 第3版. 文光堂, 2006;289-348 をもとに作図)

c NK細胞

　NK細胞は主に骨髄で分化し, 脾臓, 骨髄, 肝臓に分布する. NK細胞は, リンパ球の一種であるが, Bリンパ球, Tリンパ球と異なり, 特異的抗原認識機構を有さない. 非特異的レセプターによって, ウイルス感染細胞や腫瘍細胞などの標的細胞を認識し, 細胞傷害性を示したり, IFNγなどのサイトカインの産生を行う. Bリンパ球, Tリンパ球が獲得免疫を担当するのに対し, NK細胞は生体が元々もっている自然免疫を担当している. また, NK細胞は自己の組織を攻撃しないように, 様々な抑制化レセプターを発現し, 自己応答性を制御している. クラスⅠMHCに対する抑制化レセプターとして, Ly49やKIRを発現しており, クラスⅠMHCを発現した正常細胞には細胞傷害性を示さないが, ウイルス感染細胞や腫瘍細胞などクラスⅠMHCの発現低下した細胞には細胞傷害性を示す.

文献

1) 内山卓〔監〕:三輪 血液病学 第3版. 文光堂, 2006;289-348

大阪大学大学院医学系研究科血液・腫瘍内科　**柴山浩彦**

☑ 遺伝的に好中球機能異常をきたす疾患

　好中球機能が先天的に異常を示し, 細菌や真菌の感染症を繰り返す疾患として, ①慢性肉芽腫症, ②白血球接着不全症, ③Chediak-Higashi症候群などがある. ①はスーパーオキシド産生酵素構成分子のいずれかに異常があり, 好中球および単球系細胞のスーパーオキシド産生が低下し, 殺菌能が障害されるため, 乳児期から肺, 肝, リンパ節, 皮膚などの難治性化膿性感染症を繰り返す. 殺菌能の障害により慢性炎症となり, TNFなどの炎症性サイトカインが持続的に産生され多臓器に肉芽腫が形成される. ②はCD18の異常により接着分子のβ2インテグリンが異常となり, 接着を要する白血球機能に障害がみられ, 乳児期より重篤な細菌, 真菌感染を繰り返す. ③はライソソームの輸送制御蛋白であるCHS1/LYSTに異常があり, 好中球の走化性, 脱顆粒および殺菌能が障害されている. 好中球減少, 易感染性以外に部分的な眼と皮膚の白子症, 進行性神経障害, 出血傾向を認める.

〈柴山浩彦〉

3 赤血球の働き

DOs

- 赤血球は血液の主成分であり，体組織への酸素運搬及び二酸化炭素の排出を担う．
- 赤血球の主要成分はヘモグロビンであり，ヘム（鉄＋ポルフィリン）とグロビンより構成される．
- 赤血球の寿命は約120日で，絶えず産生・分解が行われている．

1 基本的な考え方

　赤血球の生体での最も重要な役割は，体組織への酸素運搬である．赤血球は成熟する最終段階で細胞核，ミトコンドリア，ライソソームなどの細胞内小器官を排除し，その細胞質内に酸素を結合するヘモグロビンを充満しており，いわば酸素運搬機能に特化した特異な細胞と考えられる．赤血球の大きさは直径が約 $8\,\mu m$ で，厚さが $1\sim2\,\mu m$ ほどの両面中央が凹んだ円盤状を呈している．この構造により細胞の容積当たりの表面積を最大にすることができるため，ガス交換が有利となる．さらに赤血球は，体の隅々の細胞にまで酸素を供給する必要があるため，柔らかく非常に変形能力に富み，自身の直径以下の径の毛細血管内も通過できる．赤血球は毎日約2,000億個産生されるが，その寿命は約120日で，古くなると脾臓や肝臓のマクロファージに捕捉され分解される．本項では，赤血球の構造・機能とその産生・崩壊のメカニズムの基礎的事項について解説する．

2 赤血球の構造・機能

a ヘモグロビン

　ヘモグロビンは赤血球の主要な構成物質であり，肺で取り込まれた酸素を全身に運搬するという重要な役割を担っている．ヘモグロビンは，α様グロビンサブユニット（α鎖とζ鎖）とβ様グロビンサブユニット（β鎖，γ鎖，δ鎖）とよばれる2種類のサブユニットそれぞれ2つから構成される四量体構造をしており，2価の鉄原子とポルフィリン環からなるヘムを4つ含む．このヘム中の鉄原子に酸素が結合し得る．

1） 鉄

　鉄は生命活動に欠かせない微量元素の一つで，ヘムおよびヘモグロビンの原材料である．体内の鉄の総量は約 $3\sim4g$ といわれており，その約65％は赤血球中のヘモグロビンに存在している．残りの大部分は貯蔵鉄で，脾臓，肝臓，骨髄にフェリチンやヘモジデリンとして存在する．ごく一部は，筋肉のミオグロビンやシトクロム P450 の補欠分子族などのヘム鉄として利用される．このように鉄は生命に必須の元素であるが，一方で過剰に存在するとフェントン反応を介したラジカル産生により臓器障害を引き起こし得るため，鉄の体内における量と分布は緻密に制御されている．

2） ヘム

　ヘムは酸化的リン酸化を営むすべての細胞で必須の分子であるが，その主な産生細胞は骨髄赤芽球と肝細胞である．ヘム生合成の障害があると，組織への酸素輸送，ミトコンドリアでの酸化的リン酸化，薬物代謝等に重大な障害を生じ,その結果,ポルフ

表1　赤芽球におけるヘム合成酵素とその異常による疾患

酵素名	疾患
赤血球型δアミノレブリン酸合成酵素 (ALAS2)	X連鎖性鉄芽球性貧血 (XLSA) X連鎖性ポルフィリン症 (XLPP)
ポルホビリノゲン合成酵素 (PBGS)	ALA脱水素酵素欠損性ポルフィリン症 (ADP)
ヒドロキシメチルビラン合成酵素 (HMBS)	急性間欠性ポルフィリン症 (AIP)
ウロポルフィリノゲン合成酵素 (UROS)	先天性骨髄性ポルフィリン症 (CEP)
ウロポルフィリノゲン脱炭酸酵素 (UROD)	晩発性皮膚型ポルフィリン症 (PCT)
コプロポルフィリノゲン酸化酵素 (CPO)	遺伝性コプロポルフィリン症 (HCP)
プロトポルフィリン酸化酵素 (PPOX)	多型ポルフィリン症 (VP)
フェロケラターゼ (FECH)	造血性プロトポルフィリン症 (EPP)

ィリン症と総称される一群の疾患を生じる.一方,赤芽球におけるヘム生合成の初発酵素である赤血球型δ-アミノレブリン酸合成酵素(ALAS2)遺伝子変異の結果,環状鉄芽球の出現を特徴とする鉄芽球性貧血も生じ得る.

赤芽球におけるヘムの生合成は,ミトコンドリア内外に存在する8つの酵素群により触媒される(表1).

3) ヘモグロビンの発現・機能

ヘモグロビンは前述のようにα様グロビンサブユニット二量体,β様グロビンサブユニット二量体の4つのグロビン鎖と4つのヘムにより構成されるが,各々のグロビンサブユニットは,胎生初期の卵黄嚢から肝臓,脾臓を経て出生後の骨髄に移行するにつれて順次スイッチングされていく(図1).つまり,胎児のヘモグロビンは2本のα鎖と2本のγ鎖によって作られたHbF($\alpha_2\gamma_2$)がほとんどであるが,生後は次第に2本のα鎖と2本のβ鎖で作られたHbA($\alpha_2\beta_2$)に置き換わっていく.また出生直後からδ鎖も合成されはじめ,HbA2($\alpha_2\delta_2$)が出現してくる.成人の血液中ヘモグロビン分画は,HbAが97%,HbA2が2%,HbFは1%以下の割合になるが,βサラセミアなどのグロビン鎖異常症ではHbA2の割合が増加し得る.

ヘモグロビンは肺胞で酸素と結合し,末梢組織で酸素を放出する.この目的で,ヘモグロビンは酸素と適度の親和性を有することが必要である.ヘモグロビンと酸素の結合(酸素飽和度)は酸素分圧との間にS字型の関係がある(酸素解離曲線,図2).この曲線は,pHの低下,体温の上昇,嫌気性代謝(低酸素状態)による2,3-ジホスフォグリセリン酸(2,3-DPG)の上昇などにより右方偏位し,組織への酸素供給が容易になると共に,酸素と結合しない還元型ヘモグロビン増加に伴いチアノーゼが現れやすくなる.

b　赤血球膜

前述のように,赤血球の最も重要な生理的役割は,肺で取り込んだ酸素を末梢組織に運搬し,二酸化炭素を回収することである.そのため赤血球膜は微小な毛細血管を含む全身を循環する機能(変形能,膜安定性,形態保持)が備わっている.赤血球細胞膜は脂質二重層を基本構造とし,細胞膜に埋め込まれている内在性蛋白質と,細胞膜を裏打ちする膜骨格をはじめとした外在性蛋白質により構成される.

1) 脂質二重層

赤血球膜の脂質二重層の主成分は,リン脂質(約60%)と遊離コレステロールなど中性脂肪(約25%)である.親水性のリン酸部分に疎水性である脂肪酸を2本付けたリン脂質分子が,親水性のリン脂質分子を外側

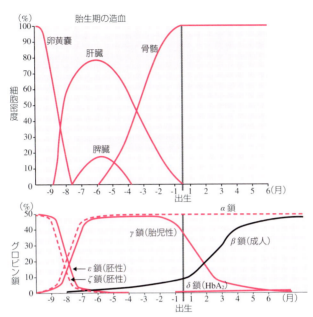

図1　ヘモグロビンスイッチング
胎生期から出生後に向けてその造血の場の主体が移動するにつれて(上図)，発現するヘモグロビンにも変化を認める(下図)．
(高後裕：赤血球の生成と崩壊．浅野茂隆，他〔編〕．三輪血液病学．第3版．文光堂，2006：241/ 向井陽美，他：赤血球の生化学と機能．浅野茂隆，他〔編〕．三輪血液病学．第3版．文光堂，2006：172 より改変)

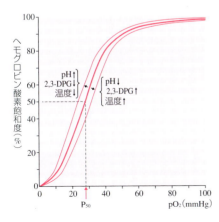

図2　ヘモグロビンの酸素解離曲線
ヘモグロビンと酸素の親和性は，pH，2,3-DPG，体温により影響される．pO_2 は酸素分圧を，P_{50} は酸素飽和度50%を与える pO_2 を表す．
(八幡義人：赤血球の生理．野村武夫，他〔編〕．図解血球 生理・病態・臨床．中外医学社，1994：63 より改変)

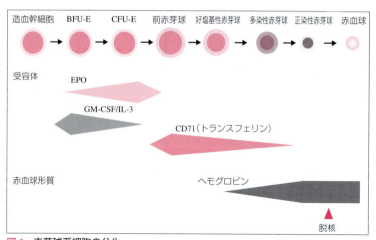

図3 赤芽球系細胞の分化
赤芽球系細胞の分化に伴う各種受容体，赤血球形質の発現変化を示す．

に，水に反発する尾部を内側に二重層を自発的に作って並ぶ．さらに10種類を超すスフィンゴ糖脂質が少量存在し，血液型を構成する．

2) 内在性蛋白質

内在性蛋白質は，脂質二重層における存在様式から，膜を複数回貫通しているもの（バンド3，アクアポリンなど），膜を1回貫通しているもの（グリコフォリンなど），膜にその一部が埋め込まれているもの（ストマチンなど），膜脂質と共有結合しているもの（GPIアンカー蛋白質など）などに分けられる．

バンド3は*SLC4A1*遺伝子にコードされる蛋白質で，その膜貫通ドメインはCl⁻/HCO3⁻交換輸送に携わり，膜内ドメインは種々の膜骨格蛋白質（アンキリン，4.1蛋白質など）との結合領域を有している．バンド3の変異による疾患として，遺伝性球状赤血球症が知られているが，他の膜蛋白質異常でも認められる．GPIアンカー蛋白質は補体制御因子であるCD55，CD59などの糖蛋白質を膜につなぎ止める働きを有しており，発作性夜間ヘモグロビン尿症の病態に関連する．

3) 外在性蛋白質

外在性蛋白質は，スペクトリン，アクチン，4.1蛋白質，アデューシンなどから構成され，平面的な六角形の網目状の膜骨格を形成し，赤血球膜を細胞質側から裏打ちしている．これらは赤血球本来の細胞形態や変形能を保持するのに重要である．

c 赤血球代謝

成熟赤血球は核酸・蛋白・脂質合成能，電子伝達系，TCAサイクルなどを失い，最も基本的な代謝系で維持されているのみである．成熟赤血球はエネルギーをグルコースに求め，その分解過程からエネルギーとしてのアデノシン三リン酸（ATP），あるいは還元物質を得ている．この場合，グルコースの90%を解糖系（embden-meyerof pathway），残りは五炭糖リン酸回路（pentose phosphate pathway）に用いられる．

3 赤血球の産生・分解

a 赤血球の産生

骨髄中で赤血球が産生される全過程を赤血球造血とよび，造血幹細胞から様々な分化過程を経て成熟赤血球になるまでのすべての赤血球系細胞が含まれる（図3）．

前期赤芽球系前駆細胞(BFU-E)は赤血球への分化が運命付けられた，最も未熟な前駆細胞である．BFU-Eは半固形培地で数百個の細胞(バースト)からなるコロニーを形成するのが特徴で，エリスロポエチンへの感受性は低く，一方で，顆粒球単球コロニー刺激因子(GM-CSF)，IL-3などのサイトカインがその増殖に重要である．後期赤芽球系前駆細胞(CFU-E)は前赤芽球により近い後期の赤血球系前駆細胞であり，エリスロポエチンへの感受性が高いのが特徴である．

BFU-E，CFU-Eはコロニー形成能により定義されるのに対し，前赤芽球以降の細胞は形態学的に定義される．成熟するに伴い，細胞の大きさが次第に小さくなり，好塩基性から正染性となり，核も小型化すると共にクロマチンが凝集して粗大となる．

この時期には，トランスフェリン受容体を介して大量の鉄を取り込むことで，ヘムおよびヘモグロビンの合成が行われる．また哺乳類の赤血球では，その終末分化過程で脱核が行われる．

b 赤血球の分解

赤血球は血液中で約120日働くと老化し，老化した赤血球は脾臓・肝臓のマクロファージ系細胞に捕捉・貪食され分解される．分解された赤血球の鉄は回収され再利用されるが，ヘムの分解代謝物であるビリルビンは胆汁もしくは尿として排出される．

4 おわりに

赤血球の構造・機能およびその産生機構の基礎を理解することは，各種貧血の病態を理解する上で重要であり，本項が少しでも役に立てば幸いである．

東北大学大学院医学系研究科血液免疫病学分野　**藤原　亨**

4 止血の仕組み

> **DOs**
> - 止血機構は，血小板，凝固，抗凝固，線溶などの反応のバランスの上に成立しており，バランスが崩れると出血あるいは血栓を招く．
> - 凝固反応は，段々滝のような逐次反応であり，活性化された血小板，単球，傷害された内皮細胞などの細胞上で爆発的に進行する．

ヒトの進化は，飢餓と怪我（外傷）との闘いの歴史である．

「止血」とは，傷害による出血を止めることである．「出血」とは，血液成分，特に赤血球が血管外に出ることである．また「血栓」とは，血液が固まった（「凝固」という）塊である．血栓には，外傷などにより血管が破綻した場合の出血を止血するために血管の外に向けてできる「止血栓」と，血管の炎症や動脈硬化巣の破綻などの際に血管内にできる「病的血栓」がある．これら2種類の血栓は後述する複雑な凝固反応によって形成されるため，その反応が不十分であれば止血栓の形成が不完全になって出血を，逆に過剰であれば病的血栓が形成されて循環障害を招く．心筋梗塞や脳梗塞に代表される「血栓症」は，21世紀の国民病である．

1 血液の流動性と血管内皮細胞

血液は，絶えず血管内を流れて全身を灌流し，酸素と栄養を器官や末梢組織に分配しており，通常は停止することはない．また，血液には，後述するように血栓を形成する要素，特に血小板や凝固蛋白質が含まれているのに，通常は凝固することはない．この流動性は，主に，①血小板や凝固蛋白質が不活性な状態で血管内に存在すること，②もしこれらが活性化されても，血流によって洗い流され，希釈されること，③活性化された凝固蛋白質を不活性化する抗凝固因子／阻害因子が存在すること，④もし血栓が形成されてもこれを分解して可溶化する線溶因子が存在すること，などによって維持されている．もう一つ大事なのは，⑤血管の内面は一層の内皮細胞に隙なく覆われており，内皮下組織に存在する，血小板を粘着して活性化するコラーゲン（膠原線維）や凝固反応の引き金を引く組織因子が血液に接触しないように，隔離していることである（あるいは不活性型として存在する）．また，正常な内皮細胞の膜表面には，凝固反応を促進する活性型の補因子を分解して不活性化するシステムや前述した抗凝固因子を結合して繋留する物質も存在する．血小板活性化物質を分解する酵素や，線溶反応を促進する酵素も内皮細胞が分泌する．

このように，通常は血管内皮の「抗血栓性」が血液の流動性を維持しているのである．

2 一次止血と二次止血 (図1)

a 血小板血栓

血管が破綻したときや，血管内皮細胞が刺激または傷害されたときには，少なくとも損傷部位では上述した「抗血栓性」が失われ，まず血小板が細胞膜のインテグリン自体やインテグリンに結合した von Willebrand 因子を介して露出した膠原線維に粘着する．粘着した血小板はその顆粒から各種の物質を放出して他の血小板を活性化し，血小板同士のインテグリンに結合したフィブリノ

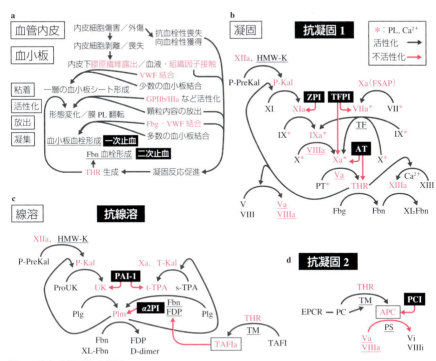

図1　止血の仕組みの概観
a：血小板反応，b：凝固反応と凝固阻害因子（抗凝固1），c：線溶反応，d：酵素による凝固抑制系（抗凝固2）
活性化反応：➡で不活化反応：➡，活性型因子：赤文字，阻害因子：白抜き文字，補因子：下線を付したもの．＊：PLとカルシウム存在下で作用するビタミンK依存性蛋白．

ゲンやvon Willebrand因子を介して互いに結合（凝集）する．こうして，損傷部位は血小板凝集塊によって被覆され，出血は止血される．これを「一次止血」とよぶ．この血小板凝集塊（血小板血栓）は物理的に脆く，血流によって容易に崩壊して下流に流されてしまう．

b フィブリン血栓と細胞基盤性凝固反応

ただし，血漿中に存在する第VII/7因子が内皮下の線維芽細胞やマクロファージ上の組織因子と接触するため，凝固系が活性化され，プロトロンビンから少量のトロンビンが生成する（開始相）．トロンビンは血小板を強く活性化して，血小板のα顆粒から第V/5因子やフィブリノゲンなどの凝固因子を放出させたり（増幅相），形質膜にリン脂質を翻転させて凝固因子を濃縮し，凝固反応を著しく促進する．その結果，大量のトロンビンが生成し（トロンビンバースト），大量のフィブリノゲンをフィブリンに変換するため（増大相），血小板凝集塊はフィブリン網によって補強される（フィブリン血栓）．これを「二次止血」とよぶ．さらに，トロンビンは凝固第XIII/13因子を活性化するため，フィブリン同士が共有結合で架橋されて，物理的に安定化される（安定化フィブリン）．

生体内での凝固反応は，前述したように細胞膜上の組織因子に第VII/7因子が結合して開始され，活性化血小板膜上のリン脂質に結合した凝固因子群によって進行する

ため，これを「細胞基盤性凝固反応」とよぶ．

c　内因系と外因系

一方，血球成分を遠心分離で取り除いた血漿（乏血小板血漿）も，ガラス試験管内ではカルシウムを添加すると上流の酵素前駆体が活性化されて酵素となり，下流の別の酵素前駆体を活性化するため，段々滝のように次々に活性化反応が進む．これを「カスケード反応」とよぶ．1分子の酵素が多数の酵素前駆体を活性化するので，下流に行くにつれて反応は著しく増幅される．血管内の血液成分だけで凝固反応が起きるため，「内因系凝固反応」とよぶ．また，この反応の最上流では，陰性荷電体に複数の凝固因子（第XII/12因子，プレカリクレインなど）が接触することによって活性化されるため，これを「接触相」とよび，それらの因子を「接触（相）因子」とよぶ．

これに対して，組織因子と第VII因子が結合することによって開始される反応では，血漿に組織トロンボプラスチン（組織因子）とカルシウムを添加するだけで凝固が起こる．従来，組織因子は血管外に存在すると考えられてきたため，これを「外因系凝固反応」とよぶ（ただし，現在では組織因子は血管内でも不活性型として存在すると考えられている）．外因系と内因系反応は，第X/10因子活性化から，プロトロンビン活性化，フィブリノゲン→フィブリン変換の段階を共用しているため，「共通経路」とよぶ．

なお，トロンビンは，接触相の第XI/11因子を活性化するため，凝固反応のポジティブフィードバックに働き，反応の持続に寄与している．

接触因子以外の凝固因子の遺伝性欠乏症は，凝固反応の障害に基づく出血症状を呈することが多く，特に第VIII/8, IX/9因子の遺伝性欠乏症は，それぞれ血友病A, Bともよばれてきた（国際疾病分類の改定により，遺伝性第VIII, IX因子欠乏症が正式名称となる）．

3　抗凝固システムによる凝固反応のブレーキ

a　凝固阻害因子

「酵素あるところにインヒビターあり」と昔からいわれている．酵素は生体にとって有用な働きをするため必要ではあるが，過剰に働くことは望ましくない．特にトロンビンのような強力な蛋白質分解酵素は必要以上に働くと多くの基質蛋白を浪費したり，他の重要な蛋白を消費したりするため，適度に調節する必要がある．そこで，自然が用意したのが数種の酵素インヒビターである．アンチトロンビン（AT）はその名の通り，内皮細胞上のヘパラン硫酸に結合してトロンビンを阻害する．また，活性型第X因子もATによって不活性化される．ヘパリンコファクターIIも同様に主にトロンビンを阻害する．組織経路因子インヒビター（TFPI）は，一分子で活性型第VII因子と活性型第X因子の両方を不活性化する．

近年，プロテインZ依存性プロテアーゼインヒビター（ZPI）が，補因子であるPZに結合すると活性型第X因子を，ZPI単独では活性型第XI因子を阻害することがわかり，臨床的意義が注目されている．

b　酵素による凝固抑制システム

前述した正常な内皮細胞は膜表面にトロンボモジュリン（TM）を発現しており，これにトロンビンが結合すると，ビタミンK依存性凝固因子プロテインC（PC）を活性化する．活性型PC（APC）は，同じくビタミンK依存性凝固因子プロテインS（PS）に補助されて，活性型第V, VIII/8因子を切断して不活性化する．このように，TMはトロンビンの向凝固作用を抗凝固作用に180度転換する重要な因子である．わが国では，凝固反応が亢進して全身の血管に血栓を生じる播種性血管内凝固（DIC）の治療に組換えTM製剤が使用されている．

なお，AT, PC, PSなどの遺伝的欠乏症

4 できた血栓を除去する線維素溶解(線溶)反応

a 線溶因子

生理的に必要な止血栓も，いずれは除去されて損傷以前と同じ組織が再生する必要がある．これを「創傷治癒」とよぶ．超高分子フィブリンネットワークを分解して可溶化する酵素はプラスミンであり，肝臓で合成された前駆体プラスミノゲンがそのプラスミノゲンアクチベータ(PA)によって限定分解されて生成される．わが国では，古くから尿由来のウロキナーゼ(UK)が血栓溶解療法に使用されており，その前駆体であるpro-UKは，接触相で活性化される血漿カリクレインによって活性化される．これを凝固系にならって「内因系線溶反応」と筆者はよんでいる．

一方，プラスミノゲンは，内皮細胞から放出される組織プラスミノゲン活性化因子(t-PA)によっても活性化され，特に両者は基質であるフィブリンに結合すると，3者複合体を形成して濃縮され，活性化反応の効率が著しく増大する．t-PAも血栓溶解療法に使用されており，特に脳血栓症では発症4時間半以内に投与することが推奨されている．活性化されたプラスミンが基質であるフィブリンの一部を切断すると，そのC末端にリシン残基が露出するため，より多くプラスミノゲンとt-PAが結合して線溶反応が促進される．これは，線溶系のポジティブフィードバック反応である．

なお，フィブリン・フィブリノゲン分解産物(FDP)は単にプラスミンがフィブリン・フィブリノゲンを分解したという分子マーカーであるのに対して，Dダイマーはトロンビンが生成して第XIII/13因子を活性化し，γ鎖が架橋結合されたフィブリンがプラスミンによって分解された(すなわち，凝固反応と線溶反応の両者が作動した)という証拠となるため，深部静脈血栓症や肺血栓塞栓症の除外診断に用いられている(陰性的中率が高い)．

b 線溶阻害(抗線溶)因子

線溶系もアクセルばかりではなく，プラスミンのような強力な蛋白質分解酵素が過剰に働かないようにブレーキをかける阻害因子が存在する．UK，t-PAの両者を阻害するのはプラスミノゲンアクチベータインヒビター(PAI-1)で，その遺伝性欠乏症は出血症状を繰り返す．プラスミンの即時的阻害因子は$\alpha 2$プラスミンインヒビター($\alpha 2$PI)で，その遺伝性欠乏症も血友病に似た再発性の出血症状を呈する．トロンビン活性化線溶抑制因子(TAFI)は，カルボキシペプチダーゼの一種であり，前述した分解途中のフィブリンのC末端リシン残基を切断・遊離させるため，線溶反応を抑制する．PAI-1は肝臓，血小板，内皮細胞のみならず脂肪細胞でも合成されるので，メタボリックシンドロームで血中濃度が増加しており，日内変動して早朝高値になるため，血栓症の発症時間との関連が注目されている．

5 おわりに

凝固線溶因子の構造機能連関や最先端の知見について(一分子レベルのフィブリン血栓形成過程，凝固反応と炎症反応の相互作用，感染防御との関連など)は，『新・血栓止血血管学』[1])など他書を参照いただきたい．

文献
1) 一瀬白帝，他(編著)：新・血栓止血血管学．分冊1〜4．金芳堂，2015

山形大学医学部分子病態学講座　**一瀬白帝**

第3章

研修で学ぶべき主な症状・症候の見方

1 リンパ節腫脹，肝脾腫の見方

> **DOs**
> - □ リンパ節腫脹はまず，生理的な免疫反応として生じているものか，精査を進めるべき病的なものかを判断する．
> - □ 年齢や病歴，付随する身体症状，画像所見などから，リンパ節腫脹や肝脾腫の原因を推測する．
> - □ 鑑別すべき病態を考えた上で，最も診断的価値が高く，侵襲が少ないと考えられるアプローチにより診断を行う．

1 基本的な考え方

　リンパ節の腫脹は本来，生理的な免疫反応として誰にでも起こり得る現象であり，存在すること自体が異常所見というわけではない．リンパ節腫脹が臨床上問題になるのは，原因が明確でないまま持続する場合，サイズが増大したり数が増加する場合，発熱や盗汗など他の身体症状が伴う場合などである．リンパ節腫脹に遭遇した場合，まずそれが生理的な範疇か病的なものかを判断し，異常であることが疑われる場合，その最適な診断方法を検討する（図1）．

　例えば，結核性リンパ節炎が疑われる場合は，インターフェロンγ遊離試験が結核症の診断において参考となる簡便な検査であり，また喀痰・胃液検査などの侵襲の少ない検査法で培養・菌種同定に適した検体を採取することも可能である．リンパ節生検は患者に対する身体的侵襲のみならず，医療従事者の結核菌曝露にも十分配慮する必要があるため，検査の優先順位としては低い．

　このように，リンパ節腫脹の診療においては身体所見や血液データを収集し，鑑別すべき病態に基づき，最も診断的価値が高

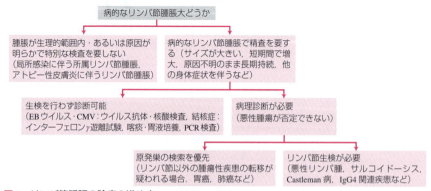

図1　リンパ節腫脹の診療の進め方
リンパ節腫脹に遭遇した場合，まずそれが生理的な範囲内のものか，病的なものかを判断する．病的なリンパ節腫脹と考えられる場合，生検以外に適切な診断方法がないかどうか，また生検が必要と考えられる場合も，リンパ節の生検が最適な診断方法かを検討する必要がある．

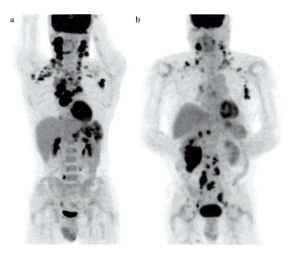

図2　悪性リンパ腫のFDG-PET所見
a：Hodgkinリンパ腫の一例．病変は隣接するリンパ節領域に連続性に進展する性質をもつ．b：びまん性大細胞型B細胞リンパ腫の一例．病変の広がり方は個々の症例で異なり，身体の様々な領域に進展する．

く侵襲の少ない方法を考えるのが基本である．ただし，急速に増悪し一刻も早く治療を開始しなければならない病態の場合は，限られた時間の中で速やかに治療方針を決定できる検査とともに，鑑別に役立つと思われる検査をできるだけ多く行っておくと，後に最終診断を行う上で有用となる．

2　診断の進め方

　リンパ節腫脹の診断にあたっては，リンパ節のサイズや増大速度，性状（硬さ，可動性，圧痛の有無）に加え，身体のどの領域に分布しているかが重要な情報となる．歯科疾患などによる局所的な炎症では，その領域のリンパ節が反応性に腫脹する．一方，ウイルス感染症などの全身の炎症性疾患では，広範なリンパ節腫脹を認める．悪性リンパ腫のうち，Hodgkinリンパ腫は隣接するリンパ節領域に連続性に進展する傾向があるのに対し，非Hodgkinリンパ腫ではあまりそのような傾向はない（図2）．癌の転移の場合は，消化器癌のVirchow転移など，それぞれの疾患で進展しやすいリンパ節領域が知られ，リンパ節病変の分布は原発巣を探す上で一つの手がかりとなる．

　画像検査における性状も重要な参考所見となる．感染症やアレルギーなどで反応性に腫脹したリンパ節は，超音波やCT検査において勾玉のような形状を呈し，リンパ門も認められる．悪性リンパ腫では内部構造が均一であるのが典型的であるが，急速に増大するものでは内部壊死がみられたり，また線維束を伴うような病型では内部構造が不均一に映ることがある．また，悪性リンパ腫では多くの場合，周囲の血管や器官を圧排して増大し，浸潤傾向は乏しいことが癌との相違点であるが，T/NK細胞リンパ腫などでは周辺構造物への浸潤・破壊傾向が強いものがある．なお，結核性リンパ節炎では石灰化と内部壊死が特徴的であり，胸膜の肥厚や肺病変の存在なども参考所見となる．

　肝脾腫においては，肝脾が病変の首座である場合と，全身性の病態に伴い肝脾腫を認める場合とがある．前者の例としては肝脾型T細胞リンパ腫（hepatosplenic T-cell lymphoma）や脾辺縁帯リンパ腫（splenic marginal zone lymphoma）などの一部のリンパ腫病型が相当し，後者では全身性の感染症（伝染性単核球症，慢性活動性EBウ

表1 リンパ節腫脹の鑑別

種類	病態	例
感染症	リンパ節への直接感染	リンパ節内化膿性病変(ブドウ球菌) 肉芽腫形成病変(結核,梅毒,トキソプラズマ症)
	免疫応答	細菌,ウイルス,真菌感染症など
感染症以外の反応性腫脹	自己免疫疾患	SLE, Sjögren 症候群,関節リウマチ
	薬剤性	ジフェニルヒダントイン,カルバマゼピン
	アレルギー性	アトピー性皮膚炎
	その他	サルコイドーシス,Castleman 病,IgG4 関連疾患,菊池・藤本病,木村病
腫瘍性疾患	造血器腫瘍	悪性リンパ腫,慢性リンパ性白血病
	転移性腫瘍	胃癌,大腸癌,肺癌
その他	脂質代謝異常	Gaucher 病,Niemann-Pick 病

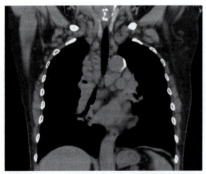

図3 サルコイドーシスのリンパ節病変
身体各所にリンパ節病変を生じ得るが,特に縦隔・肺門リンパ節の多発性腫脹が特徴的である.

 コツ

血液疾患に関連する脾腫では骨髄病変を伴うものが多く,まず骨髄検査を行うことで有用な情報が得られる可能性がある.

感染症以外の免疫反応に関連したもの,腫瘍性疾患,その他(代謝性疾患)に大別される(表1).

感染症で生じるもののほとんどは感染に対する免疫応答としてのリンパ節腫大である.伝染性単核球症は,EB ウイルスやサイトメガロウイルスの思春期における初感染で生じる病態であり,発熱,咽頭痛・扁桃腫大,両頸部を中心としたリンパ節腫脹,肝脾腫を認め,血液検査で異型リンパ球の増加やトランスアミナーゼ上昇を認める.リンパ節生検の意義は乏しく,臨床像および血清学的検査により診断を行う.

サルコイドーシスは両側縦隔・肺門を中心に多発するリンパ節腫脹(図3)が特徴的所見であり,その他の部位のリンパ節や脾臓病変も伴うことがある.肺野病変の合併やブドウ膜炎,不整脈,アンジオテンシン変換酵素(ACE)上昇などの付随所見がポイントとなり,典型的な症例では臨床像であ

イルス感染症,サイトメガロウイルス感染症など),急性白血病,骨髄増殖性疾患,悪性リンパ腫(intravascular lymphoma など)があげられる.血液検査,ウイルス抗体検査・核酸検査,骨髄検査などの情報を収集し,肝臓・脾臓からの生検以外に確定診断を得る方法がなく,臨床上必要と考えられる場合は,生検を考慮する.

3 リンパ節腫脹の鑑別

リンパ節腫脹の原因は,感染症に関連したもの,自己免疫疾患やアレルギーなどの

る程度の目星をつけることができるが，生検しなければ低悪性度リンパ腫との鑑別が難しい場合も多い．

可溶性IL-2受容体(sIL-2R)はサルコイドーシスでも上昇することが多く，リンパ腫との鑑別にはあまり有用でない．また，末梢性T細胞リンパ腫の中に類上皮細胞が介在してサルコイドーシスに似た像を呈するものが存在する(lymphoepithelioid variant)他，悪性腫瘍に伴うサルコイド反応にも注意が必要である．

また，アトピー性皮膚炎やその他のアレルギー疾患で多発性リンパ節腫脹や脾腫を伴うことがある．慢性的に腫大しており経時的な変化がなければ，これらの症例でリンパ節生検を行っても得られる情報は乏しく，一般に生検適応はない．しかし，慢性皮膚疾患の経過中に菌状息肉症などの悪性疾患が顕在化してくることがあり，異常を疑う変化が認められる場合は生検も考慮する必要がある．また，自己免疫疾患でもリンパ節腫脹は認められるが，これらの症例では特にメトトレキサートや免疫抑制剤などの使用下でリンパ増殖性疾患を発症するリスクを有しており，リンパ節の腫大が目立ってくる場合には精査が必要である．

DON'Ts

- ☐ 感染やアレルギー疾患に伴う反応性リンパ節腫脹は生検により得られる情報が乏しく，悪性疾患の除外目的以外に生検適応はない．
- ☐ リンパ節・肝脾腫に際しては，生検の必要性や部位の最適性，検査項目についてよく検討を行い，安易な生検は行わない．

京都大学大学院医学研究科血液・腫瘍内科学　**錦織桃子**

✅ 年齢によりリンパ節腫脹の意義は異なる

　年齢によってリンパ節腫脹のもつ意義は異なる．若年者に発症するリンパ腫はアグレッシブなものが多いため，短期間で増大が進んだり，全身リンパ節腫脹，巨大縦隔腫瘍，肝脾腫や発熱など明らかな異常所見を伴い，あまり悩む必要なく生検の適応を決められることが多い．頸部リンパ節腫脹しか所見がない場合は反応性腫脹を念頭におき，上気道炎などの病歴についてよく確認する．伝染性単核球症以外でも非特異的なウイルス感染症で複数の頸部リンパ節が腫脹することはまれではなく，急速に増大するなど診断を急ぐべき状況でなければ，2～3か月ほど経過をみて生検の適否を判断してよい．一方，高齢者で頸部リンパ節が数珠状に腫脹している場合は，やはり積極的に悪性疾患を検討する必要がある．　　　（錦織桃子）

2 貧血の見方

> **DOs**
> - 病歴聴取と身体診察は貧血の診断・鑑別に重要である.
> - 貧血では網赤血球数を必ず測定する.
> - 複合要因の貧血に注意する.

貧血は循環赤血球量の減少である. 貧血の診断には WHO 基準(表1)[1]を用いる. 重症度は, 酸素運搬能に直結するヘモグロビン濃度(Hb)を指標に判断する.

1 臨床症状

貧血では, 労作時息切れや倦怠感, 頭重感など, 組織低酸素に起因する症状がみられる(図1)[2]. 無症状で偶然発見されることも多い. 臨床症状の有無は, 貧血の程度, 発症速度, 基礎疾患で決まる. 1週間でHbが14 g/dLから12 g/dLへ低下(出血や溶血など)すると, 症状を自覚しやすい. 一方, 半年間でHb 14 g/dLから10 g/dLへ低下(慢性疾患に伴う貧血〔ACD〕など)しても, 代償機転や馴化により症状は軽い. 逆に狭心症や慢性閉塞性肺疾患など心肺疾患があると, Hb 10〜11 g/dLの軽い貧血でも症状が現れやすい. Hb 7 g/dL以下では自覚症状はほぼ必発である. 貧血では代償性に心拍出量が増加する. 最終的に心不全や循環不全に至る. 朝起きにくい, 首や肩がこる, 夏のだるさ, 学力不振など, 漠然とした症状を認めることもある. なお, 貧血に立ちくらみが単独でみられるのは少ない. 多くは起立性低血圧など脳貧血である.

2 医療面接

病歴は西暦年月日を用いた時系列で記載する. 特に留意すべき情報(図1)は, 食欲, 体重変化, 便変化, 過多月経(無自覚も多い. 「多量出血3日以上」または「レバーのような固まりが出る」であれば, 過多月経と判断してよい), 月経不順, 妊娠, 鉄剤内服歴, 血尿, 偏食(氷食症は鉄欠乏性貧血を疑う), 認知症(特にビタミン B_{12} 欠乏), 発熱, 出血傾向, 大酒家(毎日5合以上飲酒), 喫煙, 体重変化(減少は悪性疾患や消化器疾患を, 増加は甲状腺機能低下症など内分泌疾患も鑑別に考える), 神経症状, Raynaud症状(膠原病や発作性寒冷ヘモグロビン尿症を考える), 日光過敏症状, 関節痛, 健診など血液検査結果の履歴, 常用薬, 人種, 海外渡航歴, 先行感染(パルボウイルスB19感染後の急性赤芽球癆を含む), 既往歴(特に胃切除後5〜6年以内はビタミン B_{12} 欠乏が生じ得る・鉄欠乏の合併も多い, ヘリコバクター・ピロリ菌感染による鉄欠乏もあり得る, 胆石, 人工弁,

表1 貧血の定義(WHO基準)

年齢・性別	Hb(g/dL)
6か月以上5歳未満	11.0以下
5歳以上12歳未満	11.5以下
12歳以上15歳未満	12.0以下
15歳以上女性(妊婦を除く)	12.0以下
妊婦	11.0以下
15歳以上男性	13.0以下

(WHO: Worldwide prevalence on anaemia 1993-2005. Available from: 〔http://www.who.int/vmnis/anaemia/prevalence/en/index.html <閲覧日 2015.11.11>〕より改変)

第3章　研修で学ぶべき主な症状・症候の見方

受診	・貧血，Hbの有意低下 ・臨床症状：労作時息切れ・動悸，倦怠感，頭重感・頭痛，息切れ，耳鳴，めまい，狭心痛，発熱，顔色不良，立ちくらみ，視力障害，失神，朝の不調，肩こり，夏のだるさ，学力不振
医療面接	食欲，体重変化，便変化，過多月経，月経不順，妊娠，鉄剤内服歴，血尿，偏食，発熱，出血傾向，大酒家，喫煙，体重増減，神経症状，Raynaud症状，日光過敏症状，関節痛，検診結果履歴，常用薬，人種，海外渡航歴，既往歴（胃切除，胆石，人工弁，発育遅れ），家族歴（貧血，胆石）
身体所見	皮膚，粘膜，爪，リンパ節，肝臓，脾臓，神経系・知覚異常（末梢神経障害，深部知覚低下），心血管系（心収縮期雑音，頸静脈コマ音），甲状腺腫，骨叩打痛
スクリーニング検査	血算検査，血液像，網赤血球数，一般生化学（AST, ALT, LD, T-Bil, D-Bil, UN, CK, Cr, TP, Alb），鉄関連検査（血清鉄，総鉄結合能，血清フェリチン），検尿・沈渣，妊娠テスト
貧血原因の確定診断	・貧血全般：末梢血塗抹標本観察，骨髄検査（鉄染色も含む），消化管精査，腹部造影CT検査，禁酒，薬物の貧血除外（抗核抗体，培養検査，画像検査） ・小球性貧血：婦人科受診，偏食是正，ヘリコバクター・ピロリ菌の除菌，Mentzer Index計算，ヘモグロビン異常の遺伝子診断 ・正球性貧血：ハプトグロビン，LDアイソザイム，Coombs試験，寒冷凝集素，クリオグロブリン，PNH血球検査，エリスロポエチン，内分泌異常，亜鉛 ・大球性貧血：ビタミンB_{12}，葉酸，銅，甲上腺機能

図1　貧血に対する検査フローチャート
（高見昭良：貧血．日本臨床検査医学会ガイドライン作成委員会〔編〕．臨床検査のガイドライン JSLM2012　検査値アプローチ/症候/疾患．宇宙堂八木書店，2012：143-148より改変）

発育遅れ），家族歴（特に貧血，胆石）である．

3 身体所見

a 皮膚，粘膜，爪（図1）[2]

皮膚，眼瞼結膜，爪，口腔・頬粘膜の色調から貧血を判断する．なお，貧血患者の半数は眼瞼結膜蒼白所見がない．特にHb 10 g/dL以上はわかりにくく，中でも特にアジア人種は皮膚黄色化が進み，黄疸と間違われやすい．かゆみのない黄疸と貧血があれば溶血性貧血を疑い，年齢不相応の白髪，舌乳頭萎縮と痛み（Hunter舌炎）は，ビタミンB_{12}欠乏を疑う．鉄欠乏性貧血が続くと，抜け毛や枝毛，手指・足指の匙状爪，Plummer-Vinson症候群（舌乳頭萎縮，舌炎，嚥下困難，食道粘膜萎縮）が起こる．点状出血や斑状出血など出血傾向にも留意する．色素沈着があればAddison病を疑う．

b リンパ節，肝臓，脾臓

全身性リンパ節腫脹や肝脾腫があれば，リンパ系腫瘍や膠原病，感染症を疑う．ただし，貧血だけでも軽い脾腫はみられる．

c 神経系・知覚異常

ビタミンB_{12}欠乏が進むと，末梢神経障害や圧痛・振動覚など深部知覚の低下・消失がみられる（亜急性連合脊髄変性症）．

d 心血管系

心拍出量増加に伴い，心収縮期雑音が聴取される．高度貧血では，頸静脈コマ音が聴取され得る．臥位から立位で脈拍と血圧が大きく変化するのは，急性貧血を示唆する．

e その他

甲状腺機能低下症（便秘，体重増加，徐脈，甲状腺腫，非圧痕浮腫など）も貧血をきたす．骨叩打痛があれば，骨髄腫や癌の骨転移を疑う．

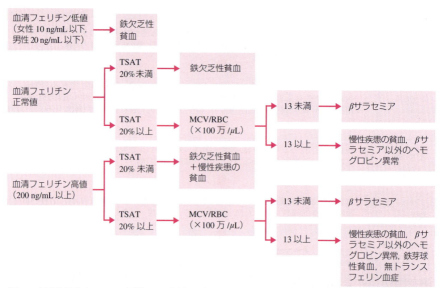

図2 小球性貧血(MCV80未満)への診断アプローチ

4 スクリーニング検査

貧血,または過去検査歴からHbの有意低下(通常は2 g/dL以上の低下を指す)があれば,原因を明らかにする.スクリーニング検査(図1)[2]として,血算検査(CBC),白血球数(WBC),赤血球数(RBC),ヘモグロビン(Hb),ヘマトクリット(Hct),平均赤血球容積(MCV〔fl〕)=$10 \times$ Hct(%)/RBC($\times 100$万/μL),平均赤血球ヘモグロビン量(MCH〔pg〕)=$10 \times$ Hb(g/dL)/RBC($\times 100$万/μL),平均赤血球ヘモグロビン濃度(MCHC,%)=$100 \times$ Hb(g/dL)/Hct(%),血小板数,血液像(スクリーニング時は自動測定でもよい),網赤血球数,一般生化学検査(アスパラギン酸アミノトランスフェラーゼ〔AST〕,アラニンアミノトランスフェラーゼ〔ALT〕,LDH,総ビリルビン〔T-Bil〕,直接ビリルビン〔D-Bil〕,尿素窒素〔UN〕,クレアチニンキナーゼ〔CK〕,クレアチニン〔Cr〕,総蛋白量〔TP〕,アルブミン〔Alb〕),鉄関連検査(血清鉄,総鉄結合能,血清フェリチン),検尿(ウロビリン体増加は溶血を支持する)・沈渣を調べる.妊娠の可能性があれば妊娠テストを実施する(40代の妊娠も多い).網赤血球数は絶対数(‰網赤血球×赤血球数)で評価する.可能なら,赤血球容積粒度分布幅(RDW,破砕赤血球症や鉄欠乏性貧血の診断に有用)や幼若血小板比率(IPF)も参考にする.正球性または大球性貧血でも鉄欠乏性貧血の合併は否定できないため,スクリーニング時も鉄関連検査の実施が望ましい.フェリチンは鉄欠乏以外に慢性炎症の指標にも有用である.末梢血に赤芽球がみられれば,骨髄浸潤(固形癌,血液癌),髄外造血,無効造血,赤血球造血亢進(溶血性貧血,出血,脾機能亢進など),摘脾後,脾機能低下を疑う.Howell-Jolly小体がみられれば,脾機能低下の可能性も考慮する.

5 貧血原因の確定診断

最も重要な検査は,MCV,末梢血塗抹

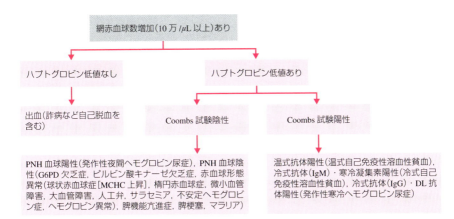

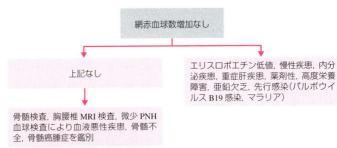

図3 正球性貧血（MCV 80 以上 100 未満）への診断アプローチ

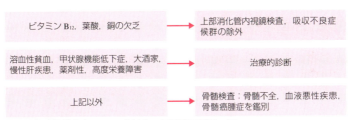

図4 大球性貧血（MCV 100 以上）への診断アプローチ

標本の鏡検（臨床検査技師または血液専門医），網赤血球数である．まず，MCV 値により小球性（80 未満）・正球性（80 以上 100 未満）・大球性（100 以上）貧血に分け，鑑別診断を進める（図2～4）．通常小球性貧血は低色素性貧血（MCHC 31 未満）に，正球性・大球性貧血は正色素性貧血（MCHC 31 以上 36 未満）になる（臨床では MCH は無視してよい）．例外は球状赤血球症で，赤血球が相対的に小型球状化するため，典型例は正球性・高色素性（MCHC 36 以上）貧血となる．

末梢血塗抹標本の鏡検も診断に重要である．小球性貧血（鉄欠乏性貧血）と大球性貧

血（悪性貧血など）が併存すると，正球性貧血になり得るが，塗抹標本上2種類の赤血球形態がみられ，鑑別に役立つ（RDW高値から気づくことも多い）．なお，末梢血塗抹標本の鏡検は，経験や標本の状態など一定のばらつきがある．診断に至らなければ，鏡検を繰り返し，時系列で判断する．

網赤血球は成熟血球より大きいため，網赤血球が増える（自己免疫性溶血性貧血など）と，見かけ上MCVは増加する．白血球数，血小板数も貧血の鑑別診断に役立つ．貧血に加え，白血球数か血小板数の異常を伴う場合，骨髄検査の適応を考える．ただし，大球性貧血を伴う汎血球減少では，ビタミンB_{12}欠乏，葉酸欠乏，銅欠乏をまずは除外する．国内の貧血患者は，胃癌，大腸癌など消化器悪性疾患の存在を常に念頭におく．膵癌を含め腹部悪性疾患を考え，腹部造影CT検査を実施してもよい．薬物性貧血（アルコールを含む）も鑑別にあがる．2〜4週の禁酒でも血球回復は期待できるため，2週間の禁酒か骨髄検査のいずれかを選択させるのも一つの方法である（実際は両方必要になることも多い）．

6 小球性貧血（MCV80未満）へのアプローチ（図2）

血清フェリチン値が低下（女性10 ng/mL以下，男性20 ng/mL以下）していれば，鉄欠乏性貧血と診断してよい．血清フェリチン値が低値でなくても，鉄飽和率（トランスフェリン飽和度〔TSAT〕＝血清鉄/総鉄結合能）が低値（20％未満）なら，鉄欠乏性貧血と考えてよい．TSAT低値で血清フェリチン高値（200 ng/mL以上）なら，慢性疾患の貧血（感染症，膠原病を含む慢性炎症，腫瘍，アルコール性肝障害，うっ血性心不全，虚血性心疾患など）と鉄欠乏性貧血の合併を考える．鉄欠乏性貧血と診断されれば，出血源など原因究明に努める．消化管精査（上部消化管内視鏡検査や便潜血検査など）や，月経のある女性なら婦人科受診を勧め，妊娠も常に疑う．極端な偏食でも鉄欠乏は起こるが，実際は少ない．ヘリコバクター・ピロリ菌感染が鉄吸収障害に関与する可能性もあり，除菌療法を考慮する．慢性疾患の貧血の鑑別は難しい．他の臨床所見とあわせ，総合的に判断する．小球性貧血で鉄欠乏性貧血と慢性疾患の貧血が否定的なら，サラセミアや異常ヘモグロビン症，無トランスフェリン血症など，先天性異常を考える．特に，輸血不要の軽症サラセミアは国内で過少評価されている可能性が高い．βサラセミアではMCVが著減するため，Mentzer Index（MCV〔fl〕/RBC〔×100万/μL〕）は通常13未満となる．なお，サラセミアや異常ヘモグロビン症は現在外注検査で診断可能である[3]．骨髄検査を実施する際は，鉄芽球性貧血を念頭に鉄染色も行う．

7 正球性貧血（MCV80以上100未満）へのアプローチ（図3）

網赤血球が増加（10万/μL以上）していれば，赤血球消費亢進（溶血，出血，脾機能亢進症など）を疑う．溶血性貧血なら，ハプトグロビン，LDHアイソザイム，Coombs試験，寒冷凝集素，クリオグロブリンを調べる．自己免疫性溶血性貧血など血管内溶血ではハプトグロビンは通常測定感度以下となるが，脾機能亢進症による血管外溶血では，測定感度内にとどまることが多い．発作性夜間ヘモグロビン尿症が疑われれば，CD55やCD59などGPIアンカー蛋白欠損の発作性夜間ヘモグロビン尿症（PNH）血球がないか，フローサイトメトリー法で調べる（外注検査可能）．好中球アルカリフォスファターゼ活性低下も診断の参考になる．PNH血球検査陽性なら，Ham試験は省略してよい．溶血と胆石，MCHC上昇，発育遅れがあれば，遺伝性球状赤血球症を疑い，末梢血塗抹標本の観

察により診断を確定する(形態診断が難しい場合もある．食塩水脆弱性試験，遺伝子検査依頼も検討する)．家族歴(常染色体優性遺伝，ただし非遺伝性もあり)も参考にする．赤血球酵素異常症が疑われれば，赤血球酵素測定を考慮する．その他の赤血球形態異常症やマラリアも鑑別にあがる．

一方，貧血に呼応した網赤血球の増加(10 万 $/\mu L$ 以上)がないと，赤血球産生低下が示唆される．腎障害があれば，血清エリスロポエチンを測定する．慢性疾患の貧血，内分泌疾患(甲状腺，副腎，性腺，下垂体，副甲状腺など)，肝疾患(主に肝硬変)，薬物，栄養障害も鑑別にあがる．味覚障害があれば亜鉛欠乏も考える．その場合，鉄欠乏性貧血を合併しやすい．網赤血球が著減(1 万 $/\mu L$ 以下)した急性正球性貧血の場合，パルボウイルス B19 の急性感染症を疑い，皮疹や発熱が先行していないか確認する．白血球・血小板減少を伴うことも多い．通常は無治療で自然軽快する．これら二次性貧血が否定的，または迅速な診断が必要な場合，骨髄検査を行う．血小板有意の低下など免疫性骨髄不全(再生不良性貧血の大半，骨髄異形成症候群の一部)が疑われれば，微少 PNH 血球検査を行う．

8 大球性貧血(MCV100 以上)へのアプローチ(図4)

ビタミン B_{12}，葉酸，銅を測定し，不足があれば補充する．検査後なら結果が判明する前にビタミン B_{12}，葉酸の補充をはじめてもよい．ビタミン B_{12} 欠乏は萎縮性胃炎だけでなく胃癌合併率も高いので，上部消化管内視鏡検査は必須である．吸収不良症候群が疑われれば下部消化管内視鏡検査も考慮する．MCV が 100〜110 で網赤血球が増加している場合，溶血性貧血を疑う．甲状腺機能低下症では，正球性か大球性貧血がみられる．大酒家の場合，アルコールの影響で大球性貧血となる．葉酸欠乏も合併しやすい．慢性肝疾患でも大球性貧血になり得る．これら以外では，積極的に骨髄検査を考慮する．

DON'Ts

- 病歴聴取，身体診察，末梢血塗抹標本観察を怠ってはならない．
- 症候性貧血の原因精査を怠ってはならない．

文献

1) WHO：Worldwide prevalence on anaemia 1993-2005(http://www.who.int/vmnis/anaemia/prevalence/en/index.html〔閲覧日 2015.11.11〕)
2) 高見昭良：貧血．日本臨床検査医学会ガイドライン作成委員会(編)．臨床検査のガイドライン JSLM2012　検査値アプローチ/症候/疾患．宇宙堂八木書店，2012：143-148
3) 福山臨床検査センター：血色素異常症の遺伝子検査(http：//www.fmlabo.com/main/jigyo/dna.html〔閲覧日 2015.11.11〕)

愛知医科大学血液内科　**高見昭良**

☑ マラリアのピットフォール

　不明熱をきっかけに，潜伏期9か月（おそらく東南アジア旅行中の感染）の3日熱マラリアを経験したことがある．経験豊かな血液検査技師の末梢血鏡検（スクリーニング）により疑われたのだが，マラリア原虫がみられた細胞はごく少数のため，当初は寄生虫学の専門家でさえマラリア感染は否定的な見解であった．最終的には遺伝子検査によりマラリアと確定診断し，治療も奏効した．血液検査技師と普段から交流し，謙虚に教えを請うことは重要である．なお，その患者は偽性好酸球増多がみられ，マラリア陽性赤血球が好酸球と自動判定されたと考えられた．好酸球割合が自動血球分析と目視で乖離する場合は，マラリア感染も念頭におくべきかもしれない．

（高見昭良）

3 多血症の見方

DOs

- 赤血球増加症ではヘモグロビン濃度の値から，絶対的あるいは相対的赤血球増加症のどちらかを診断する．
- 絶対的赤血球増加症では，エリスロポエチン濃度と動脈血酸素飽和度を測定する．

1 基本的な考え方

多血症（polycythemia）は赤血球増加症（erythrocytosis）ともいい，赤血球増加を呈する症候名である．末梢血のヘモグロビン濃度（Hb）やヘマトクリット（Hct）の増加を伴う．わが国では，男性では赤血球数≧600万/cmm，Hb≧18g/dL，Hct≧55%のいずれかを示す場合，女性では赤血球数≧550万/cmm，Hb≧16g/dL，Hct≧50%の場合がおよその基準とされている．真性多血症の診断基準では，男性ではHb＞18.5g/dL，女性Hb＞16.5g/dLと定められているが，これはあくまで真性多血症の診断のための基準である．

多血症には，循環血漿量の減少（血液濃縮）によって見かけ上，血算の赤血球数の値の上昇を呈する相対的赤血球増加と，循環赤血球量の真の増加である絶対的赤血球増加に分けられる（表1）[1]．

相対的赤血球増加症には，社会的活動性が高く，高血圧，糖尿病などの生活習慣病を有する肥満の中年男性の喫煙者にみられるストレス多血症（Gaisböck症候群）があり，あるいはapparent polycythemiaともよばれる．

絶対的赤血球増加症は，一次性と二次性に分けられる．一次性は，先天性あるいは後天性の遺伝子変異によって赤血球系前駆細胞が異常となって赤血球増加を呈するもので，真性赤血球増加症と非常にまれな一次性家族性赤血球増加症（エリスロポエチン〔EPO〕受容体遺伝子の活性化型変異）がある．

二次性は，赤血球造血を促進する液性因子のEPOの増加によるものである．先天性のものには，EPO遺伝子発現の制御分子の異常と，ヘモグロビン異常による組織での酸素利用障害がある．後天性のものには，肺疾患，右・左シャント，低換気症候群，高地在住などの低酸素によるものと，EPO産生腫瘍，薬剤性などがある．二次性赤血球増加症の原因で最も多いものは低酸素である．

表2を鑑別の参考にしながら，図1のフローチャートに従って診断を進めて行く．なお，赤血球増加症が疑われた場合には，比較的早期に血液内科専門医に相談することが勧められる．

2 診断の進め方

HbあるいはHctの高値が認められた場合，1か月後に再検して確認する．再検では4割程度しか高値を示さないという．診察時には，過粘度症候群（胸や腹，筋肉の疼痛や疲労感，目のかすみなど）や肺疾患（息切れ，咳，過度の眠気），真性赤血球増加症（かゆみ，肢端紅痛症，痛風，血栓症，出血，脾腫）の症状の有無や理学的所見を調べる．遺伝性の赤血球増加症（高酸素親

表1 赤血球増加症の分類

A. 相対的赤血球増加症	1. 血液濃縮(脱水):下痢,火傷,発汗亢進など		
	2. ストレス多血症(Gaisböck症候群)		
B. 絶対的赤血球増加症	1. 一次性赤血球増加症:造血幹細胞の異常		
	真性赤血球増加症(骨髄増殖性腫瘍)		
	一次性家族性赤血球増加症:EPO受容体異常(ECYT1)		
	2. 二次性赤血球増加症:EPO産生亢進		
	組織低酸素状態による(代償性)EPO産生亢進(代償性)	高地赤血球増加症(Monge病)	
		肺疾患	慢性肺性心
			Ayerza病:肺動脈過形成による肺動脈高血圧と右心不全
		チアノーゼ性先天性心疾患:右・左シャント	
		低換気症候群	原発性肺胞低換気
			体位性低酸素飽和度
			睡眠時無呼吸(Pickwick症候群,オンディーヌの呪い)
		異常ヘモグロビン症	先天性:酸素親和性亢進型
			後天性:薬剤あるいは化学薬品,慢性一酸化炭素中毒(過度の喫煙,トンネル内作業など)
		家族性赤血球増加症:2,3-BPG代謝異常,ピルビン酸キナーゼ変異	
	EPO異常産生(非代償性)	腫瘍(腎癌,肝癌,子宮筋腫,褐色細胞腫),嚢胞(孤発性あるいは多発性腎嚢胞),水腎症,血管腫(小脳血管芽腫),腎移植後,アンドロゲン乱用	
		EPO乱用	
		家族性赤血球増加症:EPO遺伝子	*VHL*遺伝子変異(Chuvash型赤血球増加症,ECYT2)
			*PHD2*遺伝子変異(ECYT3)
			*HIF-2α*遺伝子変異(ECYT4)
	特発性赤血球増加症		

(Means JR RT:Erythrocylosis. In Greer JP, et al〔eds〕.Wintrobe's Clinical Hematology 13th Edition.Wolters Kluwer/Lippincott Wiliams&Wilkins, 2014:1032-1042 より改変)

和性ヘモグロビン異常症など)もあるので,家族歴の聴取も必要である.既往歴では右・左シャントなどの心肺疾患や腎移植などに注意する.生活歴では,高地在住や喫煙などを聴取する.また,職業については,慢性的な一酸化炭素への曝露のリスクのある職業,例えば地下駐車場やトンネルでの労働,タクシー運転手などを聴取する.薬剤服用歴では男性ホルモンの服用や赤血球造血刺激薬の投与の有無を聴取する.

その他,パルスオキシメータによる経皮的動脈血酸素飽和度,血算,尿検査,肝機能,胸部X線が必要である.

第3章 研修で学ぶべき主な症状・症候の見方

表2 赤血球増加症の鑑別点

	絶対的赤血球増加症		相対的赤血球増加症
	真性赤血球増加症	二次性赤血球増加症	
赤血球量	↑	↑	正常
脾腫	＋	－	－
白血球増加	＋	－	－
血小板増加	＋	－	－
動脈血酸素飽和度	正常	↓	正常
血清ビタミン B_{12} レベル	↑	正常	正常
血清鉄	↓	正常	正常
白血球アルカリフォスファターゼ	↑	正常	正常
骨髄像	全血球系統過形成	赤芽球系過形成	正常
血中 EPO レベル	↓	↑	正常
内因性 CFU-E 形成	＋	－	－

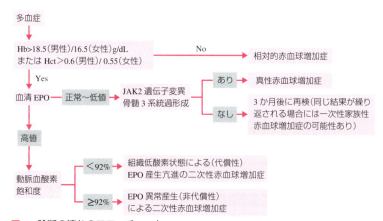

図1 診断の流れのフローチャート

3 検査

　循環赤血球量の測定は，厳密には自己赤血球を Tc99m，あるいは Cr51，で標識し，それを注射してその希釈率から算定することで直接的に行われる．しかし，費用と時間がかかるため，現在ではほとんどの施設で行われていない．循環赤血球量と Hct 値の間には高い相関性がみられ，男性＞60～56％，女性＞55～50％では循環赤血球量の増加と判定される．Hb が男性では＞18.5g/dL，女性では＞16.5g/dL の場合には，絶対的赤血球増加症とみなし得る．

　血中 EPO 濃度が高値であれば二次性赤血球増加症，正常～低値であれば一次性赤血球増加症である．パルスオキシメータによる経皮的動脈血酸素飽和度測定で低酸素血症があれば，右・左シャントや肺疾患による二次性赤血球増加症である．

　尿検査では，顕微鏡的血尿が腎細胞癌の

> ⚠️ **Pitfall**
> 肝細胞癌の 23% の症例では血中の EPO 濃度が上昇している．しかし，癌による赤血球造血の抑制や食道静脈瘤，凝固因子欠乏による出血などによって，実際に赤血球増加症を呈することは少ない．

手がかりとなる．機能性内分泌腫瘍では，高血糖や電解質異常をきたし得る．肝機能異常は，特に肝硬変やウイルス性肝炎，ヘモクロマトーシスのある場合の肝細胞癌の手がかりとなる．胸部 X 線撮影では，動静脈奇形や慢性肺疾患，肺高血圧症などに留意する．

喫煙者や職業による一酸化炭素中毒の二次性赤血球増加症では，一酸化炭素 Hb は 5% 以上となる．一酸化炭素への曝露の中止（例えば禁煙）によって 2〜3 か月後に赤血球数が正常化すれば，一酸化炭素中毒の二次性赤血球増加症と診断できる．喫煙者では禁煙数日で循環血漿量の減少が元に戻り，Hct が 4% 以上減少する．

動脈血酸素分圧が正常で動脈血酸素飽和度が低下している場合には，高濃度の一酸化炭素ヘモグロビンあるいはメトヘモグロビンが示唆される．酸素親和性亢進型の異常ヘモグロビンでは，赤血球増加症の家族歴があり，ヘモグロビン-酸素解離曲線の左方移動によって確定される．

血中 EPO 濃度が低下を示すのは，真性赤血球増加症と EPO 受容体遺伝子の活性化型変異のまれな先天性赤血球増加である．真性赤血球増加症は，JAK2 遺伝子の V617F あるいは exon12 の変異の同定と過形成骨髄の確認によって診断が確定される．

EPO 濃度が正常〜高値を呈する場合には，先天性と後天性の二次性赤血球増加症がある．二次性赤血球増加症でも EPO が正常レベルを呈するのは，赤血球増加による酸素運搬能の増加に伴ったフィードバック機構による．しかし，EPO 産生腫瘍や腎血管性のものでは，フィードバック機構が働かないので EPO 濃度が正常を呈することはない．

先天性の二次性赤血球増加症では，酸素親和性亢進型の異常ヘモグロビン症や，2,3-ビスホスホグリセリン（BPG）代謝異常があり，これらではフィードバック機構が働いて血中 EPO 濃度は正常を呈する．ロシアでみられる Chuvash 型赤血球増加症などの EPO 発現の制御分子の異常では，EPO レベルは正常〜高値と様々である．腎移植後の赤血球増加症では EPO レベルが高値を示さない症例があり，EPO 以外の因子，例えば IGF-1 や IGF-BP などの産生亢進と推定されており，メカニズムにかかわらずアンジオテンシン転換酵素阻害薬が有効である．

4 治療

二次性赤血球増加症の治療は 2 つある．一つは基礎疾患の治療である．EPO 産生腫瘍の切除，一酸化炭素曝露の中止などである．

いま一つは，限定的な瀉血である．赤血球増加や過粘度症候群の症状がある場合に瀉血が適応となる．瀉血による Hct の低下によってそれらの症状は改善するが，Hct を正常値まで下げると基礎疾患による症状がより強くなる．例えば，右・左シャントや慢性肺疾患による慢性的な低酸素では Hct 値が 65% 以上では赤血球増加や過粘度症候群の症状がみられるが，慎重な瀉血によって Hct 値を 55〜60% にまで低下させるとこれらの症状は消失し，55% 以下にまで低下させるとかえって基礎にある低酸素状態による症状の息切れなどがみられるようになる．また，瀉血の忍容性は高くないため，標準的な 500mL より少ない 250mL 程度の瀉血を行い，同量の水分補給を行う．なお，相対的赤血球増加症などの血漿量の減少がみられる場合には瀉血の忍容性は低く，定期的な瀉血はさらに血液量を減

少させるために心血管系の合併症を誘発する可能性がある．

5 注意点

ほとんどのパルスオキシメータは一酸化炭素に感受性がなく，メトヘモグロビン濃度が高い場合には誤った結果を呈する．そこで，組織低酸素状態による(代償性)EPO産生亢進の二次性赤血球増加症のうち，一酸化炭素中毒や異常ヘモグロビン症では動脈血ガス分析で動脈血酸素飽和度を測定する．

6 患者・家族への説明

それぞれの基礎疾患ごとに行うため，詳細は各疾患の章を参照のこと．

DON'Ts

- ☐ 一酸化炭素中毒や先天性メトヘモグロビン症が疑われる場合には，パルスオキシメータの動脈血酸素飽和度を信用してはいけない．
- ☐ 肺疾患や低換気などに伴う低酸素による赤血球増加症では，瀉血でヘマトクリット値を55%以下まで低下させてはいけない．

文献

1) Means JR RT：Erythrocylosis. In Greer JP, et al (eds). Wintrobe's Clinical Hematology 13th Edition. Wolters Kluwer/Lippincott Wiliams&Wilkins, 2014；1032-1042

NTT 東日本関東病院血液内科　**臼杵憲祐**

☑ 赤血球増加と身体能力

運動選手がしばしば試合前に高地トレーニングを行うことは，赤血球数が増加し身体能力を向上させるため，理にかなったことである．しかし，アンドロゲンやEPOを用いて赤血球数の増加を図ることはドーピングにあたり，時にニュースになることがある．

この家族性の赤血球増加症の原因の一つであるEPO受容体遺伝子の変異報告の第1例目は，オリンピック金メダル3個と世界選手権でも2回の優勝を獲得したカントリースキーの選手であった．おそらく，高いヘモグロビン値や赤血球数がこの選手に高い酸素供給能力と持久的能力をもたらしたと考えられる．

(臼杵憲祐)

4 白血球増加と減少の見方

> **DOs**
> - □ 白血球分画を確認する．
>   特に好中球は比率だけでなく，絶対数で増減を判断する．
> - □ 通常は末梢血には出現しない異常細胞の有無を確認する．形態異常も重要な所見である．
> - □ 赤血球や血小板の異常がないかをあわせて考える．

1 基本的な考え方

　白血球数の基準値は施設間で差はあるが，3,500〜9,000/μL 程度である．通常，末梢血に出現するのは，好中球（杆状核球および分葉核球），リンパ球，単球，好酸球，好塩基球で，**表1**のような割合で存在する．白血球増多は 10,000/μL 以上，白血球減少は 3,500/μL 未満を指すことが多い．白血球数の異常に対しては，以下のことに留意しながら鑑別診断を進めていく．

a　白血球分画の確認
　どの白血球分画が増加または減少しているかを確認する．特に好中球は絶対数（白血球数×割合）で判断する．

b　通常は末梢血に出現しない細胞の存在
　芽球，幼若顆粒球，赤芽球，異常リンパ球など，通常は認めない細胞の出現も重要な所見である．芽球および赤芽球が出現することを白赤芽球症という．自動血球計数装置は芽球や異常細胞の検出力が十分とはいえないこと，また異形成の判断は困難であることなど，検査には限界があることに留意する．

c　赤血球や血小板数の異常の有無
　多血球にわたる異常は骨髄における造血異常を強く疑う所見である．その場合は，骨髄穿刺の施行を考慮する．

d　血球減少の経過
　血球数異常がはじまった時期，また持続期間や経過について確認する．必要であれば，前医でのデータや健診のデータも参考にする．

e　症状
　発熱，リンパ節腫脹，肝脾腫，皮疹，出血傾向などに注意して診察する．

表1　白血球分画の参考値と異常の基準

		白血球百分率(%)	増加(/μL)	減少(/μL)
好中球	杆状核球	2〜10	＞8,000	＜1,500
	分葉核球	38〜65		
リンパ球		27〜46	＞4,000	＜1,000
単球		3〜7	＞1,000	
好酸球		1〜6	＞600	
好塩基球		0〜2		

f 基礎疾患の有無，薬剤歴，アレルギー歴

ルーチンの生化学検査の中では，C-反応性蛋白（CRP）や LDH が鑑別診断に重要である．

以上の所見から，先天性か，反応性か，腫瘍性かを鑑別していく．腫瘍性が否定できない場合は骨髄穿刺による確認を行う．

2 白血球増加

白血球数 10,000/μL 以上を白血球増加とする．白血球分画別に説明する．

a 好中球増加

好中球は骨髄で産生され，血管に放出される．血管内では，血管内を流れている循環プール（circulating pool）以外に，約半分は血管壁に付着している辺縁プール（marginal pool）が存在し，互いに移動している．

好中球絶対数 8,000/μL 以上を好中球増加と定義する．好中球が増加する疾患を図 1 に示す．

1）反応性疾患

反応性の好中球増加をきたす原疾患の中で最も多いのは細菌感染症である．時に，幼若白血球が出現することがあり，これを核左方移動という．真菌感染症における好中球増加は軽度なことが多い．

副腎皮質ステロイドやエピネフリン投与では，血管の辺縁プールから循環プールへ好中球が移動することにより好中球数が増加する．ストレスによる好中球増加も同様の機序である．顆粒球コロニー刺激因子（G-CSF）は前駆細胞に作用し，好中球産生を刺激する．

血管炎や筋炎などの炎症性疾患，尿毒症，痛風発作などの代謝性疾患，組織壊死（急性心筋梗塞，肺梗塞，熱傷）も好中球が増加する．喫煙も軽度であるが好中球の増加が認められ，ストレスや炎症が原因との報告があるが，機序は確定されていない．

2）腫瘍性疾患

慢性骨髄性白血病（CML）は好中球が著明に増加する．好中球だけではなく，芽球をはじめとする幼若顆粒球や好酸球，好塩基球の増加，さらに血小板の増加も特徴的である．CML 以外の骨髄増殖性腫瘍では真性多血症や慢性好中球性白血病でも好中球が増加する．

癌の中には G-CSF を産生する腫瘍があり，好中球増加の原因となる．

b リンパ球増加

リンパ球絶対数 4,000/μL 以上をリンパ球増加とする．

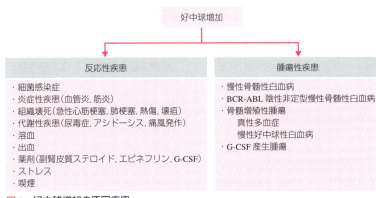

図 1 好中球増加の原因疾患

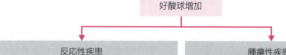

図2 好酸球増加の原因疾患

1) 反応性疾患

ウイルス感染症はリンパ球が増加する疾患として最も多く，特にEBウイルスによる伝染性単核球症では大型で細胞質が好塩基性に染色される異型リンパ球が増加する．EBウイルスはB細胞に感染するが，増加するのは反応性に増加したT細胞である．

細菌感染症では一般的に好中球が増加するが，百日咳菌感染ではリンパ球が増加する．結核でもリンパ球が増加する．

2) 腫瘍性疾患

リンパ増殖性疾患の中では，慢性リンパ性白血病，成人T細胞白血病/リンパ腫や大顆粒リンパ球性白血病は末梢血に異常リンパ球が出現する疾患である．悪性リンパ腫も白血化すると，異常リンパ球が末梢血に出現する．自動血球計算装置は異常リンパ球の判定が困難で，すべてリンパ球にカウントされることが多いため，目視により異常リンパ球を確認しなければならない．さらに，形態だけではなく，細胞表面形質や遺伝子診断などにより総合的な診断が行われる．

c 単球増加

単球絶対数 $1,000/\mu L$ 以上を増加とする．反応性の単球増加は，結核や感染性心内膜炎などの感染症や膠原病，サルコイドーシス，潰瘍性大腸炎などでみられる．

腫瘍性では，急性単球性白血病，急性骨髄単球性白血病や慢性骨髄単球性白血病で増加する．これらは，成熟した単球だけでなく，単芽球や前単球といった幼若単球系細胞も認められる．エステラーゼ染色や細胞表面形質が診断に有用である．

d 好酸球増多

好酸球絶対数 $600/\mu L$ 以上を増加とする．好酸球増多を示す疾患を図2に示す．

1) 反応性疾患

アレルギー性鼻炎，気管支喘息，アトピー性皮膚炎，薬剤アレルギーなどアレルギー疾患，寄生虫感染症，自己免疫疾患，血管炎，肺疾患など，多くの疾患で好酸球は反応性に増加する．

悪性リンパ腫では，サイトカイン産生に

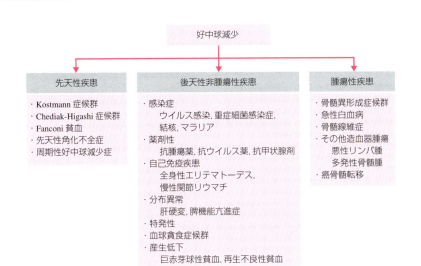

図3 好中球減少の原因疾患

より反応性の好酸球増加が認められる.

特発性好酸球増多症候群(HES)は好酸球が著明に増加し，好酸球が心臓，肺，筋膜，神経などに浸潤し，臓器障害をきたす.

2) 腫瘍性疾患

inv(16)を伴う急性骨髄（単球）性白血病，CMLやPDGFRA，PDGFRBあるいはFGFR1などの特徴的な遺伝子異常を有する腫瘍で好酸球の増加を認める．慢性好酸球性白血病は臓器障害を引き起こし，HESとの鑑別が困難である.

e 好塩基球増多

好塩基球増多はまれであり，日常診療ではまず，CMLを考慮する．急性好塩基球性白血病は非常にまれである.

f 異常細胞の増加

芽球の増加は，急性白血病や骨髄異形成症候群(MDS)およびCMLの急性転化で認められる．芽球には骨髄芽球，リンパ芽球，単芽球あるいは病的前骨髄球を含む．赤芽球が出現することもあるが，赤芽球は白血球分画には含まない．急性骨髄性白血病(AML)では貧血や血小板減少を伴うことが多いが，急性リンパ芽球性白血病では，減少の程度が軽いことも多い．白赤芽球症はAMLやCML以外に骨髄線維症や癌の骨髄転移でも認められる.

多発性骨髄腫の白血化では，通常末梢血に認められない形質細胞が出現する.

3 白血球減少症

白血球数 3,500/μL 未満を白血球減少とする．臨床的に意味があるのは，好中球減少とリンパ球減少である.

a 好中球減少症

好中球は 1,500/μL 未満を減少とするが，易感染性を示すのは 1,000/μL 未満，特に 500/μL 未満の症例は，重度の易感染性を認める.

好中球減少では，原因を特定すると共に，好中球減少そのものが細菌や真菌感染症を引き起こす誘因であることを認識して対応しなければならない．代表的な疾患を図3に示す.

1) 先天性疾患

Kostmann症候群やChediak-Higashi症候群は常染色体劣性遺伝性疾患で，先天性好中球減少をきたす．先天性骨髄不全症で

CMLにおける好塩基球増加は，白血球増加よりも先行して認められることがあり，早期診断の助けとなる．末梢血の好塩基球が20%以上増加すると，急性転化を疑う．

急性骨髄性白血病の中でも急性前骨髄球性白血病は汎血球減少で発症することが多い．早期診断が望ましく，本疾患を念頭において，ぜひ特徴的な細胞の有無を確認してほしい．

ある Fanconi 貧血，先天性角化不全症（DC），シュバッハマン・ダイアモンド症候群は小児再生不良性貧血の一因であり，好中球の減少を認める．

周期性好中球減少症は3週間程度で周期的に好中球が減少する疾患で，成人までの生存も可能である．

2) 後天性非腫瘍性疾患
①感染症

ウイルス感染症では，好中球が減少するが，B型肝炎ウイルス，EBウイルス，HIVウイルス感染でも認められる．

通常，好中球増多を示す細菌感染症であるが，敗血症などの重症感染症では好中球が減少することがある．感染病巣への好中球の集積によるものと考えられる．

②薬剤性

薬剤性の減少では，個々の個体の体質によるいわゆるアレルギー性の機序と用量依存性で普遍的にみられる骨髄抑制による機序がある．前者の代表は抗甲状腺剤，抗菌薬，抗炎症剤，抗けいれん薬や抗精神病薬など多種にわたり，無顆粒球症を来すことがある．後者の代表は抗腫瘍薬や抗ウイルス薬である．

③自己免疫機序

全身性エリテマトーデスなどの自己免疫疾患においては，抗体による自己免疫機序で好中球が減少することが指摘されている．関節リウマチで脾腫，好中球減少を伴うものは Felty 症候群とよばれる．

④分布異常

肝硬変を代表とする脾腫，脾機能亢進症も好中球減少の原因となる．

⑤産生低下

再生不良性貧血は免疫学的機序が関与し幹細胞が減少する疾患である．

巨赤芽球性貧血では，ビタミン B_{12} や葉酸欠乏により DNA 合成が障害されることで，好中球減少を含む汎血球減少をきたす．好中球の過分葉や巨大杆状核球などの異形成が特徴的である．

3) 腫瘍性疾患

急性白血病では骨髄が過形成でも白血球，特に好中球が減少する場合がある．MDSでは正常造血が抑制される一方，無効造血によっても好中球は減少する．悪性リンパ腫や多発性骨髄腫など骨髄が異常細胞で占拠された場合も好中球が減少する．好中球だけではなく，貧血や血小板減少も合併していることが多く，診断には骨髄穿刺が必須である．

b リンパ球減少症

リンパ球絶対数 $1,000/\mu L$ 未満をリンパ球減少とする．

1) 先天性疾患

原発性免疫不全症候群で減少する．

2) 反応性疾患

最も多いのは，ウイルス感染症である．特にHIVウイルス感染症では，CD4陽性Tリンパ球が著明に減少する．

薬剤では，副腎皮質ステロイドや免疫抑制剤は特にTリンパ球を抑制する．リンパ球は放射線に対する感受性が高いため，放射線照射後早期にリンパ球が減少する．

> **DON'Ts**
> - ☐ 自動血球計数装置の白血球分類だけで判断しない．目視による判断も行う．
> - ☐ 好中球減少の患者に即顆粒球コロニー刺激因子を投与すべきではない．原因疾患の確認が必要である．

長崎大学原爆後障害医療研究所血液内科学研究分野　**波多智子**

5 血小板増加症・減少症の見方

DOs

- 血小板数は自動血球計数装置で測定されるため，測定値が本当であるか（検査過程で生じる偽高値や偽低値はないか）再評価する．
- 血小板増加症の原因には，大きく分けて一過性・慢性的な炎症や感染症などの影響による反応性のもの，もしくはクローナルな腫瘍性のものとがある．
- 血小板減少症の原因は多岐にわたり，その診断は容易ではない．発症した状況（偶発的／入院加療中／急性・慢性），出血症状の有無，基礎疾患や投薬状況を漏らさず確認して原因を絞り込む．

1 基本的な考え方

基準値以上に血小板が増加した状態を血小板増多とよぶが，概ね血小板数が45万/μL以上（本態性血小板血症〔ET〕の診断基準）の場合を指す．ETなど腫瘍性血小板増加症の場合には血栓症のリスクが高まるだけでなく，血小板数に関連して出血傾向を発症することもあるため注意したい．

一方，血小板が基準値以下に減少した血小板減少症では，一般的には10万/μLを下回るもの（特発性血小板減少性紫斑病〔ITP〕の診断基準）を指す．緊急異常値などで設定される5万/μL以下は出血のリスクが大きくなるが，臨床的な背景に応じて危険性が変化するため，出血について予測できない場合がある．外傷や手術などの侵襲の有無，血小板機能異常（抗血小板薬も含む）や凝固異常の有無も考慮して，包括的に判断する．また，血小板の急激な減少では血小板数が極端に低くならなくても点状出血など出血傾向が出現することがあるため，血小板減少幅にも注意したい．普段の血小板数から大幅に減少しても，基準値内で15万/μLを上回る場合には気づかれないこともある．しかし，症例本来の血小板数から50%も減少した場合には臨床的には有意の血小板減少であり，評価や経過観察を必要とする．

2 病態

a 血小板増多症（表1）

1）反応性（二次性）

反応性に血小板が増加する病態は，腫瘍性のものよりはるかに頻度が高い．感染症，炎症性疾患，悪性腫瘍および外傷などの影響を受け，血小板生成を促すトロンボポエチンやIL-6などのサイトカインが関与することで反応性血小板増多症となる．その他，脾臓摘出後（脾機能低下症を含む）も原因となる．血小板減少症後の回復期でのリバウンド，鉄欠乏性貧血にもしばしば血小板増多が認められる．

2）腫瘍性

血小板がクローン性，自律性（成長因子に依存しない）により増加するもので，骨髄増殖性腫瘍や骨髄異形成障害によるものを指す．

b 血小板減少症

血小板回転（ターンオーバー）が正常であれば，循環血液中での血小板数はほぼ一定に保たれる．しかし，病態により血小板産生低下，血小板破壊や消費亢進，血小板分布異常を発症すると，血小板減少症を認めるようになる．原因となる疾患には，血液疾患（骨髄異形成症候群〔MDS〕のような後

表1　血小板増多症の主な原因

反応性（二次性）	一過性の変化	急性に起きた失血後 一過性に血小板減少した後の回復期（リバウンド効果） 　・抗腫瘍薬使用後の回復期 　・ビタミン B12 欠乏や特発性血小板減少性紫斑病の治療後など 急性炎症状態（感染症など） 運動による影響 アレルギー反応など
	持続性，継続的に影響	鉄欠乏性貧血 溶血性貧血 無脾症（特に脾臓摘出術後など） 悪性腫瘍の影響 慢性炎症状態（感染症や炎症性疾患） 　・リウマチ性疾患，血管炎や炎症性腸疾患など 　・結核 薬に対する反応 　　Epinephrine, glucocorticoids 　　All-trans retinoic acid 　　Thrombopoietin mimetics
腫瘍性	骨髄増殖性腫瘍	本態性血小板血症 真性多血症 原発性骨髄線維症 慢性骨髄性白血病など
	骨髄異形成症候群	5q- 症候群など

天性疾患や巨大血小板性血小板減少症となる先天性異常）のみならず，感染症，肝疾患，自己免疫性疾患や妊娠，薬剤の副作用など，多岐にわたる．このため，鑑別診断の筋道を論理的に整理しないと，血小板減少症の発症要因を診断できない．

3　臨床症状

a　血小板増多症

原因にかかわらず，血小板増多では血管運動症状（頭痛，視覚症状，めまい，手足の感覚異常や先端紅痛症）や血栓性または出血性合併症の可能性がある．ただし，これらの症状は腫瘍性で多く認められ，反応性での血小板増多症でははるかに少ない．血栓・出血症状などの臨床症状を呈する血小板増多症の場合についても，腫瘍性血小板増多症が示唆される．しかしその反面，ET だからといって必ず症状があるわけではない．ET 症例のほとんどは初期では無症状であり，血管運動症状，白血球増加，脾腫を伴う症例は 3 分の 1 程度とされる．同様に，診断時に血栓性もしくは出血性合併症を伴う場合も，比較的まれである．

b　血小板減少症

前述のように，重度の血小板減少症では出血リスクが高いが，ITP などでは非常に低い血小板数ではあるが出血傾向が出現しないこともあり，必ずしも血小板数と出血が相関するわけではない．しかしその一方で，急激な血小板減少や血小板に機能異常を伴う場合には，誘因がなく自然発生的な出血を認めやすい．感染症の併発や外科的処置などの侵襲が加わった場合には，血小板減少症の増悪や炎症などにより通常より過剰に出血する恐れがある．血小板の量的・質的異常や血管系異常による出血症状は，鼻や口腔内などの粘膜，皮膚表層の出

表2 出血性疾患の臨床症状

	血小板異常（数的異常/質的異常）	凝固異常（凝固因子の欠乏など）
出血症状	皮膚や粘膜での表在性の出血（特に点状出血：毛細血管から赤血球血管外漏出で，下肢などに小さな斑点を認める）．深部出血はまれ	筋肉や関節などの深部出血．特に，凝固因子活性（第VIII因子や第IX因子では，因子欠乏の程度）に応じて顕著となる
小さな切創などの後の止血	止血困難（時間がかかる，出血時間延長）．一度血小板血栓ができれば凝固系が正常であるため，止血は完了（圧迫止血が有効）	いったん止血する（出血時間は正常）．ただし，安定性のある二次止血栓ができないために遅れて再度出血が起こりやすい
皮下血腫などの出血斑	一般的には，小さくて表面的．血小板異常の程度に応じて重篤な出血が出現する（頭蓋内，消化管）可能性あり	出血斑が大きくなる傾向
検査	血小板数を確認．必要に応じて，血小板機能を実施	凝固スクリーニング検査（PT，APTT，Fbg）．必要に応じてクロスミキシング試験の実施

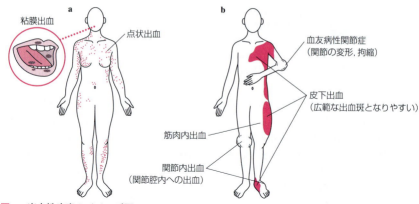

図1 出血性疾患のイメージ図
a：血小板異常．皮膚や粘膜での表在性の出血が特徴で，深部出血はまれ．点状出血の範囲は全身に及ぶ．
b：凝固異常．筋肉や関節などの深部出血が特徴．範囲は局所（外傷，負荷がかかる場所）．出血斑が大きい傾向．ab双方とも，時には消化管出血や血尿なども認められ，頭蓋内出血など重篤で致死的な出血を合併することもある．

血が主体で，点状出血や紫斑などを認める．歯肉出血・月経過多などの頻度が高いが，時には消化管出血や血尿なども認められ，外的要因により頭蓋内出血など重篤で致死的な出血をきたすこともあり注意が必要である．一方，凝固異常で認められる関節内・筋肉内などの深部組織に出血などはほとんどない（表2，図1）．

まれではあるが，血小板減少症を生じる疾患に，出血傾向よりむしろ血栓症を懸念させる病態もある．播種性血管内凝固（DIC），ヘパリン起因性血小板減少症（HIT），血栓性微小血管症（TMA），発作性夜間ヘモグロビン尿症（PNH），抗リン脂

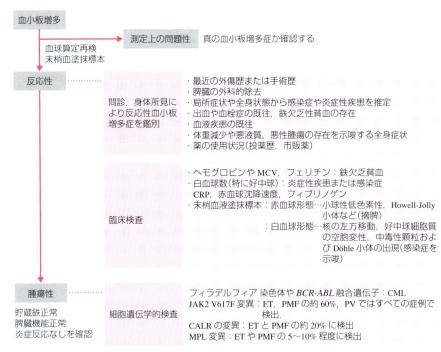

図2 血小板増多症の診断フローチャート

質抗体症候群（APS）など，血栓予防が必要とされる病態もある．

4 検査所見

a 検査における注意点

1）偽性血小板増多，血小板増多症

一般的な自動血球測定装置では，血球の体積により血球算定を行っているために，検体に含まれる物質（細胞などを含む）が誤差を生じさせる可能性がある．このため，ある特殊な状況下では偽性血小板増多症となり得る．例えば，赤血球の断片化が激しい溶血（TMA など破砕赤血球）や火傷などでは，赤血球が崩壊し細胞質の断片が循環血漿中に出現している状況である．測定装置では，赤血球の断片が血小板として算定されてしまうために血小板増加となるが，末梢血塗抹標本を観察することでその真偽を確認することができる．また，真の血小板増多症では，偽性高カリウム血症に注意する．生化学検査は，血清検体（検体を血液凝固させて血餅を取り除いた上清）を用いるため，検体中の血小板が凝集してカリウムは検体採取後に放出される．このため，測定される血清カリウム濃度は血小板増多症例では顕著に高値となることがある．体内中では血漿レベルのカリウム値は増加しておらず，問題とはならない．

2）偽性血小板減少，血小板減少症

血小板数を繰り返し測定して検査上の問題がないこと（検体採取法など）や，末梢血塗抹標本，可能であれば以前の採血データを収集し時系列を確認することは，血小板増多症と同じである．血球測定器で血小板減少を認める一方で，末梢血塗抹標本上に血小板凝集が存在している場合には，血算

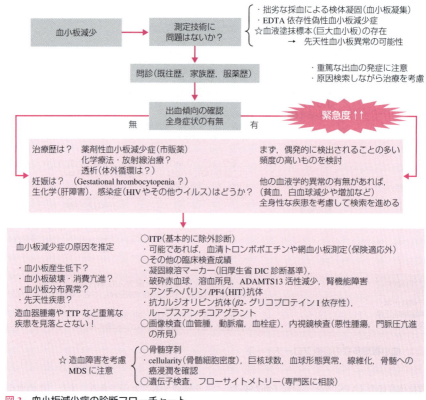

図3 血小板減少症の診断フローチャート

用採血管に用いられる抗凝固剤EDTAに依存した偽性血小板減少症の可能性が示唆される．EDTAを使用せず，再検査(新鮮な非凝固検体を迅速に測定，もしくはクエン酸ナトリウムなどの代替利用した検体)により判断することができる．これは，EDTA依存性に血小板膜受容体のGPIIb/IIIaに対する抗体が，何らかの原因により患者検体に存在するためと考えられている．また，血液細胞の形態学的な異常や巨大血小板(先天性血小板異常やMDSなどの可能性)の有無を評価するために，必ず末梢血塗抹標本を観察する．

b 診断の進め方

1) 血小板増多症(図2)

血小板増多が検査報告された際には，本当にその測定値でよいか，再検査や末梢血塗抹標本の実施によって再度評価する．綿密に包括的な病歴の聴取と身体検査を実施した上で，可能であれば以前の採血データを収集し，血小板増多の期間がどの程度かを確認する．これらの問診や診察は，反応性に血小板増加させる一般的な原因の多くを鑑別するためであり，初期評価するためには大変重要なポイントである．

検査では，血小板数，末梢血塗抹標本の他，鉄欠乏貧血を除外するためのヘモグロビン値や赤血球指数である平均赤血球容積

表3 血小板減少症の主な原因

無症候性，偶然に発見される血小板減少症 （血小板数のみに異常がある場合）	入院中の血小板減少症 （全身性疾患の一部としての血小板減少症）
偽血小板減少症，測定上のエラー 特発性血小板減少性紫斑病 妊娠血小板減少症 肝疾患（肝硬変，脾機能亢進症を含む） 骨髄異形成症候群 感染症：ヒト免疫不全ウイルス，C型肝炎ウイルスなど 先天性血小板減少症（May-Hegglin異常，Bernard-Soulier症候群など） 薬剤誘発性血小板減少症	薬剤誘発性血小板減少症 ヘパリン起因性血小板減少症 肝疾患 播種性血管内凝固 　・敗血症 　・悪性腫瘍 　・妊娠関連（胎盤早期剥離，HELLP症候群など） 　・多臓器不全症候群 　・血管疾患：巨大血管腫，大動脈瘤など 血栓性微小血管症 　血栓性血小板減少性紫斑病 　溶血性尿毒症症候群 造血器腫瘍など 　白血病，リンパ腫など 発作性夜間血色素尿症 抗リン脂質抗体症候群 栄養不足，栄養の欠乏状態 　ビタミンB_{12}，葉酸 　巨赤芽球性貧血

（MCV），血清フェリチン値，炎症性疾患または感染状態で増加する白血球数（特に好中球）を測定する．感染症や炎症の非特異的マーカーではあるが，C-反応性蛋白（CRP），赤血球沈降速度，血漿フィブリノゲンの測定も参考となる．これらは，反応性血小板増多症例において増加することが予想される．末梢血液塗抹標本では，赤血球形態や白血球形態にも注目する．小球性低色素性（central pallorが広く菲薄化赤血球）だけでなく，脾臓摘出もしくは脾機能低下症であれば，Howell-Jolly小体や奇形赤血球などが観察可能である．桿状核球や後骨髄球を末梢血液中に認め核の左方移動が存在する場合や，好中球細胞質の空胞変性，中毒性顆粒およびDöhle小体の出現は，感染症を示唆する所見である．

平均血小板容積（MPV），血小板体積分布幅（PDW）などの血小板指数，血小板機能検査，トロンボポエチン濃度は，一般的には反応性や腫瘍性を鑑別するのに有用ではない．明らかに反応性増多を識別することができない場合には，骨髄検査やそのレチクリン染色による線維化の確認，細胞遺伝学的検査が必要となる．クローン性および非クローン性を区別するために遺伝子発現を検討するが，慢性骨髄性白血病（CML）であれば，フィラデルフィア染色体や BCR-ABL 融合遺伝子にて確認することができる．また，JAK2 V617F 変異，カルレティキュリン（CALR）変異，および MPL 変異が検出されれば，CML や反応性血小板増多症ではなく，ET，真性赤血球増加症（PV），原発性骨髄線維症（PMF）などによる腫瘍性増殖が血小板増多の原因と診断できる．ただし，BCR-ABL であれば CML であるというように JAK2 変異や CALR 変異は ET，PV，PMF を特異的に区別するものではない．

2) 血小板減少症（図3）

血小板の減少の程度，出血症状の有無により緊急度が変化する．無症候性（非出血

で軽度の血小板減少であれば，余裕をもった対応が可能である．一方，出血傾向を認め，重度の血小板減少症である場合には直ちに再検査を実施し，可能な限り診断確定・治療を急ぐ必要がある．具体的には，初診で1〜2万/μLなど著減した血小板数の場合で，主に口腔粘膜などに"wet purpura"とよばれる粘膜出血の出現（wet purpuraなど粘膜における紫斑は，皮膚にある紫斑に比較してより深刻な出血の予後徴候である）は，緊急性が非常に高いとされる．このため，重篤な出血性合併症を発症させないよう素早い対応・鑑別診断・出血に対する予防を心がけるようにする．ただし，緊急の際も漏れのないように病歴・服薬歴聴取や身体所見をしっかり確認する．薬物による血小板減少はしばしば認められるため，市販薬も含む内服薬の聴取，健康志向の高まりもあり多用されているサプリメントや健康食品についての聴取は必須である．また，感染症（ウイルス肝炎，ヒト免疫不全ウイルス〔HIV〕，ヘリコバクター・ピロリ）の有無，胃切除によるビタミンB12や葉酸欠乏症などの無効造血，アルコール多飲による肝障害（脾腫），巨大血管腫や大動脈瘤などでの血小板消費，全身性エリテマトーデスや抗リン脂質抗体症候群などの原病に伴う血小板減少症，妊娠時に起こり得るgestational thrombocytopeniaなど，思いもよらない原因が潜んでいることがある．血小板数のみが孤発性に減少している場合に比較して，基礎疾患がある症候性症例もしくは他の血液学的異常（貧血，白血球減少や増加など）を有する血小板減少症例では，考慮すべき疾患がより広範囲になることに注意したい（**表3**）．特に，造血器腫瘍など血液疾患，DICやTMAなどの重篤な疾患に合併している血小板減少症は見落としてはならない．

骨髄に関する評価（吸引・生検）は，血小板減少症を有するすべての患者では必要ない．血小板減少症の原因を明らかにできない場合，または高齢者など造血器疾患が積極的に疑われる場合に必要である．骨髄所見としては，巨核球数やcellularity（骨髄細胞密度），細胞異型性や線維化などが評価可能である．

5 治療

a 血小板増多症

反応性では，血小板増多による合併症はほとんどみられないため，基礎疾患に対する治療を行えばよい．PVとETでは重篤な血栓症の合併が予後に影響するため，血栓症リスク群を見極め，予防することが重要である．一方，PMFでは予後分類に基づき対応するが，現状では進行例では骨髄不全や急性白血病へ進行し予後不良である．PVとETにおいて，60歳以上または血栓症の既往歴がある症例では，血栓症発症の高リスクであるため，血栓症の予防を目的として低用量アスピリンを投与される．PVでは，瀉血療法に加えてハイドロキシウレア（HU）が用いられるが，ETではHU不耐容の症例には，アナグレリドが細胞減少療法として使用可能である．高血圧，高脂血症，糖尿病，喫煙などを血栓症の危険因子も注意を払うべきである．近年，ETにおいて白血球数やJAK2変異の割合が多いと血栓症が生じやすいとの報告もある．

血小板数が著増している場合のアスピリン単独投与は，出血を助長する危険がある．極度な血小板増多の場合（100〜150万/μL以上など）には，後天性von Willebrand症候群が原因となり，出血傾向を引き起こすことがある．増加した血小板に吸着し消費されているとされ，cytoreductiveな治療法により血小板数を減少させることでvon Willebrand因子が正常化して，出血傾向は軽減する．

b 血小板減少

血小板減少を引き起こす各病態について

の治療や管理についてはここでは省略し，一般的な管理の原則を記す．

血小板減少の原因となる薬剤，抗血小板薬（市販薬も含む）について，患者に対して指導・教育する必要がある．特に解熱鎮痛薬としてアスピリンや非ステロイド性抗炎症薬は汎用されることが多く，必ず注意させなければならない．一般的には，抗凝固薬も含めてこれらの薬剤は回避されるべきであるが，特殊な状況下（APSによる血栓症など，抗血栓療法が必要な病態で血小板減少症が軽度〔5万/μL以上〕）においてはその限りではない．出血傾向に対して「安全な」血小板数の概念として，観血的手技では一般的に血小板数5万/μL以上（脳神経外科など出血傾向が与える影響がリスクの高いものは8〜10万/μL以上），自然出血に対する予防は血小板数1万/μL以上などがあるが，これらは経験的に決定されたもので，ガイドとして使用することができるが，実際には個々の症例ごとに疾患の要因に基づいて臨床判断される必要がある．止血管理として血小板輸血が必要な場合があるが，適正に使用されるように努める．血小板成分を補充することにより止血を図り，もしくは出血を防止することを目的とするが，血小板数は目安であってすべての症例に合致する出血リスクではないことは前述したとおりである．血小板数にもかかわらず血小板機能異常を認める場合には，血小板輸血の適応となる．ただし，頻回な輸血を受けた症例では，抗HLA抗体が産生され血小板輸血の効果が低下する血小板輸血不応状態となることがあるため，輸血に関しては必要最小限の使用になるよう心がける．血小板数が減少していても，TMAのように即時の血小板輸血が適応にならないもしくは禁忌である病態もある．血液製剤の使用指針に基づき，適切に実施されたい．

DON'Ts

- 血球算定の結果より，すぐに特殊検査を実施しない．症状の有無を確認し，必ず検査の測定エラーの可能性を除外する（再採血や塗抹標本確認）．
- 血小板増多は本態性血小板血症，血小板減少症は特発性血小板減少性紫斑病と短絡的に判断してはならない．注意深く問診や患者背景を確認することが，正確に病態をとらえる近道である．

山梨大学医学部附属病院輸血細胞治療部　金子　誠

6 出血・血栓傾向の見方

> **DOs**
> - 止血反応を分類し，様々な疾患の出血症状の違い・遺伝形式を理解する．
> - 頻度が高い疾患の診断に必要な検査をオーダーできるようにする．
> - 凝固因子カスケードを理解し，疾患による検査値の違いを把握する．

1 基本的な考え方

止血反応は，①血小板血栓（一次止血），②凝固因子によるフィブリン血栓形成（二次止血），③フィブリン分解による線溶，の3つに分類される．血小板は，決壊した堤防に対する土嚢，凝固因子はこれを強固にするセメント，線溶はセメントを適切な大きさに修復する機構と考えればわかりやすい．出血傾向や血栓傾向は，これら止血反応の制御異常によって起こる．

出血傾向をきたす血小板の異常は，血小板数減少症が多い(p.82)．先天性血小板機能異常症の頻度は少なく，抗血小板薬などによる薬剤性が多い．凝固因子異常による出血性疾患は，肝疾患による凝固因子産生低下や播種性血管内凝固(DIC)による消費性低下が多い．他には，血友病やvon Willebrand病(VWD)などの先天性出血性疾患，および後天性凝固因子インヒビター（後天性血友病）が重要である．日本人における先天性血栓性素因としては，凝固のブレーキであるアンチトロンビン(AT)，プロテインS，プロテインCの先天性異常が多い．後天性の血栓性素因には，抗リン脂質抗体症候群(APS)，悪性腫瘍，経口避妊薬の内服などがあげられる．鑑別に重要な出血性疾患・血栓性疾患を，表1に示す．

表1 出血・血栓傾向を呈する主な疾患

分類			病名
出血性疾患	先天性出血性疾患	血小板機能異常	血小板無力症，Bernard-Soulier症候群，ストレージ・プール病
		血漿蛋白質異常	von Willebrand病，血友病，凝固因子欠損症，α2プラスミンインヒビター欠損，PAI-1欠損症
	後天性出血性疾患	血小板異常	特発性血小板減少性紫斑病，血栓性血小板減少性紫斑病，薬剤性血小板減少症，造血不全，抗血小板薬内服，尿毒症・骨髄増殖性疾患
		血漿蛋白質異常	肝硬変・ビタミンK欠乏症，播種性血管内凝固，ワルファリン内服，凝固因子インヒビター
血栓性疾患	先天性血栓性素因		アンチトロンビン欠乏，プロテインC欠乏，プロテインS欠乏・異常症，フィブリノゲン異常症
	後天性血栓性素因		抗リン脂質抗体症候群，悪性腫瘍，妊娠，経口避妊薬，ホルモン療法，カテーテル挿入，肥満，外科手術，骨髄増殖性疾患，発作性夜間血色素尿症，炎症性腸疾患，ネフローゼなど

2 問診と診察

a 問診

主訴としては鼻出血，皮膚出血斑が多い．出血傾向が生まれつきの場合，出血傾向を実感できないこともあるため，抜歯時など観血的処置時の止血など，過去の出血歴を聴取する．問診によって出血傾向が生まれつきかを判断し，先天性・後天性かの判別を行う．また，特異的な家族内発症をきたす先天性疾患（血友病，VWD，プロテインS欠乏症，プロテインC欠乏症，AT欠乏）の診断には，家族歴の聴取が一つの鍵となる．血友病は伴性劣性遺伝，VWDは優性遺伝が主である．先天性血栓性素因も優性遺伝となる．薬剤内服歴（抗血小板薬や抗凝固薬）も重要である．血栓症の原因として，悪性腫瘍の既往，経口避妊薬も忘れてはならない．糖尿病，高血圧，高脂血症，肥満，心房細動など，一般的な血栓症リスク評価も行う．

b 診察

出血傾向は，出血の性状とその部位を観察することで，その原因を大まかに判断する．一次止血異常では皮膚・粘膜に小さな出血斑（点状出血）をきたすことが多く，二次止血の異常では筋肉内や関節内などの深部出血が特徴である．また，二次止血異常による出血斑はその範囲が大きい．過去に出血歴がなく，体幹に広がる大きな出血斑を呈した場合には，凝固因子インヒビターによる後天性血友病を鑑別診断にあげる．出血傾向の診察では，貧血の合併を必ず検索し，消化管出血，脳出血などの緊急性を要する併発症に注意する．出血傾向（特に血友病）に大腿の進展困難（psoas position）を認めたら，腸腰筋出血を疑う．深部静脈血栓症（DVT）の診断には，両足の左右差，浮腫，疼痛に注意を払い，肥満，静脈うっ滞を生じる解剖学的な問題（腫瘍，妊娠など）の評価を行う．

> ⚠️ **Pitfall**
> プロテインS，プロテインCはビタミンK依存性凝固因子のためにワルファリン内服により活性が低下することに留意する．

3 検査の進め方

出血傾向のスクリーニングは，血算（血小板数），プロトロンビン時間（PT），活性化部分トロンボプラスチン時間（APTT），フィブリノゲン，フィブリン・フィブリノゲン分解産物（FDP，またはDダイマー〔DD〕）が一般的である（図1）．PT，APTTの異常に遭遇したら，肝臓での凝固因子産生能を評価し，FDP（またはDD）によりDICによる消費性の凝固因子低下を除外する．次に，特定の凝固因子の欠乏があるかどうか，また阻害物質が存在するか否かについて，凝固因子活性の測定ならびに交差混合試験（クロスミキシングテスト）を行う．血栓傾向には，FDP（またはDD）による血栓症のスクリーニングを行う．若年発症，家族内発症など先天性血栓性素因が疑われる場合には，プロテインS，プロテインC，ATを測定する．また後天性血栓性素因として，抗リン脂質抗体症候群（APS）の診断には，ループスアンチコアグラント（LA）と抗カルジオリピン抗体，抗β2GPI抗体の測定を行う．悪性腫瘍のスクリーニングも重要である．

a 凝固因子カスケードと検査の概要

内因系と外因系が共通系を動かしてフィブリン血栓が生じることを大まかに理解する（図2）．凝固因子カスケードは下流からのほうが覚えやすい．まず，最終段階であるフィブリンの形成がトロンビンで，トロンビンが活性化血液凝固第X因子（FXa，活性化凝固因子にはaをつける）によって生じる．FVに酵素活性はなく，FXaの補酵素として働く．これら共通系の凝固因子

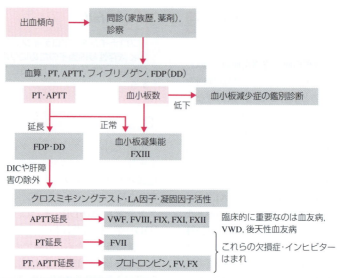

図1 出血性疾患の診断フローチャート

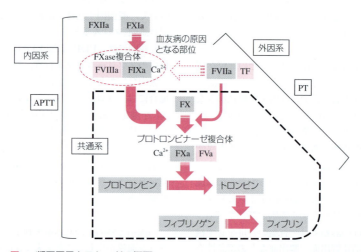

図2 凝固因子カスケードの概要

コツ

凝固因子インヒビターはFVIIIとFVに対するもの以外は極めてまれである．

コツ

ヘパリンはATのブースト作用により，可溶性トロンボモジュリンはTM-APC系の活性化によって抗凝固作用を発揮する．

は九九をなぞって 2×5 = 10(にごじゅう)と暗記する．共通系の活性化経路として外因系と内因系がある．外因系はFVIIaのみである．内因系はFXII からはじまるが，FXII 欠損症はAPTT が著明に延長するにもかかわらず，出血傾向をきたさない．実際の止血反応には，FXI からが重要である．内因系は共通系を活性化させるために，FXI と共通系の間に，血友病の原因となるFIX と FVIII が存在する．FVIII も FV と同様の構造をもつ補酵素である．この両者が活性化プロテイン C による切断の調節部位であり，かつ凝固因子インヒビターが生じやすい部位である．PT，APTT はそれぞれ外因系，内因系凝固反応を評価する検査である．PT と APTT の異常パターンにより測定する凝固因子を決定する．しかし，日常診療では，凝固因子産生障害，DIC を除き，鑑別に重要となるのは APTT 延長である．この鑑別には VWD，血友病，後天性血友病(FVIII インヒビター)が重要である．

b クロスミキシングテスト

クロスミキシングテスト(交差混合試験)は，APTT や PT 延長が，凝固因子不足，阻害物質(インヒビター)のどちらに起因するかを判断する検査である(図3)．患者血漿と正常血漿を混合し，一定時間後に PT や APTT を測定する．典型的な単一の凝固因子欠乏症の場合，25～30％程度の正常血漿が存在すれば，正常値に近くなる．一方，凝固因子インヒビターが存在する場合は正常にならない．筆者は 50％混合で補正されないときに非欠乏(インヒビター)と判断している．非欠乏パターン時に問題となるのが LA と凝固因子インヒビターの鑑別である．出血傾向がなく，LA 陽性，かつ特異的な凝固因子活性の低下がない場合には，LA による凝固延長で出血傾向には結びつかないと判断する．LA と凝固因子インヒビターの鑑別は，混合直後と 2 時間後のクロスミキシングテストの結果を比較

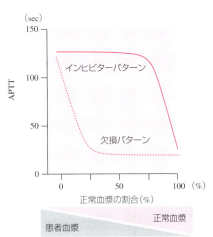

図3 クロスミキシングテストの解釈
クロスミキシングテストは正常血漿と患者血漿を一定の割合で混合し PT や APTT を測定する．血友病などの欠損症の場合は正常血漿が 25～30％混入すると APTT が正常化に近づく．一方，凝固因子に対するインヒビターが存在すると APTT は正常化しない．

し，直後から APTT 延長が認められるものは LA の可能性が高い．一方，凝固因子インヒビターは，時間依存性に APTT を延長させる．

c 血栓症と凝固制御機構・線溶

生体の凝固制御機構として，①AT 系，②トロンボモジュリン(TM)-活性化プロテイン C(APC)経路がある(図4)．AT はトロンビンなどの活性化凝固因子と直接結合して酵素活性を阻害する．トロンビンと AT の複合体が TAT(トロンビン-アンチトロンビン複合体)という凝固活性化マーカーである．TM-APC 系はトロンビンが生じた際のネガティブフィードバックとして働く．日本人における先天性血栓性素因は，プロテイン S 異常症・欠乏症，プロテイン C 欠乏症，AT 欠乏症が多い．後天性の原因として APS，悪性腫瘍に対してのスクリーニングを行う．血栓形成時に生じたフィブリンは，線溶(プラスミン)により溶解さ

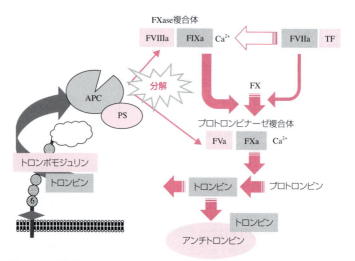

図4 凝固制御機構
アンチトロンビンは直接トロンビンなどの活性化凝固因子に結合し，その活性を阻害する．一方，トロンボモジュリンはトロンビンと結合し，プロテインCを活性化させ（APC），プロテインS（PS）と共にFVIIIaとFVaを分解する．

れる．フィブリンのプラスミンによる分解産物がFDPやDDである．プラスミンがα2プラスミンインヒビターにより中和された複合体がPIC（プラスミン-α2プラスミンインヒビター複合体）とよばれる線溶マーカーである．TATとPICの比で，凝固活性化と線溶活性化の程度を推察する．

DON'Ts

- ☐ 活性化部分トロンボプラスチン時間単独延長をきたす疾患として，血友病，von Willebrand病，後天性血友病を忘れない．
- ☐ 若年発症の血栓症にはプロテインS，プロテインC，アンチトロンビン，抗リン脂質抗体症候群，悪性腫瘍のスクリーニングを怠らない．

自治医科大学生化学講座病態生化学部門　**大森　司**

第4章

研修で学ぶべき検査と治療法

A 検査

1 骨髄穿刺・生検

DOs
- 骨髄病理組織の概括を理解する．
- 骨髄穿刺および骨髄生検を安全かつ確実に施行できるようにする．
- 骨髄像の評価・診断ができるようにする．

1 骨髄検査の目的・適応と禁忌

全身の骨の中に分布している骨髄は，そのすべてを集めたとすると成人の場合1～2Lにもなる，ほぼ肝臓に匹敵する巨大な造血組織である．造血器腫瘍や悪性腫瘍の骨髄転移のような異常細胞増殖の場や感染巣となり得ること，先天性代謝疾患の特徴が現れる場合があることなどの理由から，骨髄検査は診断や病態評価上極めて重要である．骨髄検査の目的・適応を表1に示す．

その検査目的として日常的に多いのは，末梢血球の数に原因不詳の異常がみられるとき，末梢血中に異常な細胞が出現したときの骨髄診断目的，造血機能の評価，悪性腫瘍の進展度の把握などである．禁忌となるのは重度の凝固異常が想定される場合（原疾患の診断が優先されることもある），穿刺部位の奇形や炎症の場合である．血小板減少症例では，検査後の止血確認に留意すれば検査自体は施行可能である．

2 骨髄検査の方法

a 検査の説明

検査の必要性とあらましを十分に説明し，起こり得る合併症の説明と対処法も含めて，必ず文書で同意を得ておく．穿刺吸引の際に独特の苦痛を生じることも事前に伝えておく．

b 穿刺・生検の部位

骨髄穿刺部位は成人の場合，安全面から腸骨（通常，上後腸骨稜）を選択するのが望ましい（2009年，日本血液学会から出された「成人に対する骨髄穿刺の穿刺部位に関する注意」との声明でも，腸骨の選択が推奨されている）．胸骨（正中第2肋間近傍）の方が高齢になっても造血巣が保持されやすいという利点はあるが，胸骨から採取する際には，胸骨骨折や，まれではあるが穿刺針が骨を貫通して大動脈損傷・心タンポナーデを引き起こした事例がある．上記に留意すれば，骨髄検査は外来でも十分可能な検査である．骨髄生検は通常，上後腸骨稜から行うが，腹臥位が困難な場合は上前腸骨稜を選択することがある．局所麻酔に伴うリスクにも留意する．

表1 骨髄検査の目的・適応

A. 末梢血に異常がみられる場合
1. 末梢血球に数の異常がある場合 　　骨髄造血能の評価 　　造血器腫瘍の診断（病型分類も含めて）
2. 末梢血中に異常細胞が出現した場合 　　造血器腫瘍，他の悪性腫瘍の骨髄転移の有無
3. 骨髄感染症の診断（粟粒結核など）
B. 末梢血に異常がみられない場合
1. 悪性リンパ腫の病期評価
2. 骨髄感染症の診断（粟粒結核など）
3. 先天性代謝異常疾患の診断

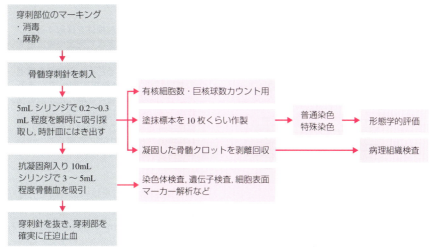

図1 骨髄穿刺検査のフローチャート

c 器具と準備

専用針として，従来から小宮式穿刺針，Jamshidi式生検針が用いられてきたが，最近は骨髄穿刺・生検いずれにおいてもディスポーザブル針が普及している．ただし高コストであることと，切れ味良好のためかえって骨髄到達時の感覚がわかりにくい印象があり，慎重に経験を積む必要がある．穿刺の際には5mLシリンジ（最初の吸引，塗抹標本作製用），必要に応じて10mLシリンジ（あらかじめ少量のヘパリンを吸っておく）を用いる．時計皿，十分な枚数のスライドガラスと塗抹標本作製器具一式，有核細胞カウント用器具一式，消毒・清潔操作用具一式，局所麻酔薬，クロット標本固定用ホルマリン液などを準備する．

d 穿刺法と主な検査項目（図1）

①穿刺部皮膚にマークをつけて消毒した後，皮下から骨膜表面に十分な局所麻酔を行う．このとき，皮膚から骨表面までの距離を把握しておき，針長がこの距離に2～3mm加えた長さになるように穿刺針のストッパー位置を調整しておく．

②穿刺針を穿刺部から垂直に骨表面まで到達させてから，圧迫しながら穿刺針を左右に半回転させつつ先端を骨髄腔内まで押し進め，穿刺針が自立したことを確認する．

③内針を抜いて5mLシリンジを装着し，これから吸引操作に入ることを患者に告げてから，骨髄内血液0.2～0.3mL程度を末梢血による希釈を避けるため瞬時に吸引採取する．

④採取した骨髄血を時計皿にはき出した後，手早く有核細胞数・巨核球数カウント用に一部採取し，次いでスライドガラスに塗抹標本を必要枚数分（できれば10枚くらい）作製し，骨髄像（myelogram）判定に用いる．骨髄血は凝固しやすく俊敏な作業が要求されるので，臨床検査技師との協同作業が望ましい．やむを得ない場合は，EDTAなどの抗凝固剤と混合して凝固を防止する．

⑤染色体，遺伝子，細胞表面マーカー検査が必要な場合は，続けてヘパリンの入った10mLシリンジを装着して，3～5mL程度骨髄血を吸引する．

⑥穿刺針を抜き，穿刺部を30分以上圧迫止血する．止血が確認できたらガーゼや

表2　骨髄生検の利点

1. 細胞密度，造血組織の構築や巨核球の分布状況を把握できる
2. 造血組織背景の状況がわかる（線維化の状況，膠様変性など）
3. 異常な細胞集簇の検出（腫瘍細胞の骨髄転移・浸潤状況の把握，治療後の微小残存腫瘍の早期検出，肉芽腫形成疾患の診断）
4. ブロックを保存することによって，後日免疫組織染色などの追加染色や遺伝子検索が可能である

 コツ

骨髄生検で良質な検体を採取するコツは，内針を刺したままで完全に骨皮質を貫通させ，外筒先端が骨髄腔内に達してから内針を抜去すること．骨皮質を貫通しない段階で内針を抜き取ってしまうと，外筒の先端に骨片を嚙んだまま骨髄腔中を進めることになり，深く挿し込んだ割には短く，しかも挫滅した検体しか採取されない．この点に留意して，積極的に骨髄生検を試みてほしい．

絆創膏などで被覆する．

⑦凝固した骨髄クロットは剥離回収し，病理組織検査にまわす．

e　生検法

骨髄生検は骨髄穿刺と同様の手法で，骨髄穿刺より大型の専用針を用いて穿刺部（主に腸骨）の骨片と骨髄組織をそのまま削取することから，侵襲がやや大きい．しかし，骨髄穿刺で検体が採取できない場合（dry tap 吸引不能）には必須である．dry tap の原因として，手技上の問題（穿刺針が骨髄腔に達していない場合と，逆に穿刺針が骨を貫通した場合は極めて危険）と骨髄線維化をきたしている場合とが考えられる．過形成のときに dry tap になることがあるが，それは多少なりとも線維化を伴うためであって，単に過形成のみで dry tap になるわけではない．

骨髄生検の利点を**表2**に示す．最大の利点は，組織として，造血システムとしての骨髄を観察できる点である．そのため dry tap のときだけでなく，造血能の評価や悪性腫瘍浸潤の有無の確認にも，骨髄生検の併用が望ましい．骨髄生検は，海外ではわが国よりもはるかに高頻度に実施されており，骨髄診断の必須項目と位置づけられている．

具体的な手技は，穿刺法に準じて行う．局所麻酔後生検針を皮膚から骨表面に到達させてから，左右に半回転させつつ先端を骨髄腔内まで押し進め，穿刺針が自立したことを確認後，内針を抜いて外筒を一方向に回転させながら真っ直ぐ骨髄腔内を押し進める．20～30mm くらい進めたところで数 mm 戻し，生検針全体を大きく旋回させることによって，外筒先端部で骨髄片を旋断捕捉する．その後生検針を緩やかに回転させながら抜去して，外筒の先端から付属の探針を挿入し骨髄片を回収する．正しく行えば，2cm 内外の検体が採取できる．

dry tap のときは，採取された骨髄片をピンセットでつまんでスライドガラス上に軽くスタンプすることによって塗抹標本を作製しておくと診断に有用である．骨髄片は，ホルマリンまたはブアン液にて固定する．

3　骨髄所見の評価

正常な骨髄像所見を**表3**に示す．異常所見の要点と主な該当疾患を述べる．

a　有核細胞数（NCC）の増加・減少

NCC は数値で表され，その基準値は 10～25 万 /μL（正形成）で，これ以下を低形成，これ以上を過形成としている．ただし誤差の出やすい検査であるため，必ずしも信頼できないことが少なくない．この点は巨核球数カウントも同様であり，塗抹標本か，できれば骨髄クロット，理想的には適切な生検標本で細胞密度を判定して，総合的に評価することが望ましい．骨髄低形成では再生不良性貧血に代表される造血障害，骨髄過形成では白血病や骨髄増殖性腫瘍な

どを考慮する．

b 幼若細胞の異常増加

芽球の比率に応じて，急性白血病，骨髄異形成症候群（MDS），その他の造血器腫瘍と診断される．ただし一過性・反応性の増加もあるのでワンポイントでの判定には注意する．

c 特定の細胞の減少

無顆粒球症や赤芽球癆のときには，該当する血球系列のみが激減する．再生不良性貧血の初期の場合には，巨核球が他の血球に先んじて減少する傾向がある．

d 血球形態異常

巨赤芽球性貧血，MDS が代表的な疾患であるが，抗腫瘍剤など薬剤の影響や感染症の際にも形態異常が出現する場合がある．

e 異常細胞の存在

悪性リンパ腫，多発性骨髄腫，癌細胞，血球貪食症候群，先天代謝異常症に伴う異常なマクロファージ系細胞など，多彩かつ特徴的な異常細胞が出現し得る．

f 感染微生物の検出

結核，骨髄炎などの場合，検出されることがある．

g 骨髄線維化

比較的早期の段階から dry tap になることが多く，骨髄生検を行って判定する必要がある．

表3 正常骨髄像

有核細胞数(万/μL)			10〜25
骨髄巨核球数(/μL)			50〜150
白血球系		骨髄芽球*	0.4〜2.0%
		前骨髄球	2〜4%
		骨髄球	8〜15%
	好中球	後骨髄球	7〜22%
		桿状核球	9〜15%
		分葉核球	6〜12%
	好酸球		1〜5%
	好塩基球		0〜0.4%
	単球		0〜2%
	核分裂像		まれ
赤芽球系	前赤芽球		0.2〜1.3%
	好塩基性赤芽球		0.5〜2.4%
	多染性赤芽球		13〜29%
	正染性赤芽球		0.4〜3%
	核分裂像		0〜0.5%
リンパ球			10〜18%
形質細胞			0.4〜2.0%
巨核球			まれだが(+)
細網細胞			0.2〜2.0%
M/E 比			2〜3

*：判別不能の芽球を含む

日野，小宮，Wintrobe など諸家の報告を参考にしたが，相当幅がある．

（三輪史朗，他：血液細胞アトラス 第5版．文光堂，2004；15 より改変）

DON'Ts

- □ まれではあるが，拙劣な骨髄検査による致死的医療事故の例がある．不慣れなうちは，上級医師の指導・監督なしに行ってはならない．
- □ 1回の検査で必要な情報が得られるよう準備しておくこと．患者に多大な苦痛を与える検査なので，安易な再検査はすべきでない．

文献

1) 三輪史朗，他：血液細胞アトラス 第5版．文光堂，2004；15

川崎医科大学検査診断学　通山　薫

A 検査

2 細胞化学的検査

DOs

- [ ] 細胞化学染色の意義と個々の患者についての適応を理解する．
- [ ] 染色結果を適切に判定して診断に活用できるようにする．
- [ ] 実際の判定は通常臨床検査技師が行うため，担当の検査技師とよくコミュニケーションをとる．

1 血液細胞の細胞化学的検査とその意義

血液疾患の診断や病態把握には，May-Grünwald-Giemsa染色やWright-Giemsa染色などの普通染色に加え，細胞内の酵素，多糖類，脂質，金属などを化学反応によって染色する細胞化学的検査(cytochemistry，特殊染色ともいう)の所見がしばしば決め手となる．特に，急性骨髄性白血病(AML)の病型診断には重要である(表1)．染色の技術的部分は割愛するが，新鮮塗抹標本が原則で，作成後数日以上経った標本の染色性は一般に信頼できない．一方，新鮮な標本でもartifactや技術的問題のため適正に染まらない場合があるため，注意を要する．発色基質や染色キットの違いによって色調は異なる．

2 主な細胞化学的検査

a ミエロペルオキシダーゼ(MPO)染色

ペルオキシダーゼの中で，MPOは骨髄球系・単球系細胞にのみ発現する．ただし，幼若細胞や単球の陽性率は低い．リンパ系細胞は陰性のためAMLと急性リンパ性白血病(ALL)との鑑別に重要であり，芽球のMPO陽性率が3%以上であればAML，それ未満であればALLと判断する(図1)．Auer小体があれば明瞭に染色される．ただしAMLの中でもM0，M7とM5aの一部ではMPOが陰性になるので注意を要する．特異抗体を用いたフローサイトメトリー法はより高感度で，M0でも陽性所見を示す．M7の診断には血小板ペルオキシ

表1 急性骨髄性白血病の細胞化学的染色所見

病型	MPO染色	CAE染色(特異的Es)	NBE染色(非特異的Es)	その他の所見
M0	−	−	−	MPOはフローサイトメトリーで陽性
M1	+	+		
M2	++	+		
M3	++	+		
M4	+	+(顆粒球系)	+(単球系)	時に両Es陽性細胞がみられる
M5	−	−	++(NaFで阻害)	10〜20%例はエステラーゼ陰性
M6	−/+(骨髄芽球)	−/+(骨髄芽球)	−(骨髄芽球)	赤芽球が時にPAS陽性
M7	−	−	−/+	電顕血小板ペルオキシダーゼ陽性

ここに掲げた病型はFAB分類に準拠したものである．所見は出典によって若干異なる．

第4章　研修で学ぶべき検査と治療法

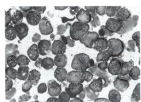

図1　ミエロペルオキシダーゼ染色（口絵 No.1）
FAB分類にてAML（M2）と診断された症例の骨髄．ほとんどすべての白血病細胞がミエロペルオキシダーゼ染色陽性（青色顆粒）であるが，陽性度合は様々である．

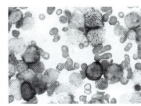

図2　エステラーゼ二重染色（口絵 No.2）
FAB分類にてAML（M4）と診断された症例の骨髄．細胞質が淡青～青色び漫性に染まっているのがCAE陽性，一方，茶色斑点状はNBE陽性を示す．中央右寄りに二重陽性の細胞が1個見える．

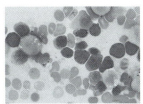

図3　MDS症例の骨髄にみられた環状鉄芽球（鉄染色）（口絵 No.3）
ほぼ半数の赤芽球が典型的な環状鉄芽球の所見である．

ダーゼ（PPO）を電顕にて証明する方法がある．なおズダンブラックB染色はMPO染色とほぼ同意義である．MPO欠損は先天性の他，AMLや骨髄異形成症候群（MDS）由来の好中球でもときにみられる．

b　エステラーゼ（Es）染色

ナフトールAS-Dクロロアセテート・エステラーゼ染色（CAE）とα-ナフチルブチレート染色（NBE，α-NB）の2種が一般的で，前者は顆粒球特異的に発現することから特異的Es，後者は顆粒球，単球系のいずれにも発現するので非特異的Esともよばれる．しばしば二重染色が施される．単球のNBEは概して強陽性で，しかもフッ化ナトリウムで阻害されるが，これらの特徴は白血病細胞の起源が骨髄球系か単球系かの鑑別に重要であり，AMLのM4，M5の病型診断に必須の染色である（図2）．時に形態学的に単球系であってもNBE陰性例があり，表面マーカーなど他の所見に鑑みて病型判定するが，判断に難渋する症例が時にある．

c　鉄染色

血球内や組織中に存在する非ヘモグロビン鉄を濃青色顆粒として検出する．網内系の貯蔵鉄も染め出すことから，鉄欠乏や鉄過剰状態を推察できる．鉄顆粒のある赤芽球を鉄芽球，または担鉄赤芽球（sideroblast）とよび，正常でもみられるが，ヘム合成障害をきたすと余剰の鉄顆粒が核近傍のミトコンドリア内に蓄積して，鉄染色陽性顆粒が核周囲に分布した環状鉄芽球（ring sideroblast，図3）として認識される．従来からの定義は，5個以上の鉄顆粒が核周囲の1/3以上にわたって配列するとされている．一方，核から離れた位置にある陽性顆粒はライソソーム内の鉄であって異常ではないため，カウントしない．環状鉄芽球は，先天性鉄芽球性貧血，鉛中毒や抗結核剤など薬物の影響の他，MDSの一病型であるRARSの特徴的所見でもある．

d　好中球アルカリホスファターゼ（NAP）染色

NAPは成熟好中球に発現する酵素で，GPIアンカー蛋白の一つである．重度炎症など内因性のG-CSF増加時や，G-CSF製剤の投与によって発現誘導される．標本染色後，好中球100個について陽性顆粒をもつ好中球の比率（NAP陽性率）を求めるか，または陽性顆粒の数・分布状況を0型，I～V型の6段階に分類し（図4），それぞれに0～5点を配点して集計した数値（NAPスコア，最高値500）が算出されるが，後者が一般的である（表2）．本検査ではとりわ

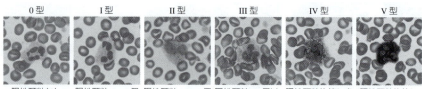

	0型	I型	II型	III型	IV型	V型
	陽性顆粒なし	陽性顆粒1〜5個	陽性顆粒5〜30個	陽性顆粒30個以上,不均等に分布	陽性顆粒均等に多数分布,間隙あり	陽性顆粒均等に密に分布

図4 好中球のNAP陽性顆粒の分布（口絵No.4）
陽性顆粒の多寡によって0型〜V型に分類され，100個の分類の総和がスコア化される．

表2 NAPスコアの算出例

分類	細胞数	スコア (170〜300)	陽性率 (75〜95%)
0型	10	0×10＝0	0%
I型	4	I×4＝4	4%
II型	7	II×7＝14	7%
III型	60	III×60＝180	60%
IV型	14	IV×14＝56	14%
V型	5	V×5＝25	5%
合計	100	279	90%

（ ）内は基準範囲

表3 NAPスコアが異常値を示す疾患・病態

低値	CML（慢性期），PNH
しばしば低値	MDS，AML（とくにM2）
しばしば高値	真性赤血球増加症，本態性血小板血症，原発性骨髄線維症，再生不良性貧血
高値	類白血病反応（重症感染症，G-CSF産生腫瘍など），G-CSF投与時

け，採血後速やかに塗抹標本を作成・固定して染色する必要がある．NAPスコアの基準値は施設ごとに設定すべきであるが，おおむね170〜300である．NAPスコアが異常値を呈する疾患・病態を表3に示す．慢性骨髄性白血病（CML）の慢性期は低値であるが，急性転化時にしばしば上昇する．発作性夜間ヘモグロビン尿症（PNH）におけるNAP低値は，PIG-A遺伝子の後天的異常によるGPIアンカー蛋白欠損の結果である．

e PAS染色

グリコーゲンやムコ多糖類を検出する染色で，成熟好中球，巨核球は強陽性，リンパ球では多くの場合顆粒状・塊状に染まる．赤白血病やMDSにおける異常赤芽球がときにPAS陽性を示し，診断的意義がある．

f 酸ホスファターゼ染色

血液細胞のリソソーム中に含まれている酵素であるが，臨床的意義があるのはヘアリー細胞白血病の場合で，酒石酸抵抗性酸ホスファターゼ（TRAP）をもつという特徴がある．ただし日本型症例では必ずしも陽性にならない．TRAPは破骨細胞にも発現する．

DON'Ts

- ☐ 染色結果の判定には熟練を要する．誤診につながるような安易な判定をしてはならない．
- ☐ 標本を手元で保管する場合は取扱いに注意し，絶対に紛失・破損してはならない．

3 溶血に関する検査

DOs

- 溶血性貧血とは赤血球崩壊亢進によって生じる貧血の総称であり，この溶血亢進状態に対して，代償性の造血亢進状態が伴っているのが通例である．
- 貧血の成因が溶血であることをまず証明する．
- 続いて溶血性貧血の病型診断を進めるが，この場合，病因的に先天性（遺伝性）と後天性とに分けて考え，それぞれ疾患頻度を考慮して確定診断のための検査を計画する．
- 特異性の高い検査には，Coombs試験（抗グロブリン試験），末梢血赤血球の形態観察，赤血球浸透圧抵抗試験，砂糖水試験（ショ糖溶血試験），Ham試験（酸性化血清試験）がある．

1 基本的な考え方

溶血性貧血（hemolytic anemia）とは，何らかの原因によって赤血球の崩壊が亢進した状態の総称であり，多くの疾患を包括する一種の症候群である．したがって，ある疾患を特定するにはまず溶血亢進が存在することを確認し，次いでその原因となる特定の病因を同定することになる．赤血球の寿命は正常では120日であるが，赤血球崩壊が亢進し赤血球寿命が短縮してくると，骨髄はその産生能力を高め，通常よりも多くの赤血球を産生する．この産生の程度が赤血球の崩壊の範囲内にある場合には貧血がみられず（代償性溶血），赤血球崩壊に産生能が追いつかない場合にはじめて，貧血を生ずることになる（非代償性溶血）．

2 溶血性貧血を診断するための検査

溶血性貧血の臨床所見は，通常，貧血と黄疸を認め，しばしば脾腫を触知する．また，ヘモグロビン尿や胆石を伴うことがある．検査所見は，赤血球崩壊の亢進によるものと骨髄での代償性赤血球造血亢進に基づくものとに分けて考えるとよい．赤血球崩壊亢進に基づくものとして，①ヘモグロビン濃度低下，②血清間接ビリルビン上昇，LD（I，II優位）上昇，③尿中，便中ウロビリン体増加，④血清ハプトグロビン値低下が認められる．血清ハプトグロビン測定は感度が高く，溶血初期から極低値になるため，早期診断によい．ただしその半面，重篤度を十分には反映せず，定量性には乏しい．一方，赤血球の代償性産生亢進として，①網赤血球増加，②骨髄赤芽球増加をみることになる．

一般に，血管外溶血が主体であれば間接ビリルビン上昇が顕著で，LD上昇は軽度となる傾向があり，脾腫を伴うことが多い．一方，血管内溶血が主体であれば血清LD上昇が顕著となる傾向があり，加えてヘモグロビン尿が認められる．非溶血時であっ

⚠ Pitfall

採血時に検体溶血が起こることがある．溶血は検査データに影響を及ぼし，K，LD，AST，アルドラーゼ，血清鉄，葉酸などが高値となるので注意が必要である．

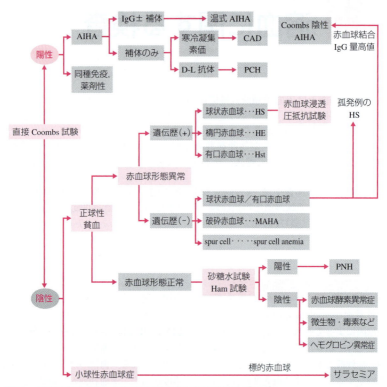

図1 溶血性貧血症例における病型確定のためのアルゴリズム

ても，尿沈渣の鉄染色でヘモジデリン顆粒が観察できるのが特徴である．

3 病型を確定するための検査

溶血性貧血が判断できれば，特異性の高い検査によって病型を確定する．まず，免疫性溶血かどうかを直接Coombs試験で判断し，赤血球形態異常や遺伝性の有無に加え，各病型を図1に示した診断アルゴリズムを参考にして検査を進める．

a Coombs試験（抗グロブリン試験）

抗赤血球抗体には自己抗体と同種抗体があり，自己抗体による貧血が，自己免疫性溶血性貧血（AIHA）である．また，直接Coombs試験は赤血球表面に結合しているIgG抗体あるいは補体を検出するのに対し，間接Coombs試験は血清中の抗赤血球抗体を検出するものである．AIHAは抗赤血球自己抗体の至適温度作動域によって，温式と冷式に分類され，さらに後者には寒冷凝集素症（CAD）とD-L抗体（二相性溶血素）を有する発作性寒冷ヘモグロビン尿症（PCH）とが知られている．いわゆるCoombs陰性のAIHAが存在する（AIHAの5%程度）ことから，本試験が陰性であっても臨床上AIHAが疑われた場合には，赤血球結合IgG量の確認が必要である（保険適用外）．

特異的直接Coombs試験では，温式AIHAにおいてはIgG抗体単独あるいはIgG＋補体抗体であるのに対し，CADおよびPCHでは補体抗体単独であることが

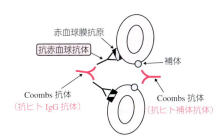

図2 特異的直接Coombs試験の概念図

 コツ

HSの小型球状赤血球は実際には全赤血球の10%前後の割合であることが多く，赤血球の有口化から球状化への一連の形態変化として捉えると見つけやすい．

 Pitfall

HSの新しい診断法として，フローサイトメトリーを用いた赤血球EMA結合能解析がある（保険適用外）．CBC用スピッツ1本で検査が可能である．

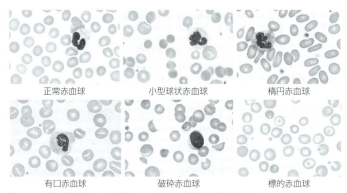

図3 末梢血塗抹標本の鏡検による赤血球形態異常（口絵 No.5）

多い(図2).

b 赤血球形態の観察（図3）

梢血塗抹標本の鏡検による赤血球形態異常をみつけることは，一部の疾患では極めて重要である．遺伝性球状赤血球症（HS）では小型球状赤血球，遺伝性楕円赤血球症（HE）では楕円赤血球，遺伝性有口赤血球症（HSt）では有口赤血球が認められる．また，細血管障害性溶血性貧血（MAHA）は，播種性血管内凝固症候群や血栓性血小板減少性紫斑病，溶血性尿毒症症候群などで認められる病態であり，破砕赤血球がみられる．軽症型サラセミアでは小球性赤血球症を代償すべく赤血球数が増加することから，Mentzer Index（MCV/RBC〔×100万/μL〕）が13以下を示すことが多く，末梢血では標的赤血球がみられる場合もある．

c 赤血球浸透圧抵抗試験

赤血球は食塩液中で食塩濃度が薄く低張になるに従って膨化し，ついには膜が破れて溶血に至る．HSの赤血球では球形に近いため水分の取り込みが少なく，正常赤血球に比べて高張溶液中で溶血をきたす．正常赤血球に比べ，より高張な溶液中で溶血する場合を赤血球の浸透圧抵抗減弱（浸透圧脆弱性亢進），より低張な溶液中で溶血を起こす場合を浸透圧抵抗増強（浸透圧脆弱性低下）という．抵抗性（resistance）と脆

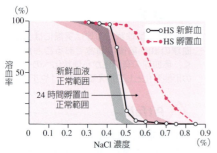

図4 Parpart法による赤血球浸透圧抵抗試験

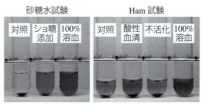

図5 PNH診断のための溶血検査（口絵 No.6）

弱性(fragility)とは意味が逆になる点に注意する．HSの診断では，新鮮血液では正常パターンであり，24時間孵置血にてはじめて証明できる症例も少なくない(図4)．

d 砂糖水試験（ショ糖溶血試験），Ham試験（酸性化血清試験）

発作性夜間ヘモグロビン尿症(PNH)は，補体感受性が亢進した異常赤血球が発作性あるいは慢性に血管内溶血を起こす後天性溶血貧血である．特異的検査であるHam試験は，補体が被検赤血球に吸着されやすいように，酸性(pH 6.5〜7.0)にした正常人血清中に患者血球を加え，1時間孵置して溶血率を測定している．PNH赤血球では溶血を起こし，正常血球では溶血しない．溶血率が10％以上を陽性とする．砂糖水試験（ショ糖溶血試験）は，Ham試験よりも特異性の面で劣っており，スクリーニング検査としての役割を担っている．(図5)

> ⚠️ **Pitfall**
>
> 砂糖水試験およびHam試験の溶血率が5〜10％の場合は，AIHAなどの可能性もあるため，他の検査を組み合わせて鑑別診断する．

DON'Ts

☐ 家族歴，既往歴がないだけで，先天性溶血性貧血を否定してはならない．高齢になってはじめて先天性溶血性貧血が診断される例も少なくない．

川崎医科大学血液内科学　**和田秀穂**

✓ 無形性発作による急激な貧血進行

無形成発作(aplastic crisis)とは，代償的に亢進状態にあった赤芽球造血が一過性に停止するために，急激に重篤な貧血をきたすものである．原因のほとんどが，ヒトパルボウイルスB19(HPV B19)の初感染によるとされる．このウイルスは赤芽球系前駆細胞に感染し，これを死滅させる．その結果，通常約1週間の赤血球系造血の停止を招き，赤血球寿命の短縮している溶血性貧血患者では，急速に貧血が進行する．HPVB19未感染の患者には，事前に説明しておくことが肝要である．　　　　　　　　　　　　　　　　　　　　　**(和田秀穂)**

A 検査

4 細胞表面形質検査

DOs

- □ 解析対象細胞を正しくゲーティングできているか確認する．
- □ 検査結果は，陽性率だけでなく発現様式（発現強度）にも注目する．
- □ 検査結果が解析対象細胞の形態所見と矛盾しないか確認する．

1 検査の目的

造血器腫瘍の診断には細胞表面および細胞質内形質検査が不可欠であり（図1），フローサイトメトリー（FCM）や免疫組織化学が繁用される（表1）．本項では主に，FCMによる細胞表面形質検査について概説する．

FCMによる細胞表面形質検査は，分子標的療法の対応抗原解析（表2）や造血幹細胞移植後の残存腫瘍（minimal residual disease）の同定などでも一翼を担う．

2 主な細胞表面形質

a CD45

白血球共通抗原として知られており，白血病や悪性リンパ腫ではほとんどの腫瘍細胞がCD45$^+$である．CD45の発現強度は細胞の成熟度により異なり，急性白血病は原則的にCD45弱陽性（±）である．一方，

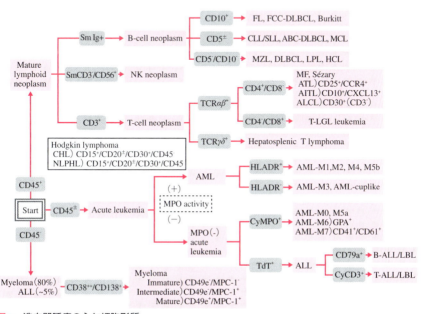

図1 造血器腫瘍の主な細胞形質

表1　フローサイトメトリーと免疫組織化学の比較

		フローサイトメトリー	免疫組織化学
検体性状		細胞浮遊液(サンプルチューブ)	固定組織(スライドガラス)
検査方法	原理	蛍光抗体法	酵素抗体法
	使用機器	フローサイトメーター	光学顕微鏡
	解析抗原数	1本で同時に20抗原以上可能	1枚につき1抗原が一般的
	細胞質内抗原	前処理(膜透過処理)必要	特別な追加処理は不要
検査結果	結果表示	定量的	定量的〜半定量的
	病理組織型	判定不可能	判定可能
	保存様式	デジタルファイル(リストモード)	標本自体
検査所要時間		原則的に2〜3時間以内	2〜3時間以内では不可

表2　造血器腫瘍における主な分子標的薬と対応する細胞表面抗原

疾患	薬剤	対応抗原
AML	ゲムツズマブ・オゾガマイシン	CD33
CLL	オファツムマブ	CD20
CLL	アレムツズマブ	CD52
B-NHL	リツキシマブ, イブリツモマブ	CD20
ATL, PTCL, CTCL	モガムリズマブ	CCR4
ALCL, Hodgkinリンパ腫	ブレンツキシマブ・ベドチン	CD30

骨髄腫細胞は約80%がCD45$^-$である.

b　CD34

造血幹細胞〜前駆細胞などの未熟な血液細胞に発現する抗原であり，急性白血病やリンパ芽球性リンパ腫で陽性となることが多い．ただし，すべての白血病細胞がCD34$^+$とは限らず，急性前骨髄球性白血病(APL)は原則的にCD34$^-$である．一方，非造血器腫瘍でも血管内皮由来の場合はCD34$^+$である．

c　顆粒球系抗原

腫瘍細胞がAuer小体を有する場合や，ミエロペルオキシダーゼ(MPO)活性陽性の場合は顆粒球系腫瘍の診断は容易であるが，MPO陰性急性骨髄性白血病(AML)(M0, M7など)の診断にはCD13，CD33，CD41などの細胞表面抗原や細胞質内MPO抗原の検索が必要である．なお，AMLの多くはHLA-DR$^+$であるが，APLやcuplike型AMLは原則的にHLA-DR$^-$である．

d　リンパ球系抗原

リンパ球系細胞は細胞表面の抗原受容体分子の有無により未熟型と成熟型に大別され，未熟リンパ性腫瘍はTdT$^+$でCD34もしばしば陽性だが，免疫グロブリン(Ig)やT細胞抗原受容体(TCR)は細胞表面に発現していない．一方，成熟B細胞腫瘍はTdT$^-$，細胞表面(Sm)Ig$^+$，成熟T細胞腫瘍はTdT$^-$，SmCD3/TCR複合体$^+$である．

成熟B細胞腫瘍の最も重要な細胞表面形質上の特徴は，Ig軽鎖の発現偏重(light chain restriction)であり，一般的にSm κ/λ比＞3.0あるいは＜0.5である．成熟B細胞腫瘍はCD5とCD10の発現様式により3群に大別され，原則的に慢性リンパ性白血病(CLL)/小リンパ球性リンパ腫(SLL)やマントル細胞リンパ腫(MCL)はCD5$^+$/

> ⚠️ **Pitfall**
> 成熟リンパ系腫瘍では本来発現すべき細胞表面の Ig や CD3 が陰性～弱陽性のことがある．このような場合は細胞質内の Ig や CD3 の追加検索が望ましい．

CD10$^-$，濾胞性リンパ腫（FL）や Burkitt リンパ腫は CD5$^-$/CD10$^+$，辺縁帯リンパ腫（MZL）は CD5$^-$/CD10$^-$ である．びまん性大細胞型 B 細胞リンパ腫（DLBCL）はいずれのパターンもあり得るが，活性化 B 細胞由来の場合は CD5$^+$/CD10$^-$，濾胞中心細胞由来では CD5$^-$/CD10$^+$ とされる．その他 CD11c, CD23, CD25 などの発現解析も病型分類の一助となる．また，成熟 B 細胞腫瘍では CD2，CD7 などの汎 T 細胞抗原を発現することがあり，腫瘍化に伴う aberrant antigen expression と考えられる．

T 細胞腫瘍は CD4 と CD8 の発現様式からは 4 群に大別され，最も未熟な T 細胞性急性リンパ性白血病（T-ALL）は CD4$^-$/CD8$^-$ で CD7$^+$，胸腺細胞に由来する T リンパ芽球性リンパ腫（T-LBL）は CD4$^+$/CD8$^+$，成熟 T 細胞腫瘍は CD4$^+$/CD8$^-$ あるいは CD4$^-$/CD8$^+$ のことが多い．したがって，成熟 T 細胞腫瘍は CD4/CD8 比の偏重をきたすが，成熟 B 細胞腫瘍での Smκ/λ 比のような診断的意義は乏しく，サルコイドーシスなどの非腫瘍性疾患でも CD4/CD8 比＞10 を示し得る．また，成熟 T 細胞腫瘍は TCR 分子の違いで TCRαβ 型と TCRγδ 型に二分され，大半が αβ 型である．一方，成熟 T 細胞腫瘍では CD2, CD5, CD7 などの汎 T 細胞抗原が欠失～減弱することがあり，aberrant antigen expression として診断的意義が高い．

NK 細胞腫瘍の表面形質は一般的に CD2$^+$/CD3$^-$/CD5$^-$/CD7$^+$/CD8$^{-\sim\pm}$/CD56$^+$/CD57$^-$/TCR$^-$ であるが，成熟 T 細胞腫瘍との鑑別には，遺伝子検査（TCR 遺伝子再構成）を要することも少なくない．

なお，CD56 は NK 細胞腫瘍以外に CD8$^+$ 成熟 T 細胞腫瘍，AML，多発性骨髄腫，さらには神経原性腫瘍でも陽性となり得る．

e 形質細胞系抗原

形質細胞は CD38 強陽性（＋＋）/CD138$^+$ で，正常では CD19$^+$/CD56$^-$ に対し，骨髄腫細胞では過半数が CD19$^-$/CD56$^+$（一部は CD19$^-$/CD56$^-$ まれに CD19$^+$/CD56$^+$）である．骨髄腫細胞は FCM で分化度を推測可能であり，未熟型は CD45$^-$（一部 CD45$^+$）/CD49e$^-$/MPC-1$^-$，中間型は CD45$^-$（一部 CD45$^+$）/CD49e$^-$/MPC-1$^+$，成熟型は CD45$^+$/CD49e$^+$/MPC-1$^+$ とされる．

形質細胞が産生する Ig は細胞膜結合部分を欠くため，成熟 B 細胞と異なり SmIg$^-$ である．したがって，骨髄腫の FCM 検査では細胞質内 κ/λ 比の偏重の有無を検索する．

3 FCM 検査の実際と注意点

FCM では解析対象細胞が培養液などの溶媒に浮遊状態で存在することが条件であり，生検検体では細胞単離のための前処置を要する．各種蛍光標識抗体と反応後の検体をフローサイトメーターの流路系に吸引し，レーザー光照射で生じた細胞固有の散乱光や試薬由来の蛍光を細胞単位で測定する．解析時には前方散乱光（FS，細胞の大きさを反映）や側方散乱光（SS，細胞内部構造を反映）などから対象細胞のゲーティングを行う．波長の異なる蛍光抗体を使用すれば，同一細胞で複数の抗原を同時解析可能であり，このようなマルチカラー解析は mixed phenotype acute leukemia の診断に不可欠である．

FCM 用抗体試薬は，ホルマリン固定細胞には使用できない場合があるため，各種臓器・組織の生検時には検体の一部を未固定のまま細切して，FCM 用細胞浮遊液を作成する．

抗原抗体反応を原理とする検査では，非特異反応を完全に回避することは困難であ

り，FCM も例外でない．特に死細胞や単球・マクロファージを多く含む検体では偽陽性が生じやすく，陰性コントロールの反応様式や塗抹標本での構成細胞の確認などを怠ってはならない．

DON'Ts

- [ ] フローサイトメトリー用検体はホルマリン固定しない．
- [ ] 非特異反応(偽陽性)に騙されない．

京都府立医科大学附属病院臨床検査部　稲葉　亨

✓ FCM による硝子体リンパ腫の迅速スクリーニング

眼内リンパ腫の組織診断には眼球摘出が必要であるが，筆者らは治療目的で吸引除去後の硝子体浮遊細胞を FCM で解析し，眼球温存下での迅速スクリーニングを実施している．硝子体リンパ腫はほとんどが大細胞 B リンパ腫であるが，B 細胞が硝子体中の major population とは限らず，10% 未満の症例も経験した．代表例を図 2(左眼硝子体混濁のため，硝子体手術を実施した 70 歳代女性)に示すが，FCM でのゲーティングの重要性を痛感した一例である．

（稲葉　亨）

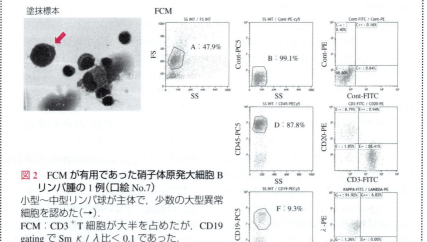

図 2　FCM が有用であった硝子体原発大細胞 B リンパ腫の 1 例(口絵 No.7)
小型〜中型リンパ球が主体で，少数の大型異常細胞を認めた(→)．
FCM：$CD3^+$ T 細胞が大半を占めたが，CD19 gating で Sm κ / λ 比< 0.1 であった．
以上より B 細胞リンパ腫と診断したが，腫瘍細胞は硝子体細胞の 10% 未満であった．

A 検査

5 染色体検査

DOs

- 染色体検査の結果は，記号による異常の記載だけではなく，必ず核型の画像をみて評価する．単一細胞異常も診断的意義がある．
- 複雑核型のモノソミーは不均衡転座に関与する．マーカー染色体は，モノソミー番号の染色体に由来する構造異常であることが多いことに注意する．
- 非関連性クローンでは，+8，7q-，5q-，20q- など骨髄異形成症候群，骨髄増殖性腫瘍で認められる異常が多い．

1 染色体検査の基礎知識

　染色体検査は，コルヒチンによって有糸分裂期に停滞させた細胞を回収して行う．分裂期の染色体は一対の姉妹染色分体から構成され，各々には長い連続した DNA 分子が折り畳まれ収納されている．M 期の DNA 量は 4C であり，蛍光 in situ ハイブリダイゼーション(FISH)で遺伝子を染色体にマッピングすると twin spot の蛍光が認められるのはこのためである．また，M 期の終末に娘細胞に染色体が収納される直前には，4n のようにみえることがある．間期核では，G1 期(DNA 量は 2C)で single spot，G2 期で twin spot として観察される(図1)．

　染色体は，動原体(セントロメア)，短腕(p, petit)，長腕(q, queue)，テロメアを基本構造としている．セントロメアは各染色体に特有の反復配列で構成されており，個々の染色体はサイズとセントロメアの位置によって A～G 群と性染色体の XY に分類される．核型(karyotype)は，これらを分染法によって描出した縞模様(バンド)に基づいて相同染色体を同定し配列したものであり，その記載は世界的に統一された基準である ISCN 2013 に従う．

2 染色体検査の技術

a 染色体分染法

　23 対 46 個の染色体をすべて正確に同定することができるようになったのは，1970 年前後に Casperson T がキナクリンマスタードを用いて Q 染色法を開発してからである．臨床検査としては，後に開発された高解像力の G 染色法を用いられる．回収した細胞を低調処理で膨張破壊した後，カルノア液で固定し，トリプシン処理後に Giemsa 液で染色する．分裂前中期であれば，ハプロイドあたり 800 の濃淡バンドを識別できる．バンド数が多いほど解像力が高いが，血液腫瘍では分裂後期染色体であることが多いため，300 バンドレベルが平均的である．

b 染色体バンドの特性

　染色体バンドの形成には，A-T あるいは G-C 塩基対の多寡が関与していると考えられている．Q(G)バンド領域は，A-T 塩基対に富み，L1 配列が多く，S 期の後期に複製する DNA で構成されている．A-T 塩基対に優先的に結合するダウノマイシンやアドリアマイシンでも，Q バンドが描出できる．一方，G 染色や Q 染色で染色されない部分は R バンドとよばれる．G-C 塩基対に富み，Alu 配列が多く，早期複製し，発現配列タグが多く，DNaseI の感受性が

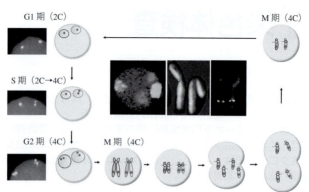

図1 2倍体細胞(2n)のDNA量と細胞周期の関係，間期核の染色体領域，姉妹染色分体．（口絵 No.8）
M期のDNA量は4Cであり，蛍光 in situ ハイブリダイゼーション(FISH)で遺伝子を染色体にマッピングすると，twin spotとして蛍光が認められる．

高い．したがって，発現遺伝子が集中的に分布しており，機能的にはRバンドが重要である．実際，染色体転座の切断はRバンド領域で生じていることが多い．Rバンドは，G-C塩基対に優先的に結合する抗癌抗生物質のクロモマイシンA3でも描出される．

c　SKY法とFISH法

1) SKY法

SKY法は複雑な核型異常や，同じようなサイズと染色性のバンド間に生じた転座の解析に威力を発揮するが，染色体腕内の欠失や重複，逆位を検出することは困難である．また，SKY法の解像力は3〜5Mbと推定される．さらに，高度反復配列の存在する動原体領域と染色体末端部の構造異常を評価できない．染色体転座によって隣接した境界領域における蛍光の重なりが，別の染色体の挿入と誤診される場合があるので注意する．

2) FISH法

臨床検査法としては，転座関連遺伝子をプローブとしたダブルカラー(DC)FISHが確立しており，ゲノムの融合やスプリットを検出する．赤色と緑色でラベルしたプローブが，100〜200kbに近接した場合には黄色シグナルとなり，カットオフ値を1〜3%に設定できる．ホルマリン固定のパラフィン包埋切片上でもシグナルを検出することが可能であり，悪性リンパ腫の日常診療に適している(組織FISH)．

3　染色体検査の解釈

a　染色体異常の種類

染色体異常は数的異常と構造異常に大別され，数的異常には異数性と倍数性の変化がある．構造異常には，①転座，逆位，挿入，②欠失，③均一染色領域(hsr)と二重微小染色体(dmins)があり，各々の染色体異常の切断点や欠失の領域に含まれる遺伝子に変異の生じていることが多い(図2)．

複雑核型で認められるモノソミーの場合，欠失している染色体が別の染色体の構造異常に関与することが多い．マーカー染色体は，モノソミー番号の染色体由来の構造異常であることが多い．特定の染色体異常は，クローン性の評価だけでなく，病型診断や予後推定に重要である．

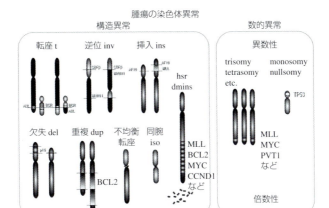

図2　腫瘍の染色体異常（口絵 No.9）
数的異常には異数性と倍数性の変化がある（右）．構造異常には，転座，逆位，挿入，欠失，重複，同腕，homogeneously staining region（hsr）と double minute chromosomes（dmins）があり，各々の染色体異常の切断点や欠失の領域に含まれる遺伝子に変異の生じていることが多い（左）．

b 細胞遺伝学的クローン性と核型進展（表1）

1） 分裂像の由来細胞

染色体検査で得られる分裂細胞は，必ずしも腫瘍細胞に由来しない．腫瘍生検材料では主として腫瘍細胞由来だが，骨髄液では正常造血細胞，リンパ節では胚中心細胞，体腔液では中皮細胞に由来する正常核型の混在に注意する．無症候性骨髄腫や意義不明の単クローン性γグロブリン血症（MGUS）のように分裂能が非常に低い場合には，骨髄液を用いた検査では造血細胞に由来する正常核型しか得られないことが多い．

2） クローン性の定義とモザイクの検出感度

構造異常と数的増加では，2個以上の細胞に同一の異常を認める場合にクローンと判定する．一方，モノソミーのように染色体1本が欠失する場合には，3個以上の細胞に同一の異常が認められた場合をクローン性異常と判定する．しかし現在，一般に行われる20個の分裂像の解析では，統計学的には14%の確率（信頼度95%）でモザイクが検出感度以下となる．50～55個の分裂細胞を分析すると6%，99～112個では3%である．

3） 単一細胞異常（SCA）

分析細胞のうち1個だけが異常を示す場合は，SCAといわれるが，クローンの存在を否定するものではない．また，疾患や病型に特異的な染色体再構成がSCAとして検出された場合には，診断を補助する重要な情報になる．特に，少数の分裂像の解析では，SCAはクローンを形成している可能性が高い．

4） 核型進展とクローン進化

腫瘍では，病勢の進行に伴なって染色体異常が複雑化する現象が認められる．これは核型進展といわれ，クローン進化を示すものである．付加的異常にも特異性が認められ，DLBCLにおける17p-などのように予後因子となる場合もある．さらに，同一細胞にMYC転座とBCL2転座が認められるdouble-hit lymphomaのように，新たな

表1 細胞遺伝学的クローンの判定と評価

クローンの判定	・染色体の増加,構造異常は≧2細胞 ・染色体の減少(モノソミーなど)は≧3細胞 ・20細胞の分析では,14%の確率でのクローンを見逃す ・SCA(単一細胞にのみ染色体異常を認める場合)
核型進展(核型進化)	・基本的な核型に,新たな異常が生じて変化する現象 ・核型は一般的に次第に複雑化する ・クローンとしては単一の stem line を起源とする
非関連性クローン (細胞遺伝学的多クローン性)	・互いにまったく異なる核型を示すクローン ・SCA として認められ,クローンと判定できない場合もある

病型の確立に寄与する場合がある.

c 非関連性染色体異常と細胞遺伝学的多クローン性

染色体検査で,まったく異なる染色体異常を示す細胞が存在する場合には,非関連性染色体異常といわれる.未治療の血液腫瘍では,急性骨髄性白血病(AML)で2.6%,骨髄異形成症候群(MDS)で1.6%,慢性骨髄性白血病(CML)で9.1%と報告されている.レナリドマイド治療後の5q-syndrome とイマチニブ治療後の CML でも,非関連性クローンの出現が報告されており,その頻度は各々19%と6%である.

非関連性染色体異常は+8が最も多く,次いで7q-,5q-,20q- が高頻度に認められており,1q+,dic(1;7),i(17q),13q- なども報告されている.これらの異常は,MDS,骨髄増殖性腫瘍(MPN)で高頻度に検出されるものであり,また,+8,i(17q),5q-,13q- は CML における付加的異常としても認められる.このように,非関連性染色体異常は骨髄系腫瘍においてノンランダムに認められる.MDS,MPN,CML の腫瘍化の初期ヒットは,このような染色体不安定性を示す細胞に存在するゲノム・エピゲノム異常であることが示唆される.

京都府立医科大学大学院医学研究科血液・腫瘍内科学 **谷脇雅史**

☑ クロモスリプシス

クロモスリプシス(chromothripsis，染色体破砕)は，1〜数本の染色体やその部分が単回の破壊的事象により断片化の後，再結合して再び染色体として構築される過程でDNA断片がモザイク状に再配列する細胞遺伝学的現象である．その結果，一挙に数十〜数百箇所のDNA再構成が生じる(図3)．すべての癌で認められ，その頻度は2〜3%とされる．また，クロモスリプシスは遺伝子増幅に関与するhsrとdminsにおけるキメラ遺伝子形成にも関与している．

(谷脇雅史)

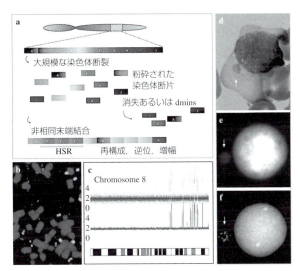

図3 クロモスリプシス(口絵No.10)
a：クロモスリプシスの模式図．1〜2本あるいは一部が粉砕化，再結合して元に戻る過程で一挙に改変され数十〜数百箇所のDNA再構成が生じる．b：SKY解析によるdminsの検出．c：8qの高度増幅(アレイ解析)．クロモスリプシスで形成されたと考えられる局所的な高度増幅が認められる．d：白血病細胞のMay-Grünwald-Giemsa染色像．核から突出する小核(→)．e：小核のDAPI染色像(→)．f：eに示した細胞のFISH像．小核に8q24由来のDNA断片の増幅を認める(→)．

A 検査

6 分子生物学的検査

> **DOs**
> - 造血器腫瘍の診断には，まず形態学的検査，細胞表面マーカー，染色体検査を行う．さらに，遺伝子検査の適応を判断し，病型診断に必要な項目を選択して検査する．
> - 特異的遺伝子変異が検出された場合，腫瘍の治療効果判定（微小残存病変）のバイオマーカーとして利用する．
> - 遺伝子変異を定量的に検査する場合には，測定値に施設間差があることを意識して評価する．

1 基本的な考え方

血液疾患において臨床検査として実施される分子生物学的検査は，①造血器腫瘍の病型診断，治療法の選択，予後予測，治療効果判定（微小残存病変[MRD]），発症に関与するウイルスの検出，②先天性疾患の診断を目的とする遺伝子検査である．特に，急性白血病の病型診断においては遺伝子検査が必須項目となっている．これは，治療標的との関係が明らかな融合遺伝子などの遺伝子構造異常が，治療の効果予測（コンパニオン診断）に威力を発揮するからである．また腫瘍特異的な遺伝子異常が検出された場合には，治療後のMRDマーカーとして利用される．造血器腫瘍の原因となる遺伝子異常には，遺伝子の構造異常（遺伝子変異），発現異常（エピジェネティック異常），感染に伴う異常があり，現在，骨髄異形成の発症に深く関与するエピジェネティック異常をもたらす遺伝子異常の解明が進んでいる．

2 造血器腫瘍

白血病や悪性リンパ腫など，造血器腫瘍の診断のために行う検査として，形態学的検査，細胞表面形質検査，染色体検査，および遺伝子検査がある．

a 急性白血病（表1）

造血器腫瘍の遺伝子異常には，増殖関連遺伝子の異常（classⅠ変異）と分化関連遺伝子の異常（classⅡ変異）があるが，急性白血病はclassⅠとclassⅡ変異の両方を含む多段階の遺伝子異常が集積して発症する（表2）．臨床症状や血液検査結果から急性白血病を疑った場合には，骨髄検査を行い，WHO分類に基づいて診断を確定する．遺伝子検査は，WHO分類（第4版，2008年）による病型分類が不可欠である（図1）．

1) 急性骨髄性白血病（AML）（表1）

WHO分類では，染色体異常に伴って形成される融合遺伝子を有する7つのAML病型と特定の遺伝子異常を伴う暫定2病型を規定している（表1）．この中で RUNX1-RUNX1T1（AML1-ETO），CBFBMYH11，PML-RARA 融合遺伝子を検出した場合には，AML診断基準（骨髄中の芽球比率≧20％）を満たさない場合でもAMLと診断される．AMLで最も高頻度に検出される遺伝子異常は FLT3 遺伝子変異（FLT3-ITD など）であり，予後不良のマーカーとなる．急性巨核芽球性白血病がDown症候群の小児に発症した場合，Down症候群関連骨髄性白血病と診断される．Down症候群新生

表1　急性白血病の病型診断に重要な遺伝子異常

1. AML（特定の遺伝子異常を有する AML）

1）融合遺伝子を伴う AML 7 病型

融合遺伝子	染色体異常	形態（FAB 分類）	頻度（AML 中）	予後
RUNX-RUNX1T1 （AML1-ETO）	t(8;21)(q22,q22)	M2	5%（M2 中 10～20%）	良好
CBFB-MYH11	inv(16)(p13.1q22) t(16;16)(p13.1q22)	M4 好酸球増加を伴う（M4Eo）	5～8%	不良
PML-RARA	t(15;17)(q22;q21)	M3	5～8%	良好
PLZF-RARA	t(11;17)(q23;q21)*			
NUMA1-RARA	t(5;17)(q35;q21)*			
STAT5B-RARA	t(17;17)(q11.2;q21)*			
ZBTB16-RARA	t(11;17)(q23;q21)*			
MLLT3-MLL	t(9;11)(p22;q23)	M5	小児 10%，成人 2%	中間
DEK-NUM24 （DEK-CAN）	t(6;9)(p23;q34)	M3，M7 を除くすべての FAB 形質	1%	不良
RPN1-EVI1	inv(3)(q21q26.2) t(3;3)(q21;26.2)	M3 を除くすべての FAB 形質	1%	不良
RBM15-MKL1	t(1;22)(p13;q13)	M7	＜1%	

2）遺伝子変異を伴う暫定的 2 病型

融合遺伝子	染色体	形態（FAB 分類）	頻度（AML 中）	予後
NPM1 変異	正常核型	M4，M5 が多い	成人 30%，小児 2～8%（M5 中 80～90%）	FLT3-ITD 陰性の場合良好
CEBPA 変異	正常核型	全ての FAB 形質	6～13%	良好

2. ALL（特異的遺伝子異常を有するリンパ芽球性白血病/リンパ種）

1）B-ALL/LBL

遺伝子異常	染色体異常	頻度（B-ALL 中）	予後
BCR-ABL1	t(9;22)(q34;q11.2)	成人 25%，小児 2～4%	不良
TEL-AML1（ETV6-RUNX1）	t(12;21)(p13;q22)	小児 25%	良好
E2A-PBX（TCF3-PBX）	t(1;19)(q23;p13.3)	6%	中間
IL3-IGH	t(5;14)(q31;q32)	＜1%	中間
MLL 再構成	t(v;11q23)		
AF4-MLL など	t(4;11)(q21;q23)	乳児白血病の約 85%	不良

2）T-ALL/LBL

遺伝子異常	染色体異常
TCRα/δ 再構成	14q11.2
TCRβ 再構成	7q35
TCRγ 再構成	7p14-15

3. MPAL

遺伝子異常	染色体異常	予後
BCR-ABL1	t(9;22)(q34;q11.2)	不良
MLL 再構成	t(v;11q23)	不良

＊：亜系，variant RARA translocation

表2 造血器腫瘍で異常をきたす遺伝子

classI 変異：増殖/生存能亢進	classII 変異：分化障害
BCR-ABL1 融合遺伝子	*PML-RARA* 融合遺伝子
FLT3 変異	*RUNX1-RUNXT1*（*AML 1-ETO*）融合遺伝子
JAK2 変異	*CBFB-MYH11* 融合遺伝子
KIT 変異	*MLL* 再構成
PDGFR 再構成	*CEBP* 変異
RAS 変異	*NPM1* 変異
RAF 変異	*EVI1* 過剰発現
NF1 変異	*PU-1* 変異
PTPN11 変異	*NUP98* 再構成
MPL 変異	
CSF1R 変異	

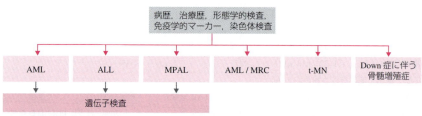

図1 急性白血病病型診断フローチャート

児の一過性異常骨髄増殖（TAM）は発症時には白血病と区別できないが，3か月程度で自然寛解する．TAMの20～30%は1～3年後にAMLを発症する．いずれも *GATA1* 遺伝子変異を認める．

2) **急性リンパ性白血病（ALL）**（表1）

Bリンパ芽球性白血病/リンパ腫（B-ALL/LBL），Tリンパ芽球性白血病/リンパ腫（T-ALL/LBL）は，腫瘍細胞が骨髄や末梢血に浸潤し，骨髄有核細胞比率が25%以上となった場合を白血病，リンパ節や節外病変が主体となる場合をリンパ腫とする．B-ALLで認められる主な融合遺伝子を表1に示す．免疫グロブリン（Ig）遺伝子再構成を伴う *IL 3-IGH* 陽性 B-ALL は好酸球増多を特徴とする．一方，T-ALL/LBLでは半数以上にT細胞受容体（TCR）遺伝子再構成を認める．TCRβ 遺伝子（7q35），TCRγ 遺伝子（7q14/15），TCRα,δ 遺伝子（14q11.2）が関与する転座が主体となる．

3) **急性混合性白血病（MPAL）**

腫瘍細胞は骨髄系とリンパ系両方の細胞系統マーカーを有する． *BCR-ABL1* 融合遺伝子（成人に多い）や *MLL* 遺伝子再構成による融合遺伝子（小児に多い）を伴うことがある．

b **成熟リンパ球性白血病**

慢性リンパ性白血病（CLL）では，成熟Bリンパ球が末梢血に浸潤する．CLL細胞は免疫グロブリン遺伝子の可変領域変異陰性群（40～50%）と陽性群（50～60%）に分類され，陰性群の予後が不良である．変異陰性群では，細胞内チロシンキナーゼZAP-70の高発現を認める．また，染色体欠失に伴って生じるmicro-RNA遺伝子（*miR-16-*

表3 NHLで認められる主な遺伝子異常

病型		融合遺伝子	染色体異常
成熟B細胞系腫瘍	MALTリンパ腫	API2-MALT1	t(11;18)(q21;q21)
		IGH-MALT1	t(14;18)(q32;q21)
		BCL10-IgH	t(1;14)(p22;q32)
		FOXP1-IgH	t(3;14)(p13;q32)
	濾胞性リンパ腫	IGH-BCL2	t(14;18)(q32;q21)
	マントル細胞リンパ腫	CCND1-IGH	t(11;14)(q13;q32)
	びまん性大細胞型B細胞リンパ腫	BCL6-IGH	t(3;14)(q32;q14)
		IGH-BCL2	t(14;18)(q32;q21)
	Burkittリンパ腫	MYC-IGH	t(8;14)(q24;q32)
	リンパ形質細胞性リンパ腫	PAX5-IGH	t(9;14)(q13;q32)
成熟T細胞系腫瘍	未分化大細胞リンパ腫,ALK陽性	ALK-NPM1	t(2;5)(q23;q35)

表4 多発性骨髄腫で認められるIGH遺伝子再構成

遺伝子異常	染色体異常	頻度
CCND1-IGH	t(11;14)(q13;q32)	15〜18%
IGH-C-MAF	t(14;16)(q32;q23)	5%
FGFR3/NNSET-IGH	t(4;14)(p16.3;q32)	15%
CCND3-IGH	t(6;14)(p21;q32)	3%
IGH-MAFB	t(14;20)(q32;q11)	2%

1,miR-15a),ATM遺伝子,p53遺伝子の欠失が病態と関連すると推定されている.前リンパ球性白血病は,B細胞前リンパ性白血病(B-PLL)とT細胞前リンパ球性白血病(T-PLL)に分けられ,B-PLLではp53遺伝子欠失を約50%の頻度で認める.T-PLLでは,ATM遺伝子変異(95%)やTCR遺伝子とTCL1遺伝子との融合遺伝子形成を高頻度に認める.成人T細胞白血病/リンパ腫では,TCR遺伝子再構成が認められる他,細胞DNA中のヒトTリンパ球好性ウイルスI型(HTLV-1)DNAのモノクローナルな組み込みが検出される(HTLV-1キャリアでは検出されない).

c 悪性リンパ腫(ML)(表3)

悪性リンパ腫は細胞系統によりB細胞リンパ腫(BCL),T/NK細胞リンパ腫(TCL),Hodgkinリンパ腫(HL)の3系統に分けられ,BCLとTCLをあわせて非Hodgkinリンパ腫(NHL)と分類される.遺伝子検査では,免疫グロブリン遺伝子やT細胞受容体遺伝子の再構成を調べる.組織病理検査,表面抗原検査などの結果と共に総合的に判断して診断する.NHLで認められる主な遺伝子異常を,表3に示す.ALK陽性未分化大細胞リンパ腫(ALCL)ではNPM-ALK融合遺伝子によってNPM-ALKキメラ蛋白が生じ,核と細胞質の両方でALK陽性となる.ALK遺伝子がNPM以外の遺伝子と融合した場合には,細胞質のみでALK陽性となる.節外性NK/T細胞リンパ腫,鼻型(ENKL)で

Pitfall

BCR-ABL1融合遺伝子がFISH法陽性,RT-PCR法陰性の場合,microBCR-ABL1(p230)の可能性を考える.

表5 骨髄増殖性腫瘍（MPN）で認められる遺伝子異常

病型	遺伝子異常（各病型中での検出頻度）
CML	BCR-ABL1（>90％） 急性期：TP53, PBl, MYC, p16INK4a, AML1, EVI-1 変異
PV	JAK2V617F（>95％），JAK2exon12 変異（3％）
ET	JAK2V617F（40～50％），MPLW515K/L（1～3％）
PMF	JAK2V617F（50～60％），MPLW515K/L（8％）
肥満細胞症（mastocytosis）	KITD816V（全身性肥満細胞症：SM>95％）
CNL	JAK2V617F（まれ）
CEL, NOS	JAK2V617F（一部）
MPN, U	JAK, MPL 変異（一部）
PDGFRA 遺伝子再構成を伴う骨髄/リンパ性腫瘍	FIP1L1-PDGFRA など PDGFRA 再構成
PDGFRB 遺伝子再構成を伴う骨髄性腫瘍	ETV6-PDGFRB など PDGFRB 再構成
FGFR1 遺伝子異常を伴う骨髄/リンパ性腫瘍	ZNF198-FGFR1 など FGFR1 再構成

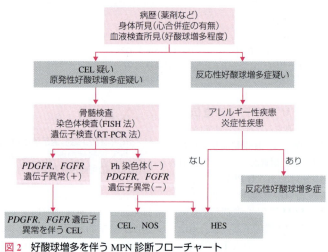

図2 好酸球増多を伴う MPN 診断フローチャート

は，発症に関与する EB ウイルスの検出が重要である．また，TCR 遺伝子再構成の有無により T 細胞系（陽性）か NK 細胞系（陰性）かが判断できる．HL ではほとんどの細胞が免疫グロブリン遺伝子再構成を伴い，EB ウイルス感染頻度は HL の病型によって異なる．

d 多発性骨髄腫（multiple myeloma）（表4）

骨髄腫細胞では，IGH 遺伝子の再構成を高頻度に認める．これらは，KRAS や NRAS の変異（30～40％）と共に腫瘍の発生初期に生じる遺伝子異常と考えられ，進行期には TP53 遺伝子の欠失，変異や MYC/N-MYC 遺伝子関連の転座，FGFR

第4章 研修で学ぶべき検査と治療法

表6 遺伝子異常を伴う主な先天性血液疾患

先天性血液疾患	原因となる主な変異遺伝子	染色体異常
赤血球系疾患	遺伝性球状赤血球症	*Ankryn*(*ANK*), *Band3*, *Protein4.2*, *Spectrin*(*SPT*)
	遺伝性楕円赤血球症	*SPT*, *Protein4.1*, *GlycophorinC*(*GPC*), *Band3*
	サラセミア	*α-globin*(*Gb*), *β-globin*(*Gb*)
	鉄芽球性貧血	*5′-Aminolevulinate Synthase2*(*ALAS2*)
	グルコース-6-リン酸脱水素酵素異常症	*Glucose-6-phosphate dehydrogenase*(*G6PD*)
	Fanconi貧血	*Fanconi anaemia, complementation group*(*FANC*)
	Diamond-Blackfan貧血	*Ribosomal Protein S19*(*RPS19*)
白血球系疾患	Chédiak-Higashi症候群	*Lysosomal trafficking regulator*(*LYST*)
	Wiskott-Aldrich症候群	*Wiskott-Aldrich syndrome*(*WAS*)
	毛細血管拡張性運動失調症	*Ataxia telangiectasia*(*ATM*)
	周期性好中球減少症	*Elastase, neutrophil expressed*(*ELANE*)
	重症遺伝性好中球減少症	*ELANE, Growth Factor Independent1 Transcription Repressor*(*GFI1*)
	Hermansky Pudlak症候群, type2	*Adaptor-related protein complex3, beta 1 subunit*(*AP3B1*)
	Barth症候群	*Tafazzin*(*TAZ*)
	Cohen症候群	*Vacuolar Protein Sorting 13 HomologB*(*VPS13B*)
血小板, 止血凝固系疾患	先天性血小板増加翔	*Thrombopoietin*(*TPO*)
	先天性無巨核球性血小板減少症	*MPL Proto-Oncogene, Thrombopoietin Receptor*(*c-MPL*)
	血小板無力症	*Glycoprotein IIb*(*GPIIb*), *GPIIIa*
	Bernard-Soulier症候群	*GPIbα, GPIbβ, GPIX*
	von Willebrand病	*von Willebrand factor*(*VWF*)

遺伝子変異などを認める.

e 骨髄増殖性腫瘍(MPN)(表5)

　classⅠ遺伝子異常による細胞増殖が,骨髄増殖性腫瘍の発症にかかわる(**表1**).古典的MPNである慢性骨髄性白血病(CML),真性赤血球増加症(PV),本態性血小板血症(ET),原発性骨髄線維症(PMF)のうち,CMLに認められるMajor *BCR-ABL1*融合遺伝子は,恒常的に活性化されたABL1チロシンキナーゼを伴うp210蛋白を形成する. alternative splicing

 コツ

生殖細胞系列遺伝子を調べる遺伝学的検査では,目的に応じて検査前後のカウンセリングを含めた診療行為が求められる.

によるp190蛋白が同時に検出されるCML症例もある. PV, ET, PMFでは,非受容体型チロシンキナーゼJAK2をコードする遺伝子の変異 *JAK2V617F*変異を高率に認める. ETやPMFでトロンボポエチン受容体をコードする*C-MPL*遺伝子変異が

認められることがある．非古典的MPNである好酸球増多症を伴う骨髄/リンパ性腫瘍では，*PDGFRB*や*FGFR1*遺伝子再構成が特徴的な遺伝子異常として，染色体転座と共に検出される．一方，染色体の微小欠失により生じる*FIP1L1-PDGFRA*は染色体Gバンド法では検出できず，FISH法染色体検査やPCR法遺伝子検査によって検出される．これらの*PDGFR*遺伝子変異例ではチロシンキナーゼ阻害剤が有効である(図2)．

f 骨髄異形成／骨髄増殖性腫瘍 (MDS／MPN)

増殖シグナルの恒常的活性化とエピジェネティック調節にかかわる遺伝子の異常が，MDS/MPNの発症に関与する．慢性骨髄単球性白血病では，増殖シグナルの恒常的活性化に関連する*N-RAS*や*K-RAS*遺伝子の変異(約30%)を認める他，DNAのメチル化制御にかかわる*TET2*遺伝子変異(約50%)，ヒストン修飾制御にかかわる*ASXL1*遺伝子変異(約40%)，RNAスプライシングにかかわる*SRSF2*遺伝子変異(約50%)が検出される．*BCR-ABL1*陰性の非定型性慢性骨髄性白血病では，*TET2*遺伝子変異が約30%で検出され，一部の症例でG-CSF受容体遺伝子*CSF3R*や*SETBP1*変異を認める．若年性骨髄単球性白血病では，GM-CSF下流の*NF1*遺伝子変異(15%)，*PTPN11*遺伝子変異(35%)，*RAS*遺伝子群変異(20%)が認められる．

g 骨髄異形成症候群 (MDS)

MDSでは*N-RAS*遺伝子変異，*TP53*変異，*AML1*変異の他，エピジェネティック異常をもたらす遺伝子変異が報告されている．主なものとして，ヒストン修飾制御にかかわる*EZH2*，*ASXL1*遺伝子変異や，DNAメチル化制御に関与する*TET2*，*IDH1/IDH2*，*DNMT3α*などの遺伝子変異，RNAスプライシング関連遺伝子*SRSF2*変異がある．これらの遺伝子異常は，MDS発症機序の解明や診断，予後予測に有用な情報となるだけでなく，治療標的につながる可能性がある．また，*WT1* mRNA定量検査がMDSの病態推移のモニタリングに用いられる．

3 先天性血液疾患(表6)

先天性血液疾患の診断のために実施する生殖細胞系列遺伝子検査は，遺伝学的検査と称される．先天性溶血性貧血では，貧血の原因検索の中でヘモグロビン異常，膜異常，酵素異常等が疑われた場合に，該当遺伝子の変異を検索することになる．変異のホットスポット(多発域)をスクリーニング後，シーケンス解析で同定する．先天性血小板疾患は病態が多彩であり，責任遺伝子が確立していないものが多いが，血小板機能異常症では特定の血小板膜蛋白の欠損や分子異常が知られており，原因遺伝子変異の検出と確定診断が可能である(血小板無力症，Bernard-Soulier症候群など)．血友病の遺伝子変異検査は，保因者診断や出生前診断として行われる場合がある．先天性血栓症では凝固線溶系因子の異常を同定した上で遺伝子検査を行う．

> **DON'Ts**
> - ☐ 造血器腫瘍の遺伝子検査は高価な腫瘍マーカー検査である．総あたり的な診断スクリーニングに使ってはならない．
> - ☐ 偽陽性，偽陰性の可能性は常にある．遺伝子検査の結果からすべてを判断してはならない．

順天堂大学医学部臨床検査医学　**田部陽子**

> ✅ **分子遺伝学的寛解**
> 　治療により完全寛解が得られると，骨髄中の有核細胞中の芽球比率は 1～5% 未満となり，白血病細胞は通常の形態学的検査では検出できなくなる．しかし，寛解後も $10^{6\sim8}$ 個の白血病細胞が残存し(MRD)，残存細胞集団内には治療抵抗性の白血病幹細胞も存在する．定量 RT-PCR 法では，$10^{4\sim5}$ 個に 1 個程度の感度で腫瘍細胞を検出できる．これは，MRD として考えると $10^{8\sim9}$ 個程度に相当する．そこで，この検出感度以下となった場合を分子遺伝学的寛解とよぶ．
> 　　　　　　　　　　　　　　　　　　　　　　　　　　　　　　　　　　　　　（田部陽子）

A 検査

7 リンパ節生検

DOs

- リンパ節腫脹の原因疾患は様々であり,詳細な病歴聴取・身体所見,CT検査や血液検査などで鑑別する.
- リンパ腫の確定診断には病理組織学的診断が必須であり,組織型/亜型確定のためにはホルマリン固定標本を用いた病理組織学的診断や免疫組織化学,未固定検体を用いたフローサイトメトリーや染色体分析・遺伝子解析などを総合的に検討する.
- 病理診断医には十分な臨床情報を届ける.

1 リンパ節生検の適応

リンパ腫患者の多くがリンパ節腫脹を主訴として来院するが,日常診療でリンパ節腫脹をきたす疾患は他にも数多くみられる.リンパ節腫脹の原因としては,腫瘍性と反応性に大きく分けられ,前者には造血器腫瘍か他の悪性腫瘍のリンパ節転移が含まれる.後者は,感染症,自己免疫疾患,サルコイドーシス,壊死性リンパ節炎,薬剤性によるリンパ節腫脹など多岐にわたる.病歴や身体所見,血液検査などを総合的に判断し,リンパ節生検を考慮する(表1).

2 生検部位

最も病態を反映していると考えられる主要病変に対して,原則として開放生検を行う.主要病変が腹部や縦隔にある場合には,アプローチのしやすい表在リンパ節の中でも可能な限り大きいリンパ節を生検する.一般的に腋窩や特に鼠径リンパ節は,脂肪浸潤や線維化など非特異的反応がみられやすく,正しい病理診断の妨げになる場合があるため,表在リンパ節の大きさが同じくらいであれば,病理診断には頸部リンパ節が最も適しているとされる.

近年FDG-PET検査はリンパ腫の病期診断に欠かせない存在であり,生検部位を検討する上でも重要である.CT検査にてリンパ節の大きさを確認し,PET検査のSUVmax値を比較することは,主要病変を選択するのに有用なことが多い.例えば,濾胞性リンパ腫などの低悪性度リンパ腫からの形質転換(aggressive lymphomaへの組織学的進展)を疑った場合には,一部のリンパ節病変が形質転換していることもあり,臨床的には最も増大スピードの速いリンパ節を選択することが重要になる.この場合

表1 リンパ節生検の適応

臨床所見
1. 原因不明の全身症状:B症状(体重減少,発熱,盗汗)
2. 検査値異常:貧血,赤沈亢進,LDH上昇,肝障害など
3. 続発性免疫不全:HIV陽性,臓器移植後,メトトレキサート投与歴など
4. HTLV-I抗体陽性

リンパ節腫脹の特徴
1. 2〜4週間以上持続する
2. 数週間で徐々に増大傾向を示す
3. 新たな腫脹リンパ節の出現
4. 深在性(縦隔や後腹膜)リンパ節のみの多発性腫脹

(Skarin AT: Approach to the patient with suspected lymphoma. In: Canellos GP, et al[eds], The Lymphomas. WB Saunders, 1998;207–211 より改変)

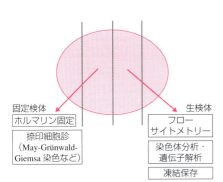

図1 リンパ節検体の処理方法
検体処理のコツは，①病理組織学的標本検体は厚さ3〜5mmを目安に割を入れて作製し，固定ムラを防ぐ．②検体量が少ないときは，病理組織学的標本（形態学的観察用）を最優先する．③生検体は，清潔操作で3〜5mm角に刻み分配する．

 Pitfall

緩徐な経過をたどる縦隔リンパ節腫脹では，サルコイドーシスとの鑑別に苦慮することがある．画像所見では肺実質病変が明らかでない場合も，経気管支肺生検や気管支肺胞洗浄によりサルコイドーシスの診断が得られることがある．

Pitfall

結核性頸部リンパ節炎を疑った場合には，吸引細胞診による結核菌の分離・同定が可能な場合もあり，リンパ節生検を行う前に検討すべきである．

もPET検査でSUVmax値を比較することで，最もaggressiveな病変を選択することが容易となる．

3　リンパ節検体の取り扱い

　悪性リンパ腫の病理組織学的分類は極めて多彩であり，より正確な診断を得るためにはホルマリン固定標本に加えて，未固定の"生"検体を必要とするフローサイトメトリーや染色体分析が重要であり，生検後速やかに検体処理を行う必要がある（図1）．
　リンパ節生検時には，可能な限り被膜も含め丸ごと採取し，無菌的に生理食塩水に浸した滅菌ガーゼに包み，滅菌ディッシュに入れる．多量の生理食塩水にリンパ節を直接浸すと，細胞が膨化して組織変性の原因となることに注意する．生検後は素早く検体処理を開始し，病変中央部の厚さ3〜5mm位の最大割面スライス（小リンパ節の場合は半切りした一片）をホルマリン固定標本（10〜20％中性緩衝ホルマリン液）とする．割面を入れることで組織固定液の浸透不良を防ぐことができるため，万一検体処理ができない場合も1cm以上の検体では，半割すると検体中心部のホルマリン浸透不良による変性を防ぐことができる．検体割面で捺印細胞診（スタンプ標本）を作製するが，その際に割面を肉眼でよく観察する．一般的に，リンパ腫では乳白色均一で透明感があって軟らかく，濾胞性リンパ腫では肉眼的に顆粒状の濾胞構造がみえることもある．壊死組織が目立つ場合には，結核性リンパ節炎の鑑別に細菌検査を追加するとよい．捺印細胞診は，スライドガラスに軽くスタンプし，塗抹標本と同様に冷風ですばやく乾燥させてMay-Grünwald-Giemsa染色標本を作成するため，生検から数時間でリンパ腫か固形腫瘍かの迅速診断に役立つ（湿固定によるパパニコロー染色もある）．フローサイトメトリー・染色体分析には，リンパ節検体を3〜5mm角切片に切り分け，残余検体は−80℃冷凍保存（細胞浮遊液もしくはOCTコンパウンド包埋）することで必要に応じて特殊な免疫組織化学や遺伝子解析に備える．

4　微小検体の取り扱い

a　針生検の検体

　縦隔や後腹膜腫瘍に対して針生検を行う場合には，挫滅に弱いリンパ腫細胞の形態

学的観察を優先するために，最長の検体1～2本を優先してホルマリン固定標本とし，残りをフローサイトメトリーや染色体分析に分配する．CTガイド下生検など生検針が細い場合には，針からピンセットで検体を剥がそうとすると，組織が大変軟らかいために挫滅しやすいことに注意する．筆者らは，滅菌爪楊枝に巻き付けて針から外し，ホルマリン固定液には爪楊枝ごと浸けることで組織の挫滅を減らす工夫をしている．

b 鉗子生検の検体

消化管腫瘍に対する鉗子生検の場合にも，最大径の検体2個をホルマリン固定標本とし，残りをフローサイトメトリーや染色体分析とする．リンパ腫診断において形態学的観察が最も重要であることは他の腫瘍と同様であるが，リンパ腫細胞は他の腫瘍に比べて機械的な挫滅をかなり受けやすいため，採取時にはできるだけ圧力を加えないようにしなければならない．病変を代表すると思われる切片をホルマリン固定標本とするべきであり，他の検査は検体量に応じて適時追加していく．微小検体を乾いたガーゼや濾紙に貼り付けると，繊維に組織が吸着して回収不能になる可能性があるため厳禁である．また，鉗子生検による検体では2～3時間で固定されるものも多く，24時間以上の固定は過固定となり免疫組織化学やFISHなどの検査に適さない場合があるため注意が必要である．

c 体腔液検体

胸腹水や心嚢水などの体腔液検体のみの場合は，細胞診のみで悪性リンパ腫の診断をするのは非常に難しい．筆者らは検体にもよるが100～500mL採取し，検体の約半量からセルブロックの作製（遠心操作にて得られた沈渣からパラフィンブロックを作成）を病理部に依頼し，免疫組織化学を施行している．残りはフローサイトメトリーや染色体分析・遺伝子解析などの多角的な検索を行うことで，体腔液検体のみからでも診断精度を上げるよう努めている．

5 病理診断のプロセス

悪性リンパ腫の病理診断では，①リンパ節病変が腫瘍か反応性か，②腫瘍であればリンパ腫か他の腫瘍か，③そしてリンパ腫であればWHO分類に従ってどの病型に該当するのか，を判断していく．WHO分類でも，形態学的特徴・免疫学的表現型や遺伝子学的特徴の検索が推奨されており，これらの結果を総合して最終診断を確定することが重要である．

a 形態学的観察

ホルマリン固定パラフィン包埋切片から薄切標本を作製し，ヘマトキシリン・エオジン（HE）染色標本における組織像・細胞形態観察を行う．さらに，HE染色にて腫瘍細胞と判定した細胞が，どのような免疫形質を有しているかを免疫組織化学にて判断していく．免疫学的表現形の検索には，免疫組織化学とフローサイトメトリーによる細胞表面抗原の検索が行われ，双方の利点を生かして併用することが診断上有用である．

b フローサイトメトリー

フローサイトメトリーによる解析は，比較的短時間に多数の抗体に対する陽性率を定量的に測定できる利点を有する．自施設で実施する場合には検査当日に，外部検査会社に委託する場合でも一両日で結果が判明し得る．また多重染色の組み合わせにより，腫瘍細胞の正常と異なる発現（aberrant expression）を認識しやすい利点もある．リンパ節の細胞浮遊液や骨髄・末梢血，胸腹水，脳脊髄液，気管支肺胞洗浄液などの検体でも施行可能であり，これらの部位への浸潤の有無を判定するのにも有用である．欠点としては，腫瘍細胞割合が少ない検体や疾患（Hodgkinリンパ腫や未分化大細胞リンパ腫など）では，腫瘍細胞の検出が困難となることに注意が必要である．

c 染色体分析

染色体分析では，分裂中期像の May-Grünwald-Giemsa 染色標本を観察して行う G バンド法が一般的である．採取直後の検体を至適環境で培養開始するのが理想であるが，現実的には外注のため培養開始まで半日以上要してしまうことも多く，分裂期像が得られないことや分裂期細胞を 20 細胞分析できないこともたびたび経験する．腫瘍細胞が少ない場合や増殖が緩徐な腫瘍であっても，PHA などの刺激因子添加は，腫瘍細胞以外の混在する反応細胞を選択してしまうことが多いため避けるべきである．正常核型が確認された場合は，周囲の反応性正常細胞の分裂像をみている可能性も否定できない．分裂中期像を示す細胞のうち異常が 1 細胞にのみ認められた場合，定義上はクローン性と判断しないが，既知の特徴的染色体異常を含む異常の場合には，腫瘍細胞を反映しているものと推察することができる．

d FISH 法

FISH 法は，分裂中期像だけでなく間期核の異常も検出できるという利点がある．染色体分析で分裂像が得られない場合でも，特徴的な染色体異常を有するリンパ腫であれば，染色体分析後に保存したカルノア液を用いて FISH 解析が可能である．染色体分析には通常，生検時に生細胞を処理して使用する必要があるが，パラフィン切片を用いた組織 FISH も利用できるようになり，HE 標本で確認された病巣部の細胞を選択して，切片上で染色体異常を評価することも可能である．

e 遺伝子解析

腫瘍としてのモノクローナリティおよび腫瘍細胞の起源を判断するには，B 細胞の場合は免疫グロブリン重鎖遺伝子(IgH)，T 細胞の場合は T 細胞抗原受容体(TCR)の遺伝子再構成を確認する．通常はサザンブロット法にて検出するが，採取された DNA が少量の場合や検体中の腫瘍細胞が非常に少ない場合(血管免疫芽球性 T 細胞リンパ腫など)には，PCR 法により検出することも可能である．EB ウイルス関連の NK 細胞性腫瘍では，EB ウイルスのクローナリティ，成人 T 細胞性白血病/リンパ腫では HTLV-1 ウイルスのクローナリティをサザンブロット解析で判断することが診断に重要である．

DON'Ts

- 伝染性単核球症を疑う患者では，診断を目的としたリンパ節生検をすべきではない．その理由は，当該症例の病理組織学的所見は悪性リンパ腫にかなり類似するため，誤診を招きかねないからである．
- 病勢をみながら適切な時期にリンパ節生検を行うべきであり，いたずらに診断確定までの時間を費やすべきではない．

文献

1) Skarin AT：Approach to the patient with suspected lymphoma. In：Canellos GP, et al (eds), The Lymphomas.WB Saunders, 1998：207–211

東北大学大学院医学系研究科血液免疫病学分野　**福原規子**

☑ 病理医と仲よくしよう

リンパ腫 WHO 分類には診たことのない亜型も少なくないが，特に"非典型的な""珍しい"診断名が下された場合には，慎重になった方がよい（自験例では，Rosai-Dorfman 症候群が Hodgkin リンパ腫，Langerhans 細胞組織球症が未分化大細胞リンパ腫，Weber-Christian 病が皮下脂肪織炎様 T 細胞リンパ腫へと最終診断が変更になったことがある）．病理診断に難渋したときに臨床情報が診断のヒントになることがあり，病理診断と臨床経過との間に多少とも乖離を感じたら，病理医と意見交換することが重要である．病理診断は天からのお告げではなく，日頃から病理医とコミュニケーションをとり"より的確な病理診断"を得ることが最適な治療選択への近道である．

（福原規子）

B 治療法（薬剤，対策）

1 抗血栓療法に伴う落とし穴
抗血栓療法のリスク管理

DOs

- □ ワルファリンの休薬により血栓性・塞栓性疾患発症のリスクは上昇することを理解する．
- □ 処置の担当医は抗凝固療法を行っている基礎疾患の情報を入手し，抗凝固療法を受けるに至った基礎疾患により血栓症発症のリスクを分類する．
- □ 中止の可否，代替抗凝固療法の必要性をリスクから判断する．

1 はじめに

わが国においても，心臓血管・脳血管疾患，糖尿病の増加に応じて，抗凝固療法，抗血小板療法を長期間にわたって受けている患者は増加の一途をたどっている．一方，心房細動は80歳以上の日本人の約数％に認められるとされ，現在心房細動における左房内血栓による塞栓症予防において最も有力なエビデンスを有する抗凝固療法薬，ワルファリンの処方数は過去10年で倍増，服用患者は国内80万人以上に達するといわれ，こうした患者が日常様々な観血処置・手術を受ける機会も増加している．処置を安全に行うためには，当然ながら適切な方法により抗血小板薬，抗凝固薬の減量・中止が行われる必要がある．しかし，その一方で血栓症に対して正しく行われていた抗血小板・抗凝固療法が不用意に中断されてしまい，代替療法が行われなかったために血栓症が発症し，しばしば非常に重篤な転帰をとることもある．

このような状況で処置・手術を安全に行うためには，抗血小板・抗凝固療法を受けている原疾患について正しく理解すると共に，これらの薬剤を処方している主治医と密接に連絡をとる必要がある．すなわち，本来は処方医と処置医が密接に連絡をとりあい，個々の患者に対する方針をガイドラインなどを参考に決定することが望ましいが，内視鏡処置など頻繁に行われる処置では処方医が必ずしも院内医であるとは限らないこと，医師の出入りの頻繁な施設ではしばしば連絡が密にならないこと，処置の重要性と薬剤投与の重要性に意見の相反が生じた場合の基準がないこと，などの問題点があげられる．

手術・処置の現場ではこうした薬剤の取扱いにまつわるトラブルが大小含めて日常茶飯事となっており，院内コンセンサスに基づいた取扱い方の取り決めが必要とされてきた．もっとも，抗血栓療法を受けている患者の病態はしばしば特殊であり，そのような場合にはなおさら処方医と処置医が綿密な打ち合わせを行うことは必須である．しかし，一定の取り決めの範囲内で対処が完了すると思われる症例は相当数にのぼると考えられ，そのようなケースでは「院内取扱い規約通りで行う」と確認することで，職員周知の方法に従って確実に行うことのできるメリットがあり，また相談を受けた処方医，専門各科の意見のばらつきも少なく抑えることができると期待される（図1）．名古屋大学医学部附属病院では，2008年以降に「抗血栓療法中の患者に対し，名古屋大学医学部附属病院において検査・処置・手術を行う際の抗凝固薬・抗血小板薬の院内取扱い規約，以下，規約」を準備し，

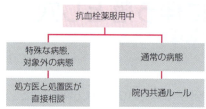

図1 取扱い規約運用の原則

2013年に改訂を行った.

抗血栓療法のエビデンスは毎日のように現れ，治療法は日進月歩である．しかしわが国においては関係のガイドラインが必ずしも十分に整備されているとは限らず，また欧米人と体格，生活習慣，人種の異なる日本人におけるエビデンスは不足している．またこうした取扱い規約は個々の症例に対する担当医・処置医の判断に優先するものでは決してないため，担当医，処方医双方が，もしくは担当医が本規約に従って運用すると決定した場合にのみ，適用されることが望ましい．

2 抗血栓薬の作用と取扱い

a ワルファリンの中断にあたって

一般に，ワルファリンの休薬により血栓性・塞栓性疾患発症のリスクは上昇し，一説では休薬100回につき約1回の割合で血栓塞栓症が発症するとされる[1]．しかも，多くの場合一度発症すれば病態は重篤で，予後不良である場合が多い．特に抗凝固療法が選択される機械的弁置換症例[2]や，先天性血栓性素因（プロテインC欠乏症，プロテインS欠乏症，アンチトロンビン欠乏症など）など極めて深部静脈血栓症の発症が危惧される患者，過去に生命に危険の及ぶ深部静脈血栓症を発症した患者では，抗血栓療法を施行しなかった場合の血栓塞栓症の発症率が高いことに留意する必要がある．

処置の担当者は処置開始前にワルファリン処方医より抗凝固療法を行っている基礎疾患の情報を入手することが基本である．

特にわが国ではしばしば抗凝固療法の目的，安全性を十分理解しないまま漫然と服用を続けている患者に遭遇することがあり，その多くでは1～3mgの小量内服，INR<1.5程度で内服を続けている例が多く，このような例ではほとんど中止の必要はない．しかし入院患者，癌患者では深部静脈血栓症（DVT）の発症リスクが上昇していることと共に，逆に処置・手術に備えた絶食処置により特に高齢者では脱水に陥りやすく，少量投与といえどもINRが不定に上昇している可能性を十分配慮すべきである．また，抗凝固療法の知識が十分でない患者では処置・手術に伴う中止の後も勝手に自己中断してしまうケースも多く，確実に再開するよう指導を行うべきである．その意味で，処置を目的に入院する場合を逆に再教育のよい機会ととらえ，「ワルファリン（ワーファリン®）教室」などを利用して再度服薬指導をするのも一考であろう．

b 代替抗凝固療法（Bridging anticoagulation）

できれば抗凝固療法を中止したくないが，やむを得ず中止して安全に手術・処置を行いたい場合は，ワルファリン休薬にあわせて未分画ヘパリン，低分子ヘパリンなどのヘパリン類の全身投与が行われる．代替抗凝固療法としては，ACCPガイドラインは低分子ヘパリンの皮下注もしくは未分画ヘパリンの（点滴）静注を推奨している[3]が，わが国では低分子ヘパリンの血栓症予防における保険適応には大きな制限がある．

一方，ヘパリンの使用にあたっては一定の頻度で発症するHIT，特にtype 2 HITに対して十分な警戒を怠ってはならず，また肝障害の発症にも留意する必要がある．

c ワルファリン以外の（新規）経口抗凝固薬

ワルファリンはその機序により効果発現・中止後の効果減弱が遅く，予防効果に優れる反面，頭蓋内出血など重篤な出血副

表1 NOACsの特徴（2013年時点）

NOACs （商品名）	Dabigatran （プラザキサ®）	Rivaroxaban （イグザレルト®）	Edoxaban （リクシアナ®）	Apixaban （エリキュース®）
Target	FIIa (DTI)	FXa	FXa	FXa
Prodrug	Yes	No	No	No
Dosing	Twice daily	Once daily	Once daily	Twice daily
Coagulation monitoring	要求なし	要求なし	要求なし	要求なし
Pharmacological effect	TT, APTT, PT	PT, APTT	PT, APTT	PT, APTT
Bioavailability（％）	6	80	50	50
Half-life（h）	12-17	5-9	9-11	9-14
Renal excretion（％）	80	65	35	
Drug interactions	P-gp inhibitors	Potent inhibitors of CYP3A4 or P-gp	Potent inhibitors of CYP3A4 or P-gp	Potent inhibitors of CYP3A4 or P-gp

作用の頻度が無視できないことから，治療域と副作用域が近接している．またPT-INRによるモニタリングが不可欠で，なおかつ食事や併用薬剤の影響を受けやすいなど，非常に使いづらい薬剤である．こうしたワルファリンの欠点を補うべく，近年，直接活性化凝固因子を抑制する新たな経口抗凝固薬が出現している．

d　ワルファリン以外の（新規）経口抗凝固薬の中止にあたって

これら新規薬剤は上市されてから間もないこともあり，内服中の中止の影響については臨床的な経験が不足している．例えば，ワルファリン服用患者の抜歯については長い経験により服用下で抜歯が推奨されているが，新規薬剤については一定の見解はない．しかし，**表1**に示すように半減期は最も長いもので17時間であることから，通常12～24時間前に内服中止すればその効果はほぼ消失すると考えられる．また，再開する場合もワルファリンと違って直ちに効果が得られる．一方，中止した場合の血栓症再発のリスクについては，目下のところ適応症が非弁膜症性心房細動患者，膝関節全置換術，股関節全置換術，股関節骨折手術施行患者に限られているため，適応症通りに内服している患者の場合には中止における血栓症リスクは低いと考えられる．しかし，今後使用が拡大するにつれ，高リスクの病態（弁膜症を伴う心房細動，機械弁など）に用いられる可能性があり，この場合は高リスク病態に対するワルファリン服用患者と同様，中止に伴い必要に応じてヘパリン置換が必要である．特にワルファリンと異なり，中止後，非常に短時間で効果が消失することから，高リスクの病態に対して使用されている場合はむしろ，ワルファリン以上に代替抗凝固療法の開始のタイミングについて留意する必要がある

e　抗血小板薬の中止時期

INRにより薬効評価を行えるワルファリンと異なり，抗血小板療法の薬効評価は一般的ではない．抗血小板療法の対象とされる疾患，例えば心筋梗塞症例などでは，抗血小板療法を中止，中断により施行しなかった場合の血栓症発症率は一般的に低いとされている[4]．しかし，人種の差を考えると日本人における出血の危険性については議論の余地がある．通常抗血小板薬は血小板に直接作用し，原理的には血小板の寿命（10日）まで作用は続くと考えられることから，シロスタゾールなどを例外として服用を中止してもその作用は不可逆性であるとされており，7～10日間の休薬が推奨され

ている[5]．しかし，正常日本人男子に抗血小板薬を投与したKomatsuら[6]の結果によると，アスピリン（100mg/day）投与では3日間の中止後，チクロピジン（300mg/day）投与では中止5日後，両者同時投与例では7日後には出血時間や血小板凝集能がほぼ正常化したという．実際，血小板のturn overについては不明な点も多く，かつて多くのガイドラインが低用量アスピリン投与患者の中止期間として設定している7日間は，経験的にもかなり安全域を広くとったとも考えられる．

アスピリンの急薬期間については，日本消化器内視鏡学会ガイドラインでは2005年の旧版[7]以降，3～5日間とされてきた．本取扱い規約2008年版では7日間としてきたが，すでに3～5日間の休薬期間が定着し，実臨床上の安全性も広く確認されていると考えられることから，出血リスクの低い処置・手術では3～5日間として差し支えないと考えられる．

一方，チエノピジン系抗血小板薬であるチクロピジン（パナルジン）の添付文書や適正使用情報には，手術の10～14日前に投与を中止すること，と記されている．以前のACCとAHAの冠動脈バイパス術に関するガイドラインには，アスピリンや「他の」抗血小板薬を手術の7日前に中止するように記されていた．アメリカ消化器内視鏡学会のガイドラインでも，多くの場合7～10日の休薬を推奨している[8]が，日本消化器内視鏡学会は2005年以降も「5日間の休薬でも出血性偶発症が増加したという報告はみられていない」との理由で5～7日間としている．

またシロスタゾールの作用は濃度に依存し可逆性であり，通常48時間以内には体外へ排出される[9]．以上を踏まえ，抗血小板薬の中止時期をアスピリン3～5日，チクロピジンは5～7日前に，シロスタゾールは3日前に中止することとした．

ただし，上記の各薬剤の休薬期間については目安であり，担当医の裁量により適宜増減できると思われる．特に，出血リスクの高い手術においては上記にこだわらず，例えば長めの休薬期間（例：アスピリン7日）をとることを妨げないほうがよい．

一方，動脈手術ではアスピリン投与下に手術を行うことがあるため，その場合を想定して中止の必要性を除外するべきと考えられる．

2 代替療法

本規約では，抗血小板療法の代替抗血栓療法としてヘパリン置換を推奨することがあるが，これについては明白な科学的根拠が不足している．ヘパリンはあくまでも抗凝固薬であって，抗血小板薬の薬理作用を代替することはできない．しかしながら抗血小板療法によって日常予防が行われることの多い動脈血栓症，冠動脈血栓症，脳動脈血栓症の急性期治療においてヘパリンは日常使用され，一定の効果が多くの臨床的経験として共有され，安全な処置・手術の遂行に寄与していることは否定できないことから，少なくとも抗血小板療法により血栓症発症が予防されている患者において，薬剤を中断した場合血栓症の発症を短期間抑制する効果はあると考えられる．

DON'Ts

- ☐ 特殊な病態のときにはガイドラインだけによらず，処方医・処置医による十分なディスカッションを怠ってはならない．
- ☐ 経口抗凝固薬を中止する際は腎機能の評価を怠ってはならない．

文献

1) Wahl MJ：Arch Intern Med 1998；158：1610-1616
2) Cannegieter SC, et al.：Circulation 1994；89：635-641
3) Douketis JD, et al.：Chest 2012；141：e326S-350S
4) Stein PD, et al.：Chest 1992；102：445S-455S.
5) Baron TH, et al.：N Engl J Med 2013；368：2113-2124
6) Komatsu T, et al.：J Gastroenterol 2005；40：698-707
7) 日本消化器内視鏡学会リスクマネージメント委員会：Gastroenterol Endosc 2005；47：2691-2695
8) Anderson MA, et al.：Gastrointestinal Endosc 2009；70：1060-1070
9) Yasunaga K, et al.：Arzneimittelforschung 1985；35：1189-1192

名古屋大学医学部附属病院輸血部　松下　正

B 治療法（薬剤，対策）

2 抗癌化学療法薬

DOs

- 化学療法施行時は水分貯留傾向があるため，体重測定を毎日行う．
- アントラサイクリン系薬剤の使用の際は，心臓超音波検査，脳性ナトリウム利尿ペプチドなどで心機能の評価をする．
- アントラサイクリン系薬剤が使血管外漏出をきたした際は，直ちに解毒剤デスクタゾキサン（サビーン®）を投与する．

1 基本的な考え方

急性白血病は，骨髄性とリンパ性の2つに大別され，使用薬剤がやや異なる．急性骨髄性白血病治療における Key drug は，ヌクレオシドアナログであるシタラビンと，アントラサイクリン系抗腫瘍性抗生物質であるダウノルビシン，イダルビシンである．急性リンパ性白血病では抗腫瘍性抗生物質に加え，副腎皮質ステロイド，アルカロイド系抗癌薬（ビンクリスチン），アルキル化薬（シクロホスファミド），葉酸代謝拮抗薬（メトトレキサート），酵素阻害薬（アスパラギナーゼ）が用いられる．また骨髄異形成症候群にはヌクレオシドアナログ，アザシチジンが使用可能となった．

2 血液疾患に用いる主な抗癌化学療法薬

a 代謝拮抗薬

1) シタラビン（ara-C, キロサイド®）

急性骨髄性白血病（AML）治療の key drug である．$3\sim10\,mg/m^2$ の少量，$70\sim200\,mg/m^2$ の通常量，$1\sim3\,g/m^2$ の大量投与と幅広い投与量に加え，静脈内投与，皮下投与，髄腔内投与と様々な投与方法がある．本剤の作用機序は投与量・方法にかかわらず共通である．Ara-C は細胞内で ara-C 三リン酸（ara-CTP）へと活性化され，DNA ポリメラーゼの弱い基質として DNA 内へ転入され，DNA 鎖伸長を阻害することで細胞周期 S 期特異的に抗白血病効果を発揮する．Ara-C 大量療法では高い血中濃度が得られることから，中枢神経への薬剤移行と白血病細胞の耐性機序の克服を目的としている．大量療法では重篤な骨髄抑制をきたしやすく，中枢神経障害，非心原性肺水腫，結膜炎なども生じる．中枢神経障害は高齢者，特に腎機能低下例において発症しやすい．結膜炎に対しては，ステロイド点眼薬を予防的に投与する．本剤投与6～12時間後に発熱，筋肉痛，骨痛，皮疹，結膜炎などが生じることがあり，シタラビン症候群とよばれる．これらの症状がみられた場合は，副腎皮質ステロイド薬の予防投与が有効である．

2) フルダラビン（F-ara-AMP, フルダラ®）

本薬は慢性リンパ性白血病や低悪性度リンパ腫の治療に用いられ，単独では急性白血病に十分な効果を有さない．一方，再発性・難治性白血病の救援療法である FLAG 療法において，ara-C，顆粒球コロニー刺激因子と併用することで ara-C の効果増強薬として作用する．T細胞を強く抑制するためニューモシスチス肺炎やウイルス感染症などの日和見感染症を併発することがあり，注意を要する．本剤の経口薬の bioavailability は約5割である．

3) 5-アザシチジン（ビダーザ®）

本薬は，メチル化阻害薬として高リスク骨髄異形成症候群の治療に用いられる．DNA 内に取り込まれた本薬の代謝物は，azacytosine-guanine ペアを形成する．DNA メチル基転移酵素（DNMT）は通常のシトシンと同様，アザシトシンとも結合するが，DNMT 自身が DNA から解離できなくなり，DNA ごとプロテアソームで分解される．結果として細胞内の DNMT が減少し，メチル化が阻害される．このため DNA が複製されるたびにメチル化が行われずに減少していき，本剤の治療効果としての脱メチル化作用を発揮する．副作用として，通常の殺細胞性抗癌薬としての骨髄抑制，消化器症状などがみられる．

4) メトトレキサート（MTX，メソトレキセート®）

葉酸アナログで，DNA 合成，RNA 合成に不可欠な還元型活性葉酸の合成を阻害する葉酸代謝拮抗薬である．本薬の効果はS 期特異的である．リンパ系腫瘍，急性リンパ性白血病（ALL）や悪性リンパ腫の治療に用いられ，大量投与時には殺細胞効果を発揮する薬剤濃度（1μM 以上）が髄液中に到達可能となり，中枢神経浸潤を有するリンパ性白血病や中枢神経系リンパ腫あるいは中枢浸潤予防に使用される．本薬の副作用は主に骨髄抑制と粘膜障害，肝障害であり，大量投与時には腎毒性の軽減のため補液と尿のアルカリ化を行う．MTX は癌化学療法において治療薬物モニタリングが保険適応となっている唯一の薬剤であり，血中濃度を測定しながら活性型葉酸アナログである leucovorin を使用する（ロイコボリンレスキュー）．血中濃度の目安は MTX 投与開始から 48 時間値で＜ 1μmol/L，72 時間値＜ 0.1μmol/L であり，この濃度より高い場合は目標血中濃度以下になるまで leucovorin の投与を繰り返す．非ステロイド性消炎鎮痛薬は MTX の血中濃度を遷延

 コツ

アザシチジンの減量規定に血中重炭酸イオンの低下があげられている．といっても，血液ガス測定をそう繰り返すのも双方苦痛である．通常の生化学検査で血中 Na イオン，Cl イオンの濃度を必ず測定して，常にその減算を臨床の場で行う習慣を身につけよう．[Na⁺]-[Cl⁻] 値が低下してくる（＜ 36mEq/L）ようであれば，[[Na⁺]-[Cl⁻] = AG+[HCO₃⁻]] の式で知られるよう，HCO₃⁻ の低下をきたしている可能性が高く，その時点で血液ガス測定を行うのが簡便である．

させるため，大量療法時は併用しない．腹水，胸水がある場合は，MTX が体液中に移行し貯留するため，血中濃度が遷延し重篤な粘膜障害・骨髄毒性をきたす恐れがあり，原則禁忌である．

b 抗腫瘍性抗生物質

アントラサイクリン系薬剤およびブレオマイシン（BLM，ブレオ®）が抗腫瘍性抗菌薬に分類される．

1) アントラサイクリン系薬剤

AML，ALL，リンパ腫のいずれにおいても中心的な治療薬剤であり，ドキソルビシン（DOX，アドリアシン®，ドキシル®），ダウノルビシン（DNR，ダウノマイシン®），アントラキノン系薬剤にミトキサントロン（MIT，ノバントロン®），DOX の誘導体にイダルビシン（IDR，イダマイシン®）がある．主な作用機序は 2 本鎖 DNA に直接結合し（intercalate），DNA 合成の阻害や，トポイソメラーゼ II の阻害作用を有する．毒性は骨髄抑制，粘膜障害，脱毛，心毒性，血管外への漏出による皮膚潰瘍形成である．粘膜障害は DOX の方が DNR より重篤である．心毒性は蓄積性であり，高血圧や心疾患の既往があると心毒性が発症しやすいため，心臓超音波検査や脳性ナトリウム利尿ペプチド（BNP）などでモニタリン

グを行う．心毒性は容量規定因子で，薬剤ごとに累積投与量の上限が設定されており，治療経過の長い症例や，乳癌などの固形癌の治療歴がある二次性白血病などの症例では過去の総投与量の確認が必要である．

2）ブレオマイシン（BLM）

Hodgkin リンパ腫の標準治療である，ABVD 療法に用いられる．DNA1 本鎖・2 本鎖切断を介し抗腫瘍効果を発揮する．本剤の容量毒性因子として間質性肺炎，肺線維症などがあり，蓄積毒性のため BLM の総投与量の上限が 300 mg と定められている．これら肺障害の早期発見・進展予防として，定期的な胸部 X 線撮影，動脈血酸素分圧（PaO_2），肺胞気動脈血酸素分圧較差（A-aDO_2），一酸化炭素拡散能（DL_{CO}）をモニタリングすることが望ましい．特に放射線照射後，高齢者，既存の肺疾患などの高リスク群では注意深い経過観察が必要である．また，ABVD 療法施行時に G-CSF 製剤の併用を行った群で肺障害の発生率が有意に高かったという報告もあり，G-CSF 製剤の併用時は注意する．

c アルキル化薬

アルキル化薬は，DNA をアルキル化することにより効果を発揮し，リンパ系腫瘍に用いられる．アルキル化薬の作用は細胞周期に依存しない．シクロホスファミド（CY，エンドキサン®），イフォスファミド（IFM，IFO，イホマイド®），メルファラン（MEL，L-PAM，アルケラン®），ブスルファン（BU，マブリン®，ブスルフェクス®），ダカルバジン（DTIC，ダカルバジン®）などである．CY, MEL, BU などは造血幹細胞移植の前処置として大量投与が行われる．これはアルキル化薬の抗腫瘍効果が容量依存性に直線的に増強されること，主要な毒性が骨髄抑制であり，非血液毒性が軽度で容量規定因子になりにくいためである．晩発性副作用として，性腺機能障害や二次性白血病の問題がある．

1）シクロホスファミド（CY），イフォスファミド（IFO, IFM）

CY はプロドラッグであり，肝臓で活性型に代謝され，細胞内でさらに phosphoramide mustard およびアクロレイン（acrolein）に代謝され，前者がアルキル化剤として作用し，アクロレインが出血性膀胱炎の原因物質となる．出血性膀胱炎の頻度は IFO の方が CPA より高いとされており，予防策として，十分な補液（1 日 2～3L）により尿量を確保し，メスナ（ウロミテキサン®）を投与する．メスナはアクロレインと結合し，毒性を弱める作用がある．造血幹細胞移植の前治療に本薬を投与する場合には，肥満患者には投与量が過多にならないように，標準体重から換算した投与量を考慮する（容量調節，p.138）．CY の大量投与時に心毒性がまれに出現することがあるので，心電図モニタを行うことが望ましい．

2）ブスルファン（BU）

骨髄系細胞に強い殺細胞効果を有し，経口剤と注射剤がある．BU は髄液移行性が高く，造血幹細胞移植時の前処置の大量療法時にはけいれんを起こしやすいため，予防的に抗てんかん薬の内服を行う．アセトアミノフェン，イトラコナゾールなどは BU の代謝を遅らせることがあり併用は避ける．造血幹細胞移植の前治療に本薬を投与する場合には，肥満患者には投与量が過多にならないように，標準体重から換算した投与量を考慮する（容量調節，p.138）．

3）メルファラン（MEL）

経口剤と注射剤がある．経口剤は多発性骨髄腫の MP 療法として使用される．経口内服時には，朝の空腹時の内服が望ましく，また H_2 ブロッカーとの併用で吸収が低下する．注射剤は造血幹細胞移植時の前処置の大量療法として用いられる．大量療法時は口内炎や下痢などの粘膜障害をきたしやすく，投与前に口腔内を氷で冷却するクライオセラピーを行い，口内炎の重症化の予

防を行う.

4) ベンダムスチン（トレアキシン®）

代謝拮抗薬であるプリンアナログ様化学構造にアルキル基を結合させたアルキル化薬であり，既存のアルキル化薬との交差耐性が少ないことが特徴である．再発・難治性の低悪性度の B 細胞性非 Hodgkin リンパ腫，マントル細胞リンパ腫に適応を有している．投与時の血管痛をきたすことがあり，輸液速度を遅くする，側管からの補液，ホットパックでの加温などの処置を行う．

5) ダカルバジン（DTIC, ダカルバジン®）

Hodgkin リンパ腫に対する標準治療である ABVD 療法に用いられる．有害事象として，悪心・嘔吐，骨髄抑制，脱毛，肝障害である．本剤投与時に血管痛が出現することがあり，予防として，点滴経路全般の遮光（遮光により血管痛が軽減）や，希釈目的で側管から生理食塩水などを同時投与することにより軽減される．これらの処置を行っても強い血管痛が出現する場合があり，中心静脈投与が余儀なくされることがある．

d 微小管作用薬（ビンカアルカロイド）

細胞内でチューブリンに結合し微小管の重合形成を阻害し，細胞分裂を分裂中期で停止させる．細胞周期 M 期特異的薬剤である．ビンクリスチン（VCR, オンコビン®），ビンブラスチン（VLB, エクザール®），ビンデシン（VDS, フィルデシン®）があり，いずれも作用機序は共通であるが，毒性はやや異なる．VCR は神経毒性が強く，重篤な末梢神経障害がみられる．神経毒性は蓄積性で，総投与量や治療期間に相関し容量規定因子となる．神経障害は両側性で，末梢のビリビリするような感覚障害から発症する．麻痺性イレウスを起こすこともあり，排便コントロールに留意する．まれに抗利尿ホルモン分泌異常症候群（SIADH）をきたす．VCR の最大投与量は 1 回あたり 2mg/body であり，体表面積換算の際に 2mg を超えないように注意する．VLB,

VDS では神経毒性は比較的軽度であり，VCR の末梢神経障害が強く投与継続が困難な例で VDS を代替薬として用いることもある．VLB は Hodgkin リンパ腫の ABVD 療法に用いられる．

e トポイソメラーゼ阻害薬

トポイソメラーゼ阻害薬は，DNA の複製や合成に必須のトポイソメラーゼの DNA の切断・再結合の働きを阻害することで細胞死を誘導する薬剤である．トポイソメラーゼ I 活性阻害作用を有するイリノテカン，トポイソメラーゼ II 活性阻害薬であるエトポシドに分けられる．アンソラサイクリン系抗癌薬もトポイソメラーゼ II 活性阻害作用を有するため，本項に分類されることもある．

1) イリノテカン（CPT-11, カンプト®, トポテシン®）

本剤は水溶性薬剤であり，投与後に肝臓・腸管などで活性体である SN38 に変換される．SN38 は UGT1A1 によりグルクロン酸抱合を受け，胆汁中に排泄される．この酵素には遺伝子多型（UGT1A1*6, UGT1A1*28）があり，ホモ・ヘテロの遺伝子多型を有する患者では薬物代謝が遅延し重篤な好中球減少をきたすことがあるため，使用予定の患者ではこれらの遺伝子多型の検査をあらかじめ行うことが望ましい．日本人における UGT1A1*6, UGT1A1*28 のアレル頻度は 13.0～17.7%, 8.6～13.0% との報告がある

2) エトポシド（VP-16, ETP, ベプシド®, ラステット®）

悪性リンパ腫・白血病などに用いられる．非水溶性のため，時間とともに結晶が析出するリスクがあり，適切な濃度と調剤後の速やかな投与が望ましい．骨髄抑制が主な毒性である．経口薬もあり，外来での緩和的化学療法などにも用いられる．

f 酵素阻害薬

アスパラギナーゼ（L-asp, ロイナーゼ®）

はALLの化学療法に用いられる酵素阻害薬である．アスパラギンは必須アミノ酸ではないが，一部のリンパ系腫瘍細胞ではその合成酵素(asparagine synthetase)が低下・欠損しているため腫瘍細胞の蛋白合成にアスパラギンを必要とすることが多い．本剤は血中アスパラギンをアスパラギン酸とアンモニアに分解するため，腫瘍細胞内でアスパラギン欠乏状態となり蛋白合成を阻害する．有害事象は多岐にわたり，大腸菌由来の外来性蛋白であるため，アナフィラキシー症状などの急性過敏反応を起こすことがある．本剤使用前には皮内反応，プリックテストを実施することが推奨されているが，これらが陰性であっても過敏反応を生じることがあり，注意が必要である．
また本剤投与に伴い，肝での蛋白合成低下もきたし，血清アルブミン低下，フィブリノゲンなど凝固因子の低下，およびアンチトロンビンIIIなどの凝固阻止因子も低下し，出血症状・血栓症状をきたしやすくなる．凝固障害が著明な場合は，適宜新鮮凍結血漿などの投与を行う．本薬の作用機序から高アンモニア血症が生じることがある．またインスリン合成低下による高血糖，さらに肝障害，高トリグリセリド血症や急性膵炎が生じることがあり，これらを念頭に身体所見，臨床症状，血液生化学検査などを注意深く観察する必要がある．

3 容量調節

a 腎障害・肝障害時の容量調節

腎障害・肝障害時の容量調節を**表1**[1]に示す．

b 体重過多時の容量調節

従来，肥満などの体重過多患者の抗癌治療の投与量算出時には，実体重ではなく標準体重から算出した投与量を用いることがあった．しかし，2012年にアメリカ臨床腫瘍学会(ASCO)は体重過多患者の投与量算出時は実体重を用いるべきとのガイドラインを公表している．併存疾患などの特段の事由がなければ実体重を用いるのが望ましい．ただし，造血幹細胞移植時，緩和的化学療法，容量毒性の明らかな薬剤(ビンクリスチン，ブレオマイシン，カルボプラチン)，分子標的治療薬，$BMI>40kg/m^2$ の病的肥満に関してはこの限りではない．

1) **ASCO ガイドラインより抜粋**[2]
・肥満患者の抗癌治療薬の投与量は実体重を用いる．投与量の減量は期待される治療効果を損なう恐れがあり，安易に減量すべきではない．
・有害事象出現時は，非肥満患者の有害事象出現時と同様に対応する．
・例外として実体重以外の容量規定因子があるビンクリスチン(2mg/bodyを超える投与量は不可)，精巣腫瘍に用いられるブレオマイシン(固定投与量)，および糸球体濾過量に基づいたAUCによって投与量を算出するカルボプラチンがあげられる．

2) **造血幹細胞移植併用大量化学療法時**[3]
・CY(エンドキサン®)
Cy120(CY投与量　120 mg/kg 使用時)
①実体重が理想体重の120%以内：実体重または理想体重どちらを使用してもよい
②実体重が理想体重の120%を超える：調整体重を用いて算出
調整体重(kg) = 理想体重(kg) + 0.25 (実体重(kg) - 理想体重(kg))

Cy200(CY投与量　200mg/kg 使用時)
実体重または理想体重のうち低い方の体重を使用

・BU：ブスルフェスク®(0.8 mg/kg) 実体重または理想体重のうち低い方の体重を使用する．肥満患者の場合は，欧米では上述の調整体重を用いて投与量を算出しているが，わが国の添付文書では理想体重からの換算した投与量を考慮するとの記載がある．

表1 腎障害・肝障害時の容量調節

薬剤	腎障害時	肝障害時	累積最大投与量
シタラビン	NA 大量投与時に減量を考慮* （Ccr 46〜60mL/min：60%量投与, Ccr 31〜45mL/min：50%量投与を推奨する報告あり）	NA （T-bil＞2.0mg/dL：50%量で開始し肝障害がみられなければ次コースより漸増を推奨する報告あり）	
フルダラビン	減量を考慮*	容量調節不要	
5-アザシチジン	腎機能障害時の減量規定はないが，以下の点を注意してモニタリングを行う． ①血清重炭酸塩＜20mEq/Lであった場合には次コース時50%量投与 ②治療中にBUNまたはs-Cr＞1×ULNかつ治療開始前の2倍以上に上昇した場合 検査値回復後に次コース時50%量投与	NA（慎重投与が望ましい）	
メトトレキサート	① Ccr 30〜60mL/min：50%量投与 ② Ccr＜30mL/min：投与中止	① T-bil 3.1〜5.0mg/dL：75%量投与 ② T-bil＞5.0mg/dL：投与中止	
ドキソルビシン	容量調節不要	① T-bil 1.5〜3.0mg/dL：50%量投与 ② T-bil 3.1〜5.0mg/dL：25%量投与 ③ T-bil＞5.0mg/dL：投与中止	500mg/m^2
ダウノルビシン	s-Cr＞3mg/dL：50%量投与	① T-bil 1.5〜3.0mg/dL：75%量投与 ② T-bil 3.1〜5.0mg/dL：50%量投与 ③ T-bil＞5.0mg/dL：投与中止	25mg/kg
ミトキサントロン	容量調節不要	T-bil＞3.0mg/dLで減量考慮	160mg/m^2
イダルビシン	容量調節不要	① T-bil 1.5〜3.0mg/dL または AST60〜180mg/dL：75%量投与 ② T-bil 3.1〜5.0mg/dL または AST＞180mg/dL：50%量投与 ③ T-bil＞5.0mg/dL：投与中止	120mg/m^2
ブレオマイシン	① Ccr 10〜50mL/min：75%量投与 ② Ccr＜10mL/min：50%量投与	容量調節不要	300mg
シクロフォスファミド	① Ccr 10〜50mL/min：75%量投与 ② Ccr＜10mL/min：50%量投与	①中程度肝障害：75%量投与（T-bil 3〜5mg/dL または AST＞180mg/dL） ②高度肝障害：投与中止（T-bil＞5mg/dL）	
イフォスファミド	NA（Ccr＜10mL/min：75%量を推奨する報告あり）	原則として容量調節不要（T-bil＞3mg/dL：25%量を推奨する報告あり）	

ブスルファン	容量調節不要	容量調節不要
メルファラン	静注時：BUN ≧ 30mg/dL：50%量投与	容量調節不要
ベンダムスチン	Ccr ＜ 40 mL/min：投与中止	中〜高度肝障害時：投与中止（T-bil ＞ 3 × ULN または AST・ALT のどちらかが 2.5-10 × ULN かつ T-bil ＞ 1.5 × ULN）
ダカルバジン	減量を考慮*	減量を考慮*
ビンブラスチン ビンクリスチン	容量調節不要	①中程度肝障害：50%量投与（T-bil 1.5〜3mg/dL かつ AST 60〜180mg/dL）②高度肝障害：投与中止（T-bil ＞ 3mg/dL または AST ＞ 180mg/dL）
イリノテカン	容量調節不要	投与により T-bil 値が上昇した場合は次コースより減量する．もしくは T-bil 1.5〜3mg/dL：75%量投与
エトポシド	① Ccr 10〜50mL/min：75%量投与 ② Ccr ＜ 10mL/min：50%量投与	①中程度肝障害：50%量投与（T-bil 1.5〜3mg/dL または AST 60〜180mg/dL）②高度肝障害：投与中止（T-bil ＞ 3mg/dL または AST ＞ 180mg/dL）
L-アスパラギナーゼ	Ccr ＜ 60mL/min 以下：投与中止	容量調節不要

NA：Not Available, 医薬品添付文書上での減量投与に関する明文はなし．ULN：upper limit of normal, 施設基準値上限．
＊：明確な減量規定はないが，中程度〜高度の腎・肝機能障害時には減量を考慮する
(Chu E, et al.：Physicians' Cancer Chemotherapy Drug Manual 2015. Jones & Bartlett Learning, 2014 より改変)

・MEL：造血幹細胞移植時の MEL の投与量に関しては実体重を用いた BSA から投与量を算出する．

DON'Ts

- 腹水，胸水がある場合はメトトレキサートの投与は原則禁忌である．
- メルファランの点滴は大量療法のときのみ使用する．経口剤内服困難時の代替とはならない．

文献

1) Chu E, et al.：Physicians' Cancer Chemotherapy Drug Manual 2015. Jones & Bartlett Learning, 2014
2) Griggs JJ, et al.：Appropriate chemotherapy dosing for obese adult patients with cancer：American Society of Clinical Practice Guideline. J Clin Oncol 2012；30(13)：1553-1561
3) Bubalo J, et al.：Conditioning chemotherapy dose adjustment in obese patients：A review and position statement by the American Society for Blood and Marrow Transplantation practice guideline committee. Biol Blood Marrow Transplant 2014；20(5)：600-616

福井大学医学部附属病院がん診療推進センター　**細野奈穂子**
福井大学医学部附属病院血液・腫瘍内科　**山内高弘**

> ☑ CPT-11 の下痢には漢方を
>
> 　CPT-11 の有害事象として，投与 24 時間〜数日後に現れる遅発性の下痢がある．これは CPT-11 の活性代謝物 SN38 による腸管粘膜障害であるが，その予防に漢方薬の半夏瀉心湯が有効である．SN38 は肝臓でグルクロン酸抱合により解毒化され，胆汁より腸管に排泄されるが，腸内細菌の β-グルクロニダーゼにより分解され，活性代謝物 SN38 が再度腸管内で生成されることで，腸管粘膜障害が引き起こされ遅発性の下痢をきたす．半夏瀉心湯に含まれるバイカリンには腸内細菌の β-グルクロニダーゼ活性を阻害する作用があり，SN38 の再生成を抑制するため，腸管粘膜障害・下痢を予防することができると考えられている．自施設では CPT-11 の投与予定の患者で下痢のリスクが高い症例では，CPT-11 の投与数日前からの漢方製剤の内服を行っている．
>
> 　　　　　　　　　　　　　　　　　　　　　　　　　　　　　　（細野奈穂子，山内高弘）

B 治療法（薬剤，対策）

3 分子標的治療薬

DOs

- 分子標的治療薬は，従来の抗癌剤と比較して毒性の面で不明な点も多いため，血液専門医の指導の下で使用されることが望ましい．
- 分子標的治療薬の使用は外来化学療法が主体となってきており，研修システムの中で外来化学療法センターにおける実地研修を行うべきである．

1 基本的な考え方

分子生物学の進展に伴い，造血器腫瘍の成因に関与する遺伝子，蛋白分子が急速に明らかにされてきた．これらの蛋白の分子構造の3次元解析が進み機能的部位が解明されるにつれ，特異的な機能部位を選択的に阻害する薬剤の開発に焦点が向けられるようになった．代表的薬剤として，慢性骨髄性白血病治療を一変させたメシル酸イマチニブがあげられるが，造血器腫瘍の病因に関連する分子を直接ターゲットにした薬剤の開発は現在急速に進んでおり，これらの薬剤を「分子標的薬剤」と総称するようになった．今日，造血器腫瘍の治療では従来の化学療法剤に加え，分子標的薬剤が標準的に用いられるようになり，今後5年間で分子標的薬剤の数が爆発的に増加することが予想されている．本項では，増大しつつある造血器腫瘍の分子標的療法について概説する．造血器腫瘍の治療標的分子になり得るものは，理論的には造血器腫瘍発症にかかわるすべての受容体型チロシンキナーゼ，非受容体型チロシンキナーゼ，細胞内情報伝達分子，転写制御因子，細胞表面抗原に対する抗体療法などが含まれる．

2 チロシンキナーゼ阻害剤

a ABLチロシンキナーゼ阻害剤……

慢性骨髄性白血病(CML)では，BCR-ABLチロシンキナーゼの恒常的活性化により，下流の細胞内情報伝達分子であるRas/MAPK，STAT，PI3K/AKTが活性化し造血幹細胞レベルで腫瘍化を引き起こす．ABL阻害剤として開発されたメシル酸イマチニブは，BCR-ABLのATP結合部位においてATPと拮抗することによりBCR-ABLのチロシンキナーゼ活性を阻害する(図1)．メシル酸イマチニブは単剤でCMLに著効する．一方で，次世代型ABLチロシンキナーゼ阻害剤の開発も急速に進んでいる．メシル酸イマチニブとABLとの結合様式を改良したニロチニブ，マルチSACキナーゼ阻害薬であるダサチニブ，ボ

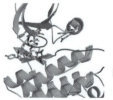

図1 ABLチロシンキナーゼ阻害剤とABLの結合様式（口絵 No.11）
左側のパネルは活性型ABLとATPとの結合を示す．P-loopを赤色に，activation-loopを紫色で示す．Nilotinibは活性型ABLと結合できない．右側のパネルは非活性型ABLとニロチニブとの結合様式を示す．ニロチニブはABLとの結合様式を適正化することによってABLに対する親和性がイマチニブよりも向上している．

（Dr. Paul W. Manley；Novartis Pharma AGより寄贈）

スチニブとわが国では4種類のABLチロシンキナーゼ阻害剤が承認されている．また，T315I変異にも有効なポナチニブも平成28年には認可予定であり，まもなく欧米と同等の承認要件を備えるに至る．第二世代ABLチロシンキナーゼ阻害剤の長期毒性は，イマチニブよりも重篤なものが多く，副作用管理が重要である．長期的な安全性はイマチニブの方が高い．

　ニロチニブの代表的な副作用は，肝機能障害，ビリルビン値の上昇，QTc時間の延長，高リパーゼ血症，高血糖があげられる．末梢動脈閉塞性疾患（PAOD）が近年報告され，ハイリスク症例では注意喚起が必要である．ダサチニブの代表的な副作用は，胸水貯留，出血傾向，肺高血圧と生命予後にとって重篤なものがあり，長期投与症例では厳重な管理が必要である．ABLチロシンキナーゼ阻害剤は，CML症例に対し非常に効果的であり，長期生命予後の劇的な改善がみられるようになった．

b　JAK阻害剤

　ルキソリチニブはJAK1/2阻害剤であり，2014年9月よりわが国においても使用可能となった．骨髄線維症（MF）に対する脾臓容積の35％以上縮小をprimary endpointとした第Ⅲ相臨床試験の結果を踏まえて，2011年にアメリカFDAではすでに承認されている．わが国で行われた第Ⅱ相臨床試験では30例のMF症例がenrollされ，8症例がadverse eventのための治療中断となり，多くの症例で血液毒性の慎重なマネージメントが必要である．Grade 3/4のadverse eventとしては貧血（60％），血小板減少（20％），心不全（10％），高血圧（10％），帯状疱疹（10％）があげられる（表1）．JAK1/2阻害により，Bリンパ球の機能低下のため免疫グロブリンの低下が当院で登録した4例全例に認められ，肺炎の合併も経験した．さらに，治験薬投与中止に伴う，ルキソリチニブ離脱症候群とも考えられる高度の発熱，血球減少，全身倦怠感の急激な増悪が当院で1症例に確認され，高容量のステロイド投与により軽快した．同様のルキソリチニブ離脱症候群とも考えられる症例が報告されており，ルキソリチニブ投与中断に関しては厳重な管理が必要である．投与後24週にて33％の症例は35％以上の脾臓容積の減少が確認された．脾臓容積の35％以上縮小の平均到達期間は13週であり，48週における効果持続割合は0.71と推計される．ルキソリチニブに期待される効果はMF関連症状の軽減であり，56％の症例において7-day Myelofibrosis Symptom Assesment Form V2.0.によるMF関連症状の50％以上軽減が確認された．MFに対するJAK阻害剤の今後の課題としてはQOL改善を含めた得られる効果と有害事象のバランスをどこに求めて行くかが重要なポイントである．また，ルキソリチニブ単独投与では骨髄線維化は改善されないことから，MFに移行しつつある状態からの早期の薬剤投与を開始することが，MF患者の延命につながると考えられるため，さらなるエビデンスの確立が必要である．

3　エピジェネティクス制御剤

　エピジェネティクスとは，遺伝子の塩基配列によらない後天的な修飾により遺伝子発現を行う機構であり，細胞分裂を超えてその情報は引き継がれる．エピジェネティクスにかかわる分子機構として，DNAメチル化，ヒストン修飾，非コードRNAなどがある．このうちDNAのCG配列におけるC（シトシン）のメチル化は，遺伝子発現の抑制にかかわっている．癌細胞では，様々な遺伝子においてDNAメチル化状態が異常であることが判明している．これらDNAメチル化にかかわる酵素がDNAメチル化酵素であり，造血器腫瘍ではその変異が高率に検出されるようになった．

B　治療法（薬剤，対策）

a アザシチジン

　アザシチジンはシチジン誘導体であり，核酸合成酵素阻害剤として化学的に合成された．アザシチジン殺細胞効果を有していることから，抗癌剤として開発された．1980年代より，アザシチジンがDNAメチル化を阻害し細胞分化を誘導することや，癌とメチル化の関連性が示唆されるようになり，骨髄異形成症候群（MDS）の治療薬として注目された．MDS患者を対象とした臨床試験で，アザシチジン投与症例の半数以上で血液学的改善などの効果が確認され，アザシチジン投与により急性骨髄性白血病（AML）移行までの期間および生存期間の延長が認められるようになった．

b ボリノスタット，パノビノスタット

　アメリカで分化誘導薬として報告され，その後ヒストン脱アセチル化酵素阻害剤であることが明らかとなった．クラスⅠ（HDAC1,2および3）およびクラスⅡ（HDAC6）のHDACの触媒ポケットに直接結合し，その酵素活性を阻害する．HDAC活性の阻害は転写制御を通じて，抗腫瘍効果を発揮するものと考えられる．HDAC阻害の作用機序を有する薬剤としては，皮膚T細胞性リンパ腫に承認されたボリノスタットおよび多発性骨髄腫に適応承認されたパノビノスタットがある．どちらの薬剤もHDAC阻害効果を有するが，大規模臨床試験の結果からは多発性骨髄腫にはパノビノスタットのみしか有意な有効性は確認できなかったため，分子標的治療薬の作用機序の複雑さが覗える．

4 プロテアソーム阻害剤（ボルテゾミブ）

　プロテアソームは細胞内に存在する酵素複合体であり，ユビキチン修飾を受けた蛋白を特異的かつ急速に分解する作用を有している．ボルテゾミブはプロテアソームの触媒サブユニットの一つであり，b5に結合してプロテアソームを特異的かつ可逆的に阻害する．その結果，NFkBを含む複数の細胞内情報伝達経路に影響を与え，血管新生抑制，骨髄ストローマ細胞との接着抑制およびサイトカイン分泌抑制など腫瘍周囲微少環境にも作用して抗腫瘍効果を発揮すると考えられている．副腎皮質ステロイドあるいは化学療法のみの治療と比較して，ボルテゾミブの併用は奏効率，生存率ともに優れていることが確認された．特にパノビノスタットやサリドマイド誘導体（レナリドマイド）との優れた併用効果が明らかになってきている．副作用は血球減少の他，肺障害や末梢神経障害が報告されている．

5 レチノイド（全トランス型レチノイン酸，ATRA）

　急性前骨髄球性白血病（APL）に対して，レチノイドがすでに臨床応用されている．レチノイドはPML/RARαを分解すると共に，この分子からコリプレッサー/ヒストン脱アセチル化酵素複合体を遊離させることにより，白血病細胞の分化能力を回復させる．レチノイドの導入により，APLの治療成績は著しく向上した．さらに，難治性APLに対し亜砒酸が保険適応となった．亜砒酸もPML/RARαを分解し，白血病細胞を部分的に分化させるが，再発例に8～9割の完全寛解導入率が得られる．レチノイドは，PML/RARαを標的とした分子標的薬として位置づけられるようになった．レチノイド投与中はAPL細胞は増加し，不明熱，呼吸困難，体重増加，胸水などを呈する分化症候群をきたすことがある．また，長期間，単独で使用すると，耐性が出現する．耐性のメカニズムは，代謝の亢進などと共に，PML/RARαにおけるリガンド結合領域のアミノ酸点突然変異が知られている．タミバロテ（Am80）はわが国で開発された合成レチノイドで，ATRAより親水性が高く，RARαへの選択制，結合性に優

れ，分化誘導活性が高いとされている．亜ヒ酸(ATO)もATRAと同様に中国で経験から生まれた治療薬であるが，ATRA抵抗性APLに対し有効性が確認されている．ATOの作用機序は，PML-RARαにおけるPML部分にATOが結合し，プロテアソームによるPML-RARαの分解を引き起こすものと考えられている．

6 抗体医薬品

a　リツキシマブ(抗CD20抗体)

マウスのヒトCD20に対する抗体のFab部分とヒトFc部分に対するモノクローナル抗体である．リツキシマブが標的細胞を殺傷するメカニズムは，抗体依存性細胞介在性細胞傷害(ADCC)，補体依存性細胞傷害(CDC)があげられる．CD20陽性B細胞リンパ腫に適応承認されており，CHOP療法と併用される．リツキシマブ投与時にinfusion reaction(発熱，悪寒，頭痛)が出現し，免疫抑制によるB型肝炎ウイルスの再活性化が報告されている．抗体療法の中では歴史も長く，毒性も軽微であると考えられている．

b　イットリウム(^{90}Y)イブリツモマブチウキセタン

イブリツモマブチウキセタンは抗CD20マウスモノクローナル抗体にキレート剤を介して^{90}Yを結合させたものである．^{90}Yから放出されるβ線によってリンパ腫細胞が殺傷される．

c　ゲムツズマブオゾガマイシン

抗CD33ヒト化モノクローナル抗体にリンカーを介して，抗癌剤であるカルケラマイシンを結合させたものである．AMLではCD33は8割以上の症例で陽性であり，恰好の分子標的とされた．難治性CD33陽性AMLで適応承認が得られているが，リツキシマブと比較してinfusion reactionが強く，生存率の改善に貢献しないことから，アメリカでは2007年に承認取り下げとなった．

d　ブレンツキシマブ(抗CD30抗体)，モガムリズマブ(抗CCR4抗体)，オファツムマブ(完全ヒト型(CD20抗体))

ブレンツキシマブはCD30陽性Hodgkinリンパ腫およびCD30陽性未分化大細胞リンパ腫に，モガムリズマブは成人T細胞性リンパ腫に，オファツムマブは慢性リンパ性白血病に適応承認されているが，いずれも非常に高額な医薬品である．

DON'Ts

- □ 分子標的治療薬は非常に高額な医薬品であり，適応承認が得られている疾患以外への使用は慎むべきである．
- □ 一部の分子標的治療薬は非常に効果的であるが，各疾患の治療ガイドラインから逸脱した診療行為は避けるべきであり，新規治療の試みは必ず臨床試験に参加して行う．

東京医科大学病院血液内科　**田内哲三**

B 治療法（薬剤，対策）

化学療法時の感染対策
発熱性好中球減少症を中心に

DOs

- 抗菌薬の適正使用を念頭において感染症診療を行う．
- そのためには施設における薬剤耐性率を確認する．
- 手指衛生は感染対策の基本中の基本！常に意識して実践する．
- 発熱性好中球減少症は内科エマージェンシーであり，より早期かつ慎重な対応を心がける．

1 基本的な考え方

a 薬剤耐性の問題，抗菌薬適正使用の重要性

2014年9月，オバマ大統領が大統領令による薬剤耐性菌問題に対するアクションプランを発表するなど，近年，薬剤耐性菌は世界的に大きな問題となっている．2015年6月の主要国首脳会議の首脳宣言に，"われわれは感染症の予防を改善し，抗微生物薬をより適正に使用する責務がある"とはじめて薬剤耐性菌にかんする文言が記載された[1]．わが国でも近年，ESBL産生菌検出頻度の増加傾向など耐性菌の存在は大きな問題となっており，このような耐性菌への薬剤感受性を失わないよう，カルバペネム系抗菌薬などの広域抗菌薬を適切に使用すべきである．

b 日本国内，施設内における薬剤耐性率

2014年の厚生労働省院内感染対策サーベイランス事業結果によると，大腸菌に対するレボフロキサシンの薬剤感受性結果は，わずか62.2％である．化学療法時外来でのStandby治療にニューキノロン系抗菌薬の処方がなされることがあるが，その危険性は推して知るべしである（アメリカ臨床腫瘍学会のガイドラインには，経験的治療薬として使用できるのは耐性率20％以下との記載がある）．感受性率の異なるわが国の現場において，海外の大規模研究結果やメタ解析の結果がそのままあてはまるとは限らない可能性のあることにも注意が必要である．Empiric治療における抗菌薬の選択は，各施設における薬剤耐性率（antibiogram）も参考に検討すべきである．

c 手指衛生の重要性

薬剤の適正使用と同時に，病院内環境における感染対策として欠かせないのが手指衛生である．これは強固なエビデンスに基づいた日常診療において欠くことのできない普遍的な対策であり，世界保健機関の他，イギリスのように国をあげてcleanyourhands campaignといった対策をすすめる国もある．耐性菌による感染症がクリティカルとなる血液腫瘍患者におけるその重要性はいうまでもない．

d 主な感染対策

1）予防

感染症の予防は，大きく分けて内因性感染症と外因性感染症に分けられる．前者は消化管や気道など体内に常在する細菌，真菌や既感染ウイルスをターゲットに，必要に応じて予防内服を検討する（表1）[2]．また，口腔や皮膚のケアも重要である．後者の外因性感染症の予防としては，手指衛生を中心とした標準予防策などの経路別感染対策の他，水回りの環境整備，食事内容の

表1 予防内服の主な適応

細菌感染予防
- フルオロキノロンによる予防は，好中球 1,000 未満が最低 7 日以上持続する場合に考慮する（期待できる主な効果は感染症よりも発熱の予防となる．ただし，予防投与に伴う副作用や耐性菌選択の危険性を考慮し適応を検討すべきである）

真菌感染予防
- 急性リンパ性白血病治療時
- 好中球減少を伴う骨髄形成症候群 / 急性骨髄性白血病治療時
- 粘膜炎を伴う自家 HSCT 時
- 同種 HSCT 後最低 75 日間，または GVHD 合併時

ニューモシスチス肺炎予防

〈中等度リスク〉
- プリンアナログ治療やその他 T 細胞除去治療時
- 長期間のステロイド治療時（プレドニゾロン換算で 20mg/ 日以上を 4 週間以上）
- テモゾロミド＋放射線治療時
- 自家 HSCT 時

〈高リスク〉
- 同種 HSCT 後最低 6 か月間
- 急性リンパ性白血病治療時
- アレムツズマブ治療後最低 2 か月かつ CD4 ≧ 200/μL まで

ウイルス感染(再活性化)予防，HSV/VZV

〈中等度リスク〉
- 悪性リンパ腫，多発性骨髄腫，慢性リンパ性白血病，プリンアナログ製剤治療時
- 自家 HSCT 後 6 〜 12 か月間

〈高リスク〉
- 急性骨髄性白血病，プロテアソーム阻害剤治療時
- アレムツズマブ治療後最低 2 か月かつ CD4 ≧ 200/μL まで
- 同種 HSCT 後 1 年間，または GVHD 合併時

ウイルス感染(再活性化)予防，CMV の先制攻撃治療
- 同種 HSCT 後 1 〜 6 か月間，または GVHD 合併時
- アレムツズマブ投与後最低 2 か月間

ウイルス感染(再活性化)予防，HBV
- 同種 HSCT 治療時
- 抗 CD20 抗体製剤，抗 CD52 抗体治療時

〔National Comprehensive Cancer Network：National Comprehensive Cancer Network Guideline ver.2.2015. Prevention and Treatment of Cancer-Related Infections. 2015；INF1 〜 6, MS8 〜 24.〔http://www.nccn.org/professionals/physician_gls/pdf/infections.pdf ＜閲覧日 2016.2.26 ＞〕より改変〕

管理，急性白血病の寛解導入療法や同種造血幹細胞移植など長期間の好中球減少が見込まれる場合の防護環境などが中心となり，必要に応じて予防内服も検討する．

2) 感染症の早期診断における患者背景の重要性

既往歴，曝露歴，生活歴などの一般感染症診療における患者背景に加えて，血液疾患患者においてとても重要なのは，存在する免疫不全の把握である．免疫不全の種類

によって問題となる病原体の特徴に差があり，対応が異なるためである．例えば，目の前に肺炎の患者がいるとする．好中球減少のある患者であれば，緑膿菌も含めた細菌性感染症の治療を早期にはじめる必要があり，高度の好中球減少が 10 日以上続いている状況下であれば，糸状真菌症の関与についても検討する必要がある．一方，ステロイドの長期投与や悪性リンパ腫治療中など細胞性免疫不全の要素があれば，一般的な細菌感染や糸状真菌の他にもニューモシスチス肺炎，サイトメガロウイルス肺炎なども鑑別の上位にあがる．これらは抗菌薬治療では改善を見込めないため，気管支鏡検査などで積極的に診断を詰め，必要とする治療を検討する必要がある．

本項では，免疫不全の中でも抗癌剤治療中の血液腫瘍患者の多くにみられる好中球減少時の発熱（発熱性好中球減少症〔FN〕）への対応について述べる．

2 病 態

一般的な FN に関する定義は以下の通りである．

① 口腔温 ≧ 38.3°C（わが国のガイドラインでは腋下温 ≧ 37.5°C）
・もしくは 38.0°C が 1 時間持続
② 末梢血好中球数 < 500/mm^3
・48 時間以内に < 500/mm^3 となることが予測される場合も含む
・好中球数が正常でも好中球の機能異常があれば FN として対応が必要な場合もある

上記からもわかるように，FN は「好中球が減少した患者が発熱をきたした」という状況を指すのみで，「FN ＝ 感染症」というわけではない．過去の報告から，実際に感染症と診断できるのは約半分とされている．しかし，FN の患者が感染症を合併していた場合の治療介入が遅れると，予後が非常に悪いことが知られていた．このため，「FN ＝ 内科エマージェンシー」として早期に抗菌薬を開始する必要がある．

3 臨床症状

FN では局所の炎症所見が出現しづらく，膿尿のない尿路感染症や，咳・痰などの呼吸器症状の乏しい細菌・真菌性肺炎などをきたし得る．このため FN 時の感染臓器の同定は困難であることも多く，患者の軽微な訴えにも十分な注意を払う必要がある．

FN 患者の感染症のうち最も頻度の高い感染症は呼吸器感染症で，次いで血流感染症とされ，比較的重症な感染症が上位を占める．尿路感染症が次に続くが，複数臓器の感染症も一定の割合でみられる．このため，一つの臓器が特定されても他の臓器に問題がないかは常に注意を払う必要がある．頻度の関係から，感染臓器の検索の際には呼吸器感染症，（カテーテル関連）血流感染症，尿路感染症の可能性は常に念頭におき，必要に応じて検査を実施する．原因不明の FN が遷延する場合には，呼吸器症状のない肺炎の有無を CT 検査でスクリーニングすることがすすめられる．

4 治 療

前述の通り，FN をきたした場合には早期の抗菌薬治療が必要となる．一般的には，FN と判明してから 1 時間以内に抗菌薬を開始することが推奨されている．注意したいのは，抗菌薬のオーダーのみではなく投与開始が 1 時間以内に行われることを目指すのであり，オーダー後速やかな抗菌薬投与がされるための配慮が不可欠である．

実際に投与する抗菌薬としては，抗緑膿菌作用を有する β タクタム剤が第一選択となる．具体的にはセフェピム（マキシピーム®2g，12 時間毎），タゾバクタム・ピペラシリン（ゾシン®4.5g，6 時間毎），カルバペネム（例メロペン®1g，8 時間毎）のいずれかとなる（以前はセフタジジムも候補となっ

Pitfall

移植領域のメタ解析においてもプロカルシトニンの SIRS と Sepsis を分類する感度，特異度は共に 7 割前後であり，現時点において PCT の値のみを参考に抗菌薬開始の判断を行うことはおすすめできない．

コツ

回盲部は死亡率の高い好中球減少性腸炎の好発部位であり，FN 患者の診療において右下腹部の診察は特に慎重に行う．

ていたが，FN 時の血流感染症の原因菌として一定の割合を占める連鎖球菌をカバーしていない点および，グラム陰性桿菌への信頼性の低下傾向などから，現在は経験的薬剤としては使われることは少ない）．

FN 時には薬剤の分布容積が増大することが知られており，血中濃度は低くなる傾向が知られている．このため腎機能に問題がなければ，最大投与量での治療を行うべきである．

5 注意点

抗菌薬を開始することで初期対応が終了する訳ではない．全身状態をしっかり評価し，補液や酸素投与などの支持療法の必要性を必ず検討する．感染臓器，原因微生物が判明していなければ，検索する必要がある．これらが判明すれば，より適切な感染症診療へが可能となる．特に好中球減少期間が長期にわたる場合や，高度の細胞性免疫不全を伴う場合には，細菌以外の病原体にも十分な注意が必要である．また，多くのガイドラインで指摘されているように，発熱が続くだけを理由に抗菌薬の変更，追加は行わない．全身状態が悪化している場合を除き，抗菌薬を変更・追加する場合には感染部位の細菌検査結果などの微生物学的情報に基づいて変更を行う．

表2　好中球減少期に避けるべき食品の例

- ・非殺菌の乳製品
- ・カビの含まれるチーズ
- ・生もしくは加熱不十分の肉類，卵
- ・惣菜のチーズ，肉製品
- ・加熱不十分や薫製の海産物
- ・皮を剝くことのできないくだもの，野菜
- ・洗っていない野菜，くだもの
- ・火を通していないナッツ類
- ・非殺菌のくだもの / 野菜ジュース
- ・惣菜のサラダやサラダバーでのサラダ

（Ariza-Heredia EJ，et al．：Mycoses 2014；57：336 より改変）

6 患者・家族への説明

1) 外来化学療法中の FN に対する対応の説明

本人だけでなく，家族にも FN の病態と早期対応の必要性を説明する必要がある．その上で，病院への電話相談，受診のタイミングについて具体的に説明しておくべきである．

2) 日常生活における注意点の説明

手指衛生の徹底をしっかりと行う必要がある．最低でも外出後や食事の前後，トイレの後などは手洗いをするように指導する．好中球減少や細胞性免疫抑制の強い状況下では，水回りの環境整備（シンクやお風呂，シャワーヘッドの乾燥など）や，食事（表2）[3]，ペットへの対応（トイレ処理は避け，ワクチン接種などの健康管理に留意するなど），埃や土壌への曝露，プールを避けるなどの注意喚起が必要である．糸状菌の混入のリスクのある自然薬品の他，喫煙も避ける．口腔ケアにも注意が必要である．

また，インフルエンザや肺炎球菌を中心としたワクチンの接種をすすめる．特にインフルエンザワクチンは，家族にも接種をすすめる．

DON'Ts

- ☐ 発熱性好中球減少症時の対応として，抗菌薬のオーダーのみで満足してはならない．
- ☐ 「発熱時指示」での形式的な対応で終了せず，発熱の原因を詰める努力を怠らない．
- ☐ 高熱が続くことのみを理由に抗菌薬の追加，変更を行わない．

文献

1) 外務省ホームページ：2015　G7 エルマウ・サミット首脳宣言（仮訳）．(http://www.mofa.go.jp/mofaj/ecm/ec/page4_001244.html〔閲覧日 2015.11.18〕)
2) National Comprehensive Cancer Network：National Comprehensive Cancer Network Guideline ver.2.2015.Prevention and Treatment of Cancer-Related Infections. 2015；INF1〜6, MS8〜24. (http://www.nccn.org/professionals/physician_gls/pdf/infections.pdf〔閲覧日 2016.2.26〕)
3) Ariza-Heredia EJ, et al.：Mycoses 2014；57：336

国立がん研究センター東病院総合内科・中央病院造血幹細胞移植科　**冲中敬二**

✓ FN 時の抗菌薬選択

　セフェピム，タゾバクタム・ピペラシリン，カルバペネムの3剤の使い分けは，その施設の antibiogram に依存する．感受性に大きな差がなければ筆者はセフェピムをすすめる．セフェピムと他の2剤との大きな差は嫌気性菌のカバーの有無であり，不必要な嫌気性菌カバーは避けるべきと考えるからである．嫌気性菌のカバーが必要な状況として，口腔内の壊死性潰瘍性病変，腹痛の存在(好中球減少性腸炎の疑い)，全身状態不良時などが NCCN ガイドラインで言及されている．その他，肛門周囲膿瘍などの膿瘍形成が疑われる場合も適応となる．このような状況下では最初から嫌気性菌を考慮した治療を開始する必要がある．加えて，現時点において ESBL 産生菌による重症感染症の時に唯一信頼できるカルバペネムは，下手に薬剤耐性を取られないようにできるだけ温存しておきたい．　　　　　　　　（冲中敬二）

B 治療法（薬剤，対策）

5 腫瘍崩壊対策

DOs
- [ ] 治療開始前に腫瘍崩壊症候群の発症リスクを評価する．
- [ ] 高リスクの場合は慎重なモニタリングを行い，早期に適切な予防処置を行う．
- [ ] 腎障害併存下では，腫瘍崩壊症候群は急速に悪化する可能性があるため，腎代替療法を早めに検討する．

1 基本的な考え方

化学療法や放射線照射を行うと，大量の腫瘍細胞が短時間で崩壊し，その細胞内物質や代謝産物が血液内に流入する．生体の排泄能を上回った際に体内に蓄積することで様々な臓器不全をきたすことがあり，腫瘍崩壊症候群（TLS）とよばれる．重篤な場合は急性腎不全やけいれん，致死的不整脈を招くため早急な治療が不可欠であり，oncologic emergency の一つとされている．治療開始前に TLS のリスクを評価し，適切な予防を行うことが非常に重要である．

2 病態と臨床症状

治療によって腫瘍細胞が崩壊すると，DNA 由来の核酸や，細胞質由来のリンやカリウム，サイトカインなどが大量に血中へ流入する（図1）．核酸の代謝によって生じた尿酸やキサンチンなどが尿細管に沈着することや，尿細管内で結晶化することにより腎機能障害をきたし，時には重篤な急性腎不全を発症する．腫瘍細胞は細胞内にリンを多く有しており，大量のリンが血中に流入すると，カルシウムと結合しリン酸カルシウムを形成し，腎臓に沈着し腎障害をきたすとともに，心臓の刺激伝導系の細胞に沈着し，致死的不整脈をきたすことがある．また血中カルシウムが消費されることで，低カルシウム血症をきたし，テタニーやけいれん，不整脈を起こす．腫瘍量が多い場合や腎障害をきたしている場合，崩壊した腫瘍細胞から流出したカリウムが腎排泄量を上回り，高カリウム血症に至り，悪心，嘔吐などの消化器症状や筋けいれんや四肢麻痺，知覚異常，時には致死的不整脈を起こすこともある．

3 TLS の分類と疫学

TLS は臨床検査値に基づく TLS である Laboratory TLS と，Laboratory TLS にけいれん，腎機能障害，不整脈，突然死を伴う Clinical TLS に大別される（表1）．TLS の多くは治療開始後 12～72 時間後にみられることが多いが，治療開始前や治療開始 72 時間以後でも発症する症例が散見することから，TLS の発症を判別する期間を「治療開始 3 日前から開始 7 日後まで」と定義している．

一般的に，Burkitt リンパ腫や B 細胞性急性リンパ性白血病（B-ALL），リンパ芽球性リンパ腫などでは TLS の発症頻度は高い．急性骨髄性白血病（AML）の高腫瘍量

 Pitfall

TLS は多くの場合は化学療法の開始に伴い発症するが，化学療法開始前に腫瘍細胞がアポトーシスし自然発症することもある．

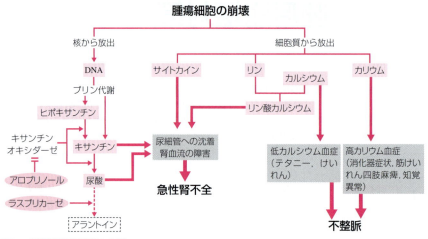

図1 腫瘍崩壊症候群の病態

> **⚠ Pitfall**
>
> TLSは抗悪性腫瘍薬治療によってのみ誘発されるのではなく、放射線治療やリンパ系腫瘍に対するステロイドの投与でも発症し得る.

表1 腫瘍崩壊症候群の診断基準

Laboratory TLS(下記の臨床検査値異常のうち2項目以上を化学療法開始3日前から開始7日後までに満たす場合)
尿酸値：正常上限以上 血清カリウム値：正常上限以上 血清リン値：正常上限以上
Clinical TLS(Laboratory TLSに加えて下記のいずれかの所見を伴う場合)
腎機能障害：血清Creが正常上限の1.5倍以上 不整脈、突然死、けいれん

の場合は，TLSの発症率は高率であり，TLSの発症頻度が低いとされた多発性骨髄腫や慢性白血病でも，分子標的治療薬などの有効な治療法の出現により散見されるようになっている．

4 腫瘍崩壊症候群のリスク分類

TLSは重篤化すると致死的状況を招くため，早期の適切な予防的処置や治療が不可欠である．TLSのリスク評価は3つの段階に分けて行い，予想されるTLSの発症率によって，低リスク(発症率1％未満)，中間リスク(発症率1〜5％)，高リスク(発症率5％以上)に最終的に分類し，そのリスクに応じた予防，治療を行うことを推奨している(図2)．第1段階として，まず血清尿酸，カリウム，リン，カルシウム値を測定し，Laboratory TLSの有無を確認する．Laboratory TLSの条件を満たしている症例に関しては，腎障害，不整脈，けいれんなどの存在を確認し，Clinical TLSの有無を評価する．第2段階として，腫瘍の種類，腫瘍量，治療の方法などから，各症例を低リスク疾患，中間リスク疾患，高リスク疾患に分類する(図3)．第3段階として，低リスク疾患，中間リスク疾患は，腎機能障害や腫瘍の腎浸潤の有無や，血清の尿酸，リン，カリウムの値によってリスク調整を

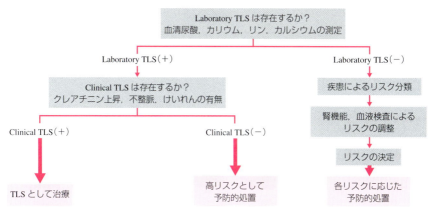

図2 腫瘍崩壊症候群の診断の手順
(日本臨床腫瘍学会〔編〕：腫瘍崩壊症候群〔TLS〕診療ガイダンス．金原出版，2013；8-19 より改変)

行い，最終的に低リスク，中間リスク，高リスクに分類され（図4），その各リスクに応じた予防，治療を行う．

5 腫瘍崩壊症候群の予防と治療

a 補液と利尿

心機能障害や腎機能障害，脱水などの体液バランスの異常がない場合には，2,000～3,000mL/m^2/day（体重10kg 以下の場合は200mL/kg/day）で補液を開始し，尿量を80～100mL/m^2/hr（体重10kg 以下の場合は4～6mL/kg/hr），尿比重≦1.010 を維持できるように調整する．補液開始時はカリウムやカルシウム，リンを含まない製剤を用いる．利尿剤にかんしては，ルーチンには使用せず，体液量が過剰な場合において投与が考慮され，尿路閉塞などの有無を確認した上で，カリウム排泄を促進するループ利尿剤を用いる．

b 高尿酸血症に対する治療

1) アロプリノール

アロプリノールはキサンチンオキシダーゼ（XO）を阻害することで，キサンチンの尿酸への変換を抑制し，尿酸生成を低下さ せる（図1）．しかし，アロプリノールは，すでに生成された尿酸に対しては作用しない．効果発現には時間を要するため，化学療法開始 24～48 時間前の投与が必要である．腎排泄性のため，すでに腎障害を有している場合には，投与量の減量が必要である．他のプリン代謝も阻害するため，メルカプトプリンやアザチオプリンなどの抗悪性腫瘍薬を併用する際は重度の骨髄抑制が出るリスクがあり，アロプリノールを減量する．副作用は，まれではあるが投与後に発疹，劇症肝炎，好酸球増多をきたす薬剤過敏症症候群となる可能性がある．

2) フェブキソスタット

フェブキソスタットはプリン骨格を有さない XO 阻害薬であるが，アロプリノールとは異なり，肝臓で代謝され不活性体となるため腎機能に応じた用量調節が必要なく，また薬剤過敏症症候群の報告もない．しかしフェブキソスタットは現状で TLS を対象にした臨床試験の報告はない．

3) ラスブリカーゼ

ラスブリカーゼは遺伝子組み換えウリカーゼで，速やかに尿酸をアラントインへと変換し，効率的に尿酸濃度を低下させる

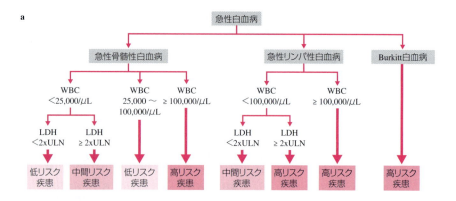

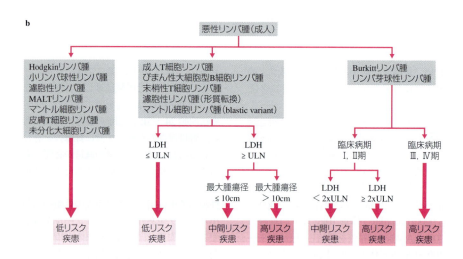

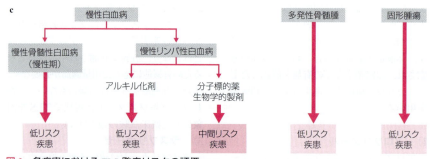

図3 各疾患におけるTLS発症リスクの評価
急性白血病,悪性リンパ腫,慢性白血病,多発性骨髄腫,固形腫瘍
(日本臨床腫瘍学会〔編〕:腫瘍崩壊症候群〔TLS〕診療ガイダンス.金原出版,2013;8-19より改変)

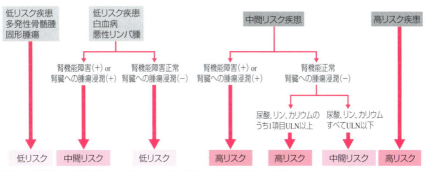

図4　腎機能と血清尿酸，カリウム，リン値による最終リスク調整
(日本臨床腫瘍学会〔編〕：腫瘍崩壊症候群〔TLS〕診療ガイダンス．金原出版，2013；8-19より改変)

(図1)．リンパ腫や白血病患者における高尿酸血症の治療および予防において，安全性，有効性が示されている反面，グルコース-6-リン酸脱水素酵素欠損症患者での溶血性貧血やメトヘモグロビン血症，ラスブリカーゼ再投与時の抗体産生など，重篤な副作用をきたす可能性がある．ラスブリカーゼの投与量，期間にかんしては，多くの臨床試験では5日間投与で行われてきたが，その投与量は様々であり，至適投与量は定まっていない．わが国において承認された用法・用量は，0.20mg/kg/dayを最大7日間までであるが，ラスブリカーゼ単回投与の有効性と医療経済上の利点がメタ解析によっても示され，TLSの予防においては，ラスブリカーゼ(0.1mg/kg)を単回投与し，慎重にモニタリングを行い，高尿酸血症の再燃がみられた場合に追加投与する方法でも十分かもしれない．また，注意すべき点は，多くの試験におけるエンドポイントが治療開始早期における尿酸の低下に設定されており，Clinical TLSの発症頻度や生存率などの臨床転帰に対する影響はまだ明らかになっていないことである．

c　尿アルカリ化

以前は尿酸排泄促進と尿酸による腎障害の予防を目的として，重炭酸ナトリウムなどで尿のアルカリ化を図ることは標準的な

 コツ

ラスブリカーゼは酵素製剤であり，室温下では採血管内においても尿酸を分解させるため，測定値が生体内濃度よりも低値になってしまう可能性がある．そのため，採血管はあらかじめ氷冷しておき，採血後もice water bathに入れ検査室へ運び，冷却遠心で血清を分離し，すぐに測定することが重要である．

治療とされてきた．しかし，尿がアルカリ化することでリン酸カルシウムは逆に析出が増加し，尿細管閉塞から腎障害をきたすことから，現状では尿のアルカリ化はTLSの予防として推奨されない．

d　低カルシウム血症と高リン血症に対する治療

テタニーや心電図異常，けいれんなどの臨床所見を伴っていない低カルシウム血症に対しては，カルシウム製剤の投与によりリン酸カルシウムの形成が助長される可能性があるため，治療の適応にはならない．臨床所見を伴っている場合に限り，所見が消失するために必要な最低限の量のカルシウム製剤（グルコン酸カルシウム50～100mg/kg iv など）の投与を行う．高リン血症に対してはセベラマーなどのリン結合性ポリマーの経口投与が有効な可能性はある

表2 各リスクにおけるTLSの予防，治療

TLSの予防	低リスク	・治療開始から最終化学療法薬投与24時間後まで1日1回のモニタリング ・通常量の補液 ・高尿酸血症に対する予防投与は不要
	中間リスク	・治療開始から最終化学療法薬投与24時間後まで8～12時間ごとのモニタリング ・大量補液（2,500～3,000mL/m^2/day） ・アロプリノール（300mg/m^2/day）またはフェブキソスタット（10mgより開始、最大60mgまで）の投与 ・アロプリノール，フェブキソスタットによる予防にも関わらず尿酸値が持続的に上昇する場合，診断時に高尿酸血症が存在する場合はラスブリカーゼの投与を検討する
	高リスク	・ICUもしくはそれに準じた環境での治療が望ましい ・治療開始から最終化学療法薬投与24時間後まで4～6時間ごとのモニタリング ・大量補液（2,500～3,000mL/m^2/day） ・ラスブリカーゼ（0.1～0.2mg/kg/回）を投与，必要であれば追加投与を繰り返す ・高カリウム血症，高リン血症に対する管理 ・腫瘍量軽減のための治療を考慮 　例）リンパ系腫瘍に対するステロイドや低用量抗癌剤の先行投与など ・Hyperleukocytosisに対してLeukocytapheresisを検討
Clinical TLSに対する治療		・基本的には高リスク症例に対する予防処置と同じ ・腎機能代替療法を検討

が，エビデンスは確立されていない．

e 高カリウム血症に対する治療

高カリウム血症が中等症（≥6.0mmol/L）で，かつ無症候性である場合は，心電図と血液検査の慎重なモニタリングとポリスチレンスルホン酸ナトリウムの経口投与を行う．重症（≥7.0mmol/L）または症候性の場合は，致死的不整脈の予防としてグルコン酸カルシウムの投与を行い，カリウムの細胞内へのシフトを目的としてグルコース/インスリン療法や重炭酸ナトリウムの投与，カリウムの尿中排泄の促進を目的としてループ利尿剤の投与を検討する．

f 腎機能代替療法

TLSにおける腎機能代替療法（RRT）の適応について，明確なコンセンサスはないが，致死的不整脈をきたす可能性がある高カリウム血症，重度の代謝性アシドーシス，利尿剤に反応しない体液貯留，尿毒症症状が認められる場合は，積極的にRRTを開始すべきである．しかしTLSでは，特に乏尿を呈している症例では，崩壊した腫瘍細胞から放出されたカリウムやリンが急速に蓄積する可能性があるため，通常の腎不全よりも早期にRRTの導入を検討してもよいのかもしれない．

6 リスクに応じた予防と治療

各リスクに応じたTLSの予防，治療が提唱されている（表2）．血液生化学検査や水分バランスの確認などのモニタリングは，低リスクの症例では1日1回の確認をすすめられるが，高リスクやすでにClinical TLSを発症している症例に関しては，6～8時間毎と頻回に行うべきである．高尿酸血症に対する治療としては，低リスクに関

してはアロプリノールやラスブリカーゼなどの予防的投与は行わず，まずは慎重に尿酸値の推移を追うのに対して，中間リスクではアロプリノールの投与し，効果不十分である際にラスブリカーゼの投与を行い，高リスクやClinical TLSの症例では優先的にラスブリカーゼを投与すべきである．

DON'Ts

- ラスブリカーゼの再投与は，抗体産生のリスクがあるため原則行わない．
- 尿のアルカリ化は，リン酸カルシウムによる腎障害を助長する可能性があるため行わない．

文献
1) 日本臨床腫瘍学会（編）：腫瘍崩壊症候群（TLS）診療ガイダンス．金原出版，2013；8-19

自治医科大学内科学講座血液学部門　**蘆澤正弘，神田善伸**

B 治療法（薬剤, 対策）

6 嘔気対策

DOs

- 患者のQOL維持や治療継続のためには，悪心，嘔吐の予防が第一で，適切な管理，コントロールが必要である．
- 化学療法に関連した悪心，嘔吐は，発症時期により急性，遅発性，予測性の3つに分類される．
- 抗悪性腫瘍薬の悪心，嘔吐のリスクに応じて，制吐薬の予防的投与を行う．

1 基本的な考え方

　抗悪性腫瘍薬治療を受ける患者にとって，悪心，嘔吐は身体的，精神的に辛い副作用の一つであり，持続する悪心，嘔吐は脱水症や電解質異常，低栄養をもたらす．患者のQOL維持や治療継続のためには予防が第一で，症状出現時は適切な管理，コントロールが必要となる．

　悪心，嘔吐は延髄外側網様体背側にある嘔吐中枢（VC）により引き起こされる．VCを刺激する経路には3つの経路が考えられている．

①抗悪性腫瘍薬の作用により回腸にある腸クロム親和性細胞がセロトニンを分泌し，上部消化管粘膜にある5-HT3受容体を介してVCを刺激する．
②第4脳室周囲にある化学受容器引金帯（CTZ）受容体を介して，VCを刺激する．
③感覚などの情動刺激によって，大脳皮質からVCを刺激する．

2 診断の進め方

　化学療法に関連した悪心，嘔吐は，発症時期により3つに分類される．

①急性悪心，嘔吐（acute emesis）
治療開始24時間以内に出現する．セロトニン受容体拮抗薬に感受性が高い時期である．

②遅発性悪心，嘔吐（late emesis）
治療開始後24時間以降に出現し，1〜7日間持続する．機序は不明で，セロトニンの関与は低いと考えられている．

③予測性悪心，嘔吐（anticipatory emesis）
過去の化学療法で悪心，嘔吐が十分にコントロールできなかった患者で，次治療前に出現する悪心，嘔吐である．不安などの精神的要因により，大脳皮質からVC刺激が起こる．

3 悪心，嘔吐を起こしやすい抗悪性腫瘍薬

　抗悪性腫瘍薬の悪心，嘔吐のリスクを経口薬，経口薬以外に分けて表1, 2に示す．

4 治療

　リスクに応じて制吐薬の予防的投与を行う．併用療法では最もリスクの高い抗悪性腫瘍薬にあわせて予防を行う．抗悪性腫瘍薬を連日投与する場合は，リスクに応じて制吐薬を連日投与する．

1） 高リスクに対する制吐薬の予防的投与
・5-HT3受容体拮抗薬（グラニセトロン

> **Pitfall**
> 抗悪性腫瘍薬治療では精神的要因による悪心，嘔吐（予測性）があることを忘れてはいけない．

表1　経口抗悪性腫瘍薬の悪心，嘔吐のリスク

リスク	薬剤
高リスク（＞90％）	プロカルバジン
中間リスク（30〜90％）	テモゾロミド，シクロホスファミド，ビノレルビン，イマチニブ
低リスク（10〜30％）	カペシタビン，UFT，S-1，エトポシド，スニチニブ，エベロリムス，ラパチニブ，レナリドミド
最小リスク（＜10％）	ハイドロキシウレア，メルファラン，メソトレキセート，ゲフェチニブ，ソラフェニブ，エルロチニブ，ダサチニブ，サリドマイド

表2　経口薬以外の抗悪性腫瘍薬の悪心，嘔吐のリスク

リスク	薬剤
高リスク（＞90％）	シスプラチン，シクロホスファミド≧1,500mg/m^2，ダカルバジン，アクチノマイシンD
中間リスク（30〜90％）	カルボプラチン，シクロホスファミド＜1,500mg/m^2，Ara-C＞1g/m^2，ダウノルビシン，アドリアマイシン，エピルビシン，イダルビシン，イホスファミド，イリノテカン，オキサリプラチン，アザシチジン，ベンダムスチン
低リスク（10〜30％）	5-FU，Ara-C≦1g/m^2，ドセタキセル，エトポシド，ゲムシタビン，メソトレキセート，マイトマイシンC，ミトキサントロン，パクリタキセル，ペメトレキセド，トポテカン，ボルテゾミブ，パニツムマブ，テムシロリムス，トラツズマブ
最小リスク（＜10％）	ブレオマイシン，ブスルファン，フルダラビン，ビンブラスチン，ビンクリスチン，ビノレルビン，セツキシマブ，リツキシマブ，ベバシズマブ

2mg経口，1mgまたは10μg/kg静注，オンダンセトロン24mg経口，8mgまたは15μg/kg静注，トロピセトロン5mg経口または静注，パロノセトロン0.75mg静注）
- NK1受容体拮抗薬（アプレピタント125mg〔第1日〕，80mg〔第2〜3日〕経口，ホスアプレピタント150mg〔第1日〕静注）
- デキサメタゾン12mg（第1日），8mg（第2〜4日）経口または静注

2）　中間リスクに対する制吐薬の予防的投与

パロノセトロン0.75mg（第1日）静注
デキサメタゾン8mg（第1〜3日）経口または静注

3）　低リスクに対する制吐薬の予防的投与

デキサメタゾン8mg（第1日）経口または静注

4）　最小リスクに対する制吐薬の予防的投与

前投薬は不要

5）　追加投与

以上の予防投与でも効果がない場合は，次の点に注意する．
① 悪心リスクの再評価，全身状態，合併症，他の薬剤などをチェックする．
② リスクに応じた制吐薬投与のチェックする．
③ ロラゼパム，アルプラゾラムの追加投与，オランザピン，メトクロプラミドの投与を検討する．メトクロプラミド，プロクロルペラジン，ハロペリドール，オランザピンはドパミン受容体拮抗作用により制吐作用を示し，急性悪心，嘔吐に対する予防で効果がないときは頓用で使用可能である．
ロラゼパム1回0.5〜2mg経口または静

表3 放射線照射部位ごとの悪心，嘔吐のリスク

リスク	放射線照射部位
高リスク (>90%)	全身，全身リンパ節
中間リスク (30〜90%)	上腹部，上半身
低リスク (10〜30%)	頭蓋，頭蓋脊髄，頭頸部，胸部下部，骨盤
最小リスク (<10%)	四肢，乳房

 コツ

抗悪性腫瘍薬治療の際に，常に急性，遅発性，予測性悪心，嘔吐があることを考えよう．

注4〜6時間毎，メトクロプラミド10〜40mg経口または静注 4〜6時間毎，プロクロルペラジン1回10mg経口または静注6時間毎，ハロペリドール1〜2mg経口4〜6時間毎，オランザピン2.5〜5mg経口1日2回，プロメタジン25mg経口または静注4時間毎．

6) 予測性悪心，嘔吐

この悪心，嘔吐には急性期に用いる制吐薬は効果がない．行動療法などの有効性の報告もあるが，予測性悪心，嘔吐を確実にコントロールするには薬物用法が必須となる．ロラゼパム1回0.5〜2mg治療前夜および当日朝に経口服用，アルプラゾラム0.4〜0.8mg1日3回治療前夜より経口服用開始．

5 放射線照射に対する制吐薬

放射線照射による悪心，嘔吐は治療中止やQOL低下の原因となるため，放射線照射部位による悪心，嘔吐リスクに応じた対応が必要となる(表3)．

1) 高リスクに対する制吐薬の予防的投与

・5-HT3受容体拮抗薬(グラニセトロン2mg経口，1mgまたは10μg/kg静注，オンダンセトロン8mg経口，8mgまたは15μg/kg静注，トロピセトロン5mg経口または静注)
・デキサメタゾン4mg(第1〜5日)経口または静注

2) 中間リスクに対する制吐薬の予防的投与

・5-HT3受容体拮抗薬(グラニセトロン2mg経口，1mgまたは10μg/kg静注，オンダンセトロン8mg経口，8mgまたは15μg/kg静注，トロピセトロン5mg経口または静注)
・デキサメタゾン4mg(第1〜5日)経口または静注

3) 低リスクに対する制吐薬の予防的投与

放射線照射に伴う悪心，嘔吐が出現した場合は，5-HT3受容体拮抗薬(グラニセトロン2mg経口，1mgまたは10μg/kg静注，オンダンセトロン8mg経口，8mgまたは15μg/kg静注，トロピセトロン5mg経口または静注)の予防内服を治療終了まで継続する．

4) 最小リスクに対する制吐薬の予防的投与

放射線照射に伴う悪心，嘔吐が出現した場合は，ドパミン受容体拮抗薬(メトクロプラミド10〜40mg経口または静注4〜6時間毎，プロクロルペラジン1回10mg経口または静注6時間毎または25mg12時間毎)または5-HT3受容体拮抗薬(グラニセトロン2mg経口，1mgまたは10μg/kg静注，オンダンセトロン8mg経口，8mgまたは15μg/kg静注，トロピセトロン5mg経口または静注)の予防内服を治療終了まで継続する．

6 注意点

ドパミン受容体拮抗薬は頻回，高用量の投与で錐体外路症状が出現する場合があり，出現時に抗ヒスタミン薬(ジフェンヒドラ

ミン 25〜50mg 経口または静注 4〜6 時間毎)を症状改善まで投与する.

7 患者・家族への説明

抗悪性腫瘍薬治療の副作用における悪心,嘔吐についてよく説明し,悪心,嘔吐を我慢せず,医療者への申告をするように指導する.ただし過敏にならないように配慮することも重要である.

> **DON'Ts**
> ☐ 予測性悪心,嘔吐には,急性期に用いる制吐薬は効果がない.
> ☐ 1種類の制吐剤に固執してむやみな増量をしてはいけない.急性,遅発性,予測性のそれぞれに対応した薬剤の使用を考慮する.

がん研究会有明病院血液腫瘍科　**照井康仁**

✓ 予測性悪心,嘔吐
　抗悪性腫瘍薬治療中に 5-HT3 受容体拮抗薬や NK1 受容体拮抗薬を投与したが,なかなかよくならない悪心の患者がいました.ロラゼパム投与したところ,悪心が消失し,抗悪性腫瘍薬治療を継続できるようになりました.予測性悪心,嘔吐は常に考慮しておく必要があると思いました.
（照井康仁）

B 治療法（薬剤，対策）

7 不妊対策

> **DOs**
> - 診断時に不妊リスクの説明を行い，不可逆性の性腺機能低下の可能性がある場合には妊孕性温存について検討する．
> - 生殖医療医と連携をとる．
> - 原疾患の治療が優先である．

1 基本的な考え方

造血器疾患に対する化学療法や放射線治療により，性腺機能障害が生じ，妊孕性に影響する可能性がある．化学療法単独では性腺機能の回復が期待される急性白血病や悪性リンパ腫などでも，経過により造血幹細胞移植の可能性がある症例はすべて，治療開始前に妊孕性温存について検討する．しかし，原疾患の治療の優先が原則である．

2 若年者の造血器疾患治療に伴う性腺機能への影響

使用抗悪性腫瘍薬の種類や総投与量，治療時の年齢などにより，性腺機能への影響は異なる（表1，2）[1]．化学療法開始1～2か月で精子成熟過程が傷害され，急速な精子数の減少が認められる．精原幹細胞に影響を与えない化学療法の中止後は，通常12週間以内に回復する．影響を与える場合には12週以上無精子症が持続するが，多くの場合，最終的には回復する[2]．精子形成障害だけではなく，性機能障害（性欲障害・勃起障害・射精障害）も生じ得る．

Hodgkinリンパ腫の標準的治療であるABVD療法（ドキソルビシン・ブレオマイシン・ビンクリスチン・ダカルバジン），非Hodgkinリンパ腫の標準的治療であるCHOP療法（シクロホスファミド〔CY〕・ドキソルビシン・ビンクリスチン・プレドニゾロン）による性腺機能不全はともに低リスクとされる（表1，2）[1]．急性白血病治療で用いられる化学療法のレジメンは多彩であり，正確な評価は困難であるが，急性骨髄性白血病に対してよく用いられるアントラサイクリン系薬剤とシタラビン（AraC）の併用療法や，急性リンパ性白血病に対する多剤併用化学療法で不可逆性の不妊となる確率は低い．

性腺は極めて放射線感受性が高い．卵巣は2.5～6Gyが永久不妊の閾値といわれている．精巣の一時的不妊の閾値線量は0.15Gy，永久不妊の閾値線量は3.5～6Gyとされる[3]．分割照射の方が影響は大きい．放射線照射から無精子症が顕在化するまでには，およそ18週間を要する[2]．

造血幹細胞移植後の妊孕性，性腺機能に大きな影響を与えるのは，移植前処置として用いられる全身放射線照射（TBI）と大量ブスルファン（BU）の投与であり，CYの影響は比較的弱いと考えられている．再生不良性貧血に対するCY単独の前処置を用いた移植後には，男女共に半数以上に性腺機能の回復が期待できるが，白血病などに対してCY-TBIあるいはBU-CYの前処置を行った場合，性腺機能はほとんどの患者において失われる（表3）[4]．移植時の年齢が重要な因子であり，CY-TBIによる前処置後でも，若年者では一部の患者で性腺機能の回復が認められている．一方，BU-CYを

表1 治療による精巣機能への影響

高リスク 遷延性無精子症	・TBI を含む移植前処置 ・精巣への放射線照射：成人で 2.5Gy 以上，男児で 6Gy 以上 ・7.5 g/m² 以上の CY ・アルキル化剤を含む移植前処置 ・プロカルバジンを含む化学療法 ・40Gy 以上の頭蓋への放射線照射
中間リスク 通常量では遷延性 無精子症にならない	・400mg/m² 未満のシスプラチン ・2g/m² 未満のカルボプラチン ・1〜6Gy の精巣への放射線照射
低リスク 一時的な無精子症	・Hodgkin リンパ腫に対する ABVD 療法 ・非 Hodgkin リンパ腫に対する CHOP 療法 ・0.2〜0.7Gy の精巣への放射線照射
非常に低リスク またはリスクなし	・0.2Gy 未満の精巣への放射線照射 ・インターフェロン α
リスク不明	・チロシンキナーゼ阻害剤（イマチニブ）

（Levine J, et al.：J Clin Oncol 2010；28：4831-4841 より改変）

表2 治療による卵巣機能への影響

高リスク 80% 以上が無月経	・全腹部または骨盤への放射線照射：成人で 6Gy 以上，思春期以後で 10Gy 以上，思春期以前で 15Gy 以上 ・TBI を含む移植前処置 ・CY：40 歳以上で 5 g/m² 以上，20 歳未満で 7.5 g/m² 以上 ・アルキル化剤を含む移植前処置 ・プロカルバジンを含む化学療法 ・40Gy 以上の頭蓋への放射線照射
中間リスク 30〜70% が無月経	・全腹部または骨盤への放射線照射：思春期以後で 5〜10Gy，思春期以前で 10〜15Gy
低リスク 20% 未満が無月経	・Hodgkin リンパ腫に対する ABVD 療法 ・非 Hodgkin リンパ腫に対する CHOP 療法 ・急性骨髄性白血病に対するアントラサイクリン系薬剤＋シタラビン併用療法 ・急性リンパ性白血病に対する多剤併用化学療法
非常に低リスク またはリスクなし	・メトトレキサート ・ビンクリスチン
リスク不明	・チロシンキナーゼ阻害剤（イマチニブ）

（Levine J, et al.：J Clin Oncol 2010；28：4831-4841 より改変）

用いた場合は若年者でもほとんど卵巣機能の回復は認められない．BU の卵巣への影響は TBI よりも強いと考えられ，性腺機能の温存を目的としてフルダラビン -BU の骨髄非破壊的前処置を選択することは不適切である．

3 実際の妊孕性保護対策

a 男性

化学療法施行後に採取された精子は DNA が損傷を受けている可能性が高く，治療開始前の精子凍結保存が推奨される．

表3 移植前処置別の性腺機能回復率

性別	移植種類	前処置	症例数	性腺機能回復
男性	同種	CY	109	61%
	同種	CY-TBI	463	17.5%
	同種	BU-CY	146	17%
	自家	BEAM	13	0%
	自家	BEAM	10	0%
女性	同種	CY	43	74%（＜26歳：100%，＞26歳：31%）
	同種	CY	103	54%
	同種	CY-TBI	74	13.5%（＜18歳：100%，＞18歳：15%）
	同種	CY-TBI	532	10%
	同種	BU-CY	73	1%
	自家	BEAM	10	60%

BEAM：カルムスチン，エトポシド，シタラビン，メルファラン
（Socie G, et al.：Blood 2003；101：3373-3385 より改変）

表4 女性の妊孕性温存法

	胚凍結保存	卵子凍結保存	卵巣組織凍結保存	卵巣遮蔽
対象年齢	思春期以後	思春期以後	制限なし	制限なし
必要な期間	月経から10〜14日	月経から10〜14日	1日〜1週間程度	放射線照射時
成功率	胚移植後約40% 数千例の出産	体外受精・胚移植後約20% 約900例の出産	7例出産の症例報告あり	2例出産の症例報告あり
施行時期	治療開始前がよい	治療開始前がよい	治療開始前がよい	造血幹細胞移植時
特徴・問題点	配偶者が必要	配偶者が不要	微小残存病変の可能性	微小残存病変の可能性

（Levine J, et al.：J Clin Oncol 2010；28：4831-4841 より改変）

化学療法開始前でも，原疾患の影響で運動能などが障害され採取困難なこともある．急性白血病の発症時など，治療開始までに一日の猶予もないときや，全身状態の悪化，原疾患による白血球減少・易感染性のために外出できないときには，家族が不妊クリニックへ速やかに届けて保存することも検討される．その他，研究段階ではあるが，精子が採取できない場合には精巣組織の凍結保存も試みられている．治療後の無精子症患者に対しては，顕微鏡下精巣内精子採取（MD-TESE）という選択肢もある．

b 女性（表4）[1]

1) 卵子・卵巣凍結保存

配偶者がいる場合には，成熟卵を採卵し精子と受精させて胚（受精卵）を凍結保存する．配偶者がいない場合には，卵子（未受精卵）を凍結保存する．複数個の採卵を行うために，原則排卵誘発が行われる．性腺刺激ホルモン放出ホルモン（Gn-RH）アンタゴニスト法による排卵誘発は，卵巣過剰刺激症候群が少ない．月経周期に関係なく排

表5 卵巣遮蔽による卵巣機能の温存

症例	年齢(歳)	疾患	病歴	治療歴	前処置	ドナー	移植後卵巣機能	転帰
1	20	急性リンパ性白血病	11か月	多剤併用化学療法	CY-TBI	HLA部分適合非血縁者	5か月後回復	死亡(6年7か月, 慢性GVHD)
2	21	急性骨髄性白血病	2年2か月	多剤併用化学療法	AraC-TBI	HLA適合非血縁者	2か月後回復	無病生存(6年8か月)
3	23	急性骨髄性白血病	1年	多剤併用化学療法	CY-TBI	HLA適合非血縁者	未回復	無病生存(5年5か月)
4	19	急性骨髄性白血病	4か月	多剤併用化学療法	CY-TBI	HLA適合同胞	3か月後回復	死亡(2年4か月, 再発)
5	23	急性骨髄性白血病	2年10か月	多剤併用化学療法	CY-TBI	自家移植	2か月後回復	無病生存(4年9か月)
6	31	急性骨髄性白血病	6か月	多剤併用化学療法	CY-TBI	HLA適合同胞	5か月後回復	無病生存(4年10か月)
7	20	急性混合性白血病	5か月	多剤併用化学療法	CY-TBI	HLA適合非血縁者	5か月後回復	死亡(1年8か月, 再発)
8	19	急性骨髄性白血病	4か月	多剤併用化学療法	CY-TBI	HLA適合同胞	4か月後回復	無病生存(4年1か月)

卵誘発を開始するランダムスタート法により，2週間以内に採卵が可能である[5]．採卵のために治療の開始を待つ必要があること，また原疾患による易感染性や出血傾向などの合併により採卵は困難であることが多い．第一寛解期の急性白血病の治療終了後で再発時に造血幹細胞移植を計画する場合には，この間に採卵を行うという選択肢もある．

卵巣組織凍結保存は，腹腔鏡下手術で卵巣の摘出を行う．手術のリスクを伴うものの，1週間程度で可能である．微小残存病変のリスクが問題となる．

精子などの保存にも共通するが，先天異常のリスクなど，凍結保存剤の影響も十分な検証が必要である．

2) 卵巣遮蔽

移植前処置のTBI時に卵巣を金属片で遮蔽して線量を減らすことで，移植後早期に卵巣機能が高頻度に回復することが示されている．当院でも8例で行った(表5)．Long source-axis distance法でのTBIにおいて，非可動式のベッドに患者を側臥位で固定し，金属片を貼りつけたアクリル板を用いて卵巣遮蔽を行っている．5例で卵巣機能の回復が確認された(原疾患の再発が2例，卵巣機能未回復1例)．

TBI12Gyを行った場合，卵巣への照射線量は卵巣遮蔽により約2Gyとなる．卵巣およびその周囲の組織への照射線量の低下が，原疾患の再発に影響する可能性が危惧される．シアトルで行われているTBI2Gyを用いた骨髄非破壊的前処置は，BU-CYによる骨髄破壊的前処置と比較して，寛解期の骨髄異形成症候群や急性骨髄性白血病に対しては再発率の増加は認められなかった．そのため，寛解期の症例に関しては再発の危険が大幅に高くなるとは考えにくいが，さらなる症例の集積と長期観察が必要である．非寛解期の急性白血病などは，卵巣遮蔽を行わない方がよいと考えられる．

4 注意点

　患者は，原疾患の告知を受け，治療に対する不安などを感じると同時に妊孕性の問題にも直面し，さらには時間的制限がある中でその決断を下す必要があり，心理的な負担は大きい．また患者本人だけでなく患者の家族にも関係することであるため，配慮が必要である．

　挙児希望時には，女性患者は原疾患が治癒していることが前提である．精子保存した男性患者の配偶者は採卵が必要となるため，肉体的・精神的・経済的負担も生じる．

　保存した卵子や精子の使用率の低さや，破棄のタイミングなどの問題点もある．死後生殖など倫理的問題もあり，本人が死亡した場合には破棄が求められる．胚凍結の保存では，配偶者が廃棄を希望したり死亡した場合，また婚姻関係が解消した場合にも廃棄となる．

DON'Ts

- 妊孕性温存も考慮すべきだが，原疾患の治療がおろそかになってはならない．
- 男性患者で妊孕性が保たれている場合でも，化学療法中と終了後半年～1年程度は妊娠を許可しない．

文献

1) Levine J, et al.：J Clin Oncol 2010；28：4831-4841
2) Meistrich ML：Fertil Steril 2013；100：1180-1186
3) 五味弘道, 他：産科と婦人科 2014；81：1211-1217
4) Socie G, et al.：Blood 2003；101：3373-3385
5) Cakmak H, et al.：Fertil Steril 2013；100：1673-1680

自治医科大学附属さいたま医療センター血液科　**菊地美里**

C 輸血

1 血液型, 交差適合試験, 不規則抗体, HLA 抗体

DOs
- ABO・Rh 血液型検査と交差適合試験の検査法は覚えておく.
- 不規則抗体とタイプ・アンド・スクリーンについても理解する.

1 基本的な考え方

　安全に赤血球輸血を実施するためには, 基本的に, ABO, Rh 血液型が同じ赤血球製剤(RBC)を輸血する必要がある. しかし, これだけでは不十分である. 赤血球膜にはABO, Rh 以外の抗原物質が多数あり, これらが異なる血液型をもっている(表1). 抗A, 抗B 以外の同種抗体を不規則抗体といい, 37℃で反応して赤血球を破壊する抗体が生体内に存在しないことが重要である. このような不規則抗体は, 妊娠歴のある女性や輸血歴がある患者では時にみられ, これを無視して輸血すると致死的な溶血性副作用を惹起する可能性がある.

　事前に患者血液中に不規則抗体がないことを確認(不規則抗体スクリーニング)しておくと, ABO, Rh 血液型が同じ赤血球製剤をすぐに輸血することができる. この方法をコンピュータ・クロスマッチという. これ以外は, 患者と輸血する赤血球製剤を用いて交差適合試験が不可欠である. 大量輸血の場合には, コンピュータ・クロスマッチでないと効率が悪いだけでなく, 輸血までに時間がかかり, 緊急時に対応できない. 不規則抗体は1回の輸血で新たに出現する可能性があるため, 不規則抗体スクリーニングや交差試験用血液検体は原則3日以内に採血されている必要がある. なお, 新生児や4か月以内の乳児は血液型が未確定のため, 交差適合試験を欠かすことはできない.

　一方, 濃厚血小板(PC)や新鮮凍結血漿(FFP)の輸血の際には血液型が同じであれば交差試験は不要であり, 時にABO 血液型不一致でも輸血は可能である. HLA 適合血小板(PC-HLA)などは入手困難なことが多いため, ABO 血液型不一致血小板を輸血できないか日本赤十字社(日赤)や輸血部門から打診されることがあるだろう. 同様に, Rh 陰性赤血球をABO 同型のRh 陽性患者に輸血してほしいと輸血部門から依頼されることがあるが, 医学的に問題はない.

　現在, 臨床検査技師が日・当直を担当し, 医師は血液型や交差試験をする必要のないことが多いが, 施設によっては夜間・休日などは輸血検査の技師が不在で, 医師が検査をして輸血を実施する必要がある場合がある. このような場合を想定して, 施設によっては自動血液型判定装置を用いた

表1 臨床的に重要な赤血球血液型

血液型	代表的な抗原	臨床的意義
ABO	A, B	HTR
Rh	D, C, E, c, e	HTR, HDFN
Duffy	Fy^a, Fy^b	HTR, HDFN, マラリア抵抗性
Kidd	Jk^a, Jk^b	HTR, HDFN
Diego	Di^a, Di^b	HTR, HDFN, AIHA
MNS	M, N, S, s, U	HTR, HDFN, AIHA
Kell	k(KEL2)	HTR, HDFN
Lewis	Le^a, Le^b	HTR, (非)分泌規定
Jacob	Jr^a	HTR?

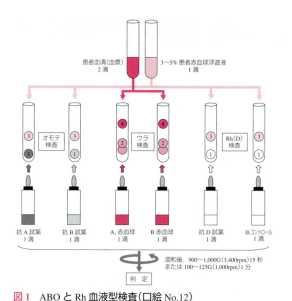

図1 ABOとRh血液型検査（口絵No.12）
図中の1, 2, 3, 4は分注の順番を示す.
（日本輸血・細胞治療学会〔編〕：輸血のため検査マニュアル ver1.2.〔Ver.1.2http：//yuketsu.jstmct.or.jp/wp-content/themes/jstmct/images/medical/file/reference/Ref20-1.pdf ＜閲覧日 2015.11.20＞〕より改変）

カラム法や，用手法を習得しておく必要がある（図1）[1].

また緊急時，特に大量輸血を必要とする患者では，救命のためO型赤血球（血液型が不明の場合にはRh陰性血）やAB型血小板・血漿を輸血せざるを得ない場合がある．このような場合には，輸血後に患者血液型がわからなくなるので，輸血前には必ず採血をして保存しておくことが重要である．また，不規則抗体があっても輸血をせざるを得ない場合もある．

血液内科医は，ABO血液型不適合同種造血幹細胞移植を受けた患者への輸血についても十分理解しておく必要がある．患者赤血球のABO血液型は徐々にドナー型に変化する．この間しばらくは，両者の血液が混在する（mf）．また通常，患者の赤血球抗原に反応するABO型抗体はできなくなり，オモテとウラの血液型が不一致になることがある．このように複雑なために，同種移植後の患者は輸血前に必ず交差適合試験が必要である．また，患者とドナー間で異なる赤血球抗原を検査することにより，移植後の生着確認ができる．

2 輸血検査の進め方

異型輸血，患者誤認は，輸血後溶血性副作用を招き致死的になる可能性があり，時に刑事責任が問われるので，特に注意が必要である．このため，ABO，Rh血液型は，異なる2時点での検体を用いて確定することが厚生労働省指針で定められている．患者誤認はベッドサイドで発生しやすいことが報告されているため，ベッドサイドで，患者リストバンドと製剤のバーコードを照合することは重要である．また，患者本人

への血液型確認も有効である．具体的には，各施設の規則に従う必要がある．

a 血液型

1) ABO血液型

ABO血液型は輸血において最も重要で，原則として患者と同型のABO血液型の血液製剤を輸血する必要がある．A，B，O，AB型の4つに大別され，日本人ではそれぞれ，40％，20％，30％，10％で，血液製剤バッグのラベルの色は黄，白，青，桃色で統一されている（図1）[1]．A，B抗原は，それをもたない場合，自然抗体として，それぞれ抗A抗体，抗B抗体を有する（ランドシュタイナーの法則）．患者の赤血球上のA，B抗原を，抗体を用いて検査するオモテ検査と，患者血清中の抗A，抗B抗体の有無をA型およびB型血球を用いて検査するウラ検査がある．

2) Rh血液型

Rh血液型はABOに次いで重要な血液型である．臨床的に重要なのはC，c，D，E，eの5抗原で，「D（ラージ・ディー）抗原」が最も抗原性が高いため，通常のRh検査では抗D抗体（RhD抗体）による検査のみが行われ，「Rh陽性」「Rh陰性」はD抗原の有無を意味する．わが国ではD陰性は0.5％である．

3) その他の血液型

ABO，Rh血液型以外にも赤血球膜抗原には多く種類があるが，臨床的に意味のある抗原は限られている（表1）．これらの不規則抗体陽性患者に対しては，抗原陰性血を選択して輸血する必要があるが，それ以外では通常，血液選択は不要である．最終的には，交差適合試験で適否を確認する．

b 交差適合試験

輸血前に，輸血する血液製剤（供血者血液）と患者血液を混ぜて，凝集や溶血が起こらないことを確認する検査である（図1）[1]．具体的には，供血者赤血球と患者血漿（血清）を混ぜる主試験と，供血者血漿と患者赤血球を混ぜる副試験がある．血液型検査が異なる時点で2回施行され確定していれば，副試験は省略できる．

交差適合試験に用いる患者血液は，原則3日以内に採血したものを用いる．

検査は生理食塩水を用いて室温で行う生理食塩水法を実施後，引き続き，間接抗グロブリン法（IAT）を実施する．すなわち，ポリエチレングリコール（PEG）または低イオン強度溶液（LISS）を添加して37℃，10～15分反応させた後に，抗ヒトグロブリン試薬（または抗免疫グロブリンG〔IgG〕試薬）を反応させ，最後にIgG感作赤血球を混ぜて凝集の有無を判定する．

生理食塩水法ではABO血液型が再確認でき，免疫グロブリンM（IgM）の有無がわかる．ブロメリンなどの特定の酵素を添加すると，赤血球を架橋して凝集像として観察しやすくなる（酵素法）．また，アルブミンを適量添加すると，抗体が赤血球に結合しやすい状態になる（アルブミン法）．一方IATでは，赤血球膜表面に結合しているものの凝集していない状態の抗体や補体に二次抗体を加えることにより，赤血球凝集として観察できるようにする．

以上のように，交差適合試験では，37℃で反応する臨床的意義のある不規則抗体を，いくつかの至適条件の下に少しでも検出しやすいようにして見逃さないようにする．

3 不規則抗体

臨床的意義のある不規則抗体はすべて，37℃でIATが陽性になり，室温でのみ反応する抗体は，臨床的意義に乏しい．また，自己抗体との鑑別も時に重要である．

患者がある臨床的意義のある不規則抗体を有することが判明した場合，その不規則抗体と反応しない赤血球を輸血する必要がある．この場合，すぐ準備できない場合もあるため，輸血する可能性が高い患者では，事前に不規則抗体の有無について検査して

おく必要がある．また，かつて不規則抗体を有していても，治療などで抗体価が低下・陰性化している場合がある．このような場合，輸血により再感作されて，遅発性溶血反応をきたすことがあるので，少なくとも交差適合試験は必要である．

不規則抗体に関連して，多くの病院で採用している「タイプ・アンド・スクリーン(T&S)」という輸血管理の方法についても知っておくとよい．これは，各施設の手術実績から，術中輸血の可能性が低い待機的手術の場合は，各製剤との交差適合試験を行わず，実際に輸血が必要となった場合に生食法による主適合試験（オモテ検査）だけで出庫する方法で，前述のコンピュータクロスと同様の考え方である．

Rh型の不規則抗体として，臨床的に最も問題になるのは抗D抗体(RhD抗体)産生であり，Rh陰性患者はD抗原に感作されないように努める必要がある．特にRh陰性の女性がRh陽性の夫との間で妊娠した場合は，IATを定期的に行い，母体にRhD抗体が産生されていないことを確認し，妊娠28週頃に抗ヒト免疫グロブリンを注射．さらに出産後に新生児がRh陽性であれば再度注射する．これにより，母体のRhD抗体産生が予防できる．

4 HLA抗体

ヒト白血球抗原(HLA)は，主要組織適合遺伝子複合体(MHC)において6番染色体遺伝子によりコードされる細胞膜表面上に発現される糖蛋白で，Class I (A, B, C座)とClass II (DR, DQ, DP座など)に分類される．輸血においてHLA抗体が問題になる主なものに，血小板輸血不応があげられる．一般に，血小板輸血不応とは，血小板輸血をしても血小板数が期待通り増加しない状態を意味する．その原因としては，大量抗悪性腫瘍薬投与後などで高度の粘膜障害や出血傾向による消費増大などの他に，頻回の血小板輸血があげられる．血小板膜にはHLA Class Iが発現しているため，ランダムドナーからの頻回の血小板輸血は，非自己の多くのHLA抗原に患者を暴露させることになる．その結果，複数のHLA Class I抗原に対してHLA抗体が出現し，血小板が輸血されるとすぐに免疫学的に排除されて，血小板が増加しなくなる．輸血終了1時間後に血小板数が期待するほど増加しない場合には，このような免疫学的機序の可能性が高い．HLA抗体による輸血不応が疑われた場合には，日赤に患者検体を提出し，HLA抗体の存在が確認されると，PC-HLAを供給してもらえる．日赤では，あらかじめPC-HLAに協力してもらえる献血者を募りHLAを検査・登録しておき(HLA適合血小板ドナー登録)，供血者リストが作成してある．PC-HLAの依頼があると，当該患者の有するHLA抗体をもたない供血者を供血者リストから検索し，電話などで成分献血依頼をして血小板採血をし，血小板クロスマッチをして合格した製剤をPC-HLAとして出庫する．血小板製剤の期限は4日間しかないため，その都度特定の供血者に負担がかかる．なお，HLA適合血小板は反応するHLA抗体を外しているが，決して多様なHLA Class Iが一致しているわけではない．

HLA抗体は，発熱性非溶血性輸血反応や輸血関連急性肺障害(TRALI)にも関与している．また，患者・ドナー間でHLA不一致の同種造血幹細胞移植(臍帯血移植，ハプロ移植など)では，不一致であるドナーのHLA抗原に対する患者血清中の抗体が生着不全に関与することが報告されている．

最近の日赤情報によると，PC-HLAの需要は欧米では減少しているが，わが国では増加傾向にあるという．これは，ハプロ移植や臍帯血移植が増加したため，移植前から非自己HLAに感作されないようにとの担当医の懸念と，HLA抗体検査の感度が

高まり臨床的意義は不明なままに「HLA抗体陽性」と報告される事例が増加していることの影響が大きい，と筆者は推測する．前述のように，PC-HLAは「HLA一致」ではないため，PC-HLAを輸血してもHLA抗体の発生を予防できるわけではない．わが国の血液製剤の原料は無償のボランティアドナーからであることを念頭に入れ，十分な患者の病態把握と慎重な観察のもとに，不必要な輸血依頼は極力慎むのが，見識ある血液内科医といえるだろう．

DON'Ts

- 血液型は1回の検査で確定してはいけない．
- 緊急時を除いては，不規則抗体スクリーニングがされていない患者に，ABO・Rh血液型が同じ血液製剤だからといって輸血してはいけない．

文献

1) 日本輸血・細胞治療学会（編）：輸血のため検査マニュアル ver1.2．(Ver.1.2http://yuketsu.jstmct.or.jp/wp-content/themes/jstmct/images/medical/file/reference/Ref20-1.pdf〔閲覧日 2015.11.20〕)

慶応義塾大学病院輸血・細胞療法部　田野崎隆二

☑ 若いときの経験は，何でも貴重な財産だ

　私が学生のとき，大学病院の輸血部門（当時は「輸血センター」）では週末数人の医学生がアルバイトで日・当直をしていました．私もその1人で，依頼を受けてFFPを溶解し，血液製剤を照合・出庫し，検査手技も覚えるようになって，ときどき研修医の先輩方に教えることもありました．運動ばかりしていた当時は，医療に触れるよい機会でした．現在輸血部門にいるのは，そのとき身に付いた貴重な経験が私を導いてくれたのかもしれません．

（田野崎隆二）

2 血液製剤の適正使用

> **DOs**
> - 輸血以外の有効な代替療法があるものは，そちらを優先し，輸血量は必要最小限にとどめる．
> - 赤血球輸血開始の基準となるヘモグロビン値は一般に 6～7g/dL を目安とする．
> - 血小板輸血は，血小板数（トリガー値）と出血症状の程度から判断する．
> - 新鮮凍結血漿は，複数の凝固因子活性の低下伴う出血や，血漿分画製剤のない凝固因子の補充に用いるが，その適応は限定されている．

1 輸血療法の基本的な考え方

輸血は足りない血液成分を補充する治療法であり，根本的治療ではない．したがって，一時的に患者の状態を改善するが，原疾患の治療を行わなければ患者は治癒しない．

患者の状態を把握し，各製剤の特性を考慮して治療目標（臨床症状・検査値）を設定し，補充量と補充間隔を決め，必要な成分のみを投与（成分輸血）する．また投与後は必ず臨床症状・検査値から有効性を評価する．輸血による患者への影響を減らすため，患者中心の輸血医療（patient blood management）の観点より，輸血以外の有効な代替療法があるものは，そちらを優先し輸血量は必要最小限にとどめるようにする．

血液製剤が人の血液に由来する有限で貴重なものであることを十分認識し，適切かつ適正な使用する必要がある．

2 製剤と投与時の注意点

献血によって得られた血液から，赤血球濃厚液（RBC），濃厚血小板（PC），新鮮凍結血漿（FFP），血漿分画製剤が製造される．わが国では，200mL の血液から製造される製剤を 1 単位としている．製剤ごとに保管条件と有効期限が定められている（表1）．

RBC, PC, FFP は成人の場合は通常，最初の 10～15 分は 1 分間に 1mL 程度で行い，その後は 1 分間に 5mL 程度で行う．副作用対策として，輸血開始 5 分間はベッドサイドで観察し，開始 15 分後輸血終了時にも確認する．また致死的な副作用である輸血後，移植片対宿主病（GVHD）予防のため，赤血球製剤と PC は 15Gy 以上の放射線照射済みのものを使用する．

表1 血液製剤について

	赤血球濃厚液	濃厚血小板	新鮮凍結血漿
種類	1, 2 単位	1, 2, 5(100mL), 10(200mL), 15(250mL), 20(250mL)単位	1(120mL), 2(240mL)単位, 480mL 製剤
保管条件	2～6°C	20～24°C，振とう保存	－20°C 以下
有効期限	採血後 21 日間	採血後 4 日間	採血後 1 年間
放射線照射	要	要	不要

3 赤血球製剤の使用

a 貧血の病態とトリガー値

骨髄機能不全や慢性の出血に対する治療として，貧血の急速な補正を必要とする病態に対して行う．末梢循環系へ十分な酸素を供給すると共に，循環血液量を維持する．

慢性的な貧血の場合，心拍出量と赤血球2,3-ジホスホグリセリン酸（DPG）の増加，脳や心臓の血流を保つために血流の再分配が起こり，ヘモグロビン（Hb）減少による酸素運搬能を代償する．しかし代償機構には限界があるため，貧血が進むと組織への酸素供給が低下し，貧血の程度に応じて疲労，目まい，息切れ，運動能低下などの自覚症状がみられるようになり，臓器障害が生じる．

生理学的な酸素運搬のメカニズムや臨床データから，Hbが10 g/dL以上の患者に赤血球輸血は不必要である．また，Hb 8～10 g/dL程度の貧血では，大部分の患者において低酸素による臓器障害の危険は低い．

代替療法の効果が待てず，可及的に貧血を改善する必要がある場合に，必要最小量（1～2単位）より投与する．

輸血開始の基準となるHb値は一般に6～7g/dLを目安とするが，耐えられる貧血の程度は患者によって異なるため，頻呼吸，息切れなどの心不全症状の有無や日常生活・社会生活の活動状況を勘案して決定する．また，虚血性心疾患や心不全患者のトリガー値は8g/dLに設定する（表2）．

意識の低下や筋れん縮がある場合は，昏睡や死亡につながる高度の酸素欠乏状態をきたすため，速やかに輸血を開始する．

赤血球製剤は，長期の保存やGVHD予防のための放射線照射により，製剤中のカリウム濃度が上昇する．採血後14日の照射済みRBC2単位製剤の上清には中カリウムが約6mEq含まれる．高カリウム血症が問題となる腎不全患者や小児には，なるべく新しい製剤を選択し，使用の直前に放射線照射を行うか，カリウム除去フィルターを使用する．

また，治療が困難な再生不良性貧血や骨髄異形成症候群などによって生じる貧血で，補充療法として長期に赤血球輸血を行う必要がある場合は，輸血後鉄過剰症を防ぐために，鉄キレート剤の投与が行われる．

b 予想される赤血球増加数

65kgの患者に赤血球製剤2単位を投与した場合

循環血液量（L）≒体重（kg）× 1/13 = 5L
循環血漿量≒体重× 0.4dL = 26dL
予測上昇Hb量（g/dL）= 投与Hb量（g）/循環血液量（dL）
2単位製剤1バッグあたりの総Hb量約56g
予測上昇Hb量（g/dL）= 56g/5L = 56g/50dL = 1.1g/dL

したがって，活動性の出血のない成人男性でHbを1g/dL上げたければ，2単位製剤を1バッグ使用すればよいこととなる．

表2 赤血球使用基準

Hb値（g/dL）	患者の状態
＜7	出血していない患者
＜8	虚血性心疾患のある患者

4 血小板濃厚液の使用

a 適応とトリガー値

血液科での主な使用は，偶発的出血の予防と，観血的処置における止血困難の回避である．血小板輸血の適応は，①目安となる血小板数（トリガー値）に加えて，②出血症状の程度（WHO出血スコア，表3）などから総合的に判断する．

紫斑や点状出血などの軽度の皮膚出血などのレベル（grade 1）では，重篤な出血のリスクは低い．しかし，血小板減少の程度のみで出血のリスクを予想することはできないため，出血スコアgrade 2以上の出血所

表3 WHO出血スコア

Grade	所見
1：minor bleeding	1cmまでの紫斑，点状出血，皮下出血などの軽度の皮膚出血や血腫，一過性（30分まで）の粘膜出血
2：moderate bleeding	1cm以上の紫斑，関節出血，持続的（30分以上）の粘膜出血（口腔，鼻腔，性器，吐血，下血，肉眼的血尿）体腔内出血，視力障害のない網膜出血や侵襲部位の出血
3：severe bleeding	赤血球輸血を要する出血や血行動態が中等度に不安定なもの
4：debilitating bleeding	中枢神経系の出血や致死的な出血や血行動態が高度に不安定なもの

 Pitfall
血小板減少性血栓性紫斑病やHeparin起因性血小板減少症に対する血小板の使用は，症状の悪化をきたす場合がある．

表4 血小板使用基準

血小板値（/μL）	患者の状態
＜5,000	再生不良性貧血や骨髄異形成症候群で長期に輸血が必要な場合
＜10,000	癌，または血液疾患の安定した患者
＜20,000	軽度の出血，または体温38℃以上の患者，ヘパリン療法を受けている患者，外来患者
＜50,000	活動性出血，観血的処置を行う患者

見，播種性血管内凝固（DIC），重症感染症，侵襲的処置の有無を勘案し，重篤な出血（grade 3以上）となる以前に血小板輸血を行う必要がある．

　骨髄機能不全，癌に対する化学療法，特発性もしくは薬物性血小板減少症などで血小板が高度に低下し，1万/μLを下回る場合は，脳出血など生命を脅かす出血のリスクが高くなる．致命的な出血のリスクを増加させる因子は，発熱，血小板数の急速な減少と敗血症である．これを予防するために，血小板数が1～2万/μLとなるよう，血小板を補充する．再生不良性貧血や骨髄異形成症候群に伴う慢性的な高度の血小板低下では，0.5～1万/μLを目標する．出血時には止血に必要な投与を行う（表4）．予防投与に高単位製剤（15単位や20単位）を用いると，標準製剤（10単位）と比較して輸血回数は少なくなるが，出血リスクは変わらない．

　また，観血的な治療を行う場合は，血小板数が5万/μLとなるよう輸血する．

b 推奨されない血小板輸血

1）血栓性微小血管症（TMA）

　TMA患者へ血小板輸血は病状を悪化させるため，重大な出血の危険性がなければ回避するべきである．必要時には血漿交換療法後に行う（血栓性微小血管症，p.365）．

2）ヘパリン起因性血小板減少症（HIT）

　HITをもつ患者は，動脈と静脈の血栓症のリスクがあり，血小板輸血はそれを増悪させることがあるため，活動性出血のある場合，出血のリスクの高い手技を行う場合以外は避けるべきである．

c 予想される血小板増加数

　輸血された血小板が脾臓などに補足されるため，2/3の補正係数を掛けあわせる．
予測血小板増加数（/μL）

$$= \frac{輸血血小板総数}{循環血液量(mL) \times 10^3} \times \frac{2}{3}$$

　例えば，血小板濃厚液10単位（2.0×10^{11}個以上の血小板を含有している）を体重65kg，循環血液量5,000mLの患者に投与すると，直後には輸血前の血小板数より27,000/μL以上増加することが見込まれる．

　有効性の評価として最もよく用いられる方法は，1時間，18～24時間後の血小板

> **コツ**
> FFPを使用する機会は少ないが，必要時にはどんと使う．

表5　FFP 使用基準

INR	患者の状態
> 1.5	観血的処置を行う患者
それ以外	大量出血など

数を測定する方法である．補正血小板増加数（CCI）として計算される．

$$\mathrm{CCI}(/\mu\mathrm{L}) = \frac{輸血血小板増加数(/\mu\mathrm{L}) \times 体表面積(\mathrm{m}^2)}{輸血量血小板総数(\times 10^{11})}$$

血小板輸血後1時間のCCIは，少なくとも7,500/μL，翌朝または24時間後のCCIは通常4,500/μL以上である．

d　血小板不応状態とその対策

血小板輸血を行っても血小板が上昇しない状態を，血小板不応状態とよぶ．血小板不応状態では患者の出血のリスクが高まり，危機的出血を生じる場合があるため，原因の調査が必要である．非免疫性と免疫性の要因がある．

1) 非免疫性の要因

非免疫性の要因は脾腫，発熱，出血，DICや抗菌薬やヘパリンの使用などがある．癌，または血液疾患患者における血小板不応状態の7～8割を占める．原因の除去に努め，必要に応じて，頻回投与，大量投与で対応する．

2) 免疫性の要因

血小板にはHLA-A，HLA-Bおよびヒト血小板抗原（HPA）が表出している．患者は繰り返す輸血により，製剤中の白血球，血小板のHLAやHPAに感作され，抗体を生成する．また，輸血歴がなくても妊娠・出産経験ある女性は，胎児の血液に感作されるためHLA抗体をもつことがある．これらの抗体は血小板と結合し，補体の作用によって破壊される．HLA抗体は血小板不応状態に強く関与するが，血小板特異抗体によるものの頻度は少ない．

通常の血小板輸血の効果がなく，抗HLA抗体が認められる場合には，HLA適合血小板濃厚液を使用する．ABO血液型の同型の血小板濃厚液を使用することを原則とするが，同型血小板濃厚液が入手困難な場合はHLA適合を優先して，ABO血液型不適合の血小板濃厚液を使用することがある．しかし，患者の抗A，抗B抗体価が極めて高い場合には，これらの抗体による血小板の破壊が起こるため，血小板輸血の有効性は低下する．

また，HLA-AとBローカスに完全に適合するドナーを確保することは困難な場合があり，一部が適合するドナーからの血小板がしばしば使用される．交差反応群とよばれる共通の抗原決定基に対応するHLA-AおよびHLA-B抗原を割り当てる方法により，ドナーが選択される．

5　FFPの使用

a　一般的な注意

FFPは，複数の凝固因子活性の低下を伴う出血や，血漿分画製剤のない凝固因子の補充に用いられてきたが，その有用性を示す臨床研究は少ない．また，感染症のリスクや凝固因子製剤や血漿蛋白製剤の開発により，現在その適応は非常に限定されている（表5）．

FFPに含まれる凝固因子活性は低いため，凝固に必要な血中濃度を得るには，短時間での大量投与（体重1kgあたり約10mL〔5～6単位〕）が必要で，容量過負荷，クエン酸やナトリウムの負荷が常に問題になる．

全血由来製剤と成分由来製剤のナトリウム濃度は167 mEq/Lと153 mEq/Lで，全

血由来のものがやや高い．またクエン酸濃度は，成分由来製剤は全血由来製剤の1/10程度であるため，優先して使用するべきである．

また，凝固能の評価のために PT，APTT，必要に応じて凝固因子の測定を行う．

b FFP の観血的処置時の予防的投与

観血的処置時の予防的投与の有用性は明らかではないが，実臨床では以下の場合，10mL/kg を目安に投与する．

1. PT が基準値の上限の 1.5 倍以上（45％以下または INR 1.6 以上），
2. APTT が上限の 2 倍以上（25％以下），
3. フィブリノゲンが 100mg/dL 以下

c 病態別の使用

1) DIC

DIC における出血予防に FFP や血小板使用が有用であることを示すデータは少ない．DIC をもつ患者における FFP 輸血は，血小板輸血と同様に，検査結果で判断されるべきでなく，顕性出血が生じるまで待つべきである．

DIC における推奨される FFP の使用は，PT および APTT の延長があり，持続性の顕性出血のある場合，もしくは観血的処置が必要とする場合に，容量の過負荷の危険がなく，また血小板数が 5 万以上であることを確認して，10〜20mL/kg を急速に投与する．

また，DIC において凝固因子全体の不足が生じるが，FFP の投与を行っても高度の低フィブリノゲン血症（100mg/dL）がある場合には，フィブリノゲン製剤やクリオプレシピテイトを使用してもよい．

2) 血栓性微小血管障害症（TMA）

本症では，ADAMTS13 に対する自己抗体（インヒビター）が生じるため，von Willebrand 因子マルチマーが分解されず血小板血栓を生じる．PT および APTT は正常である．致命的な疾患であったが，血漿交換 PE）の導入より致死率は 10％ まで改善し，一次選択療法になった．

PE により，von Willebrand 因子特異的メタロプロテアーゼ（ADAMTS13）に対する自己抗体や非常に大きな von Willebrand 因子多量体は除去され，ADAMTS13 が供給される．

先天性 TTP には，2 週間毎に 5〜10mL/kg 体重を輸注し，ADAMTS13 酵素を補充して，血栓形成を予防する．後天性 TTP に対しては，ADAMTS13 酵素を補充とインヒビターの除去を目的に，血漿交換療法を行う．1 回 40〜60mL/kg（1 日当たり循環血液量の 1〜1.5 倍）の FFP を使用し，はじめは 3 日間連日行う．PE の効果は血小板数，臨床症状，乳酸脱水素酵素（LDH）などから判定する．

3) 肝障害に伴う複合性凝固障害

移植後の GVHD や TMA などの病態で，肝機能障害により複数の凝固因子の産生が低下し，出血傾向のある場合に適応となる．重症肝障害における止血系の異常は，血小板数の減少や抗凝固因子，線溶因子，抗線溶因子の産生低下などの複合要因による．

肝疾患に対する FFP の出血予防の効果を示す前向きのコントロール研究はないが，現状では，以下の場合に肝疾患に FFP を用いることが有用であると考えられている．

①凝固障害が持続する顕性出血や，生命を脅かすような出血の恐れがある
②手術前もしくは侵襲的な手技を行う前の出血予防
③急性肝不全の出血予防

急性肝不全では，血漿交換療法（1〜1.5×循環血漿量/回）を行う．

また，肝硬変の末期に FFP を投与しても，出血の発生率，出血による死亡率を低下させることはないため，予防的投与は不適切使用である．

4）濃縮製剤が供給されていない血液凝固因子欠乏症（血液凝固第Ⅴ，第XI因子欠乏症）

凝固因子欠乏症にはそれぞれの濃縮製剤を使用することが原則であるが，現在のところ供給されていない第Ⅴ，第XI因子欠乏症やこれらを含む複数の凝固因子欠乏症では，出血症状を示しているか，観血的処置を行う際にFFPが適応となる．

重症の第Ⅴ因子欠乏症（< 5U/100mL）では，最低の目標値は20U/100mLである．第Ⅴ因子の血中半減期は12〜15時間であるため，12時間毎に体重1kg当たり20mLを投与する．容量過負荷になる場合は血漿交換を行う．

重症もしくは高度の出血を伴う中等症の第XI因子欠乏症でも，20U/100mLを最低目標値とする．第XI因子の血中半減期は約60時間と長く，1日に体重1kg当たり20mLを投与する．

5）低フィブリノゲン血症（100mg/dL未満）

わが国では低フィブリノゲン血症に対してフィブリノゲン製剤の保険適応がないため，低フィブリノゲン血症による出血時に使用する．低フィブリノゲン血症では必ずしもPTやAPTT著しい低下がみられないため，注意が必要である．

6）クマリン系薬剤（ワルファリンなど）効果の緊急補正

クマリン系薬剤は，肝での第Ⅱ，Ⅶ，Ⅸ，Ⅹ因子の合成に必須なビタミンK依存性酵素反応を阻害する．クマリン系薬剤による出血傾向は，ビタミンKの補給により通常1時間以内に改善が認めるが，より緊急な対応が必要な場合は，FFPや濃縮プロトロンビン複合体製剤を使用する．

なお，ワルファリンの過剰投与時におけるFFPの予防効果は認められていない．

DON'Ts

- ☐ 赤血球製剤と血小板製剤は，照射済みであることを確認せずに投与してはならない．
- ☐ 緊急時以外は大量の赤血球輸血を行わない．
- ☐ 原則，赤血球と血漿製剤の抱き合わせ輸血は行わない．
- ☐ 血小板不応時には，その原因を調査せずに血小板輸血を行ってはならない．
- ☐ 血漿分画製剤がある凝固因子の補充のために，新鮮凍結血漿を投与してはならない．

富山大学附属病院検査・輸血細胞治療部　**安村　敏**

☑ 血小板の外観検査 "スワーリング"

スワーリング(swirling)は，血小板製剤に強い光を当てると血小板が渦を巻くように見える現象で，その製剤が高品質の円板状血小板を含むことを示している(図1)．古い血小板は，それらの形態が円盤状から球形に変わるので，スワーリングを示さない．トレーニングすれば簡単に見られるようになるため，輸血の直前に確認することが大切である．

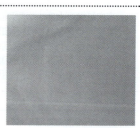

図1　スワーリング(swirling)
　　　(口絵 No.13)

☑ クリオプレシピテート

クリオプレシピテートは FFP を低温で時間をかけて解凍し，凝固因子を含む析出物を濃縮した製剤である．480mL の FFP から作成された製剤には，フィブリノゲン約 600mg や高濃度の第Ⅷ因子，von willebrand 因子や第ⅩⅢ因子も含まれる．出血を伴う急性 DIC や，大量出血におけるフィブリノゲンの供給源として使用されている．

☑ 骨髄バンクドナーの自己血輸血

必要とされる輸血を自己の血液で賄うため，同種血輸血に伴う感染症，輸血後 GVHD，同種免疫に伴うほとんどの副作用を回避できる．骨髄バンクドナーの骨髄採取(約 1,000mL)による貧血対策として，術前貯血式自己血輸血が行われ，骨髄採取後の早期の社会復帰に有用である．

〈安村　敏〉

C 輸血

3 輸血の副作用・合併症
感染症，TRALI，鉄過剰症など

DOs
- 輸血は，投与開始から5分は1mL/分で，15分までは患者をしっかり観察する．
- わずかな輸血量でも，アナフィラキシーやTRALIは起こり得る．
- 20単位以上の赤血球輸血例では，鉄過剰症のフォローを開始する．

1 基本的な考え方

同種血輸血は他人由来の「血液細胞の移植」で，感染症，免疫反応などの輸血副作用を完全には回避できない．血液製剤の安全性向上のため，放射線照射，核酸増幅検査(NAT)，保存前白血球除去が行われ，それぞれ致死率の高い輸血後移植片対宿主病(GVHD)，輸血後感染症，そして製剤中の白血球由来の各種副作用の減少に寄与している．しかし，輸血副作用の大半を占める非溶血性副作用や輸血過誤による溶血性副作用は，明らかな減少が認められていない．何らかの輸血副作用発生率は，全血液製剤で1.47%，赤血球濃厚液(RBC)で0.93%，濃厚血小板(PC)で4.16%，新鮮凍結血漿(FFP)で0.93%と決して低くない．

輸血副作用は，副作用発現までの時間，成因をもとに把握することが重要である．数分〜数時間で生じる即時型と，数日〜数か月(年)で生じる遅延型に分けられ，成因から溶血性反応と非溶血性反応，その他に分けられる．表1[1]に輸血副作用の種類を示す．即時型非溶血性反応が最も多く，発熱反応(発熱，悪寒，戦慄など)やアレルギー反応(蕁麻疹や搔痒感)で8割以上を占める．重篤な合併症は，ABO不適合輸血による急性溶血反応と，死亡率の高い輸血関連急性肺障害(TRALI)である．頻回に輸血が行われる血液科を焦点として，本項では輸血副作用を概説し，さらに輸血感染症，TRALI，鉄過剰症について触れる．

2 輸血副作用

a 溶血性副作用

溶血反応は，患者血清中の抗体が輸血された赤血球抗原と反応するもので，不適合輸血によって起こる．ABO式不適合輸血(異型輸血)が重篤で，輸血後数分〜30分以内に血管内溶血をきたし，悪寒・戦慄，発熱，胸内苦悶を訴え，呼吸不全，循環不全，播種性血管内凝固(DIC)，腎不全を生じ致命的となる．受血者の輸血前血液検体のラベル間違いや，輸血直前の受血予定者と血液製剤の確認間違いが主な原因である．発生した場合，検体と患者の再確認が必要である．溶血は尿中ヘモグロビン，血清LDH，ビリルビン，ハプトグロビンで評価する．死亡率は約20%で，早期発見と適切な処置が重要である．直ちに輸血を中止し輸液に切り替える．ICUに入室させ，全身状態の評価，管理を厳重に行う．O型受血者へのABO式異型輸血は，わずか30〜40mLで致死的になるため，輸血開始後5分間は緩徐に(1mL/分)，15分後からは5mL/分で投与し，投与中の観察も重要である．

ABO式以外の不適合輸血は，過去の輸血や妊娠により生じた赤血球抗体と対応抗原をもつ血球とで血管外溶血が生じ，輸血後3〜24時間に発熱，悪寒，黄疸をきたす．血管内溶血に比べ，軽症で死亡例も少

表1 輸血副作用の種類

成因別分類	副作用 代表例(症状)	発症順序(関与因子)
即時型*		
1. 溶血性反応		
・赤血球型不適合	血管内溶血性副作用(ABO不適合)	免疫反応(赤血球抗原抗体, 補体)非免疫反応(赤血球内外の浸透圧差, 赤血球膜の直接的傷害)
・物理化学的作用	加熱, 過冷血清 加圧輸血 細菌汚染血清	
2. 非溶血性反応		
・白血球型不適合	発熱副作用 輸血関連急性肺障害	免疫反応(白血球抗原抗体, サイトカイン, 活性脂質, 顆粒球浸潤)免疫反応(血小板抗原抗体, 補体)免疫反応(アレルゲン移入, 血液蛋白抗原抗体)
・血小板型不適合	発熱副作用	
・アレルギー反応	アレルギー性副作用(蕁麻疹など) アナフィラキシー(様)	
3. 異常物質の輸注		
・発熱物質	発熱副作用	非免疫反応
・汚染細菌	発熱, エンドトキシンショック	
4. 急速, 大量輸血	心不全, 輸血関連循環過剰負荷クエン酸中毒, K^+中毒 出血傾向	非免疫反応(過剰負荷, 希釈)
5. 輸血手段	空気塞栓	非免疫反応
遅延型*		
1. 溶血性反応		
・赤血球型不適合	血管外溶血性副作用(Rh不適合)遅発性溶血性副作用(Kidd不適合)	免疫反応(赤血球抗原抗体, 貪食)免疫反応(二次免疫応答)
2. 非溶血反応		
・血小板型不適合	輸血後紫斑病 血小板輸血不応状態	免疫反応(血小板抗原抗体) 免疫反応(HLA classI 抗原抗体, HPA 抗原抗体)
・HLA関連	輸血後移植片対応主病	免疫反応(MHC分子, T細胞)
3. 病原体の輸注	輸血後肝炎, AJDS 成人T細胞白血病, 間質性肝炎	感染, 免疫不全, 癌化
4. 大量, 頻回輸血	輸血後ヘモジデローシス	過剰鉄沈着と臓器障害

＊：輸血から副作用発現までの時間
(認定輸血検査技師制度協議会カリキュラム委員会〔編〕：スタンダード輸血検査テキスト 第2版. 医歯薬出版, 2007；265-266 より改変)

ない．交差試験で異常を示さない赤血球抗体(低抗体価)保有例では，輸血により抗体産生が刺激され，数日〜3週後に遅発性溶血性輸血反応として血管外溶血を起こすことがある．一般に軽症であり，輸血後1〜2週にヘモグロビン量が輸血前値まで下がることが指標になる．

b 非溶血性副作用
日本赤十字社に報告された非溶血性副作

Pitfall

新たな血管確保が難しくなるため，異型輸血が起きたら直ちに輸血は中止し，静脈ラインはそのままで輸液に切り替える．

用1,515件(2013年)の内訳は，蕁麻疹(40.1％)，発熱反応(11.5％)，アナフィラキシーショック(14.4％)，アナフィラキシー(7.3％)，血圧低下(6.1％)，呼吸困難(13.2％)，輸血関連循環過負荷(TACO, 1.9％)，TRALI(1.3％)，その他(4.3％)であった．使用製剤として，PC(37.0％)，RBC(36.4％)，FFP(15.1％)，複数の輸血製剤(11.1％)，洗浄RBC(0.3％)と，PCとRBCによる副作用が多い．

1) 発熱反応

輸血中あるいは終了後数時間以内に1℃以上の体温上昇を認める場合と定義される．原因としては，患者血液中の抗HLA抗体とドナー白血球との反応，保存製剤中に蓄積した炎症性サイトカイン，患者の抗血小板抗体とドナー血小板の反応による補体の活性化があげられる．2007年の保存前白血球除去の導入により減少が期待されている．PCで約20％と発生頻度が高く(RBCでは1％)，室温保存のため白血球混入が少なくてもサイトカインが産生されるためと考えられる．多くの場合はアセトアミノフェンで治まる．

2) アレルギー反応

輸血後数分～30分で蕁麻疹，皮膚紅潮が生じることがある．血漿蛋白に対する患者血清IgE/IgG抗体により生じるとされるが，原因が特定できないことも多い．輸血副作用で最も頻度が高く，非溶血性副作用のおよそ3割を占める．PCやFFPでの発生が多い．通常は軽度で抗ヒスタミン剤やグリチルリチンで改善するが，アレルギー反応の既往がある場合，輸血前の予防投与が必要である．製剤の洗浄が有効な場合もある．まれに重篤なアレルギー反応としてアナフィラキシーが，特にIgAやハプトグロビン欠損受血者に起こる．エピネフリンの筋注など，通常のアナフィラキシーに対する処置が必要となる場合がある．

> ⚠ **Pitfall**
> 漫然とした血小板製剤の予防投与はしてはならない．抗血小板抗体の発現など，輸血不応性を惹起する可能性が高まる．

3) 輸血後GVHD(〔PT〕－GVHD) / 輸血関連GVHD(〔TA〕-GVHD)

日本人の均質な民族性から，PT-GVHDは日本において大きな問題となっていた．HLA one-way matchがPT-GVHDの発症に大きく関与しており，通常，宿主の組織を供血者リンパ球が攻撃し，発熱，水疱を伴う紅皮症，嘔吐，水様性・血性下痢，リンパ節腫脹，骨髄形成不全による汎血球減少症などを，輸血後4～30日で生じる．臨床症状と皮膚生検および骨髄生検から診断される．PT-GVHDには特異的治療法がなく，死亡率が90％を超える．適切な輸血療法を心がけることが重要で，予防策としての放射線照射が導入されて以来，国内でのPT-GVHDの報告例はない(現在は保存前白血球除去も行われているが，予防策として白除のみでは不完全である)．

c その他

大量・急速輸血に伴う副作用には，相対的な凝固因子欠乏，クエン酸中毒(低カルシウム血症，代謝性アシドーシス)，高カリウム血症，低体温，心不全，肺水腫などがあり，回路関連の合併症としては空気塞栓症がある．

3 輸血感染症

輸血用血液製剤はすべて，B型肝炎ウイルス(HBV)，C型肝炎ウイルス(HCV)，ヒト免疫不全ウイルス(HIV)，ヒトT細胞白血病ウイルス1型(HTLV-1)，ヒトパルボウイルスB19および梅毒トレポネーマのスクリーニングが行われている．輸血で伝播する可能性のある微生物を，表2[1]に示す．最近の輸血感染症の発生頻度は，HBV

表2 輸血で伝播する可能性のある微生物とその感染症

	微生物	感染症（合併症）
ウイルス	各種肝炎ウイルス（HBV, HCV, HAV, HEV など）	輸血後肝炎
	レトロウイルス（(HIV, HTLV-1）	AIDS，成人T細胞性白血病
	ヘルペスウイルス（CMV, EBV）	間質性肝炎，輸血後単核球症
	パラミクソウイルス	麻疹，おたふく風邪，肝炎
	パルボウイルス	赤芽球癆，伝染性紅斑
	アデノウイルス	肝炎
	コロナウイルス（SAFS）	重症急性呼吸器症候群
	フラビウイルス（WNV）	髄膜脳炎
	デングウイルス	デング熱
原虫	マラリア	輸血マラリア
	トキソプラズマ	トキソプラズマ症
	トリパノソーマ	シャーガス病
	バベシア	バベシア症
	ミクロフィラリヤ	線状虫症
スピロヘータ	トレポネーマ	輸血梅毒
リケッチア	ツツガムシ	つつが虫病
細菌	ブルセラ	ブルセラ症
	サルモネラ，シゲラ	腸チフス，赤痢
	シュードモナス	菌血症，肺炎
	エルシニアエンテロコリチカ	敗血症（エンドトキシンショック）
その他	プリオン	クロイツフェルトヤコブ病

（認定輸血検査技師制度協議会カリキュラム委員会〔編〕：スタンダード輸血検査テキスト 第2版．医歯薬出版，2007；265-266 より改変）

感染が10例/年，HCV や HIV 感染が数年に1例，細菌感染は1例/年である．輸血感染症を完全に予防できないため，健康被害救済制度（生物由来製品感染等被害救済制度）が2004年より開始された．輸血との関連を検証するため，輸血前検体保存，輸血前後の感染症検査（HBs 抗原，HBs 抗体，HBc 抗体，HCV 抗体，HCV コア抗原，HIV 抗体）が重要である．

a 輸血後肝炎

2014年8月から，20検体プール NAT から個別 NAT に変更され，ウィンドウ期が HBV 34日，HCV 23日とさらに短くなったが，ウィンドウ期は0にはなり得ない．肝炎はすべての血液製剤で生じ得る．推定リスクは，HBV 1/20万，HCV 1/150万である．骨髄移植や抗 CD20 抗体による HBV 再活性化が，輸血後 HBV 感染との鑑別を要することがある．A 型肝炎は，一過性のウイルス血症期と随伴する臨床症状から，供血はほぼブロックできる．E 型肝炎は，発症直前に少量ウイルスが血液中に出現するため感染原因となる．E 型肝炎発症者は日本全国にみられるが，北海道に多い傾向があり，現在は北海道でのみ NAT スクリーニングが行われている．

b 輸血後 HIV 感染

個別 NAT 導入により，HIV のウィンドウ期は11日となったが，肝炎ウイルス同様，感染リスクを0にはできない．輸血後

表3 TRALIとTACOの鑑別のポイント

	TRALI	TACO
体温	発熱（＋/－）	変化なし
血圧	低下	上昇
呼吸器症状	急性呼吸障害	急性呼吸障害
頸静脈	不変	怒張（＋/－）
聴診	ラ音	ラ音，心音S3聴取（＋/－）
胸部X線	両側肺浸潤影	両側肺浸潤影
左室駆出率	正常または低下	低下
PAWP	≦ 18mmHg	> 18mmHg
肺胞滲出液	滲出液	漏出液
インアウトバランス	不定	イン＞アウト
利尿薬への反応	ほとんどなし	あり
白血球数	一過性の減少	不変
BNP	< 200pg/mL	> 1,200pg/mL

（尾松芳樹：医学のあゆみ 2015；253；655より改変）

HIV感染リスクは1/200万で，NAT導入以降は輸血感染症としてのHIV感染は2003年の1例であったが，2013年にウィンドウ期でHIV検査をすり抜けたFFP投与でHIV感染が発生した．

c 細菌感染

　RBCの細菌汚染はまれであり，採血中の不適当な無菌操作，一過性の無症状の供血者の菌血症から生じる．セラチア属やエルシニア属など好冷菌を除き，RBC冷却は細菌の繁殖を制限する．PCは室温保存のため，細菌繁殖とエンドトキシン産生の可能性が高く，細菌汚染リスクは1/2,500である．PCの細菌汚染例として，黄色ブドウ球菌や肺炎球菌感染などが報告されている．

d 新興・再興感染症

　2013年にChagas病陽性者由来の血液製剤が日本国内で使用され，献血での海外渡航歴を含めた問診が強化された．国際化による輸入感染症の頻度が高まり，マラリア，デングウイルス，ウェストナイルウイルス，チクングニヤウイルスなどの新興・再興感染症の輸血による感染リスクは，考慮する必要がある．現状は，献血時の問診が唯一のセーフティネットになることを認識する．

4 TRALI

　輸血後6時間以内（多くは1〜2時間）の呼吸困難，発熱，血圧低下，低酸素血症などからはTRALIが疑われる．輸血副作用の中で最も重篤なもので，供血者血漿中の抗HLA抗体または抗顆粒球抗体が肺で受血者の顆粒球を凝集し，脱顆粒させることに起因する．アナフィラトキシンによるC3a，C5aの産生も原因と考えられる．胸部X線で，非心原性肺水腫の特徴的パターンがみられる．TRALIは輸血による急性呼吸促迫症候群（ARDS）ととらえる．国内では，年間20例程度の発症があり，輸血関連死の約半数を占める．発生率は1/10,000程度とされており，ほとんどの症例で酸素投与が必要となり，挿管・人工呼吸に至るものも少なくない．血漿を多く含む製剤で生じるとされているが，赤血球製剤でも残存血漿があるため，起こり得る．

治療としては輸血の中止，酸素療法，呼吸循環管理である．ステロイド投与が有効であるエビデンスはないが，ほとんどの症例で投与されている．非心原性のため利尿薬投与は避ける．予防としては，血漿製剤を男性血液由来に限ることが有効である．TRALI発症例や疑い例が出た場合，日本赤十字社に使用血液製剤とともに報告する．

a TACO

血液量の急激な増加は，心機能低下例に大きな負担となる．輸血後の呼吸困難，頭痛，末梢の浮腫，うっ血性心不全などからは，TACOを疑う．血液製剤の高浸透圧負荷により，感受性の高い（潜在的に心肺・腎機能が低下していると思われる）患者に循環血液量過多が起こると考えられる．リスクの高いと考えられる高齢者，小児，低体重者などでは，RBC製剤は時間をかけて投与する必要がある．心不全徴候が生じた場合は輸血を中止し，利尿薬など心不全治療を開始する．TRALIとの鑑別が重要で，実際に両者の鑑別に難渋するケースも多い．表3[2]にその鑑別ポイントを示す．

5 鉄過剰症

正常な体内総鉄量は3～4gで，鉄吸収・排泄共に約1mg/日で半閉鎖的にバランスが保たれている．RBC 1mLに約1mgの鉄が含まれ，骨髄異形成症候群，再生不良性貧血をはじめ，輸血依存状態（≧2単位/月の赤血球輸血を6か月以上継続）の難治性貧血例への頻回輸血は鉄過剰症を生じる．輸血後鉄過剰症は，総RBC投与量20単位以上，血清フェリチン（Fer）≧500ng/mLの2項目で診断し，総RBC 40単位以上または2か月以上続く高Fer血症（≧1,000ng/mL）を目安に，鉄キレート療法を開始し，Fer 500～1,000ng/mLを目標に鉄キレート剤用量を調整する．腎機能障害例では注意を要する．治療中は定期的な（3か月に1回）Fer測定と肝機能検査・腎機能検査を行い，年1回の視力検査・聴力検査も必要である．鉄過剰による臓器障害の確認のため，以下の検査を定期的に施行する．

・心機能：心臓超音波検査
・肝機能：CTまたはMRI
・血液生化学的検査
・膵内分泌機能：尿糖，血糖，グリコアルブミンなど

診療に際しては，厚生労働省研究班による診療ガイド[3]に従う．

DON'Ts

- ☐ 輸血副作用が疑わしい場合はその血液製剤を再び輸血してはならない．
- ☐ 輸血感染症の原因究明のため，輸血前の患者検体保存を忘れてはならない．
- ☐ 輸血不応性を惹起するため漫然とした血小板製剤の予防投与はしない．

文献

1) 認定輸血検査技師制度協議会カリキュラム委員会（編）：スタンダード輸血検査テキスト 第2版．医歯薬出版，2007；265-266
2) 尾松芳樹：医学のあゆみ 2015；253；655
3) 小澤敬也：厚生労働科学研究費補助金難治性疾患克服研究事業 特発性造血障害に関する調査研究（平成20年度）．（http://www.jichi.ac.jp/zoketsushogaihan/tetsufinal.pdf〔閲覧日 2015.11.19〕）

東京大学医学部附属病院輸血部　佐藤智彦，岡崎　仁

✅ 血小板輸血不応

血液科では頻回輸血例が少なからずいるため，PC 輸血後に十分に血小板数が増加しない例もしばしば遭遇する．発熱，感染，脾腫，DIC など非免疫性要因が除外される場合は，免疫性血小板輸血不応を考慮する．輸血効果は CCI（補正血小板増加数）＝増加血小板数$(/\mu L)$×体表面積(m^2)/輸血血小板総数$(\times 10^{11})$を算出し，輸血 1 時間後に $7500/\mu L$，24 時間後でも $4500/\mu L$ 以下であれば無効と判断する．免疫性機序では 9 割が抗 HLA 抗体で 1 割が抗血小板抗体による．自験例では，保存前白血球除去済の PC 輸血 586 例中，抗 HLA 抗体/抗血小板抗体陽性率は 8.7% であり，臨床的な血小板輸血不応は 7.3% であり，決して低くない頻度である．血小板輸血不応では，輸血歴と出産歴は重要な確認事項である．　　**（佐藤智彦）**

C 輸血

4 交換輸血

> **DOs**
> - 交換輸血を必要とする原因に応じて，適切な血液型の製剤を選択する．
> - 新鮮全血は赤十字血液センターからは入手できない．輸血部門に院内調製を依頼するか合成血を使用する．
> - 循環血液量が変動しない isovolemic 法で実施し，低カルシウム血症・低体温・高カリウム血症などの副作用に注意する．

1 基本的な考え方

　交換輸血は，母児間血液型不適合による新生児溶血性疾患の治療法として開発された．新生児溶血性疾患の場合，交換輸血によって，①ビリルビンの除去，②抗体が結合し溶血準備状態にある赤血球の除去，③母親から移行した抗体の除去，④抗原を保有しない赤血球の補充による貧血の改善，が得られる．この他，血中の有害物を取り除く目的で，敗血症，播種性血管内凝固(DIC)，肝不全，白血病や Down 症候群でみられる一過性異常骨髄増殖(TAM)の治療にも応用される．新生児溶血性疾患に関しては，光線療法の早期導入により交換輸血の適応となる症例は減少している．

2 交換輸血の実際(表1)

1) 交換する血液量
　正期産児で 160～180 mL/kg，低出生体重児では 180～200 mL/kg．

2) 方法
　isovolemic method（脱血と返血が等量になる）が望ましい．施行中は心拍数，呼吸数，酸素飽和度，血圧をモニターし，体温チェックも 15～30 分ごとに行う．製剤は加温する．

3) 使用する製剤
①新鮮全血

　交換する血液は新鮮な全血が望ましいが，人全血液-LR「日赤」は予約製剤であり，緊急の入手は困難である．このため，各医療機関で赤血球液から MAP 液を洗浄除去したものに新鮮凍結血漿(FFP)をあわせて調製する，母児間 ABO 不適合に限らず合成血(後述)を用いる，院内採血同種血輸血を行う，などの対応となっている．

②放射線照射

　輸血後移植片対宿主病(GVHD)を防止するため，製剤には必ず放射線照射を行う．照射後時間の経過した赤血球液を洗浄せずに使用する場合には，カリウム吸着フィルターの使用を考慮する．

③血液型

　交換に用いる血液の血液型は，Rh(D)不適合の場合は，Rh(D)陰性で児と ABO 同型，ABO 不適合の場合は合成血(O 型赤血球と AB 型血漿を合わせたもの)，その他の不規則抗体による場合は，対応抗原を含まず児と ABO 同型とする．

 コツ

脱血・返血・統括記録担当者を決め，常に等量で交換できていることを確認しながら進める．

表1 交換輸血

適応疾患	①高ビリルビン血症(新生児溶血性疾患) ②新生児敗血症 ③DIC ④薬物・化学物質の除 ⑤異常な白血球の除去 ⑥多血症に対する部分交換輸血
輸血量	循環血液量の2倍, 160～180mL/kg 80～100mL/kg/hrの速度で行う
方法	isovolemic method(脱血と返血が等量になる)が望ましい 心拍呼吸モニター, 血圧, SaO2, 体温のチェック
使用する製剤	①"新鮮全血"は血液センターからの入手困難なため, 赤血球濃厚液と新鮮凍結血漿から調製(各医療機関), 合成血, 院内採血同種血のいずれかで対応 ②必ずGVHD防止のための放射線照射を行った製剤を使用 ③血液型　Rh(D)不適合…児とABO同型Rh(D)陰性 　　　　　その他の不規則抗体…児とABO同型で対応抗原陰性 　　　　　ABO不適合…合成血
合併症	低カルシウム血症, 高カリウム血症, 血小板減少, 低血糖, アシドーシスなど

4) 副作用・合併症

血小板減少・低カルシウム血症・低血糖・高カリウム血症・アシドーシス・クエン酸中毒や血小板減少による出血傾向・extravasationによる出血などがある.

3 家族への説明

通常の輸血説明同意書に基づく説明の他に, 交換輸血の効果とリスクについてもあわせて説明する.

 コツ

定期的にバッグを振盪撹拌し, 血球成分が沈殿しないようにする.

DON'Ts

- 特に新生児溶血性疾患以外については, 持続透析など他の治療法を検討せずに安易に交換輸血を行ってはならない.
- 緊急性の高い事例が多いが, 不十分な体制(スタッフ数, 輸血部門や血液センターとの連絡)で行ってはならない.

東京医科歯科大学医学部附属病院輸血部　**梶原道子**

C 輸血

5 アフェレーシス

> **DOs**
> - 末梢血幹細胞，ドナーリンパ球など各種細胞療法用の細胞採取に用いられる成分採血をアフェレーシスという．
> - 十分な血流の得られるバスキュラーアクセスを確保する．
> - 簡易とはいえ体外循環であるため，副作用の発生に注意する．

1 基本的な考え方

アフェレーシスとは，遠心分離法または膜分離法により，血液成分を分取または除去することである．血液科と関連が深いのは，遠心分離を基本原理とする成分採血装置を用いて細胞成分を採取するサイトアフェレーシスであり，特に末梢血幹細胞(PBSC)やドナーリンパ球輸注(DLI)用リンパ球(DL)の採取に用いることが多い．血小板濃厚液も成分献血により採取されている．ここでは，自家および同種 PBSC 採取のアフェレーシスを中心に述べる．

2 成分採血に向けての準備

1) ドナー・患者の採取適格性の評価

成分採血では循環血液量の変動は少ないが，心機能が不安定である，血栓症の既往がある場合は採取に適さない．同種ドナーの場合は顆粒球コロニー刺激因子(G-CSF)の影響を考慮し，高コレステロール血症や高血圧がある場合や悪性腫瘍や血栓症の既往がある場合も，ドナー不適格となる．日本造血細胞移植学会の血縁造血幹細胞ドナー傷害保険加入適格基準，日本骨髄バンクのドナー適格性判定基準を参照のこと．

2) 幹細胞動員

DL 採取では不要．
① 自家 PBSC 採取
多発性骨髄腫や再発リンパ腫の症例が自家移植の対象になる．化学療法後の造血回復期にあわせて G-CSF を投与する．
② 同種 PBSC 採取
採取の 3〜4 日前から G-CSF を添付文書に従い皮下投与する．日本では G-CSF 開始時より入院管理とすることが多い．白血球数を連日測定し，50,000/μL 以上で G-CSF 減量，75,000/μL 以上で一時中止する．

3) バスキュラーアクセスの確保

① 自家 PBSC 採取
大腿静脈または内頸静脈に透析用のダブルルーメンカテーテルを一時的に留置する．採取が 2 日以上にわたる場合には，適切なカテーテルケアを行う．
② 同種 PBSC および DL 採取
2 か所の末梢静脈に 16〜18 ゲージ留置針を入れ，一方を脱血路，他方を返血路とする．骨髄バンクドナーの場合は，中心静脈カテーテルの留置は原則として行わない．採取が 2 日以上にわたる場合には，都度ルート確保を行う．

4) 幹細胞動員状況の確認

自家 PBSC 採取の場合，造血回復にやや先行して動員が起こる．おおむね白血球数が 5,000〜10,000/μL を超え，未熟な白血球が末梢血中に出現するタイミングとなる．CD34 陽性細胞や血球分析装置の造血前駆細胞(HPC)の数を測定すると，より適切なタイミングをとらえることができる．

表1 アフェレーシス

目的	1. PBSC採取 2. 同種PBSC採取 3. DL採取 4. 血小板採取
準備	1. 患者またはドナーの採取適格性評価 2. PBSC採取の場合にはG-CSF投与による幹細胞動員 3. バスキュラーアクセスの確保
採取	1. 目標量 　PBSC：CD34陽性細胞として 2×10^6/kg 　DL：CD3陽性細胞として $5 \times 10^6 \sim 1 \times 10^7$/kg /kg 2. 処理血液量 　PBSC：150～200mL/kg 　DL：100mL/kg 3. 採取に要する時間 　PBSC：3～4時間 　DL：1.5～2時間 4. 抗凝固剤　ACD-A 5. モニター　心電図，血圧 採取後には採取された細胞の量を評価し，自家PBSCは必ず凍結保存 同種PBSCおよびDLは必要に応じ凍結保存
副作用と合併症	1. G-CSF関連 ①骨痛，②発熱，③全身倦怠感，④ショック，⑤間質性肺炎，⑥脾破裂，⑦血栓症 2. アフェレーシス関連 ①低カルシウム血症，②血管迷走神経反射，③血小板減少，④バスキュラーアクセスによるもの

3 採取の実際（表1）

1) 採取量目標値

自家・同種PBSCとも，1回の移植につきCD34陽性細胞として 2×10^6/レシピエント体重kg，少なくとも 1×10^6/kgを目標とすることが多い．DLの場合，目的やHLAの適合度により投与量は異なるが，おおむねCD3陽性細胞として $0.5 \sim 1.0 \times 10^7$/kgを初回投与量とする．

2) 成分採血

G-CSF投与から3時間以上あけて開始する．血液処理量は幹細胞の動員状況によっても異なるが，自家・同種PBSCでは150～200mL/kgのことが多い．同種PBSCの場合は，血縁では300mL/kg，非血縁では250mL/kgを最大処理量とする．上記を3～4時間で処理するため，成人ドナーであれば50～80mL/分の処理量となる．DLは骨髄バンクドナーの場合，最大100mL/kgの処理量と決められている．抗凝固剤としてサイトアフェレーシスでは，クエン酸ナトリウムを主成分とするACD-A液を使用する．

3) モニター

アフェレーシス中は，心電図および血圧をモニターする．

4 副作用と合併症

1) G-CSFに関連するもの

短期的な副作用として，ショック・間質性肺炎・脾破裂・血栓症などの重篤なものの他，全身倦怠感・発熱・骨痛（腰痛・胸痛・背部痛・関節痛）がしばしば認められ

る．骨痛のコントロールにアスピリンは使用しない．長期的な副作用として造血器腫瘍の発生増加が懸念されるが，わが国および欧米の前方視的調査では，少なくとも5年程度の観察期間においては腫瘍発生のリスク増大は確認されていない．

2） アフェレーシスに関連するもの

① 低カルシウム血症

クエン酸ナトリウムは肝臓で代謝されるが，投与量が増加してくると，カルシウムイオン濃度の低下により，口唇や指先のしびれ・悪心・テタニーなどが発生する．グルコン酸カルシウムなどのカルシウム製剤を返血路から持続投与することで予防できる．

② 血管迷走神経反射

副交感神経の過緊張により徐脈や低血圧を生じ，冷汗・悪心・意識消失・けいれんなどを起こす．バスキュラーアクセス確保時や採血開始直後に，痛みや不安などの心理的要素の影響で起こりやすい．下肢挙上，採血の一時中止，輸液などで対応する．

③ 血小板減少

単核球と比重が近い血小板が採取されてしまうことで生じる．自家 PBSC 採取の場合は採取終了後に血小板数を確認し，必要に応じ採取物から低速遠心で得た多血小板血漿または血小板濃厚液の輸血を行う．同種ドナーの場合，出血傾向をきたすほどの血小板減少はまれである．

④ ブラッドアクセス関連

皮下血腫・脱血困難など．

5　患者/ドナーおよび家族への説明

PBSC の動員の程度は，自家の場合原疾患の状態や治療歴，前治療の方法によって，同種の場合もドナーによって差がある．アフェレーシスを行っても十分な PBSC が確保できない場合があることを説明しておく．また，G-CSF やアフェレーシスの合併症・副作用，ブラッドアクセスの確保法とそれに伴うリスクについても，十分に説明する．血縁ドナーの場合，必ず血縁造血幹細胞ドナー登録を行い，団体傷害保険についても説明する．

DON'Ts

- 同種末梢血幹細胞（PBSC）採取は，骨髄採取と比較してドナーの侵襲は少ないが，血小板献血に比べると採取時間が長く，顆粒球コロニー刺激因子の副作用もみられることが多い．合併症や副作用が少ないと強調しすぎてはならない．
- 自家 PBSC 採取の場合，採取時期が非常に重要である．細胞採取・評価・保存を担当する中央診療部門の医療技術職員（臨床検査技師，臨床工学技士，アフェレーシスナースなど）とのコミュニケーション不足を避ける．

東京医科歯科大学医学部附属病院輸血部　**梶原道子**

D 造血幹細胞移植

1 自家造血幹細胞移植の適応と方法

> **DOs**
> - 化学療法に感受性があり治療強度を上げることにより抗腫瘍効果が期待できる症例に行う.
> - 併用する大量化学療法による有害反応が通常化学療法時と異なることに留意する.
> - 新規治療法の導入により各疾患における自家移植の治療戦略上の位置づけが変わることに注意する.

1 基本的な考え方

自家移植とは,大量化学療法や全身放射線療法(前処置)を行った後に,前処置の不可逆的な造血抑制を回避することを目的として,あらかじめ凍結保存しておいた自己の造血幹細胞を輸注する治療法である.幹細胞ソースとして末梢血幹細胞が用いられることが多いため,アフェレーシスにて幹細胞を採取するステップを経る.対移植片対白血病/リンパ腫(GVL)効果が期待できないため,抗腫瘍効果は前処置に限られる一方,同種移植とは異なり移植片対宿主病(GVHD)などの合併症がなく,治療関連死亡が数%程度であり,比較的安全に行うことが可能である.

多くの臨床研究が65歳未満の患者を対象としていたが,年齢が自家移植の治療成績に影響しないとする研究結果もあり,適切な支持療法の下,臓器障害やperformance statusに問題がなければ,より高齢者にも施行可能である.**表1**に自家造血幹細胞移植の流れと研修医が知っておくべきポイントを示す.

2 自家移植の適応

a 悪性リンパ腫

自家移植の有用性がランダム化比較試験(RCT)により検証されたのは再発したサルベージ療法に感受性のあるアグレッシブリンパ腫と再発・治療抵抗性Hodgkinリンパ腫のみである.前者はリツキシマブが導入される以前の試験であることに注意する(**表2**)[1)].

b 多発性骨髄腫

症候性で重篤な合併症がない若年者で,up-frontの自家移植が推奨される.複数のRCTにて自家移植が標準的な化学療法よりも完全奏効(CR)率,無イベント生存(EFS)率,全生存(OS)率に有意に優れていることが示されている.さらに自家移植を連続して2回行うタンデム移植が試みられているが,シングル移植と比較し,EFS,OSの改善を認めず治療関連死亡はむしろ増加する.一方,シングル移植でVGPR以上を得られなかった症例では2回目の移植をすることの有用性も示されている.以上の臨床試験はボルテオミブ,サリドマイド,レナリドマイドなどの新規薬剤が導入される以前のものであり,新規薬剤導入後の自家移植の位置づけについては,今後も検討が必要である.

c 急性白血病

急性骨髄性白血病(AML)においては第1寛解期に自家移植を行うことで無病生存率(DFS)の改善を認められたが,OSに差はなかった.再発APLに対して亜ヒ酸にて寛解導入を行った後に分子生物学的寛解が

表1 自家造血幹細胞移植の流れとポイント

移植の決定(患者評価)	・疾患(病期,予後因子) ・幹細胞採取の可否 ・合併症 ・インフォームド・コンセント(不妊対策など)
造血幹細胞採取	・化学療法と採取日時 ・G-CSFの投与量・期間 ・採取前の貧血・血小板減少・電解質異常への対応(輸血,輸液など) ・血管確保(カテーテル挿入) ・採取目標幹細胞数(poor mobilizationだった場合の対応) ・アフェレーシスに伴う合併症予防・管理
前処置	・化学療法スケジュール ・予想される有害反応とその対応(支持療法)
幹細胞輸注	・幹細胞解凍と輸注 ・輸注時のモニタリング ・輸注に伴う合併症の管理
生着と骨髄回復	・検査による患者評価 ・骨髄抑制時の管理(輸血,感染症対策など) ・大量化学療法に伴う合併症管理 ・生着の判断
移植後のモニタリングとフォローアップ	・晩期毒性 ・再発時の対応 ・予後

得られた場合に,自家移植を考慮する.一方,微小残存病変(MRD)陽性例では自家移植後の再発のリスクが高くなる.

急性リンパ性白血病(ALL)では,複数のRCTにおいて自家移植の化学療法に対する優位性は示されていない.以上から急性白血病に対する自家移植の適応はRT-PCRでMRD陰性の第2寛解期APLになる.

3 幹細胞採取

a 採取のタイミング

自家移植のソースとしては,簡便性,移植後の好中球,血小板の回復までの期間,輸血必要量,入院期間において優れている末梢血が主流になっている.通常,化学療法を施行後に顆粒球コロニー刺激因子(G-CSF)を投与し,骨髄抑制からの回復時期に末梢血幹細胞の採取を行う.非Hodgkinリンパ腫では,DHAP療法やGDP療法,ICE療法などのサルベージ療法が用いられ,骨髄腫ではシクロホスファミド$2g/m^2$を2日間,APLでは大量シタラビン療法が用いられる.

b G-CSF投与

1) 化学療法と併用時

nadir(骨髄抑制の底)ではG-CSFは投与せず,採取予定の3日前から高用量のG-CSFを開始し,4日目で採取を開始する.または,WBC < $2000/\mu L$,好中球 < $1000/\mu L$になった日から通常量のG-CSFを投与し,採取予定日の3日前から高用量を投与し4日目で採取を開始する(高用量G-CSF:フィルグラスチム$400\mu g/m^2$あるいはレノグラスチム$10\mu g/kg$を1日1回あるいは2回分割).

2) G-CSF単独での採取

多発性骨髄腫で行うことがある.1〜3日高用量のG-CSFを投与し,4日目で採

表2　疾患・病期別自家移植の適応

病型	病期/リスク	適応
濾胞性リンパ腫	初発進行期	なし
	再発進行期	臨床試験
マントル細胞リンパ腫	初発 bulkyII 期以上	臨床試験
	再発	臨床試験
Aggressive リンパ腫 （びまん性大細胞型を中心とする 中悪性度群，PTCL を含む）	初発限局期	なし
	初発 IPI：L および L-I	なし
	初発 IPI：H および H-I	臨床試験
	サルベージ療法に感受性ある再発/初回治療不応例	考慮
T リンパ芽球性リンパ腫	初発	臨床試験
進行期 NK/T 細胞リンパ腫	初発	臨床試験
成人 T 細胞性白血病/リンパ腫	初発	なし
Burkitt リンパ腫	初発	なし
	再発	臨床試験
Hodgkin リンパ腫	初発	なし
	サルベージ療法に感受性ある再発/初回治療不応例	考慮

臨床試験：標準的治療とはいえず臨床研究として実施．
L：Low risk, L-I：Low-Intermediate risk, H-I：High-Intermediate risk, H：High risk
（日本造血細胞移植学会ガイドライン委員会〔編〕：造血幹細胞移植学会ガイドライン　第3巻．医薬ジャーナル社，2014；119-120 より改変）

取を開始する．アフェレーシスは G-CSF 最終投与から4時間後以降が望ましい．

c　採取目標細胞数

CD34 陽性細胞 2.0×10^6 個 kg とするが，最低 1.0×10^6 個/kg あれば移植が可能である．十分な CD34 陽性細胞が採取できない場合（poor mobilizer，表3），次のコースの化学療法後に採取を行う．

4　末梢血幹細胞採取の準備と合併症

採取当日までに各施設のアフェレーシスシステムを理解しておき，採取にかかわるスタッフと十分な連携をとることが重要である．採取当日に Hb 9.0g/dL，血小板数 5 万 μL 以上であるように，必要に応じて輸血を行う．両肘静脈や前腕の血管に採血・返血ライン用の血管確保が困難な場合には，あらかじめ中心静脈カテーテルの留置を行

表3　悪性リンパ腫および多発性骨髄腫患者における poor mobilizer のリスク因子

高齢
腫瘍細胞の骨髄浸潤
骨髄に対する放射線照射歴
採取時の骨髄低形成（＜ 30%）
化学療法歴
アルキル化剤投与歴
骨髄腫におけるレナリドマイド治療歴

う．当日は，G-CSF を採取開始予定時間の4時間前に投与する．G-CSF の副作用である骨痛・頭痛・吐気などに対して対症療法を行う．採取と同時にクエン酸中毒予防としてカルチコールの持続点滴を開始するが，口唇や手指のしびれ，倦怠感，吐気などが出てきた場合，カルチコール® 1A を静注する．また，血管確保時は血管迷走神

表4 移植前処置

M-BEAM			-6	-5	-4	-3	-2	-1	0
MCNU	300mg/m²	iv in 1hr	↓						
ETP	100mg/m²	iv in 1hr		↓↓	↓↓	↓↓	↓↓		
Ara-C	200mg/m²	iv in 1hr		↓↓	↓↓	↓↓	↓↓		
MEL	140mg/m²	v in 10min						↓	
PBSCT									△

MEL200			-3	-2	-1	0
MEL	100mg/m²	iv in 10min	↓	↓		
PBSCT						△

経反射に注意する.

5 幹細胞プロセシング

自家移植では,採取した細胞を処理後,凍結し移植時に解凍して輸注する.細胞を凍結すると,細胞外の水成分が凍結し,細胞外 NaCl 濃度と浸透圧が上昇して細胞内脱水が起こり障害される.細胞内凍害防止剤として DMSO が,また細胞外凍害防止剤として hydroxyethyl starch(HES)が用いられる.市販されている CP-1® は 5%DMSO と 6%HES の混合液であり,ヒト血清アルブミンと混和して保存液として用いられる.

詳細は日本造血細胞移植学会および日本輸血・細胞移植学会の作成した「院内における血液細胞処理のための指針,末梢血幹細胞の凍結保存手順」を参考にすること.

6 前処置

アグレッシブ非 Hodgkin リンパ腫と Hodgkin リンパ腫では BEAM 療法が多く用いられている.わが国では Carmustine(BCNU)が未承認であるため,代わりにラニムスチン(MCNU)が用いられる.その他,MEAM 療法,LEED 療法を用いている施設もある.

骨髄腫に対する前処置には MEL140mg/m² + TBI の併用療法(MEL140)と MEL200mg/m² 単剤(MEL200)の比較において EFS で差がないものの,OS では有意に MEL200 で優れていることから,MEL200 が標準的治療となっている.わが国においては 100mg/m² を 2 日間に分割投与することが多い.

再発 APL に対する前処置には,静注 BU(3.2mg/kg/day × 4 日間)+ MEL 140mg/m² が用いられる(ただし,BU は保健適応外である,表4).

7 幹細胞輸注

解凍時に細胞内外の浸透圧差や再氷晶形成などによる細胞障害を回避するために,37℃の恒温槽で急速に解凍する.また,DMSO や HES による細胞毒性を生じる可能性があるため,解凍後はなるべく早く患者へ投与する.輸注前には前処置として,ハイドロコルチゾン 100mg を投与する.

日本造血細胞移植学会および日本輸血・細胞移植学会の作成した「院内における血液細胞処理のための指針」の凍結の解凍・輸注の手順書[2]を参考にする.

輸注時は血圧上昇,徐脈,低酸素血症など DMSO によるアナフィラキシー反応に注意する.バイタルサインに問題が生じた場合には,輸注をいったん中断するか,速度を遅くする.

DMSO は患者の呼気から排出され特有

第 4 章　研修で学ぶべき検査と治療法

な匂いを感じることがあるため，あらかじめ患者に説明しておく．

8 G-CSF 投与

day5 ～生着まで，フィルグラスチム 300μg/m² あるいはレノグラスチム 5μg/kg を点滴静注する．G-CSF を投与することで，好中球減少期間を 2 ～ 9 日間短縮できることが示されている．G-CSF の投与は day0 ～ 4 までに開始した群と day5 ～ 7 までに開始した群で FN の頻度，血小板数の増加，入院期間に差がなかった．

9 合併症

大量化学療法時に血液毒性，口腔粘膜障害，消化管毒性が生じる．その他，各薬剤の投与時に留意する事項をあらかじめ確認

表5　自家移植に用いる主な薬剤の有害反応と対応

薬剤	有害反応	対応
CY	出血性膀胱炎 心毒性（2週間以内） 肺毒性	大量輸液，メスナ併用 心電図モニター
MEL	腎毒性，出血性膀胱炎	大量輸液
ETP	血圧低下，発熱	ステロイド
Ara-C	角膜炎・結膜炎 神経症状	ステロイド点眼

しておく（表5）．また，晩期の合併症として二次性発癌があるため，患者に十分なインフォームド・コンセントを行う．

D 造血幹細胞移植

DON'Ts

☐ 自家移植を予定している患者に骨髄毒性のある薬剤（アルキル化剤，レナリドマイドなど）を投与しない．
☐ 移植後の二次発癌のリスクを忘れない．

文献

1) 日本造血細胞移植学会ガイドライン委員会（編）：造血幹細胞移植学会ガイドライン 第 3 巻．医薬ジャーナル社，2014：119-120
2) 日本輸血・細胞治療学会，日本造血細胞移植学会：院内における血液細胞処理のための指針；付28-付29（http://yuketsu.jstmct.or.jp/wp-content/themes/jstmct/images/medical/file/guidelines/Ref1-1.pdf〔閲覧日 2016.1.30〕）

自治医科大学内科学講座血液学部門　**大嶺　謙**

D 造血幹細胞移植

2 同種造血幹細胞移植の適応

> **DOs**
> - 年齢，合併症の有無，疾患，病期，ドナーの有無など，同種造血幹細胞移植の適応を決めるにはどのような情報が必要かを理解する．
> - 同種造血幹細胞移植が可能と判断された場合，患者本人に移植を受ける利点・欠点を十分に伝えた上で移植適応を決定する．
> - 同種移植における絶対的な適応・非適応というものは存在せず，施設や時代により大きく変動する可能性があることを理解する．

1 基本的な考え方

同種造血幹細胞移植（同種移植）は，急性白血病や悪性リンパ腫などの血液悪性疾患や再生不良性貧血などの良性疾患に治癒をもたらし得る治療法であるが，大量の抗悪性腫瘍薬や全身放射線からなる移植前処置による治療関連毒性，移植片対宿主病（GVHD），感染症などの合併症があるため，通常の化学療法に比べると再発以外の理由による死亡（非再発死亡）のリスクが高く，すべての患者に適応とすることはできない．さらに，同種移植後の再発もまれではなく，移植による合併症に苦しんだ挙句，最終的には病気そのものも再発してしまう状況も十分にあり得る．そのため同種移植の適応は，患者の年齢，合併症の有無，疾患リスク，疾患の状態，ドナーの有無などから同種移植を実施できるか（あるいは実施すべきか）という視点に加えて，長期的なQOLへの影響や患者自身の価値観も含めた上で総合的に判断する必要がある．

2 同種移植の適応を決めるための患者の要因

a 年齢

従来より行われている大量抗悪性腫瘍薬や全身放射線からなる骨髄破壊的な前処置のみを用いる場合には，55～60歳が上限であったが，強度を減弱した前処置を用いることで年齢の上限は拡大されている．現在は65～70歳を上限とする施設が多いが，年齢の上限は絶対的なものではないため，臓器予備能が保たれている場合には70歳以上に対しても同種移植が検討され得る．日本造血細胞移植データセンター/日本造血細胞移植学会の平成26年度全国調査報告書によると，2013年に行われた約3,500件の同種移植中，70歳以上の移植件数は28件にとどまるが，今後の移植管理の向上によりさらに増加する可能性がある．

b 合併症の有無

移植適応を決める際には，心機能，肝機能，腎機能，呼吸機能など臓器障害の有無や，感染症の有無が重要である．軽度の臓器障害が認められた場合には，強度を減弱した前処置を選択することで同種移植を行える可能性があるが，重篤な臓器障害が認められた場合には，同種移植の適応がないと判断せざるを得ないこともある．患者の臓器障害の有無や感染症の有無を含めた合併症を評価するための指標としてHCT-CIが用いられており，特にスコア3以上では非再発死亡率が高く，全生存率が低下することが報告されている（表1）．

c ドナーの有無

同種移植を行うためにはドナーが必須であり，ドナーが得られない場合には同種移

第 4 章 研修で学ぶべき検査と治療法

表1 hematopoietic cell transplantation-specific comorbidity index（HCT-CI）

合併症	定義	HCT-CI スコア
不整脈	心房細動，心房粗動，洞不全症候群，心室性不整脈	1
心機能障害	冠動脈疾患，うっ血性心不全，心筋梗塞，EF ≦ 50%	1
炎症性腸疾患	クローン病，潰瘍性大腸炎	1
糖尿病	食事療法のみでなくインスリンまたは経口糖尿病薬治療が必要な状態	1
脳血管障害	一過性脳虚血発作を含む	1
精神疾患	精神科的診察や治療が必要なうつ病や不安障害	1
肝疾患（軽症）	慢性肝炎，ビリルビン > 1 〜 1.5 × 上限値、AST/ALT > 1 〜 2.5 × 上限値	1
肥満	BMI > 35	1
感染症	移植後も抗菌剤治療の継続が必要な状態	1
膠原病	SLE，RA，多発性筋炎，MCTD，リウマチ性多発筋痛症	2
消化性潰瘍	治療が必要な状態	2
腎疾患（中等症/重症）	血清 Cre > 2 mg/dL，透析中，腎移植の既往	2
肺疾患（中等症）	DLCO and/or FEV$_1$ 66 〜 80%，軽労作で息切れ	2
固形腫瘍の既往	治療の既往あり（非メラノーマ性皮膚がんを除く）	3
心臓弁膜疾患	僧帽弁逸脱症を除く	3
肺疾患（重症）	DLco and/or FEV$_1$ < 65%，安静時息切れ，酸素投与必要	3
肝疾患（中等症，重症）	肝硬変，ビリルビン > 1.5 × 上限値、AST/ALT > 2.5 × 上限値	3

D 造血幹細胞移植

植を行うことはできない．HLA が適合した血縁ドナーが第一選択となるが，HLA 適合血縁ドナーが得られなかった場合には，骨髄バンクドナーが第二選択となる．遺伝子レベルで HLA-A, B, C, DR の 8 座一致した骨髄バンクドナーからの移植であれば，HLA 適合血縁ドナーと同等の移植成績が報告されているが，骨髄バンクで HLA が適合するドナーが得られない場合や，骨髄バンクでの調整を病状から待つことができない場合もある．そのような場合には，臍帯血移植や HLA が半分のみ一致した HLA 半合致移植が考慮されることもあるが，HLA 適合血縁者間移植と比較すると合併症リスクが高い可能性があるため，適応はより慎重に検討されるべきである．

3 同種移植の適応を決めるための疾患の要因

同種移植の適応は，疾患リスクに応じて検討する必要がある．一般的に，予後良好群においては同種移植を行わなくとも化学療法のみで治癒する可能性があり，すでに治癒している患者に対して同種移植による合併症リスクを負わせてしまう点が問題である．一方で，予後不良群においては化学療法のみでの治癒は困難な可能性が高く，治癒を目指すためには同種移植が積極的な適応として考慮されやすいが，同種移植後の再発も決してまれではなく，さらに合併症リスクも加わることから，必ずしも同種移植により予後を改善するとは限らない点が問題である．

同種移植の適応に関するエビデンスは限

られており，その適応は個々の症例に応じて検討すべき状況ではあるが，下記に造血幹細胞移植学会ガイドラインに準じた代表的な血液悪性疾患の，主に第一寛解期における移植適応について記す．

a 急性骨髄性白血病の第一寛解期に対する同種移植適応

急性骨髄性白血病において，染色体核型は最も強力な予後因子として知られており，報告により若干の違いはあるものの，t(8；21)，inv(16)などの core binding factor (CBF) 関連染色体異常は予後良好群として，-5，-7，$5q^-$，$7q^-$，11q23 異常（t(9；11)を除く），inv(3)，t(3；3)，t(6；9)，t(9；22)，複雑核型などは予後不良群，正常核型を含むその他の染色体異常は予後中間群として報告されている．さらに近年では様々な遺伝子異常の解析が進んでおり，代表的なものとしては FLT3-ITD があげられ，従来は予後中間群として一律に扱われていた正常核型のうち，FLT3-ITD を有するものは予後不良群とするなど層別化がすすんでいる．造血細胞移植学会ガイドラインでは，急性骨髄性白血病の第一寛解期に関しては予後良好群では一般に同種移植はすすめられないが，予後中間群，予後不良群ではドナーの種類により推奨度が異なるが，同種移植が標準治療である（または移植を考慮してもよい）としている．

b 急性リンパ性白血病の第一寛解期に対する同種移植適応

急性リンパ性白血病の予後因子として，年齢，初診時白血球数（B 細胞性では＞30,000/μL，T 細胞性では＞100,000），t(9；22)，t(4；11)，複雑核型などの予後不良の染色体異常，寛解到達までの期間などが報告されている．急性リンパ性白血病においては，標準リスク群，高リスク群共にドナーあり群の全生存率，無病生存率が優れるとするメタアナリシスもいくつか報告されており，現時点では第一寛解期から同種移植を考慮してよいとされる．ただし，若年者を中心に小児科に準じた強度の高いプロトコルにより化学療法単独での治療成績が向上していることから，将来的には微小残存病変（MRD）を認める症例のみを第一寛解期で移植するなどの戦略が有用である可能性がある．

c 骨髄異形成症候群に対する同種移植適応

同種移植は骨髄異形成症候群に対する唯一の根治療法であるが，骨髄異形成症候群の発症年齢中央値は 65 歳であることから，適応となる症例は限られている．骨髄異形成症候群の予後予測分類としては，国際予後予測スコアリングシステム（IPSS），改訂 IPSS（IPSS-R），WHO 分類に基づく予後予測スコアリングシステム（WPSS）が提唱されており，例えばマルコフ・モデルを用いた臨床決断分析では，IPSS Int-2 あるいは high の症例においては診断直後に同種移植を行うことで最も良好な生存期間が得られる可能性が示唆されている．近年は DNA メチル化阻害薬であるアザシチジンも広く用いられるようになっているが，アザシチジンによる治癒は見込めないため，同種移植適応となる症例には変わらず同種移植を考慮すべきである．

d 悪性リンパ腫に対する同種移植適応

悪性リンパ腫に対する同種移植は，一般的には自家移植後の再発例や化学療法抵抗性の症例に限定されている．例外として，成人 T 細胞性白血病・リンパ腫（ATL）においては化学療法単独による治療成績が著しく不良であることから，移植可能年齢の患者においては初回治療時より同種移植が積極的に検討されている．

e 多発性骨髄腫に対する同種移植適応

多発性骨髄腫に対する同種移植の位置づけは，現時点では明らかではない．多くの

報告では多発性骨髄腫に対する同種移植は移植関連死亡が高く，かつ再発率も比較的高いのが実状である．新規薬剤により腫瘍細胞を可能な限り減少させ，白血病でいうところの寛解期移植であればある程度の移植成績が期待できる可能性もあるが，臨床試験としての検討が必要な段階である．

4 同種移植後の QOL の観点から

同種移植後の長期生存率が向上するに従い，長期的な合併症による QOL 低下に対する影響が重視されるようになってきている．近年は同種移植後の QOL に関する報告も増加しており，慢性 GVHD，二次発癌，性腺障害・不妊，内分泌障害，小児であれば成長障害などが晩期合併症として重要である．同種移植は治癒をもたらし得る治療であるのはもちろんだが，多かれ少なかれ晩期合併症に苦しむ患者が多数いるのも事実であり，同種移植の適応は慎重に考慮されなくてはならない．

DON'Ts

- 移植適応は個々の症例ごとに判断すべきであり，ガイドラインのみで機械的に決定すべきではない．
- 同種移植後の長期的な合併症による QOL 低下にかかわる問題を軽視してはならない．

北海道大学病院血液内科　杉田純一

✓ 臨床試験結果解釈における注意点

同種移植の適応を判断するための臨床試験では，"genetic randomization" という試験デザインが用いられている．これは HLA 適合同胞ドナーがいる場合には同種移植群に，ドナーがいない場合には非同種移植群（一般的には化学療法群）に割り付けるものであるが，必ずしも同種移植群の患者が実際に同種移植を行っているわけではないことに注意が必要である．単純に同種移植を行った群と行わなかった群を比較するとよいように思われるかもしれないが，それでは合併症や疾患コントロール不良により移植適応とならなかった患者がすべて同種移植を行わなかった群に含まれてしまうというバイアスが生じてしまう．このように実際に介入（この場合は同種移植）を行ったかどうかにかかわらず，最初に割り付けられた群に沿った解析を行うことを intent-to-treat 解析とよぶ．　　　　　　　　　　　（杉田純一）

D　造血幹細胞移植

3 同種造血幹細胞移植のドナー選択，ソース選択

> **DOs**
> - ドナー選択は移植成績を左右する．個々のドナーの特性と優先度を理解する．
> - 同種移植を行う可能性があれば，早めにレシピエントとドナー候補者のHLAを検査する．
> - 代替ドナーの優先度は時代により，国により，あるいは施設により異なることもあり得る．最新の知見を入手する．

造血幹細胞移植におけるドナーの選択は，前処置や移植片対宿主病（GVHD）予防法などと並んで，移植成績を左右する重要な要素である．ドナー選択にあたってヒト白血球抗原（HLA）の知識は必須であり，以下に個々のドナーの特性と選択における優先順位を解説する．

1 HLA

T細胞に対して抗原提示を行う分子群であるHLAは，個人ごとに多形性に富む上に，非自己のHLAを認識するアロ反応性のT細胞は個体中に大量に存在する（全T細胞の1〜10%に達する）．そのためHLAの異なるドナーとレシピエントでは，互いが非自己とみなす反応（同種免疫反応）が強く惹起される．レシピエントからドナーに対する同種免疫反応は移植片の拒絶であり，その逆がGVHDおよび移植片対白血病/リンパ腫効果（GVL）である．逆にいえば，HLAを適合させることでうまく免疫系を「だまし」て，移植を成功に導くことが可能となる．

HLA-A, B, CはMHCクラスI分子，HLA-DP, DQ, DRはMHCクラスII分子に分類される．各HLAは，父親・母親由来の分子が同時に発現する．移植に際して，A, B, C, DRの各2座（計8座）を適合させるのが肝要である．DP, DQ適合の重要性も示唆されているが，わが国では一般的には行われていない．本項において，「6座」はA, B, DRの各2座，「8座」はA, B, C, DRの各2座を指すこととする．

a　HLAの抗原型（血清型），アリル型（遺伝子型）

古くから行われてきた血清型の検査では，臨床的に意味のあるHLAの差異を検出できない場合がある．近年は有核細胞（血液や頬粘膜など）からDNAを抽出し，HLAのアリルを決定する方法が一般的である．最初の2桁（抗原型に相当）まで分類する検査が低解像度タイピング，4桁まで分類する検査が高解像度タイピングである．現在広く普及している中解像度タイピングであるLuminex法は，アリルを単一まで絞り込むことができないが，複数のアリル候補の中から日本人に最も頻度の高いアリルが示されることで，99%の精度が得られる．

注意点として，GVH（移植片対宿主）方向，HVG（宿主対移植片；拒絶）方向の適合度は分けて考える．例えば，レシピエントA*02：01, A*02：01（あるいは「A*02：01, -」と表記される，図1），ドナーA*02：01, A*02：06であれば，レシピエントからみてアリルレベルでの「よそ者」HLAがドナーに存在する．つまりこの場合は「GVH方向にA座アリル適合」であるが

「HVG方向にA座1アリル不適合」であり，同種免疫は拒絶方向にのみ働く．しかし，抗原型でみた場合はすべてA2抗原であるため，「双方向に適合」している．

2 各ドナーの特徴（表1）

a HLA適合同胞（兄弟姉妹）

移植成績，移植までの迅速性，再発後のドナーリンパ球輸注（DLI）の実施の容易さ，いずれも優れている．同胞間でHLAが適合する確率は1/4であるが，少子化社会においてHLA適合同胞を有する患者は30%以下である．親子間でHLAが適合する確率は必ずしも高くないが，適合するのであれば移植成績は同胞とほぼ同等と予想される．

もちろん，HLA適合血縁者間移植でも同種免疫は働く（一卵性双生児は除く）．これはマイナー抗原（HLA以外の組織適合抗原の総称）の不適合が存在するからである．

b HLA適合非血縁者（バンクドナー）

骨髄バンクを介した移植である．HLA8座のアリルマッチングが可能になったこと，GVHD予防法の進歩などから，HLA適合バンクドナーの移植成績はHLA適合同胞と遜色がなくなった．しかし，患者登録後にドナーの確認検査，最終同意面談，術前健康診断などのプロセスを経るため，患者登録から移植まで147日（2015年の中央値）の期間を要する．そのため非寛解期移植など，すぐに移植を行う必要がある場合には適さない．また移植に至った場合，16～20万円程度の患者負担金が生じる（収入に応じて減免措置あり）．

1アリル不適合バンクドナーからの移植も広く行われているが，8座のうちいずれか1アリル不適合を有するバンクドナーは，8座適合バンクドナーからの移植に比べてわずかに生存率が劣る．また，DR座の1抗原不適合バンクドナーも同様の位置付けと考えられる．

c 同種臍帯血

新生児の臍帯および胎盤に含まれる血液が移植片として用いられる．臍帯血移植は，ドナーへの負担がないこと，患者登録から移植まで要する時間が短いこと（最短1～2

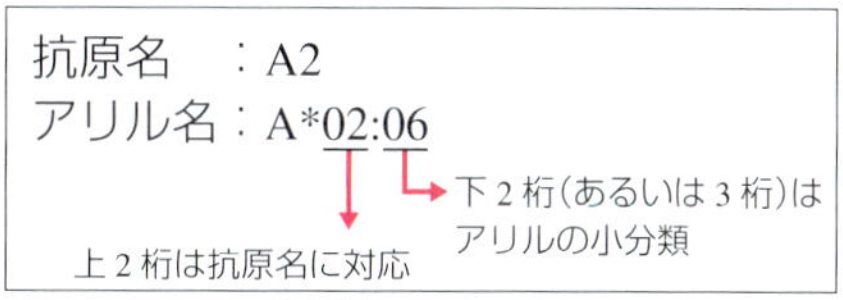

```
抗原名 ： A2
アリル名： A*02:06
         ↑         ↑ 下2桁（あるいは3桁）は
        上2桁は抗原名に対応   アリルの小分類
```

図1 HLAの表記法

表1 各ドナーソースの比較

考慮すべき因子	HLA適合同胞	HLA適合バンクドナー	臍帯血	ハプロドナー	HLA1抗原不適合血縁者	HLA1アリル不適合バンクドナー
移植成績（移植後の生存）	◎	◎	○	○	○	○
移植までの迅速性	○	×	◎	○	○	×
ドナーへの負担の少なさ	△	△	◎	△	△	△
生着しやすさ	○	○	×	△	○	○
入手できる確率	△	○	◎	◎	×	○
患者の費用負担の少なさ	○	×	△	○	○	×
DLIの可能性	◎	○	×	※	※	※

※：可能だが，効果・安全性は確立されていない．

週間)，重症GVHDの頻度が低いこと，HLA6座のうち2抗原不適合が許容されることなどの利点を有する．一方，臍帯血に含まれる造血幹細胞が少ないことから，生着不全が生じやすく(1～2割程度)，血球や免疫系の回復も遅れる．その結果，移植後の移植関連死亡の増加につながり得る．また再発時のドナーリンパ球輸注(DLI)ができないという欠点もある．しかし臍帯血移植成績の向上に伴い，移植後の生存に関して急性骨髄性白血病(AML)では臍帯血移植はHLA適合バンクドナーにわずかに劣るものの，急性リンパ性白血病(ALL)では有意差がないとするわが国の解析結果を鑑みれば，臍帯血は代替ドナーの有力な候補である．

臍帯血は，患者体重(kg)当たり全有核細胞2.0×10^6以上を含み(多い方が望ましい)，HLA6抗原のうち4抗原以上適合している臍帯血を選択するのが一般的である．わが国の解析では，臍帯血移植におけるHLA不適合の数は小児では生存率を低下させたが，成人では明らかな影響はなかった．

移植する臍帯血の抗原に対する抗HLA抗体(ドナー特異抗体)をレシピエントが保有する場合，生着不全となる確率が高い．臍帯血を選択する前に抗HLA抗体を検索し，該当する抗原を有する臍帯血を避ける．

d　HLA半合致(ハプロ)ドナー

親子間のように，レシピエントと片方のハプロタイプのみを共有するドナー．理論的にはほとんどすべての患者にハプロドナーが存在する．しかしHLA適合ドナーに較べて同種免疫反応が強く出るため，特別な処置が必要となる．例えば体外でT細胞を除去した移植片を用いる方法や，抗胸腺細胞グロブリン(ATG)あるいは抗CD52抗体の投与による患者体内でのリンパ球の除去，移植後の免疫抑制の強化(ステロイドの併用など)といった方法が研究されている．また近年，ハプロ移植後の大量シクロホスファミドの投与が，輸注直後に感作され活性化したアロ反応性のドナーT細胞を選択的に除去できる方法として注目されている．

HLA不適合移植で強力に生じる同種免疫反応は，重篤なGVHDにつながる危険性はあるが，GVL効果として強い抗腫瘍効果をもたらす可能性も有する．免疫抑制の強度を調節することにより，GVL効果を期待し「一発逆転」を狙うことも，あるいはGVHD抑制を重視することで「安全性を優先」することも可能である．

e　HLA1抗原不適合血縁者

HLA適合バンクドナーよりもわずかに生存率が下がるものの，有力な代替ドナーである．親子間で6座のうち1抗原不適合である確率は1割程度あるため，本移植形態を考慮する場合は積極的に親子のHLAを検索してもよいだろう．

3　ドナー選択の優先順位

最優先されるのはHLA適合同胞，代替ドナーはHLA適合バンクドナーであることは移植医療におけるコンセンサスである．それらに適切なドナーがいない，またはバンクドナーを待つ時間の余裕がない場合の選択(第二代替ドナー)は，移植成績の観点からは一概に優劣をつけることができない．そのため，患者の病状(寛解・非寛解)やドナーの入手状況，抗HLA抗体の有無や移植施設の対応状況に応じて総合的に判断する(図2)．わが国では臍帯血移植が好まれる傾向にあるが，近年は移植後シクロホスファミド投与の普及に伴い，ハプロ移植も広まりつつある．

4　移植ソース(骨髄移植，末梢血幹細胞移植)

一般に末梢血幹細胞(PBSC)を用いた移植では生着が早く，慢性GVHDが多くなる傾向があるが，移植後の生存に関しては

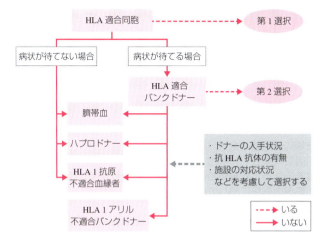

図2 ドナー選択の優先順位

ほぼ同等とみてよい．ドナー側の希望や合併症も考慮に入れ判断する．しかし例外は再生不良性貧血で，PBSCではGVHDの発症が多く，生存が劣ることが示されているため，骨髄が優先される．

2011年から，日本骨髄バンクを介した非血縁者PBSCの提供が開始された．

5 ドナーサーチの実際

移植の必要性が考慮された時点（例えば，白血病の寛解導入療法中に予後不良染色体が判明した時点など）で，患者と同胞のHLA検査を準備する．ドナー候補となる同胞がいれば第一候補とし，HLA不適合移植も考慮するのであれば親や子どものHLAを追加する．HLA適合同胞の有無を検索するのみであれば6座の検査で足りるが，その他の場合は8座アリル検査が必要である．バンクドナーや臍帯血の検索は，インターネットサイト「造血幹細胞適合検索サービス」にて無料で行うことができる．臍帯血やHLA不適合血縁者など，ドナーがHLA抗原不適合を有する場合は，あらかじめ患者の抗HLA抗体の有無を調べておく．

血縁者のHLA適合状況が判明したら，結果はまずドナー候補者である血縁者に伝え，患者を同席させずに幹細胞提供の意思を確認する．ドナー候補者抜きで話を進めることがあってはならない．

DON'Ts

- バンクドナーを待つ間に再発してしまうこともしばしば経験する．病状を見極め，漫然とバンクドナーを選択してはならない．
- 同種移植は，ドナーの負担の上に成り立っていることを忘れてはならない．健常人であるドナーのリスク軽減は最優先されるべきである．

筑波大学医学医療系血液内科　栗田尚樹

D 造血幹細胞移植

4 同種造血幹細胞移植の移植前処置

DOs

- 同種造血幹細胞移植における移植前処置の主たる目的は，強力な抗腫瘍効果による原疾患の制御と，患者の免疫機能の抑制による移植片の生着の担保である．
- 骨髄破壊的前処置は全身放射線照射を含む前処置と大量化学療法を主体とする前処置に大別され，強度減弱前処置／骨髄非破壊的前処置は治療関連毒性を軽減するために同種免疫反応による原疾患の制御を活用している．
- 移植前処置の選択に際しては，患者の年齢，併存症，原疾患やその状態，幹細胞源を考慮する．

1 基本的な考え方

難治性造血器悪性疾患に対する同種造血幹細胞移植における移植前処置の主たる目的は，以下の2点である．

- 患者の免疫機能を抑制し，移植片の拒絶を回避すること（免疫抑制効果）
- 患者の体内に残存する腫瘍細胞を減少させること（抗腫瘍効果）

上記の目的を達成するために，従来の移植前処置は，最大耐用量に迫る大量化学療法や，致死量に近い線量による全身放射線照射（TBI）で構成されていた．移植前処置が有する強力な治療関連毒性は移植関連死亡の主たる原因の一つであった．しかし，近年，ドナー由来細胞が有する患者の腫瘍細胞に対する免疫反応（移植片対腫瘍効果）が同種造血幹細胞移植における抗腫瘍効果に寄与していることが認識され，これを活用して治療関連毒性の減弱を目指した新たな移植前処置が開発された．

移植前処置の強度は，以下の通り分類される．

- 骨髄破壊的前処置（MAC）
- 強度減弱前処置（RIC）
- 骨髄非破壊的前処置（NMAC）

MACを用いた移植を「骨髄破壊的移植」あるいは「フル移植」と称し，NMACやRICを用いた移植を「骨髄非破壊的移植」あるいは「ミニ移植」と称する．

2 移植前処置の分類：MACとRIC/NMAC

a MAC

MACは，TBIを含む前処置と，大量化学療法を主体とする前処置に大別される．TBIの照射量は通常10〜13.2Gyであり，4〜6回の分割照射が用いられることが多い．シクロホスファミド（CY）とTBIを併用したCY＋TBIが最も汎用されており，これに他の薬剤が併用されることもある．

一方，TBIを含まずアルキル化剤であるブスルファン（BU），CY，メルファラン（MEL）などで構成される移植前処置も用いられている．

b RIC/NMA

プリンアナログ系の抗腫瘍薬であるフルダラビン（FLU）とアルキル化剤（BU，CY，MEL）を併用した前処置がRICとして汎用されている．原疾患，移植時病期，幹細胞源，併存症などを考慮して，低用量（＝＜4Gy）のTBIや抗胸腺細胞グロブリン（ATG）を併用することがある．

わが国において，NMACを用いる同種

表1 移植前処置の強度分類

骨髄破壊的前処置	強度減弱前処置	骨髄非破壊的前処置
TBI	TBI	TBI（=＜2Gy）± FLU/CLA
＞＝5Gy[*1]	＜5Gy[*1]	FLU + CY ± ATG
＞＝8Gy[*2]	＜8Gy[*2]	FLU + CA + IDR
poBU	poBU	CLA + CA
＞8mg/kg	=＜8mg/kg	TLI + ATG
ivBU	ivBU	
＞6.4mg/kg	=＜6.4mg/kg	
MEL	MEL	
＞140mg/m²	=＜140mg/m²	

po：経口製剤，iv：静注製剤．
[*1]：単回照射，[*2]：分割照射．MACとRICの境界は文献によって異なることがある．

移植は比較的少数である．

c 移植前処置の強度分類

移植前処置の強度分類を表1に示す．

3 移植前処置の投与スケジュール

移植前処置の投与スケジュールの例を表2に示す．

4 移植前処置の選択にかかわる因子

造血幹細胞移植の移植前処置を選択する標準的な方法は存在しない．患者の年齢，併存症，原疾患やその状態，幹細胞源を考慮した臨床的判断に基づくべきである．

a 患者の年齢

MACは若年で全身状態の良好な患者に対して採用され，RIC/NMACはMACの適応とならない高齢者で，原疾患が良好に制御されている患者に用いられることが多い．暦年齢のみで判断するのではなく，患者の臓器機能などを勘案した上で同種造血幹細胞移植の適応を検討し，至適な移植前処置を選択する．

b 併存症

患者の有する合併症が，移植前処置の選択に影響を与えることがある．重篤な併存

コツ
移植前処置の実施に際しては，薬剤部や放射線科などの関連部署との事前の調整を忘れずに行うこと．

症を有する患者においてはMACの適応は乏しく，RIC/NMACの採用を検討する．移植患者の併存症の評価には，HCT-CIなどが用いられる．

c 原疾患の種類

造血器悪性疾患に対する移植前処置の主たる目的は，腫瘍細胞の根絶である．一方，造血不全や免疫不全に対する同種移植においては，移植前処置の主眼は生着を担保することである．移植前処置の目的を考慮して，移植前処置を選択する必要がある．

RIC/NMACを用いた同種移植においては，移植後の原疾患の制御に移植片対腫瘍効果が大きな役割を果たしている．しかし，原疾患によってその発現の程度は異なる可能性があり，移植前処置の選択に際して考慮が必要である．

d 移植時の原疾患の状態

移植時に非寛解状態にある造血器悪性疾患に対する同種移植においては，できるだけ移植前処置の抗腫瘍効果を強化することが望ましい．抗腫瘍薬が到達しにくい中枢

表2 移植前処置のスケジュール

			-9	-8	-7	-6	-5	-4	-3	-2	-1	0
骨髄破壊的移植前処置（MAC）												↓移植
CY＋TBI	CY	60mg/kg/day				↓	↓					
	TBI	4Gy/2fr/day							↓↓	↓↓	↓↓	
CA＋CY＋TBI	CA	2g/m² × 1〜2/day				↓↓	↓	↓				
	CY	60mg/kg/day					↓	↓				
	TBI	6Gy/2fr/day								↓↓	↓↓	
CA＋CY＋TBI	CA	2g/m² × 2/day					↓↓	↓↓				
	CY	60mg/kg/day							↓	↓		
	TBI	4Gy/2fr/day		↓↓	↓↓	↓↓						
ETP＋CY＋TBI	ETP	15mg/kg/day			↓	↓						
	CY	60mg/kg/day					↓	↓				
	TBI	4Gy/2fr/day							↓↓	↓↓	↓↓	
BU＋CY	ivBU	3.2mg/kg/day			↓	↓	↓	↓				
	CY	60mg/kg/day							↓	↓		
FLU＋BU4	FLU	30mg/m²/day		↓	↓	↓	↓	↓				
	ivBU	3.2mg/kg/day				↓	↓	↓	↓			
強度減弱移植前処置（RIC）												↓移植
FLU＋BU2	FLU	30mg/m²/day		↓	↓	↓	↓	↓				
	ivBU	3.2mg/kg/day				↓	↓					
FLU＋MEL80	FLU	25mg/m²/day				↓	↓	↓	↓	↓		
	MEL	40mg/m²/day						↓	↓			
FLU＋CY	FLU	25mg/m²/day				↓	↓	↓	↓	↓		
	CY	60mg/kg/day						↓	↓			
骨髄非破壊的前処置（NMA）												↓移植
FLU＋TBI	FLU	30mg/m²/day						↓	↓	↓		
	TBI	2Gy/day									↓	
再生不良性貧血に対する移植前処置												↓移植
CY＋TLI	CY	50mg/kg/day					↓	↓	↓	↓		
	TLI	7.5Gy									↓	
CY＋ATG	CY	50mg/kg/day					↓	↓	↓	↓		
	ATG	2.5mg/kg/day					↓	↓	↓	↓		
FLU＋CY＋ATG	FLU	25mg/m²/day					↓	↓	↓	↓		
	CY	25mg/kg/day					↓	↓	↓	↓		
	ATG	2.5mg/kg/day					↓	↓	↓	↓		

薬剤や放射線の順序，投与量などは異なる場合もある．放射線，ATGなどを併用する場合もある．

神経系や性腺に残存する腫瘍細胞の制御を目指す場合には，TBIを含む移植前処置の採用を検討する．RIC/NMACを用いた同種移植後の移植片対腫瘍効果の発現は，残存する腫瘍量やその増殖速度に影響される．

e 生着不全・拒絶の危険性

移植片の生着不全や拒絶にかかわる患者側の要因として，移植前の化学療法歴が少ないことや，輸血歴が多いことがあげられる．臍帯血移植，HLA不適合移植，T細胞除去移植においても，生着不全や拒絶のリスクは増大する．

5 小児患者に対する移植前処置の選択

小児患者に対する移植前処置に関して，成人との相違が2点存在する．一般的に，小児は成人よりも治療関連毒性に対する忍容性が高く，より高用量の抗腫瘍薬を投与することができる．一方で，小児患者においては，移植前処置が成長や内分泌的発達に大きな影響を与えることを考慮する必要がある．低年齢児に対する同種移植においては，TBIを含む移植前処置をできるだけ避けるべきであるとされており，原則的には2歳以下の小児に対してTBIは使用しない．一方，2歳以上のALL患者に対する同種移植においては，CY，エトポシド(ETP)あるいはCAにTBIを併用する前処置を用いることが多い．

> ⚠️ **Pitfall**
> 移植前に心機能が低下している患者は，CYによる心毒性の出現が懸念されるため，特に移植前処置の選択には注意が必要である．

DON'Ts

- ☐ 移植前処置の決定に際しては，併存症，原疾患とその状態，幹細胞源などを考慮してその強度や使用する薬剤を選択することが望ましく，単に暦年齢のみに基づいて，骨髄破壊的前処置か強度減弱前処置/骨髄非破壊的前処置を判断すべきではない．
- ☐ 小児患者に対する同種移植においては，移植後晩期合併症などへのいっそうの配慮が必要であり，移植前処置の選択に際しては，成人患者と同様に考えるべきではない．

聖路加国際病院血液腫瘍科　山下卓也

✓ 移植前処置薬剤の投与量算出

移植前処置の開始にあたっては，採用する前処置の投与スケジュールの確認と共に，使用する薬剤の投与量を正確に算出する必要がある．薬剤投与量の算出に用いる体重は，ベースラインの適切なタイミングでの測定値を使用する．また，投与量の算出に用いる理想体重の計算法（ブローカ式桂変法，Devine法など）や体表面積の計算法（藤本式，DuBois式など）も事前に確認すべきである．特に，臨床試験登録症例の場合，プロトコルの規定が自施設での日常診療で用いている計算法と異なることがあるため，注意が必要である．　　（山下卓也）

D 造血幹細胞移植

5 同種造血幹細胞移植の GVHD 対策

DOs

- 移植後数週の生着時期に皮疹，黄疸，下痢のいずれかを認めた場合は急性移植片対宿主病（GVHD）を疑い，迅速に鑑別を進める．
- 移植後数か月以降に皮疹，口内炎，眼球乾燥，体重減少，息切れなどの症状を認めた場合は，慢性 GVHD を疑う．
- GVHD と診断したら，重症度分類に基づいて治療適応の有無を判断し，遅滞なく治療を開始する．

1 基本的な考え方

移植片対宿主病（GVHD）は同種造血幹細胞移植後にみられる合併症の一つで，生着したドナー由来の免疫細胞が患者組織を傷害することにより発症する疾患である．免疫抑制剤による適切な予防と治療が重要である．

2 病態

a 急性 GVHD

ドナー T 細胞は，移植後に残存する患者抗原提示細胞（樹状細胞など）に提示されているアロ抗原を認識し，活性化して Th1 細胞となり，さらに細胞傷害性 T 細胞へと分化して組織を傷害する．同時に Th1 細胞は IFN-γ を産生してマクロファージを活性化し，TNFα など炎症性サイトカインの放出を促して組織を傷害する．

b 慢性 GVHD

アロ抗原に対する反応だけでなく，自己応答性も関与すると考えられている．すなわち，患者体内でドナー由来の免疫が再構築されていく際に自己抗原反応性 T 細胞が出現し，それが発症に関与する．事実，自己抗体が検出されることもある．しかし慢性 GVHD の発症機序はいまだ十分には解明されていない．

3 診断

a 急性 GVHD

典型的には移植後数週の生着時期にあわせて皮疹が出現し，続いて下痢や黄疸が生じる．皮疹は斑状丘疹のことが多く，掻痒感を伴うことも多い．重症化すると全身性紅皮症，水疱形成へと進展し，表皮剥離がみられる．肝障害は，肝実質細胞の障害（AST，ALT の上昇）よりも胆道系酵素（ALP，γGTP）の上昇が目立つ．下痢は水溶性下痢が典型的で，重症化すると高度の腹痛や麻痺性イレウスも生じる．病理所見はドナー T 細胞の浸潤，患者上皮細胞のアポトーシスなどを特徴とする．各臓器の障害 stage に基づいて（表1），grade を判定する（表2）．

b 慢性 GVHD

典型的には移植後数か月以降に発症するが，より早期に発症し急性 GVHD と重複することもある．強皮症や Sjögren 症候群など，自己免疫疾患に類似した症状を呈する．例えば，皮膚症状として斑状丘疹，紅斑，掻痒症，硬化，萎縮など，口腔症状として乾燥，歯肉炎，扁平苔癬様変化，潰瘍など，眼症状として乾燥，結膜炎，角膜障害など，またその他に閉塞性肺障害や肝機能障害など，実に多彩である．侵襲されて

第4章 研修で学ぶべき検査と治療法

表1 急性GVHDの臓器障害 stage

Stage[*1]	皮膚 皮疹の面積(%)[*2]	肝臓 総ビリルビン(mg/dL)	消化管 下痢
1	< 25	2.0 ～ 3.0	成人 500 ～ 1000 mL 小児 280 ～ 555 mL/m^2 または持続する嘔気[*3]
2	25 ～ 50	3.1 ～ 6.0	成人 1001 ～ 1500 mL 小児 556 ～ 833 mL/m^2
3	> 50	6.1 ～ 15.0	成人 > 1500 mL 小児 > 833 mL/m^2
4	全身性紅皮症, 水疱形成	> 15.0	高度の腹痛(+/−腸閉塞)

[*1]:他の疾患を合併している場合は当該臓器のstageを1つ下げる,また複数の合併症が存在したり急性GVHDの関与が低いと考えられる場合はstageを2～3下げてもよい. [*2]:成人では"rule of nines",小児では"rule of fives"に従う. [*3]:胃・十二指腸の組織学的証明が必要.

表2 急性GVHDのgrade

Grade	皮膚 stage		肝臓 stage		消化管 stage
I	1 ～ 2		0		0
II	3	または	1	または	1
III	−[*]		2 ～ 3	または	2 ～ 4
IV	4	または	4		−

[*]:Grade判定に関与しない

表3 急性GVHDの鑑別疾患

症状	鑑別疾患
皮疹	前処置による皮膚障害,薬剤アレルギー,HHV-6再活性化,ブドウ球菌性皮疹
黄疸	前処置による肝障害,薬剤性肝障害,肝中心静脈閉塞症,ウイルス性肝障害,敗血症,血栓性微小血管障害
下痢	前処置による腸粘膜障害,ウイルス性腸炎,血栓性微小血管障害,細菌性・真菌性腸炎

Pitfall

急性GVHDの鑑別疾患を確認しておこう(表3). 疾患によっては,逆に免疫抑制剤の減量が必要となるものもあり,注意を要する.

いる臓器の数と各臓器の障害scoreに基づいて(表4),総合重症度を判定する(表5).

4 予防

たとえヒト白血球抗原(HLA)一致ドナーからの移植であっても,GVHD予防は必須である. シクロスポリン(CsA),タクロリムス(Tac),メトトレキサート(MTX),ミコフェノール酸モフェチル(MMF),抗胸腺細胞グロブリン(ATG)などの免疫抑制剤を2剤以上組みあわせることが多い. 最も一般的なのはCsA + MTX または Tac + MTXで,他にCsA + MMF,Tac + MMFや,ステロイド剤と組みあわせることもある. ATGは,臍帯血移植を除くHLA不適合移植で用いられることが多い. それぞれの薬剤の具体的な投与法を示す(表6). CsAやTacは,治療を要するGVHDがなければ移植後1～2か月で内服へ変更

表4 慢性GVHDの臓器別score

臓器		Score 0	Score 1	Score 2	Score 3
全身状態	KPS＊1	100%（無症状）	80～90%（歩行可能だが激しい身体活動は制限される）	60～70%（歩行可能で身の回りのことは自分でできる，日中の半分以上を起床して過ごす）	＜60%（身の回りのことがある程度可能だが，しばしば介助が必要，日中の半分以上臥床している）
皮膚＊2	皮疹の面積	0%	≦18%	19～50%	＞50%
	硬化性変化		なし	または表在性の硬化性変化あり	または深在性の硬化性変化あり，または可動障害，潰瘍形成，激しい掻痒感あり
口腔＊3	症状	なし	軽度	中等度	重度
	経口摂取		正常	軽度制限される	高度に制限される
眼＊4	乾燥症状	なし	軽度	中等度	重度
	日常生活動作		影響なし（点眼薬の使用頻度が1日3回以下）	軽度影響あり（点眼薬の使用頻度が1日3回を超える，もしくは涙点プラグを要する），ただし視力障害は伴わない	高度影響あり，または眼症状により就労できない，または乾燥性角結膜炎による視力喪失
消化管	症状＊5	なし	あり	あり	あり
	体重減少		＜5%	5～15%	＞15%
肝臓	肝機能検査値＊6	正常	正常上限の2倍未満	正常上限の2～5倍	正常上限の5倍を超える
肺＊7	呼吸症状	なし	軽度（階段を上った後の息切れ）	中等度（平地を歩いた後の息切れ）	高度（安静時の息切れまたは酸素療法を要する）
	%1秒量	80%以上	60～79%	40～59%	≦39%
関節・筋膜＊8	可動域の制限	なし	軽度	中等度	重度（拘縮）
	日常生活動作		制限なし	軽度～中等度制限される	重度制限される（靴紐を結ぶ，ボタンをはめる，自分で服を着ることができない）
生殖器		症状なし	軽度	中等度	重度（狭窄，陰唇癒着，潰瘍など）

＊1：Karnofsky Performance Score．＊2：多形皮膚萎縮症，扁平苔癬様変化，限局性巣状の皮膚表層硬化，強皮症様硬化性病変があれば単独で慢性GVHDと診断可能，その他に紅斑，斑状丘疹，掻痒疹，発汗異常，魚鱗癬，色素異常，毛囊角化症など．＊3：扁平苔癬様変化，板状角化症，硬化性病変による開口制限があれば単独で慢性GVHDと診断可能，その他に歯肉炎，口内炎，発赤，疼痛，口腔乾燥症，粘膜萎縮，粘液囊胞，偽膜形成，潰瘍形成など．＊4：眼球乾燥症，疼痛，乾燥性角結膜炎，融合性の点状角膜障害，眩光症，眼球周囲の色素沈着，眼瞼浮腫や発赤など．＊5：嚥下困難，食欲不振，悪心，嘔吐，腹痛，下痢．＊6：総ビリルビン，ALP，ASTまたはALTの異常高値．＊7：生検で確定した閉塞性細気管支炎があれば単独で慢性GVHDと診断可能，その他に肺機能検査や画像による閉塞性細気管支炎，器質化肺炎など．＊8：筋膜炎，関節拘縮があれば単独で慢性GVHDと診断可能，その他に筋炎，多発筋炎，浮腫，筋痙攣，関節痛，関節炎など

表5 慢性GVHDの総合重症度

	障害臓器の数	各臓器(肺以外)の障害score	肺の障害score
軽症	1～2	≦1	0
中等症	≧1	2	0
	≧3	≦1	0
	≧1	≦2	1
重症	≧1	3	Scoreは問わない
	≧1	Scoreは問わない	≧2

表6 急性GVHD予防に用いる免疫抑制剤

薬剤	商品名	投与法(例)
CsA	ネオーラル,サンディミュン	移植前日から3mg/kg/日を2分割点滴(各2～4時間),初期の目標血中濃度(トラフ値)は150～250ng/mL
Tac	プログラフ,グラセプター	移植前日から0.03mg/kg/日を24時間持続点滴,初期の目標血中濃度は10～15ng/mL
MTX	メソトレキセート	移植翌日に15mg/m^2,移植3,6,11日後に10mg/m^{2}を静注(または短時間で点滴)
MMF	セルセプト	移植前日から30mg/kg/日を2分割内服
ATG	サイモグロブリン	移植3日前から2日間,2.5mg/kg/日を6時間以上かけて点滴

し,減量を開始する.HLA一致ドナーからの骨髄移植では移植後半年ほどで,末梢血幹細胞移植では移植後1年ほどで中止することが多い.

 コツ

GVHD症状が急速(24時間以内)に悪化する場合は,grade Iでも治療開始を考慮する.

5 治療

a 急性GVHD

予防を行っても,一定の頻度でGVHDは発症する.Grade II以上を治療対象とするが,HLA適合移植後の皮膚や上部消化管に限局した非進行性の場合には,grade IIでも経過観察を考慮してよい.標準一次治療は,メチルプレドニゾロン2mg/kg/日の投与である.Grade IIの中でも,mildと称されるタイプ(皮膚stage 1～2,肝臓stage 0,消化管stage 1)の場合にはプレドニゾロン1mg/kgへの減量も許容される.治療開始5日目までに改善を認めた場合には,症状に応じて6～14日目から減量を開始し,その後5～7日毎に約10%ずつの減量を進める.日本人における副腎皮質ステロイド剤全身投与の有効率は約6割である.二次治療としてATG,大量ステロイド剤,MMFなどが試みられるが,確立されたものはなく,ステロイド一次治療無効症例の2年後非再発死亡率は約6割に達する.なお,消化管GVHDに対して非吸収性経口ステロイド剤であるベクロメタゾンを追加することで,全身ステロイド剤を減量できることがある.

b 慢性GVHD

中等症および重症が全身治療の対象となる.ただし,腫瘍性疾患で再発リスクが高い場合や感染症を合併している場合は,

GVHD の進展速度などを考慮して治療開始を判断する．標準一次治療はプレドニゾロン 1mg/kg/ 日の投与である．より少量で開始することの是非については明らかでない．減量法について定まったものはないが，症状改善の徴候が認められれば（最低 2 週間は同量で投与した後）減量を開始，0.5mg/kg/ 日（または 1mg/kg/ 日の隔日投与）を目指し，可逆性病変が十分改善したことを確認してからより緩徐に減量を進める．Tac もしくは CsA を併用することで，プレドニゾロンを減量できることがある．確立された二次治療はなく，MMF，ステロイド増量，リツキシマブなどが試みられる．局所療法として，皮膚病変に対するステロイド外用剤やタクロリムス外用剤の塗布，眼病変に対する人工涙液の点眼や涙点閉鎖術，口腔内乾燥に対する人工唾液やガムによる唾液腺刺激などが行われる．関節拘縮，筋力低下に対する理学療法も重要である．その他，ステロイド剤長期投与による骨粗しょう症に対するビスフォスフォネート製剤や，低γグロブリン血症（血清 IgG 400mg/dL 未満）に対する免疫グロブリン製剤の投与，帯状疱疹その他の感染症に対するアシクロビル，ST 合剤，抗真菌剤の予防投与なども行われる．

DON'Ts

- [ ] シクロスポリンとタクロリムスとの血中濃度を上げすぎてはならない．腎障害や高血圧の他，後白質脳症症候群を起こすことがある．
- [ ] 治療適応ありと判断したら，治療開始をためらってはならない．ステロイド無効例に対する二次治療法は確立されていない．

名古屋大学大学院医学系研究科血液・腫瘍内科学　**村田　誠**

☑ 新しい GVHD 治療薬

最近，わが国ではステロイド不応性急性 GVHD に対する治療薬として，間葉系幹細胞（細胞製剤）が承認された．また慢性 GVHD に対する体外循環式光化学療法，タミバロテン，低用量インターロイキン 2 の治験が進行中である．わが国では保険診療として投与可能な GVHD 治療薬が欧米諸国と比べて限られており，1 日も早い承認が待たれる．

（村田　誠）

D 造血幹細胞移植

6 同種造血細胞移植後の合併症（GVHD 以外）

DOs

- 移植後合併症は非常に多岐にわたるため，各々の合併症が起きやすい時期を把握する．
- 早期合併症は，前処置毒性，感染症，免疫抑制剤などに起因することが多く，できるだけ診断をはっきりさせる．
- 後期〜晩期合併症は，多臓器にわたるため，問診や症状の確認を大切にし，2つ以上の混在した合併症の可能性も念頭におく．

1 基本的な考え方

同種造血細胞移植後の合併症は，出現時期や頻度が非常に多彩である．このため，出現時期で分けて考えると覚えやすい．大まかに移植後早期（移植後3か月くらいまで），後期（3か月〜3年くらいまで），晩期（移植後2, 3年以降）で出現しやすい合併症が異なってくる（図1）．本項では，移植片対宿主病（GVHD）以外の中で，主な合併症を取り上げる．

2 早期合併症（移植後3か月以内）

移植後3か月までの間の合併症として，急性 GVHD 以外では，主に前処置毒性，感染症，生着不全などがあげられる．

a 前処置毒性

1) 口腔粘膜障害

[症状]
口の中のただれと疼痛，下痢，腹痛などの症状がある．全身放射線照射（TBI）では，唾液腺の疼痛など訴えることもある．

[リスク因子]
TBI，大量メルファランなど．

[加療]
大量メルファランの投与時のアイシングにより軽減されることがある．しかし，口腔粘膜障害は麻薬による疼痛管理が必要となることが多い．

2) 肝洞閉塞症候群（SOS）/肝中心静脈閉塞症（VOD）

[症状，診断]
①総ビリルビンの増加，②有痛性肝腫大，③腹水貯留を伴う体重増加があれば，SOS を疑うが，総ビリルビン増加は他の薬剤や原因でも起こるため，②と③の有無が臨床診断上で重要である．

[病態]
前処置による肝内類洞内皮細胞が障害され，接着因子や凝固系の活性化で内腔が閉塞し肝障害をきたしたものと考えられている．

[リスク]
骨髄破壊的前処置では約10%程度発症するが，骨髄非破壊的前処置ではあまり経験しない（5%未満）．白血病前治療として，ゲムツズマブが投与されている場合などに発症リスクが高い．ブスルファンや TBI もリスクとされるが，これは前処置強度に関連している可能性もある．

[治療]
治療はその大半（8割程度）は自然に改善するが，一部致死的になる症例も存在し，有効な治療法は確立していない．ヘパリン製剤，ウルソデオキシコール酸，defibrotide（2015年現在，日本未承認）などがあるが，支持療法をきちんと行うことも重要である．

3) その他

大量シクロホスファミド投与時などは出

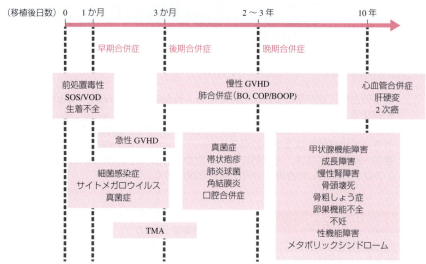

図1 移植後合併症と好発時期

血性膀胱炎が有名であり、ウロテミキサンと大量補液で予防する。また、心傷害などがあるため、心電図モニタリングなども行う。

b 感染症

1) 発熱性好中球減少症（FN）/ 細菌感染症
化学療法時の感染症対策と同様（p.146）。

2) サイトメガロウイルス再活性化および感染症
[診断]

サイトメガロウイルス（CMV）の再活性化は、後のCMV感染症につながるため、早期に徴候をとらえ介入を行うことが望ましい。生着後より週に1回CMV抗原血症検査を行う（C10/C11法やHRP-C7法）。海外ではPCR法を用いて評価する施設も多いが、日本では保険が適用されていない。状態として安定している場合は、3か月目以降の週1回のモニタリングは必要ないと考えられるが、慢性GVHDなどでステロイドを使用している場合などは、継続して定期的なモニタリングが必要となる。また、CMV腸炎は抗原血症が陰性のことも多く、疑った場合には内視鏡下で生検を行い、病理学的な診断が必要となる。

[リスク]

CMV陽性患者およびドナー、患者、ドナー共に陰性の場合は、ほとんど再活性化を認めない。一方、急性GVHDに対するステロイド治療や、前処置に抗胸腺細胞グロブリン（ATG）やアレムツズマブなどによりT細胞除去をした移植、臍帯血移植などで高頻度に再活性化が認められる。

[加療]

抗原血症の閾値を超えたら、先制治療（治療量の半量から開始：ガンシクロビルとして5mg/kg/day）を開始する。統一された明確な基準はないが、当施設ではHLA一致血縁者間移植C10/11法で20個以上、それ以外では3個以上で開始し、抗原血症が増加した場合は、治療量（5mg/kg × 2/day）を投与するようにしている。こうした先制治療により、CMV肺炎は減ってきた。一方、CMV腸炎は急性GVHDのステロイド治療の際に併発することも多く、治療に難渋することもある。

c 生着不全
[診断]

　生着とは好中球が500個/μLを連続して満たすことであり，通常は，移植後2～3週で生着を認める．臍帯血移植では3～4週のことが多い．逆にいえば，3～4週過ぎても生着の傾向がないと生着不全を疑い，骨髄検査を行う．その他，キメリズム解析（性別不一致移植ではY染色体のFISH法，同性間移植ではSTR法）でドナータイプに置き換わっているかを確認する．

[治療]

　再移植を速やかに行うのが望ましい．ただし，骨髄非破壊的前処置では自己造血の回復を認めることもある．

d 血栓性微小血管症（TMA）
[病態]

　TMAは，微小血管に血栓が形成され血球破壊と血管閉塞に伴い，腎を主とした全身の臓器障害をきたす病態で，溶血性尿毒症症候群（HUS）や血栓性血小板減少性紫斑病（TTP）などが含まれる．移植関連TMAは，血管内皮細胞障害による溶血と血栓性臓器障害を主体とし，TTPなどのようにADAMTS13活性低下がかかわるわけではない．発症頻度は報告によりまちまちであり，1～10%と幅は広い．診断基準はいくつか提案されているが，①破砕赤血球の存在，②Coombs試験陰性の溶血所見（LDHの上昇，ハプトグロビン低下），③貧血や血小板減少，④説明のつかない腎障害や全身所見（神経症状，下痢，下血など），⑤DICの否定，があげられる．

[リスク]

　血管内皮の障害の原因として，前処置，急性GVHD，免疫抑制剤，感染症などがあげられているが，未解明な部分が非常に多い．

[治療]

　カルシニューリン阻害薬を減量中止し，ステロイド剤へ変更する．支持療法ももちろん重要である．重症例は予後不良である．

3 後期合併症（移植後3か月～2, 3年）

　移植後3か月以降は，慢性GVHDを主体とした合併症が多くみられるが，中でも遅発性非感染性肺合併症（LONIPCs）は患者のQOLを脅かし，進行例の予後は悪い．LONIPCsとして，器質化肺炎と閉塞性細気管支炎の他に，特発性肺炎症候群やびまん性肺出血などがあげられる．移植後後期は，予防薬投与が終了する時期であるのに加え，慢性GVHDに対しステロイド治療が長期に及ぶこともあり，肺炎球菌，帯状疱疹，真菌症（アスペルギルス，ムコール症）といった感染症にも注意が必要である．

a LONIPCs
1) 器質化肺炎（COP/BOOP）
[症状，診断]

　発熱と乾性咳嗽が主な症状で，比較的まれな合併症である（5%前後）．発症時期の中央値は移植後100日以降であるが，移植後早期から認めることもある．拘束性の肺機能障害を特徴とし，診断は生検が望ましいが，CTの間質影，呼吸機能検査とあわせ，臨床的に診断されることもある．

[リスク]

　TBIの使用，末梢血幹細胞移植，性別不一致移植などが危険因子としてあがる．一方で，骨髄非破壊的前処置，T細胞除去やATG使用例では少ない．

[治療]

　ステロイドの全身投与（0.5～1mg/kg）により，呼吸機能や画像上の改善が認められる．ただし，減量中止に伴い再燃することが多く，ステロイドの長期投与を余儀なくされる場合が非常に多い．ステロイド反応性がよいとはいえ，感染症合併や呼吸機能障害の進行などで長期予後は必ずしもよくない．

2) 閉塞性細気管支炎症候群（BOS）
[症状，診断]

乾性咳嗽，労作時呼吸苦が主な症状で，発熱はあまりみられない．比較的まれな合併症(5%前後)で，多くは移植後半年〜2年くらいの間に発症する．現在は慢性GVHDの肺病変として考えられている．生検により診断されるが，BO症例は生検に耐えられる全身状態ではないことが通常は多いため，呼吸機能検査での閉塞性障害やCT上のair trap所見とあわせ，臨床的に診断されることが多い．

[リスク]

末梢血幹細胞移植，重症急性GVHD(特に皮膚病変)など，慢性GVHDのリスク因子はもちろんのこと，ブスルファンの使用歴などが危険因子としてあがる．一方で，臍帯血移植，骨髄非破壊的前処置，T細胞除去やATG使用例では少ない．

[治療]

通常の慢性GVHDの治療に加え，吸入ステロイド，吸入β刺激薬，ロイコトリエン阻害薬などが使用されるも治療法は確立しておらず，進行性で予後不良である．ステロイドの全身投与も効果を期待できるわけではなく，唯一の治療は肺移植である．

b 感染症

1) 被包化細菌感染

移植後後期は，慢性GVHDに伴うステロイド治療や低γグロブリン血症がリスクとなり，肺炎球菌，インフルエンザ桿菌，髄膜炎菌などの被包化細菌感染症が起きやすい．IgGが400mg/dL未満の症例は定期的な免疫グロブリン製剤の補充を検討し，感染を繰り返す例には抗菌薬(ペニシリン系など)の予防投与も検討する．また，免疫抑制剤の投与量にもよるが，ワクチン接種なども検討すべき項目である．

2) 帯状疱疹

移植後アシクロビルの長期予防投与（200mg/day）によりvaricella zoster virus

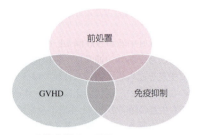

図2　晩期合併症の原因

(VZV)の再活性化はかなり予防できるが，予防投与終了後に帯状疱疹を発症する症例も少なくない．予防投与終了時期についてははっきり確立しているわけではないが，移植後最低1年以上あるいは免疫抑制剤終了後さらに半年〜1年以上まで続ける．

4 晩期合併症（移植後2，3年以降）

移植後2，3年もたつと，合併症の質もまた変わってくる．前処置の晩期毒性，同種免疫(慢性GVHDを主体とする)，免疫抑制の長期投与に起因する合併症などがあげられるが，単一の要因では説明できないものも多い(図2)．

a 眼合併症/口腔合併症（sicca syndrome）

1) 角結膜炎

眼乾燥などによる慢性GVHDの1症状ともいえる．予防は人口涙液などで，治療には自己血清も有効といわれる．難治例は潰瘍穿孔を起こすこともあり，この場合，角膜移植の適応となる．

2) 口腔粘膜障害/味覚不全

軽微な炎症から難治性潰瘍まで多岐にわたる．口腔内の炎症は，唾液の低下とあわせ，口腔内の乾燥および感染症にもつながるため，歯科との連携が必要となる．味覚不全が強くなると，食事量の低下による体重減少やQOLの低下につながる．

b　内分泌・代謝・骨合併症

1) 甲状腺機能低下症

甲状腺機能低下は移植後数年の間に比較的多く認められ，報告によってまちまちだが，15～30％前後にのぼる．TBIが大きなリスクと考えられている．ただし，甲状腺刺激ホルモン(TSH)が上昇してもfT4は正常であるパターンも多く，自然軽快することもある．少なくとも年に1回は定期的な測定が望ましい．

2) メタボリックシンドローム

たとえ家族歴や体重超過がなくても，耐糖能異常(約5～15％)，高脂血症(10～40％)，高血圧など，いずれも同種移植後症例では多く認められ，同年代の一般人口と比較しても多い．耐糖能異常，高血圧はTBI使用と慢性GVHDに関連し，たとえ免疫抑制剤が切れていても，リスクは3倍以上ともいわれる．

3) 骨粗しょう症，骨壊死

骨量低下は30～50％に認められ，移植後よくみられる合併症の一つである．早ければ移植後1年の間に低下を認める．移植後の性腺機能低下，骨芽細胞の直接傷害，ステロイド投与，カルシニューリン阻害剤，二次性副甲状腺亢進症などが原因としてあげられる．リスクの高い症例では，定期的な骨量測定とビタミンD製剤やビスフォスフォネート投与など考慮する．骨壊死に至る症例も4～10％程度にのぼり，外科的治療を余儀なくされることも多い．

c　心血管合併症

移植長期生存者は心血管障害のリスクが高く，心血管死亡は一般人口と比較しても2～4倍ほど高い．見過ごされることも多いため，実際の心血管障害はさらに高い頻度で罹患すると考えられる．長期的なフォローが必要である．

d　二次癌

移植患者の固形癌発症率は，健常人の数倍にのぼる．危険因子としては，若年患者，TBIの使用，慢性GVHDおよびGVHD長期治療などがあげられる．特に，扁平上皮癌(口腔内や食道)はリスクが高く，健常人の7～20倍にものぼる．ついで，皮膚癌や甲状腺癌が7倍前後と高く，移植後長期生存者は，早期発見のための定期的なスクリーニングが推奨される．

e　セクシュアリティ

性の問題については，プライベートな問題を含みなかなか把握しにくいが，医療サイドから問いかけなければ見過ごしてしまうこともある．日本における体系的なデータはまだないが，海外からは性交渉の回数減少，性そのものへの興味減退，性機能低下が報告されている．特に女性では問題が持続し，その要因として，腟GVHD(乾燥や硬化)による疼痛や，皮膚GVHDによる外見を気にしてひきこもるなどがあがる．

> **⚠ Pitfall**
>
> 移植患者の管理は長期に及ぶため，Care giver(妻，夫，娘，息子)のアセスメント(役割，負担の程度，社会的および精神的ストレス)も早期にしておくとよい．

DON'Ts

☐ 移植患者の心配事や相談内容も単たる不定愁訴として片づけない．

自治医科大学附属さいたま医療センター血液科　**仲宗根秀樹**

☑ **一期一会**

　学生や医者になりたての頃には，研究の"け"の字も思い描いたことのなかった私が，7年目にして突然「大学院に入り研究してみよう！」と舵をきったきっかけの一つに，1人の患者を受けもったことがある．移植後に閉塞性細気管支炎を発症してしまい，在宅酸素を導入してもなお，鹿児島の離島からわざわざ私の外来まで来てくれていた．このかたのおかげで，慢性移植片対宿主病に伴う様々な身体的問題だけでなく，セクシャリティなどQOLにかかわる様々な移植の問題点を考えることとなり，自分の無知と不甲斐なさから，打開策を求めて研究の門戸を叩いたのだった．モチベーションを患者さんからいただいたことは，私にとってはとても大事であった．一期一会．皆さんもそれぞれの出会いの意味を大切に．

（仲宗根秀樹）

第5章

血液科疾患の診療

A　赤血球系疾患

1 鉄欠乏性貧血

DOs

- 鉄欠乏性貧血の診断では，必ずフェリチン測定を行う．
- 診断したら，必ず基礎疾患の有無を確認する．
- 鉄剤は経口投与が原則である．
- 鉄剤投与は，少なくともフェリチン値が回復するまでは続ける．

1 基本的な考え方

鉄欠乏性貧血とは，体内鉄総量の絶対的減少によってヘモグロビン合成が低下し，発症する貧血である．小球性低色素性貧血を呈し，単一の貧血症としては最も頻度が高い．日本人女性全体の罹患率は約8～10%とされるが，月経のある20～49歳では20～27%に達する．一方，成人男性では2%以下とされており，性差が明確な貧血である．

鉄欠乏性貧血自体は，鉄剤投与によって比較的容易に治療することができるが，診断の際は基礎疾患の検索が必須である．若年女性の場合は月経が原因となることが多いが，男性や閉経後の女性では，消化器悪性腫瘍や婦人科系疾患の可能性を常に念頭におく必要がある．「鉄欠乏」で診断を止めず，その原因まで評価を進めることが肝要である．

また，鉄は酸素を運搬するヘモグロビンの構成要素であると共に，細胞内で様々な酵素活性にかかわる元素でもある．このため，鉄欠乏が強い場合には貧血による低酸素症状に加えて，組織における細胞機能障害が認められる．鉄欠乏における粘膜障害はその一例である．

2 病態

体内鉄が減少すると，まず貯蔵鉄(主にフェリチン鉄)が減少して潜在的鉄欠乏状態となる(フェリチン値が低下する)．さらに，貯蔵鉄が減少すると血清鉄が低下して骨髄での鉄利用に支障をきたし，貧血が顕在化する．この状況が鉄欠乏性貧血である．一方，鉄が補充されると逆の経過をたどり，まず血清鉄の増加と共にヘモグロビン値が増加し，その後貯蔵鉄(フェリチン値)が正常化する．

鉄欠乏の原因は，①鉄摂取・吸収量の低下，②鉄喪失の増加，③鉄需要の増大の3つに大別される(表1)．

1) 鉄摂取・吸収量の低下

偏食や食事量の減少，胃切除や上部小腸疾患による吸収不良で鉄吸収が低下する．最近ではヘリコバクター・ピロリ感染に伴う鉄欠乏性貧血(ヘリコバクター・ピロリによる胃内での鉄消費や胃酸減少が原因と予想されている)も特に小児領域において注目されている[1]．

2) 鉄喪失の増大

出血，特に繰り返す慢性出血によって鉄欠乏となる．消化器疾患による消化管出血，女性の場合は月経の他，子宮筋腫・内膜症による性器出血が原因として多い．血管内溶血(発作性夜間ヘモグロビン尿症など)によるヘモグロビン尿も，鉄喪失の原因となり鉄欠乏をきたす．

3) 鉄需要の増大

思春期の子どもや妊娠，授乳中の女性で

表1　鉄欠乏性貧血の原因

①鉄摂取・吸収量の低下	食事量の減少	偏食，ダイエットなど
	吸収傷害	胃切除，吸収不良症候群
	その他	寄生虫，ヘリコ感染症など
②鉄喪失の増大	消化器系疾患	潰瘍，形質，悪性腫瘍，痔核
	婦人科系疾患	月経過多，子宮筋腫，子宮内膜症，子宮癌
	ヘモグロビン尿	発作性夜間ヘモグロビン尿症
	その他	瀉血
③鉄需要の増大	小児・思春期の成長，妊娠・授乳	

は鉄需要が増大するため，鉄欠乏をきたしやすい．

3　臨床症状

a　自覚症状

ヘモグロビン低下に伴う組織の低酸素症状（易疲労感，めまい，頭痛など）と低酸素を代償する生体反応による症状（動悸，頻脈，頻呼吸など）が認められる．しかし，鉄欠乏性貧血では貧血が慢性的に進行・持続するため身体が貧血に順応し，症状を自覚しにくいことも多い．

b　他覚所見

ヘモグロビン低下のために眼瞼結膜の蒼白が認められる．そして，症例によっては心拡大，心雑音，浮腫など循環器系への負荷を示す所見が認められる．一方，組織鉄の欠乏に伴い，舌乳頭の萎縮（舌炎）や食道粘膜の萎縮（嚥下障害），口角炎，匙状爪などが認められる．舌炎に嚥下障害を伴ったものは，Plummer-Vinson症候群として知られている．その他，異食症（pica）などの精神神経症状も認められる．

4　検査所見と診断

a　末梢血血算

小球性低色素性貧血をきたすが，病初期には赤血球大小不同が現れ，その後小球性となり，最終的に低色素性貧血となる．鉄欠乏性貧血では血小板数は増加することが多い．

b　生化学検査

血清鉄低下，不飽和鉄結合能（UIBC）増加，トランスフェリン飽和度（血清鉄/総鉄結合能%）の減少（15%以下が異常とされる），血清フェリチン値の低下（12 ng/mL未満）を認める．血清フェリチン値の低下は特異性が高く診断上極めて重要であり，フェリチン低下が認められれば鉄欠乏性貧血と確診できる．

逆に，血清鉄低下のみでは鉄欠乏性貧血と診断できないことに注意が必要である．炎症性疾患や担癌患者ではしばしば血清鉄低値の小球性貧血が認められ，慢性疾患に伴う貧血（ACD）とよばれる．ACDでは血清フェリチンの低下は認められないため，フェリチン値は鉄欠乏性貧血とACDを見分ける唯一の鑑別点となる．血清鉄低値だけでは鉄欠乏性貧血と診断できない，ということを忘れてはならない．（表2）

なお，日常臨床で遭遇する小球性貧血をきたすその他の疾患として，サラセミアが重要である．これは家族歴や標的赤血球の存在，赤血球数の不自然な増加（thalassemia index），ヘモグロビン分画異常などで鑑別できる（コラム，p.224）．

小球性低色素性貧血で血清フェリチン値が低値（12 ng/mL未満）であれば，鉄欠乏性貧血と確定する．確定後は消化管出血や婦人科系疾患の有無など，鉄欠乏の原因と

表2 小球性低色素性貧血の鑑別

	血清鉄	総鉄結合能	血清フェリチン	その他
鉄欠乏性貧血	↓	↑	↓	
慢性疾患に伴う貧血	↓	↓	↑	
サラセミア	→〜↑	↓	→〜↑	ヘモグロビン分画異常，標的赤血球
鉄芽球性貧血	↑	↓	→〜↑	二相性貧血，骨髄環状鉄芽球

なった基礎疾患の有無を必ず確認すること．隠れている悪性腫瘍を見落としてはならない．

5 治療

鉄剤による治療や栄養指導を行うが，鉄毒性のリスクを避けるため鉄剤は経口投与を原則とする．静注鉄剤は消化器病変や消化器症状のために経口剤が内服困難な場合，経口剤では鉄補充が間に合わない場合に使用を考慮する．そして，静注剤投与の際は鉄必要量を事前に計算した上で総投与量を設定し，定期的にフェリチン値をモニターしながら投与を継続する．鉄欠乏性貧血では，輸血は原則として行わない．

a 経口鉄剤

クエン酸第一鉄(フェロミア®)や，硫酸第一鉄(フェログラデュメット®)を用いることが多い．悪心，腹痛，便秘，下痢などの消化器症状が現れやすいため，はじめて処方する際は副作用について事前に説明しておくのがよい．消化器症状が強い場合は服薬時間を夕食後や眠前に変更すると内服しやすくなるが，それでも内服困難な場合には，投与鉄量は少なくなるが，ピロリン酸第2鉄シロップ(インクレミンシロップ®)に切り替えると内服できることがある．経口剤は消化管を介して吸収されるため利用効率は静注剤に劣るが，過量投与になりにくく安全性の高い薬剤である．妊娠中でも使用可能である．

なお，還元剤であるビタミンCは鉄を二価に還元し吸収効率を上げるため，しばしば鉄剤と併用して使用される(コラム，p.224)．また，日本茶などに多く含まれるタンニンは鉄と複合体を形成して吸収を阻害するが，鉄剤中の鉄量は非常に多いため，実際には日本茶と併用しても貧血改善効果には影響しないとされている．

b 静注鉄剤

酸化鉄注射液(フェジン®)が用いられる．経口剤の副作用(消化器症状)が強い場合，消化管に病変があり経口鉄剤が不適切な場合，急速に鉄欠乏を改善させたい場合，鉄吸収が悪い場合などに使用する．頭痛，発熱，悪心などのアレルギー症状を起こすことがあるので，静注は緩徐に行う．

全量が静脈内に直接投与されることから，過量投与を避けるため事前に投与量を算定しておく必要がある．投与量は中尾の式，必要鉄量$(mg) = \{2.72 \times [16 - $ヘモグロビン値$(g/dL)] + 17\} \times$体重$(kg)$で計算するが，治療中適宜フェリチン値を測定して，投与量を調整する．

なお，酸化鉄注射液は配合変化(コロイドが不安定になる)を起こしやすいため，希釈する場合は必ずブドウ糖液を用いること．生理食塩水や電解質製剤で希釈してはいけない．

鉄剤投与により，まず網赤血球の増加が認められ，その後ヘモグロビン，フェリチン値が回復する．フェリチンが回復すれば鉄剤投与は終了してよいが，基礎疾患が残っている間は鉄欠乏が再燃する可能性が高いため，定期的にフェリチン値をモニターしながら徐々に減量，あるいは少量の鉄剤を継続しておくのがよい．

なお，肝炎や肝硬変の患者に対しては病態を増悪させる可能性があるため，鉄剤投与は抑制する必要がある．このような患者では消化器内科医と相談の上，治療計画を立てるのがよい．

DON'Ts

- [ ] フェリチン値を確認せずに鉄欠乏性貧血と診断してはならない．
- [ ] 注射鉄剤の希釈に生理食塩水を使用してはならない．
- [ ] 注射鉄剤は漫然と投与してはならない．

文献

1) 日本小児感染症学会（編）：小児感染症マニュアル 2012，東京医学社，2012

自治医科大学内科学講座血液学部門　**鈴木隆浩**

鉄の吸収

鉄は食物摂取を通じて体内に取り込まれる．食物中の鉄はヘムかイオン化鉄(非ヘム鉄)の形で存在する．食物中の非ヘム鉄は主に Fe^{3+} であるが，Fe^{3+} は中性液中で難溶性となるためそのままでは吸収できない．Fe^{3+} は強酸中でようやく可溶化されるため，生理的には胃で水溶化され，上部小腸(十二指腸および上部空腸)で Fe^{2+} に還元されて吸収される(イオン化鉄は Fe^{2+} の形でしか吸収されない)．一方，ヘム鉄は小腸上皮細胞上にあるトランスポーターによってそのまま細胞内に入ると考えられている(図1)．

通常の食生活では1日におよそ1～2 mgの鉄が吸収されるが，一般にヘム鉄の方が非ヘム鉄より吸収されやすく，その効率はヘム鉄で10～30％，非ヘム鉄で1～5％とされる．この差は，ヘム鉄がそのまま腸管上皮細胞に取り込まれるのに対して，非ヘム鉄は水溶化を含め上記のような複雑なステップを経るのが原因の一つと考えられている．

胃切除後に鉄欠乏性貧血を発症することがあるが，これは胃酸分泌減少に伴い，水溶化鉄イオンが減ることが原因である．一般向け書籍やインターネットサイトに「胃酸による鉄の酸化が吸収に重要である」と解説するものが見受けられるが，これは誤りである．酸アルカリと酸化還元に関連はない．

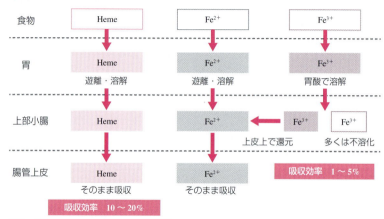

図1　食物中に存在する鉄の吸収経路

サラセミア

グロビン遺伝子の異常によってα鎖，β鎖の合成量に不均衡が生じて発症する先天性貧血である．正常なグロビン鎖が相対的に過剰となり，余剰鎖からヘムが遊離して赤血球膜を傷害する．また，異常ヘモグロビンの変性も赤血球傷害の原因となる．

サラセミアでは標的赤血球の出現や著明なMCVの低下(60 fL台も稀ではない)が認められ，赤血球数は正常範囲内かむしろ高値となる場合が多い(このため多血症として受診することもある)．MCV(fL)/赤血球数(百万) ≦ 13の場合はサラセミアの可能性を疑ってみる(thalassemia index)．確定診断には遺伝子検査が必要だが，βサラセミアの場合はHbA2, HbFの増加が認められるため，ヘモグロビン分画検査が有用である．

サラセミアは欧米に多い疾患であり，日本で遭遇することは少ないと思うかもしれないが，中国南部や東南アジアでは決して珍しくない疾患である．アジア諸国との人的交流の発展に伴って，患者さんが日本の外来を受診することも増えているので，「不自然に低いMCV」や「貧血があるにもかかわらず不自然に多い赤血球数」を診た場合は，患者さんの出身地などを参考にしつつサラセミアの可能性も考えて診療にあたる必要がある．

(鈴木隆浩)

A 赤血球系疾患

2 慢性疾患に伴う貧血

> **DOs**
> - 慢性疾患に伴う貧血の本態は，慢性炎症による炎症性サイトカインがもたらす鉄利用障害と赤血球産生低下による貧血である．
> - 小球性低色素性貧血を認めたら，必ず血清鉄だけでなく，血清フェリチンや総鉄結合能，飽和鉄結合能も測定し，体内の鉄動態を把握する．
> - 治療の原則は基礎疾患の治療であるが，炎症に加え，他の要因の合併も念頭に置き診断・治療にあたることが重要である．

1 基本的な考え方

慢性疾患に伴う貧血（ACD）は慢性炎症に伴って起こる貧血で，日常臨床で遭遇することの多い血液疾患である．主な病態は炎症性サイトカインの産生亢進であり，炎症性サイトカインによる鉄の利用障害や赤血球造血能の低下により貧血が引き起こされる．しばしば小球性低色素性貧血をきたすため，鉄欠乏性貧血（IDA）との鑑別が問題となる．治療は原疾患のコントロールが原則であるが，貧血の程度によっては輸血などを必要とする場合がある．

2 病態

ACDは慢性炎症に伴って起こる貧血で，血液疾患の中ではIDAに次いで頻度が高い疾患である．通常，炎症状態が1か月程度以上持続する場合にACDを発症し得る．ACDの原因となる基礎疾患には，関節リウマチや全身性エリテマトーデスといった自己免疫性疾患や慢性感染症，悪性腫瘍などがある（表1）．ACDの主な病態は炎症性サイトカインの産生亢進であることから，炎症性貧血（anemia of inflammation）ともよばれる．

ACDの発症機序には，主に以下の2つがあげられる（図1）．

a 鉄の利用障害

以前より，ACDにおいては体内の鉄のリサイクル機構が滞り，造血系での鉄の利用障害が起きることが知られていたが，長くその機序は明らかとなっていなかった．しかし，近年，鉄代謝調節ホルモンのヘプシジンが重要な役割を果たしていることが明らかとなった．

ヘプシジンは肝臓で産生されるペプチドホルモンで，体内に鉄が過剰になった際に発現が亢進し，最終的に網内系マクロファージからの鉄の放出と腸管からの鉄吸収を抑制することにより，崩れかけた鉄代謝を調節する役割を担っている．しかし，ヘプシジンの産生は体内の鉄動態に加え，炎症性サイトカインによっても調節されること

表1 ACDの原因となる疾患

自己免疫性疾患	関節リウマチ 全身性エリテマトーデス リウマチ性多発筋痛症 側頭動脈炎 大動脈炎症候群 炎症性腸疾患など
慢性感染症	結核 感染性心内膜炎 肺膿瘍 骨髄炎 慢性尿路感染症など
悪性腫瘍	―

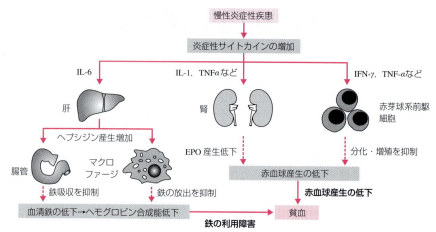

図1 ACDの発症機序

が判明している．

慢性炎症性疾患では，様々な炎症性サイトカインが放出されているが，中でも特にIL-6が肝臓でのヘプシジン産生を刺激し，血液中のヘプシジンが増加する．増加したヘプシジンは，前述のとおり網内系マクロファージからの鉄の放出や腸管からの鉄吸収を抑制する．その結果，造血系で利用できる血清鉄が減少し，ヘモグロビンの合成能が低下することで小球性低色素性の貧血が引き起こされる．

b 赤血球産生の低下

エリスロポエチン（EPO）は主に腎臓で産生される赤血球造血刺激ホルモンで，組織の低酸素状態の程度に応じて発現が変化する．慢性炎症性疾患では，炎症性サイトカインであるIL-1やTNF-αが腎臓におけるEPO産生を抑制し，その結果相対的にEPOが低下するため，赤芽球系前駆細胞の分化・誘導が抑制され貧血を引き起こすと考えられている．

さらに，TNF-αやIFN-γなどの炎症性サイトカインは，赤血球前駆細胞に直接的または間接的作用し，赤血球前駆細胞の増殖を抑制する．特に，IFN-γは赤血球前駆細胞におけるEPO受容体の発現を減少させ，またアポトーシスを誘導すると考えられている．

このように，ACDの発症には複数の機序が関与していると考えられる．

3 検査所見

ACDの場合，貧血の程度は中等度にとどまることが多く，多くはヘモグロビン濃度8g/dLを下回らないとされているが，他の貧血を合併している場合はその限りではない．正球性貧血を示すことが多いが，約4分の1の症例では小球性低色素性貧血を示す．

前述のとおり，ACDの発症にはヘプシジンの過剰発現による鉄の利用障害が関与しているため，血清鉄が減少する．しかし，網内系マクロファージには放出されなかった鉄が存在するため，血清フェリチンは減少せずに増加し，総鉄結合能（TIBC）や不飽和鉄結合能（UIBC）は減少することが多い．また，背景の慢性炎症を反映し，C反応性蛋白（CRP）などの炎症反応高値や低アルブミン血症を認めることもある．

ACDで小球性低色素性貧血を呈してい

Pitfall

血清フェリチン高値の場合は鉄過剰症の危険性があるため，血清鉄が低値というだけで不用意に鉄剤投与を行ってはいけない．

コツ

小球性低色素性貧血でも，血清フェリチン値が低値でない場合には，CRPを測定するなど慢性炎症の有無を確認する．

コツ

赤血球輸血や鉄剤投与に際しては，常に鉄過剰症の危険性を考え血清フェリチン値のモニタリングをするべきである．

表2 ACDとIDAの検査値の違い

	ACD	IDA
平均赤血球容積（MCV）	正常～減少	減少
血清鉄	減少	減少
TIBC	正常～減少	増加
UIBC	正常～減少	増加
血清フェリチン	正常～増加	減少

る場合，問題となるのはIDAとの鑑別である．いずれも血清鉄は低値となる．ACDとIDAの鑑別には血清フェリチンが有用で，血清フェリチンが12ng/mL未満であればIDAを，それ以上の場合にはACDの存在を念頭におく必要が出てくる．ACDとIDAとの鑑別点を表2に示す．

4 治療

ACDの治療は，原疾患の治療が原則である．自己免疫疾患や慢性感染症では，原疾患のコントロールで貧血が改善する．原疾患のコントロールが困難で，高度の貧血を認める場合には赤血球輸血を考慮する．赤血球輸血を繰り返さざるを得ない場合もあるが，その際には鉄が体内に蓄積し，輸血後鉄過剰症として肝臓や心臓などの臓器障害を起こしてくることもあるので，血清フェリチン値を定期的にモニタリングする必要がある．

また，背景の基礎疾患によっては他の貧血をきたす病態を合併していることもあるため，留意が必要である．例えば，関節リウマチでメソトレキセート投与中の場合は葉酸欠乏あるいは骨髄抑制による貧血が加わっていたり，胃全摘後長期間経過している場合ではビタミンB12欠乏が加わっていたり，炎症性腸疾患や消化器癌では消化管出血によるIDAを合併していることもある．これらに対して各々補充療法を行うことで，貧血の一部を改善させることができる場合もある．

DON'Ts

- 貧血の背景に隠れている基礎疾患を見逃してはならない．慢性疾患に伴う貧血の治療の原則は基礎疾患の治療である．
- 血清鉄低値のみで不用意に鉄剤投与を行ってはならない．鉄過剰症を引き起こすことがあるので，必ず血清フェリチン値を測定する．

旭川医科大学内科学講座消化器・血液腫瘍制御内科学分野　山本昌代，生田克哉

☑ 様々な要因による貧血を合併した ACD

　典型的な ACD は小球性〜正球性の貧血で，血清鉄の低下と血清フェリチンの上昇を認めるが，ACD 患者は様々な合併症がある場合が多く，貧血の原因が ACD だけとは限らない．著者が経験した症例では，関節リウマチでメソトレキセート内服中，胃癌で胃全摘後，さらに糖尿病性足壊疽を合併していた正球性貧血の患者で，ACD に加え，メソトレキセートによる葉酸欠乏および胃全摘によるビタミン B_{12} 欠乏を合併していた症例があった．この症例は，原病のコントロールは困難であったがビタミン B_{12} と葉酸の補充により基準範囲には至らないもののヘモグロビン値が明らかに上昇し，全身倦怠感などの自覚症状が消失した．このように，基礎疾患があり典型的な ACD であると思われる場合も，他に貧血となる病態がないか検索することが，治療を行う上で重要である．

〈山本昌代，生田克哉〉

A 赤血球系疾患

3 溶血性貧血

DOs

- 貧血と黄疸を診たら溶血を疑い，血液検査で網赤血球増加，LDH 高値，間接ビリルビン高値，ハプトグロビン低値を確認する．
- 病型により治療法や予後が異なるため，各病型に特異的な検査で病型診断を行う．
- 溶血性貧血の半数は Coombs 試験陽性の自己免疫性溶血性貧血であり，副腎皮質ステロイド薬が有効である．

1 基本的な考え方

溶血性貧血(hemolytic anemia)とは，赤血球が何らかの原因で約120日の寿命に達する前に壊れること(溶血)により貧血をきたす症候群である．赤血球が壊れる場が血管の中の場合を血管内溶血といい，脾臓や肝臓，骨髄などのマクロファージに赤血球が貪食される場合を血管外溶血という．壊れる赤血球の量に見合った骨髄からの赤血球造血の亢進があると，溶血はあっても貧血には至らない(代償性溶血)が，溶血量が造血予備能を超過した場合や造血亢進が十分でないと貧血をきたす(非代償性溶血)．溶血の原因により各種病型があり(表1)[1]，各病型特異的な検査で病型を診断した後に治療法の選択を行う．

2 診断の進め方

網赤血球の増加している貧血では出血と溶血を考慮するが，間接ビリルビン優位のビリルビン高値と LDH 高値を認めれば溶血性貧血を強く疑う．「溶血性貧血の診断基準」(表2)[2]で確定診断した後は，まず免疫性溶血かどうかを直接 Coombs 試験で判断する．溶血性貧血患者の約半数は直接 Coombs 試験陽性を呈する自己免疫性溶血性貧血(AIHA)であり，25% は発作性夜間ヘモグロビン尿症，17% は先天性溶血性貧血である(図1)．先天性溶血性貧血の約7割が遺伝性球状赤血球症である．赤血球形態異常や遺伝性の有無などにより鑑別を進め，各病型を特異性の高い検査により確定する(図2)．以下に，各溶血性疾患の特徴と検査・治療・注意点について概説する．

3 各溶血性貧血の検査・治療・注意点

a AIHA

AIHA は，自己の赤血球に反応する自己抗体が産生され，赤血球破壊(溶血)が亢進することにより貧血をきたす．直接 Coombs 試験が陽性となる．表3[2]に AIHA の診断基準を示す．自己抗体が赤血球と反応する温度により，温式(warm type)と冷式(cold type)に分類され，冷式はさらに寒冷凝集素症(CAD)と Donath-Landsteiner 抗体を有する発作性寒冷ヘモグロビン尿症(PCH)に分類されている．

1) 温式 AIHA

IgG 自己抗体が赤血球上の蛋白抗原(Rh 蛋白，バンド3蛋白，グライコフォリン A 蛋白)に結合して血管外溶血をきたし，直接 Coombs 試験が陽性となる．そして半数で間接 Coombs 試験が陽性となる．20% 程度が特発性血小板減少症を合併し Evans 症候群とよばれる．CAD を合併している場合は，混合型に分類される．Coombs 試

表1 溶血性貧血の分類

赤血球内在性	1. 赤血球膜異常症	・遺伝性球状赤血球症 ・遺伝性楕円赤血球症 ・遺伝性有口赤血球症 ・抗ホスファチジルコリン溶血性貧血 ・LCAT欠損症 ・無βリポ蛋白血症
	2. 赤血球酵素異常症	・解糖系酵素異常症：ピルビン酸キナーゼ，グルコースリン酸イソメラーゼ，ホスフォフルクトキナーゼ ・ヘキソース1リン酸経路およびグルタチオン代謝系：グルコース6リン酸脱水素酵素，グルタチオン合成酵素 ・ヌクレオチド代謝系：5'ヌクレオチダーゼ欠損症，アデノシンデアミナーゼ過剰症
	3. ヘモグロビン異常症	・ヘモグロビンS症（鎌状赤血球症） ・不安定ヘモグロビン症 ・サラセミア症候群
	4. ポルフィリン代謝異常症	・ポルフィリン症
	5. GPI蛋白異常	・発作性夜間ヘモグロビン尿症
赤血球外在性	1. 免疫性溶血性貧血	・自己免疫性溶血性貧血 　1. 温式抗体による：特発性，続発性 　2. 冷式抗体による：寒冷凝集素症，発作性寒冷ヘモグロビン尿症 ・同種免疫性溶血性貧血：不適合輸血，新生児溶血性疾患 ・薬剤誘発性免疫性溶血性貧血 　1. 薬剤依存性抗体型（免疫複合体型）：スチボフェン，PAS，INH，キニーネなど 　2. ペニシリン型：ペニシリン，セファロスポリンなど 　3. 自己免疫型：メチルドーパ，プロカインアミドなど
	2. 赤血球破砕症候群（機械的障害による溶血性貧血）	・細血管障害型：TTP，HUS，HELLP症候群，DIC，骨髄癌腫症，血管腫，悪性高血圧，膠原病，薬剤性，移植後など ・心大血管障害型：弁膜症，心奇形，人工弁など ・行軍血色素尿症
	3. 薬物・感染・その他	・細菌，原虫，毒素，薬物，溺水，加熱による低リン酸血症，肝疾患による拍車型赤血球貧血，脾機能亢進症など

（小峰光博：血液・腫瘍科 2009；59；241-248 より改変）

験が陽性化しない自己抗体の結合量（赤血球あたり100 IgG分子前後）でも溶血を示す場合があり，Coombs陰性AIHAとよばれ，AIHAの5～10%に存在する．赤血球結合IgG定量が診断に有用である．

特発性AIHAの治療（図3）では副腎皮質ステロイド薬が第1選択であり，90%以上の有効率がある．入院治療を開始し，初期治療ではプレドニゾロン1.0mg/kg連日経口投与する．高齢者や随伴疾患がある場合は，減量投与0.5mg/kgがすすめられる．通常，3週間までに寛解（ヘモグロビン10g/dL以上）に達する．寛解が得られたら1か月で初期投与量の約半量とし，その後はヘモグロビン，網赤血球などの安定度をみながら1～2週で5mgのペースで減量し，

第5章 血液科疾患の診療

表2 溶血性貧血の診断基準

1. 臨床所見として、通常、貧血と黄疸を認め、しばしば脾腫を触知する。ヘモグロビン尿や胆石を伴うことがある
2. 以下の検査所見がみられる
   1) ヘモグロビン濃度低下
   2) 網赤血球増加
   3) 血清間接ビリルビン値上昇
   4) 尿中・便中ウロビリン体増加
   5) 血清ハプトグロビン値低下
   6) 骨髄赤芽球増加
3. 貧血と黄疸を伴うが、溶血を主因としない他の疾患（巨赤芽球性貧血、骨髄異形成症候群、赤白血病、congenital dyserythropoietic anemia、肝胆道疾患、体質性黄疸など）を除外する
4. 1、2によって溶血性貧血を疑い、3によって他疾患を除外し、診断の確実性を増す。しかし、溶血性貧血の診断だけでは不十分であり、特異性の高い検査によって病型を確定する

（黒川峰夫：自己免疫性溶血性貧血 診療の参照ガイド〔平成26年度改訂版〕．2015；4〔http://zoketsushogaihan.com/file/guideline_H26/AIHA.pdf＜閲覧日：2015.11.20＞〕より改変）

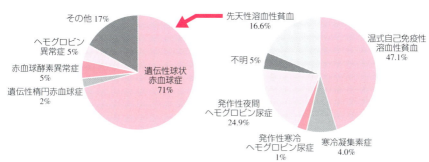

図1 溶血性貧血の病型別頻度

わが国の平成10年度の疫学調査では、溶血性貧血全体の患者数は2,600人、その半数(1,500人)が自己免疫性溶血性貧血、発作性夜間ヘモグロビン尿症が430人で、種々な先天性溶血性貧血が16.6%であった。昭和49年度調査では先天性溶血性貧血の73%は赤血球膜異常（遺伝性球状赤血球症70%、遺伝性楕円赤血球症2%）、赤血球酵素異常症5%、ヘモグロビン異常症5%であった。

10～15mgの初期維持量とする。その後、さらにゆっくりと減量し平均5mgで維持量とする。この期間に約10%で悪化をみる。Coombs試験が数か月以上陰性で溶血の再燃がみられなければ、ステロイドの終了も考慮する。定期的な追跡は重要で、増悪傾向が明らかとなれば早めに中等量0.5mg/kgまで増量し、寛解を得た後、再度減量する。

 Pitfall

Coombs陰性AIHAはステロイド反応性良好で、赤血球結合IgG検査はステロイド治療開始の根拠となる。

副腎皮質ステロイド薬に不応か、維持量が15mg/日以上必要な場合には、脾臓摘出術あるいは免疫抑制薬を併用する。続発性AIHAであれば基礎疾患の治療が優先される。摘脾の有効性は免疫抑制薬と比べて高いため、一般的には摘脾を選択することがすすめられる。わが国では、特発性AIHAの約15%で摘脾が行われている。ステロイド薬の減量効果、悪化・再燃の阻止、溶血のコントロール改善など60%の有効率がある。摘脾後には感染症、特に肺炎球菌に注意が必要である。難治性AIHAへのリツキシマブの有効性（完全寛解率が60～70%）

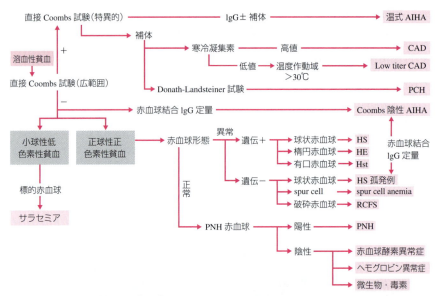

図2　溶血性貧血の診断アルゴリズム
「溶血性貧血の診断基準」(表2)で確定診断した後は，まず免疫性溶血かどうかを直接Coombs試験で判断する．赤血球形態異常や遺伝性の有無などにより鑑別を進め，各病型を特異性の高い検査により確定する．

や低容量リツキシマブとステロイドの併用療法も報告されている．シクロホスファミドやアザチオプリンなどの免疫抑制薬は，抗体産生抑制を期待してステロイド薬と併用で用いられる．効果判定には4週以上の投与が必要で，有効ならステロイド薬を先に減量する．二次発癌や骨髄抑制のリスクがあるため，数か月以上の長期投与は避ける．

輸血は安易に行わず，またできる限り避けるべきであるが，生命維持に必要なヘモグロビン濃度の維持のため，薬物治療が効果を発揮するまでの救命的な輸血は機を失することなく行う．多くの自己抗体で血液型特異性は明らかでないため，輸血血液選択については，あらかじめ輸血部門と緊密な連絡をとり，不規則抗体を考慮してクロスマッチ試験で凝集が少ないドナー赤血球を選択する．

小児・若年者では，感染症状に続発し3〜6か月の経過で一過性の経過をとる急性型が多い．その他の多くが慢性型で，悪化・再燃を繰り返し，一部は全身性エリテマトーデス(SLE)に移行したり，悪性リンパ腫を併発する．5年生存率は，特発性AIHAの場合80％で，続発性AIHAの場合は基礎疾患によるが50％である．

2）CAD

寒冷暴露により，寒冷凝集素(IgMクラス)が赤血球の糖鎖抗原(Ii血液型)に結合すると赤血球が凝集し，血流が障害され，Raynaud現象や四肢末端の痛み・変色をきたす．多数のIgM分子が赤血球に結合し，高い補体の活性化を示せば，急激な血管内溶血が生じ肉眼的にヘモグロビン尿や黄疸・貧血をきたす．赤血球膜に結合するIgMが少量の場合には，赤血球に結合した補体成分を介し，肝臓や脾臓のマクロファージに貪食され血管外溶血となる．

寒冷凝集素価上昇により診断される．慢性特発性例では通常10万倍以上の寒冷凝

表3 AIHA の診断基準

1. 溶血性貧血の診断基準を満たす
2. 広スペクトル抗血清による直接 Coombs 試験が陽性である
3. 同種免疫性溶血性貧血(不適合輸血,新生児溶血性疾患)および薬剤起因性免疫性溶血性貧血を除外する
4. 1〜3 によって診断するが,さらに抗赤血球自己抗体の反応至適温度によって,温式(37℃)の 1)と,冷式(4℃)の 2)および 3)に区分する
    1) 温式自己免疫性溶血性貧血
       臨床像は症例差が大きい.特異抗血清による直接 Coombs 試験で IgG のみ,または IgG と補体成分が検出されるのが原則であるが,抗補体または広スペクトル抗血清でのみ陽性のこともある.診断は 2),3)の除外によってもよい
    2) 寒冷凝集素症
       血清中に寒冷凝集素価の上昇があり,寒冷曝露による溶血の悪化や慢性溶血がみられる.直接 Coombs 試験では補体成分が検出される
    3) 発作性寒冷ヘモグロビン尿症
       ヘモグロビン尿を特徴とし,血清中に二相性溶血素(Donath-Landsteiner 抗体)が検出される
5. 以下によって経過分類と病因分類を行う
    急　性:推定発病または診断から 6 か月までに治癒する
    慢　性:推定発病または診断から 6 か月以上遷延する
    特発性:基礎疾患を認めない
    続発性:先行または随伴する基礎疾患を認める
6. 参考
    1) 診断には赤血球の形態所見(球状赤血球,赤血球凝集など)も参考になる
    2) 温式 AIHA では,常用法による直接 Coombs 試験が陰性のことがある(Coombs 陰性 AIHA).この場合,患者赤血球結合 IgG の定量が有用である
    3) 特発性温式 AIHA に特発性血小板減少性紫斑病が合併することがある(Evans 症候群).また,寒冷凝集素価の上昇を伴う混合型もみられる
    4) 寒冷凝集素症での溶血は寒冷凝集素価と平行するとは限らず,低力価でも溶血症状を示すことがある(低力価寒冷凝集素症)
    5) 自己抗体の性状の判定には抗体遊出法などを行う
    6) 基礎疾患には自己免疫疾患,リウマチ性疾患,リンパ増殖性疾患,免疫不全症,腫瘍,感染症(マイコプラズマ,ウイルス)などが含まれる.特発性で経過中にこれらの疾患が顕性化することがある
    7) 薬剤起因性免疫性溶血性貧血でも広スペクトル抗血清による直接 Coombs 試験が陽性となるので留意する.診断には臨床経過,薬剤中止の影響,薬剤特異性抗体の検出などが参考になる

(黒川峰夫:自己免疫性溶血性貧血 診療の参照ガイド〔平成 26 年度改訂版〕.2015;4〔http://zoketsushogaihan.com/file/guideline_H26/AIHA.pdf ＜閲覧日:2015.11.20＞〕より改変)

集素価の上昇がみられ,I 血液型特異性のモノクローナル IgM(κ)が認められる.マイコプラズマ感染や伝染性単核球症に続発する場合はポリクローナル IgM 寒冷凝集素が認められ,リンパ腫やリンパ性白血病に続発する場合は i 血液型特異性のモノクローナル IgM 寒冷凝集素が認められる.寒冷凝集素価が高値でない場合でも,30°C 以上で凝集素活性が残存するような温度作動域の拡大が認められれば低力価寒冷凝集素症と診断される.

全身の徹底的な保温が重要である.輸液・輸血製剤の温度管理にも注意を払う.溶血の強い時期には短期間の副腎皮質ステロイドが使用されるが,一般的に副腎皮質ステロイド薬と摘脾は無効である.重篤な

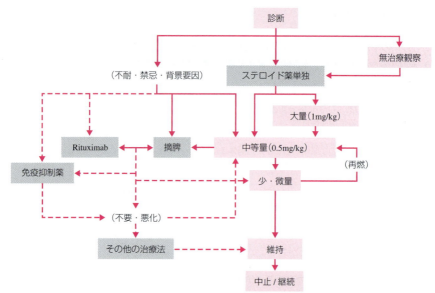

図3 特発性自己免疫性溶血性貧血の治療アルゴリズム

症例に対してリツキシマブ単独やリツキシマブとフルダラビンの併用療法が有効との報告があるが,有害事象も多いため症例ごとにリスクを考慮して適応を判断する必要がある.低力価寒冷凝集素症では例外的に副腎皮質ステロイドが有効とされている.

慢性特発性CADの75%にB細胞性腫瘍(約半数にリンパ形質細胞性リンパ腫〔LPL〕)が認められることから,特発性と思われる症例でも可能ならば免疫固定電気泳動でM蛋白の有無や骨髄穿刺・骨髄生検を施行して,リンパ腫様B細胞増殖の有無を確認しておくことが望ましい.感染後CADでは2〜3週の経過で消退し,再燃しない.リンパ増殖性疾患に続発するCADは,基礎疾患によって予後は異なる.

3) PCH

PCHのD-L抗体(IgG)は寒冷下で赤血球糖鎖抗原(主にP血液型)と結合し,補体第1成分を結合し,体幹部で加温されると補体の古典経路が活性化され溶血をきたす.D-L試験陽性で診断する.

進行梅毒に関連した慢性型は現在ではほとんどなく,小児のウイルス感染後に発症する急性型が主体である.急性型は急激に発症し,高度の貧血が急速に進行し,発熱,黄疸,ヘモグロビン尿を伴い,ショック状態や急性腎不全をきたすこともある.輸液・輸血製剤の温度管理に注意を払う.

小児の急性型では,保温と全身管理が重要である.副腎皮質ステロイドは急性期の溶血に有効とされる.急性期の溶血を過ぎれば自然に消退し,再燃・再発はない.

4) 患者・家族への説明

ステロイド服用は,長期間に及ぶが自己判断による服用の減量や中止は非常に危険であることを十分説明して,定期的な服薬を指導する.また,ステロイドには感染症,糖尿病,消化管潰瘍,大腿骨頭壊死,骨粗鬆症などの全身的副作用も少なくないことも事前に十分説明する.ストレスや感染症が溶血を増悪することがあるため,できる限りストレスのない安定した生活を送るよう指導する.

冷式 AIHA では，寒冷曝露を避け保温に努めることが最も有効な予防法であることを十分説明する．保温に配慮した服装や寝具を利用するように気を付けることや室温に注意すること，四肢，皮膚の露出部に注意を払うよう説明する．

b 遺伝性球状赤血球症（HS）

約 5 万〜10 万人に 1 人の有病率で，赤血球膜蛋白（ankyrin, band 3, protein 4.2, spectrin など）の遺伝子異常が知られている．末梢血で小型球状赤血球症を呈し，赤血球食塩水浸透圧抵抗試験が減弱し，家族歴が証明されれば診断となる．赤血球 EMA 結合能測定も診断に有用で，HS における赤血球表面積の減少に伴うバンド 3 分子数減少を検出する．酸グリセロール溶血試験（AGLT）は EMA 結合能よりも感度が高く，EMA 結合能と併用することでより診断が確実になる．多くは常染色体優生遺伝形式であり家族歴を認めるが，約 1/3 は常染色体劣性遺伝で孤発例となるため，Coombs 陰性 AIHA との鑑別が必要となる．

わが国の HS 症例は，欧米に比較して軽症例が多い．輸血を必要とする貧血が慢性的に存在する場合には，摘脾を行う．摘脾術が著効するので原則として全例が適応となるが，一般にはヘモグロビン濃度が 8g/dL 以下の重症例および胆石症を早期に合併した高ビリルビン血症症例で，摘脾を考慮する．摘脾により貧血の改善や網状赤血球値，ビリルビン値の正常化をみる．しかし，乳幼児においては摘脾後の重症感染症が問題となる場合があるため，可能であれば摘脾を 3 歳頃まで待つが，それまでに摘脾の必要がある症例には，術前 3〜4 週間前までの肺炎球菌ワクチン接種や術後の抗菌薬投与を行う．

c 不安定ヘモグロビン症・サラセミア

1）不安定ヘモグロビン症

ヘモグロビンのグロビン鎖のアミノ酸変異が原因となる．ほとんどが常染色体優性遺伝で，6 割は無症候性，3 割は症候性（不安定ヘモグロビン症）で全体の 2 割が溶血を示す．ヘモグロビン一次構造の異常により立体構造が不安定になり，酸化ストレスに対する抵抗性が減弱した場合，異常ヘモグロビンは赤血球内で変性しやすくなる．変性ヘモグロビンが赤血球内で沈殿（ハインツ小体）を形成すると，赤血球の柔軟性が損なわれてマクロファージに貪食され，奇形赤血球や破砕赤血球が観られる．ヘモグロビン不安定性試験やヘモグロビン等電点電気泳動を行って確定診断される．

重度の貧血がみられる場合は，輸血や摘脾が必要となることがある．頻回に輸血を行う場合は，鉄過剰症を防ぐために鉄キレート剤の使用が必要となる．サルファ剤などの酸化剤の投与や感染症で溶血発作を起こすことがある点に注意する．

2）サラセミア

サラセミアはヘモグロビン遺伝子または遺伝子発現量の制御領域における変異によって，ヘモグロビン分子を構成するグロビン鎖 α 鎖・β 鎖間に合成量の不均衡が生じて発症する．異常 4 量体を形成し，余剰のヘモグロビン単量体からヘムが遊離することで，酸化ストレスが増大して赤血球膜に傷害を与え，髄内溶血や無効造血，小球性低色素性貧血を呈する．常染色体劣性遺伝（小球状赤血球症としては優性遺伝）である．日本でのサラセミア保因者の頻度は 3,000〜5,000 人に 1 人といわれている．β 鎖合成障害は β サラセミアとよばれ日本人 700〜1,000 人に 1 人で，臨床症状はほとんどない．α 鎖合成障害である α サラセミアは約 5,000 人に 1 人であるが，15％ がヘモグロビン H 症として治療を要することがある．サラセミアでは保因者でも MCV が 60fL 台と著明な小球性貧血を認め，標的赤血球の出現が特徴的である．サラセミアを疑う場合はヘモグロビン分析を行い，HbF および HbA2 の増加の有無を確認し，病因

確定のためには遺伝子検査が必要である．

日本人に多い軽症型のサラセミアは自覚症状がほとんど認められないため，治療の必要はない．日常生活に支障をきたす重篤なサラセミアでは定期的な輸血や摘脾が必要で，必要に応じて葉酸や鉄キレート剤の投与を行う．限られた症例においては同種幹細胞移植も適応となる．軽症型のβサラセミアであっても，妊娠や感染症で一過性の貧血増悪をきたすことがある点に注意する．

d 赤血球酵素異常症

赤血球酵素異常症の原因となる17種の酵素が知られている．赤血球形態はほぼ正常で，赤血球浸透圧抵抗試験とCoombs試験は正常である．病因確定には，専門施設での赤血球酵素活性測定，赤血球内還元型グルタチオン定量に加え，不安定ヘモグロビン症の検索も必要であり，イソプロパノール試験による不安定ヘモグロビンの検出も行う．グルコース-6-リン酸デヒドロゲナーゼ(G6PD)異常症が最多で，平常時は明らかな貧血症状はないが，感染やソラマメの摂取，解熱剤，マラリア治療薬などで急性溶血発作を起こす．次いで多いピルビン酸キナーゼ(PK)異常症では有棘赤血球を認める．G6PD異常症はX連鎖性劣性遺伝であるが，その他ほとんどは常染色体劣性遺伝である．

 コツ
網赤血球数は，急激発症直後，無形成クリーゼ合併，基礎疾患による骨髄機能低下時には増加していないこともある．

一部の重症例には根治療法として造血幹細胞移植が適応となるが，治療の基本はヘモグロビン濃度の維持と鉄キレート療法である．日常生活に支障をきたす貧血には赤血球輸血を施行するが，慢性に経過する場合には摘脾を考慮する．赤血球輸血依存症例では，鉄過剰症予防のため，血清フェリチン値を参考に鉄キレート療法を行う．慢性の溶血性貧血では，赤血球産生亢進に伴い葉酸の需要が高まるため，葉酸の少量投与を行う．G6PD異常症では，摘脾で慢性溶血は改善するが急性溶血発作のリスクは軽減しないため，適応は輸血依存例に限られる．PK異常症では摘脾の効果が期待できるが，摘脾後の血栓症合併の報告があるため，慢性重症例で考慮する．G6PD異常症では溶血発作を誘導する薬剤(サルファ剤，解熱薬など)の使用を避けるように指導する．

DON'Ts

- ☐ 自己免疫性溶血性貧血症例では輸血は安易に行わない．ただし，薬物治療が効果を発揮するまでの救命的な輸血は機を失することなく行う．
- ☐ 溶血発作時は安易な外来フォローは行わない．入院で安静とし，精査・加療を行う．

文献

1) 小峰光博：血液・腫瘍科 2009；59；241-248
2) 黒川峰夫：自己免疫性溶血性貧血 診療の参照ガイド(平成26年度改訂版)．2015；4(http://zoketsushogaihan.com/file/guideline_H26/AIHA.pdf〔閲覧日：2015.11.20〕)

自治医科大学地域医療学センター地域医療支援部門　**亀崎豊実**

A 赤血球系疾患

☑ **特殊検査結果にコメントを！**

　溶血性貧血の確定診断のためには，様々な特殊検査が必要となる．赤血球膜解析，ヘモグロビン解析，赤血球酵素測定，赤血球結合 IgG 定量など，それぞれ，川崎医科大学，山口大学，東京女子医科大学，自治医科大学などに検査を依頼する．検査結果には各専門家の解釈が付されている．検査結果や解釈に対して，臨床症状や所見，経過を踏まえた質問や感想など，是非コメントしてほしい．新たな発見や研究の端緒となることもある．また，専門家から追加の情報を得られる可能性もある．

（**亀崎豊実**）

A　赤血球系疾患

4 発作性夜間ヘモグロビン尿症

> **DOs**
> - 原因不明の溶血性貧血，汎血球減少，血栓症をみたら発作性夜間ヘモグロビン尿症（PNH）を念頭におく．
> - PNHは生命予後を悪くする疾患であることを患者に伝える．
> - 治療方針は溶血，血栓症，汎血球減少への対策を一つずつ検討する．

1 基本的な考え方

発作性夜間ヘモグロビン尿症（PNH）は，*PIGA* 遺伝子に突然変異が生じ，GPIアンカーが産生できない造血幹細胞がクローン性に拡大して発症する（図1）．その結果，GPI型補体制御蛋白であるCD55とCD59の両者を欠損したPNH型赤血球が増加し，補体の攻撃によりPNH型赤血球が破壊され血管内で溶血し，血栓症などが引き起こされる．さらに，PNHは再生不良性貧血を代表とする骨髄不全疾患としばしば合併，あるいは相互移行する．

2 症状

PNHでは，貧血や黄疸，肉眼的ヘモグロビン尿（淡赤色尿～暗褐色尿）を認めることが多い．血管内溶血で生じた遊離ヘモグロビンにより血中一酸化窒素（NO）が低下し，疲労，嚥下障害，呼吸困難，腹痛，男性機能障害などの症状がみられる．また，肺高血圧症，急性・慢性腎不全，血栓症などの重篤な疾患を合併する場合がある．他の血球系列でも，GPIアンカー膜蛋白の発現が低下することや再生不良性貧血などの合併で，出血傾向，易感染性，汎血球減少もみられ得る．このため，PNHは診断から5年の経過で35％が死に至る予後不良の疾患であることを念頭におき，診療にあたる必要がある．

3 診断の進め方

原因不明の溶血性貧血，その他の血球減少，血栓症などがみられた際は，PNHを念頭におく必要がある．PNHの診断や病態の把握のための検査項目の例を表1に示す．血管内溶血所見（尿上清のヘモグロビン陽性，尿沈渣のヘモジデリン陽性〔尿沈渣の鉄染色〕）は，PNHを疑うきっかけとなる（遊離ヘモグロビンは保険適応外）．

PNHが疑われた場合，フローサイトメトリー法により赤血球のCD55およびCD59の発現を検討し，両者の発現が低下したPNH型赤血が1％以上みられた場合に診断が確定する（保険適応）．溶血が著しくPNH型赤血球が極めて少ない際は，顆粒球などでGPIアンカー膜蛋白の発現低下細胞を確認することは重要である（保険適応外）．

4 治療

PNH症例ごとの病態・重症度を把握した上で，溶血，骨髄不全，血栓症に対する対応を個別に考える（図2）[1,2]．PNHの根治療法は造血幹細胞移植であるが，疾患の希少性もあり明確な適応基準はないが，致死的血栓症や重症造血不全などの最重症例が主な適応と考えられる．

a　溶血の予防

ヒト化抗C5抗体エクリズマブが，PNHの溶血治療薬として開発された（図3）．エ

A 赤血球系疾患

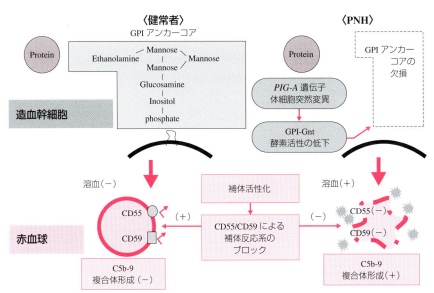

図1　PNHの補体溶血(血管内溶血)の機序
GPI-Gnt：GPI-N-acetylglucosaminyltransferase

表1　PNH診断・病態理解のための検査項目例

- 末梢血液検査，血液像，網赤血球数[*1]
- 生化学検査[*1]：T-Bil, D-Bil, AST, ALT, LDH, γGTP, ALP, コリンエステラーゼ, TP, Alb, BUN, Crea, UA, Na, K, Cl, CRP, Fe, UIBC, フェリチン, ハプトグロビン, ビタミンB12, 葉酸, 直接・間接Coombs試験, 血清補体価, NTpro-BNP(肺高血圧)[*2]
- 血液凝固検査[*2]：APTT, PT(INR), フィブリノゲン, FDP, Dダイマー, TAT, PIC, プロトロンビンフラグメントF1＋2, PAI-1定量
- 尿検査[*1]：定性／沈渣(尿中ヘモジデリン〔鉄染色〕)
- ChestX-P, ECG, 心臓超音波検査, CTなど画像検査(血栓症の評価)[*2]
- 骨髄検査(NCC, MegC, Myelogram(ペルオキシダーゼ/鉄染色), 骨髄病理診断, 染色体検査), MRIによる骨髄脂肪化の評価(STIR法など)[*3]
- フローサイトメトリー法によるGPIアンカー膜蛋白欠損細胞の評価[*1]
  (抗CD55およびCD59抗体を用いた赤血球のTwo-color分析)

[*1]：溶血性貧血・汎血球減少に対する検査項目，[*2]：血栓症に対する検査項目，[*3]：骨髄不全に対する検査項目

　クリズマブは溶血や貧血の改善に加え，血栓症発生リスクの軽減や慢性腎機能障害・潜在的肺高血圧症・生命予後の改善などの副次的な効果が期待される．しかし，現在のわが国におけるエクリズマブ治療の適応は，溶血の抑制(例：血清LDH値の改善)と貧血・輸血依存状態からの改善である．適応外の使用の場合や効果がみられない場合は，保険審査上問題になる場合があるため，注意すべきである．
　エクリズマブの投与(表2)は，開始2週間以上前に髄膜炎菌ワクチン接種が必要で

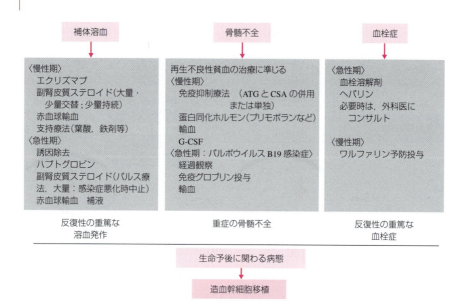

図2　PNHの治療指針
(黒川峰夫：発作性夜間ヘモグロビン尿症診療の参照ガイド 平成25年度改訂版．2013〔http://zoketsushogaihan.com/file/guideline_H25/4.pdf＞〈閲覧日 2015.11.20＞〕/ 七島勉，他：血液疾患診療ハンドブック診療の手引きと臨床データ集改訂版．吉田彌太郎〔編〕，発作性夜間ヘモグロビン尿症．医薬ジャーナル社，2009：105-119 より改編)

ある(4価髄膜炎菌ワクチン〔ジフテリアトキソイド結合体〕のメナクトラ®筋注が2015年に認可)．開始後1〜2週で血清LDH値は正常値前後まで低下する．

　補体溶血(血清LDH値)の改善にもかかわらず貧血が十分に改善しない場合，輸血などが必要となる場合がある．鉄欠乏，葉酸欠乏，腎機能低下によるエリスロポエチンの低下，骨髄不全の病態などを再検討する．なお，溶血がコントロールされていない状態での鉄剤の投与はPNH型赤血球が増加し，溶血を悪化させる危険性がある．

b　骨髄不全

　骨髄不全に対して，エクリズマブは効果がなく，再生不良性貧血の治療に準じた対応を行うことが多い．免疫抑制療法の効果予測因子は，骨髄不全型PNH，骨髄低形成，PNH赤血球の割合が少ないなどが報告されている．なお，PNHクローンが多

い症例でのATGやALGの使用は，重篤な溶血発作や血小板減少を起こすことがある．

c　血栓症予防

　顆粒球において50％以上のPNH型血球を認めた際は，ワルファリンを用いてPT-INRを2.0ほどに保つ．なお，エクリズマブの血栓症発症に対する予防効果はワルファリンをしのぐとの報告もあるが，ワルファリンの併用中止の際は，Dダイマーなどの凝固線溶マーカーの経過を慎重に追う必要がある．

5　エクリズマブ治療の注意点

a　莢膜形成細菌(髄膜炎菌，肺炎球菌，インフルエンザ菌など)の感染症

　エクリズマブは補体C5の開裂を阻害し，終末補体複合体C5b-9の生成を抑制するため，莢膜形成細菌(髄膜炎菌，肺炎球菌，インフルエンザ菌など)の感染症が問題と

第 5 章 血液科疾患の診療

A 赤血球系疾患

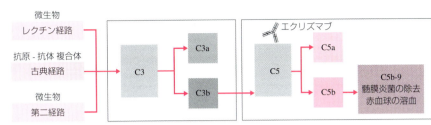

図3 補体活性のメカニズムとエクリズマブの効果
エクリズマブはC5と特異的に結合し，炎症性メディエータであるC5aの放出とC5bに引き続く膜侵襲複合体(C5b-9)の生成を阻害する．しかし，C3の活性化には影響せず，病原体のオプソニン化などには影響を与えず，多くの重要な補体機能は維持される．

表2 エクリズマブ投与スケジュール（成人）

髄膜炎菌ワクチン接種		導入期				維持期	
	週	1	2	3	4	5	5週以後 2週間毎
2週間以上	投与量	600mg	600mg	600mg	600mg	900mg	900mg

投与開始の2週間以上前に髄膜炎菌に対するワクチン接種し，600mgを週1回4週，その後，5週目より2週間毎に900mgを継続投与する．

なる．特に，髄膜炎菌感染症の既往のある患者や小児への投与の際は，注意が必要である．小児への投与の際は，肺炎球菌，インフルエンザ菌b型に対するワクチンの接種状況を検討する．

b エクリツマブの中止の危険性

エクリツマブはPNH型赤血球の溶血を阻止するので，治療開始後PNH型赤血球は増加する．そのため，本剤中止後に重篤な血管内溶血が認められ得る．また，本剤の急性溶血発作に対する効果・安全性は確認されていない．

c 長期投与の問題

PNH患者は，定期的なエクリズマブの投与を長期間にわたり受ける必要があることから，精神的負担や高額な医療費負担への配慮も必要である（PNHは2015年より特定疾患に含まれた）．

d エクリズマブ不応症

わが国では，補体C5の遺伝子多型によりエクリズマブ不応の症例が潜在的に存在する．エクリズマブ投与開始後は，血清LDH値の下がりが不十分の際は血清補体価(CH50)で，その効果を十分に評価する．

e PNH患者の妊娠

PNH患者は，妊娠するとしばしば重篤な合併症を起こす．エクリズマブの妊婦，授乳婦および小児への安全性は十分に確立していないため，PNH患者が妊娠を希望する際は，エクリズマブの継続や開始に関して十分に検討し，PNHの専門施設へのコンサルトを行った方がよい．

f エクリツマブの副作用

①頭痛(約50%)，鼻咽頭炎(約40%)，悪心(約20%)などが比較的高頻度に認められるが，程度は軽いことが多い．ただし，強い偏頭痛様の訴えをする患者がいる．

②溶血が回避された残存するPNH型赤血球の膜上にはC3が蓄積し，直接ビリルビン試験陽性の血管外溶血が顕性化することがある．

文献

1) 黒川峰夫：発作性夜間ヘモグロビン尿症診療の参照ガイド 平成25年度改訂版. 2013（http://zoketsushogaihan.com/file/guideline_H25/4.pdf〔閲覧日 2015.11.20〕）

2) 七島勉, 他：血液疾患診療ハンドブック診療の手引きと臨床データ集改訂版. 吉田彌太郎（編）, 発作性夜間ヘモグロビン尿症. 医薬ジャーナル社, 2009；105-119

福島県立医科大学循環器・血液内科　**野地秀義**
福島県環境医学研究所　**七島　勉**

☑ **PNH の症状は，ヘモグロビン尿だけ？**

　PNH の臨床病態は単純なようで多彩です．溶血所見が軽いのに血栓症が発症，重症の汎血球減少と溶血の合併，突然の腎不全，PNH クローンが多いのに無症状，溶血がひどいのに PNH 型赤血球が少ないなど．エクリズマブが現れる前の PNH の治療は本当に難しく，白血病の治療や同種移植という困難な治療に対応できると思っていた自分が PNH の発作に手も足も出ませんでした．病気の名前で安易な病気と考えない方がいいです．　　　　（野地秀義）

A 赤血球系疾患

5 巨赤芽球性貧血

DOs

- [ ] ふらつき感の強い貧血では，ビタミンB_{12}欠乏による巨赤芽球性貧血を念頭におく．
- [ ] 初診時にロンベルグ試験を行い，ビタミンB_{12}と葉酸をオーダーする．
- [ ] 補充療法が奏功しないときは，他の血液疾患が合併している可能性を考慮する．

1 基本的な考え方

巨赤芽球性貧血の主な原因として，ビタミンB_{12}と葉酸欠乏があげられる．ビタミンB_{12}と葉酸代謝は密接に連動し，プリン・チミジン合成，ホモシステインからのメチオニン合成などに関与する．この結果，巨赤芽球性貧血には神経症状が併発することがある．その他，巨赤芽球性貧血は，薬剤を含めた様々な要因で惹起されることに留意すべきである．血液検査および骨髄検査結果を施行する前に，生活習慣（アルコール摂取など），既往歴，合併症および薬剤歴を聴取しなければならない（図1）[1]．

表1に示すごとく，化学療法薬以外でも，利尿薬，免疫抑制剤および抗リウマチ薬は大球性赤血球を惹起するため，注意を要する．ビタミンB_{12}および葉酸欠乏は共に，65歳以上の高齢者で多く認められることから，わが国での発症頻度が増加してくると予測される．

2 診断の進め方

巨赤芽球性貧血の診療で重要なものの一つが，神経症状である．ビタミンB_{12}と葉酸欠乏症による神経症状はある程度オーバーラップしているが，それぞれの発症頻度は若干異なる（表2）[2]．ビタミンB_{12}と葉酸欠乏症では共に，末梢神経障害，味覚障害，認知障害，運動失調（亜急性連合変性症）を呈する可能性がある．しかしながら，抑うつ状態は葉酸欠乏症に多く，末梢神経障害と運動失調はビタミンB_{12}欠乏症に多くみられ，亜急性連合変性症は葉酸欠乏症ではまれである．したがって，ロンベルグ徴候陽性の場合には，ビタミンB_{12}欠乏に伴う運動失調の可能性が高い．ロンベルグ試験は診察室で簡便に施行可能なため（図2）[3]，初診時に必ず実施する．

その他，葉酸は胎児期〜幼少期の神経系の発達に不可欠であり，十二指腸・上部空腸から吸収される．妊婦では胎児が葉酸を消費するため欠乏症に陥りやすい．妊娠中に葉酸が欠乏すると，胎児の神経管欠損や脳障害のリスクが高まるため，妊娠早期から葉酸値をモニタリングし補充療法を開始する．幼少期の葉酸欠乏では，診断が遅れると巨赤芽球性貧血の他に精神発達遅滞，けいれん，遷延性下痢および免疫不全などを併発する．乳児期早期に発症した巨赤芽球性貧血では，先天性葉酸吸収不全（プロトン依存性葉酸トランスポーター変異）およびビタミンB_{12}吸収・代謝経路の異常症をはじめとした先天性疾患の可能性を念頭におく．

3 検査

問診と診察が終了した後に，検査をオーダーする．大球性貧血では巨赤芽球性貧血の他に，溶血性貧血や骨髄異形成症候群の

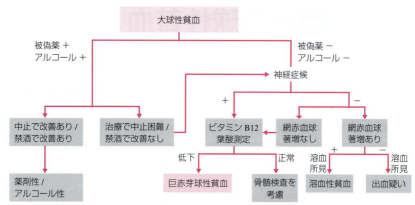

図1 巨赤芽球性貧血の診療の流れ
(Stabler SP：N Engl J Med 2013；368：149-160. doi：10.1056/NEJMcp1113996 より改変)

表1 大赤血球症をもたらす薬剤

化学療法薬	シクロホスファミド, ヒドロキシウレア, メソトレキセート, アザチオプリン, メルカプトプリン, クラドリビン, Ara-C, 5-FU
抗ウイルス薬	ジドブジン(AZT), スタブジン
糖尿病薬	メトホルミン
抗菌薬	ピリメタミン(抗マラリア薬), ST合剤, バラシクロビル
利尿剤	トリアムテレン
抗けいれん薬	フェニトイン, プリミドン, バルプロ酸
抗炎症薬	サラゾスルファピリジン
その他	一酸化二窒素

表2 巨赤芽球性貧血患者にみられる神経精神病学的所見

	ビタミンB_{12}欠乏症	葉酸欠乏症
異常症候なし	32%	35%
器質性神経障害(認知障害など)	26%	27%
情動障害(抑うつ状態など)	20%	56%
亜急性脊髄連合失調症	16%	0%
末梢神経障害	40%	18%
視神経委縮	2%	0%

(Reynolds EH：Handb Clin Neurol 2014；120：927-943. doi：10.1016/B978-0-7020-4087-0.00061-9 より改変)

可能性を念頭におく(図1)[1]．ビタミンB_{12}欠乏症と葉酸欠乏が合併していることもある．その他，胃切除後ではビタミンB_{12}欠乏と鉄欠乏の合併を，妊婦では葉酸欠乏と鉄欠乏の合併の可能性に留意して，検査オーダーをする．このような，鉄欠乏が葉酸あるいはビタミンB_{12}欠乏に合併しているときは，大球性赤血球を呈さないことがあるため注意する．

ビタミンB_{12}値と葉酸値の検査結果は，得られるのに数日かかる．末梢血中のビタミンB_{12}はトランスコバラミンに結合して

 Pitfall

アルコールは，葉酸の吸収，代謝および腸肝循環による再吸収を阻害することで，葉酸欠乏症を引き起こす．

 Pitfall

診察室で立たせて閉眼することで身体の動揺が増せば，ロンベルグ徴候陽性とする．

第5章 血液科疾患の診療

A 赤血球系疾患

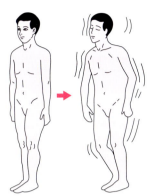

図2 ロンベルグ徴候のみかた
両足を揃え、つま先を閉じ、前方を注視させ、次に閉眼させる。身体の動揺が強くなればロンベルグ試験陽性とする。転倒しないよう傍で見守ることが大切である。
(田崎義昭：ベッドサイドの神経の診かた 改訂18版．南山堂．2016；1795-1873 をもとに作図)

> ⚠️ **Pitfall**
> ビタミン B_{12} が正常値を示す欠乏症の患者が存在する．

血中を輸送されているが、全身のビタミン B_{12} 貯蓄量の約20%にすぎない。したがって、ビタミン B_{12} 値が正常値を示しているにもかかわらずビタミン B_{12} 欠乏状態にある症例が約半数存在するといわれている。この状態が疑われるときは、ホモシステイン測定が臨床検査として診断に有用であり、ホモシステイン値はビタミン B_{12} 欠乏状態で増加する。葉酸値は、全身の葉酸量をよく反映するため信頼性が高い。

4 治療

診断が確定した後に、治療を開始する。補充療法が著効するが、保険適応、投与経路および投与期間に注意する。ビタミン B_{12} 欠乏症では、メコバラミンの筋注が標準的である。静注も可能であるが尿中から排泄されるため、緩徐に投与可能なルートがあるときに限る。通常、メコバラミン注射液の隔日筋肉注射を2〜3週間行う。その後は、引き続き3〜4か月ごとにビタミン B_{12} の補給をする。葉酸の補充は経口投与で行う。葉酸は妊婦にも安全に経口投与可能である。

5 注意点

メコバラミン投与後、発疹などの過敏症状、食欲不振、悪心および下痢などが起こることがあり注意を要する。なお、内因子欠損によるビタミン B_{12} 欠乏症では経口投与無効とされてきたが、メコバラミンの経口大量投与(1,000〜1,500μg)では内因子非依存的にある程度吸収されることが明らかとされた。ただし、ビタミン B_{12} 欠乏症に対するメコバラミンの経口投与は、わが国では保険適応がないため原則行ってはならない。メコバラミンの経口投与は、末梢神経障害に対しては保険適応があるため、末梢神経障害を伴う患者で、頻回の通院ができない場合には適時対応する。

葉酸の補充にあたって注意すべき点は、ビタミン B_{12} と葉酸欠乏症が合併しているときがあり、その際は葉酸から補充を開始すると神経症状が増悪するため、メコバラミンの補充療法から開始する必要がある。

なお、補充療法が奏功しないときは他の血液疾患の合併を考慮し、診断を見直す必要がある。鉄欠乏の他、骨髄異形成症候群が合併していることがある。

DON'Ts

- [ ] ビタミン B_{12} の経口大量投与は原則しない．
- [ ] ビタミン B_{12} および葉酸合併欠乏症に対しては，葉酸を先行して投与してはならない．

文献

1) Stabler SP：N Engl J Med 2013；368：149-160. doi：10.1056/NEJMcp1113996
2) 田崎義昭：ベッドサイドの神経の診かた 改訂18版．南山堂，2016；1795-1873
3) Reynolds EH：Handb Clin Neurol 2014；120：927-943. doi：10.1016/B978-0-7020-4087-0.00061-9

札幌医科大学腫瘍・血液内科学講座　**小船雅義**

☑ 劇的ビフォーアフター

　2か月前からのふらつき感，手足のしびれ感，味覚障害を自覚し歩けなくなったとのことで，来院した患者がいた．他院で神経症として加療されていたとのこと，緊急検査ではヘモグロビン 10.5 g/dL，MCV121 の大球性正色素性貧血であった．その場でロンベルグ試験を行おうとしたが，患者が車椅子から立ち上がることができなかった．ビタミン B_{12} と葉酸測定を行い，神経内科とコンサルトの上，メコバラミンの筋注を1回のみ行った．ふらつき感は劇的に改善し，約3日後に患者は歩いて来院した．初診時のビタミン B_{12} 血中濃度は測定感度以下で，葉酸値は正常であった．神経症候が前面に出たビタミン B_{12} 欠乏症で，メコバラミン投与が著効した症例であった．

（小船雅義）

A 赤血球系疾患

6 赤芽球癆

DOs

- 正球性正色素性貧血の患者で網赤血球数の著減(1%未満)があったら，赤芽球癆(PRCA)を疑う．
- 薬剤服用歴と先行感染症の有無を確認し，被疑薬を中止して約1か月間経過観察する．
- 特発性慢性PRCAおよび基礎疾患の治療に反応しない慢性PRCAでは，免疫抑制療法を行う．

1 基本的な考え方

赤芽球癆(PRCA)は造血幹細胞・前駆細胞の量的・質的減少に基づく難治性貧血で，骨髄における赤血球系造血の選択的減少と，それによる網赤血球数の減少および，正球性正色素性貧血を呈する．PRCAの病因と病態は多様であり，治療方針は病因により異なっている(表1)．

急性PRCAは，被疑薬の中止あるいは経過観察に伴って1か月以内に貧血が軽快するが，自然軽快しない慢性PRCAのうち，特発性PRCAおよび基礎疾患に対する治療によって貧血が改善しない続発性慢性PRCAにおいては，免疫抑制療法が適応となる[1]．

2 病態

PRCAの本態は赤血球系前駆細胞の増殖・分化障害であるが，その病因は様々であり，病態として赤血球系前駆細胞における遺伝子変異，薬剤やウイルスによる細胞障害，自己傷害性リンパ球や自己抗体による赤血球系前駆細胞の破壊などが推定されている．先天性PRCAとしてダイアモンド・ブラックファン貧血が知られているが，成人慢性PRCAのほとんどは後天性である．自己傷害性リンパ球あるいは赤血球系前駆細胞に対する自己抗体の抗原特性は明らかにされていない．赤血球系前駆細胞に対する自己抗体ではなく，抗エリスロポエチン抗体によりPRCAが発症し得ることも報告されている．

3 臨床症状

自覚症状は貧血による全身倦怠感，動悸，めまいなどである．慢性PRCAの場合，診断時点ですでに重症の貧血であることが多い．特発性慢性PRCAの場合，顔面蒼白など貧血に伴う症候以外の身体所見に乏しい．続発性慢性PRCAでは，基礎疾患に応じた症候がみられる．

表1 赤芽球癆の病型と病因

病型	病因	疾患単位
先天性	遺伝性	ダイアモンド・ブラックファン貧血
後天性	特発性	—
	続発性	薬剤，感染症(ヒトパルボウイルスB19，ヒト免疫不全ウイルス)，胸腺腫，リンパ系腫瘍(大顆粒リンパ球性白血病，悪性リンパ腫，慢性リンパ性白血病)，骨髄性腫瘍(骨髄異形成症候群，骨髄増殖性腫瘍)，リウマチ性疾患・膠原病，固形腫瘍，妊娠，ABO major不適合造血幹細胞移植

4 検査所見

末梢血液学的検査では正球性正色素性貧血と網赤血球数の著減(1%未満)を認め，骨髄検査で赤芽球の著減(通常5%未満)を認める(図1)．特発性慢性PRCAでは白血球数と血小板数は正常であるが，続発性PRCAでは基礎疾患によって白血球数および血小板数の異常を呈することがある．

顆粒球系や巨核球系細胞に明らかな形態異常を認める場合や，骨髄細胞の染色体検査において骨髄異形成症候群でみられる異常が同定されたときには，骨髄異形成症候群を疑う．

胸部X線検査あるいは胸部CT検査により胸腺腫の有無を確認する．わが国における胸腺腫関連PRCAの50%以上の症例において，胸腺腫摘出後にPRCAの診断がなされていることに留意する．末梢血において2,000/μL以上の顆粒リンパ球増多が6か月間以上持続するか，あるいは顆粒リンパ球数が2,000/μL未満であってもクローン性が証明できれば，大顆粒リンパ球性白血病関連PRCAと診断する．腫瘍細胞は必ずしも大きなリンパ球とは限らず，その5%ではアズール顆粒に乏しいとされている．

リンパ球サブセット解析は大顆粒リンパ球性白血病のよいスクリーニング検査であり，多くの場合CD4/CD8比は1未満である(図1)．

ヒト免疫不全ウイルス(HIV)感染症や臓器移植，化学療法後などの免疫不全状態で起こるヒトパルボウイルスB19持続感染に伴う慢性PRCAではヒトパルボウイルスB19のウイルスDNAが血中に検出される．

5 治療

PRCAの初期治療は，被疑薬の中止である．貧血が高度で日常生活に大きな影響が出ている場合には，赤血球輸血を考慮する．急性PRCAであれば，1か月以内に貧血は改善する．この経過観察中にPRCAの原因検索を行う．

a 被疑薬の中止と経過観察

PRCAとの関連が報告されている薬剤は，40種類を超える(表2)．薬剤性PRCAが疑われる場合は被疑薬を中止し，必要があれば，作用機序の異なる代替薬に変更する．薬剤性PRCAであれば起因薬剤の中止後1か月以内に貧血は改善する．ただし，エリスロポエチン投与により引き起こされた抗エリスロポエチン抗体によるPRCAでは，通常，薬剤の中止のみでは軽快せず，何らかの免疫抑制療法が必要とされている．

b 慢性PRCAの免疫抑制療法

1) 寛解導入療法

慢性PRCAに対する免疫抑制療法として，副腎皮質ステロイド，シクロスポリン，シクロホスファミドなどが使われる．後天性慢性PRCAに対する副腎皮質ステロイドおよびシクロスポリンの奏効率はそれぞれ30〜62%，65〜87%，シクロホスファミドの奏効率は単剤で7〜20%，副腎皮質ステロイドとの併用で46〜56%と報告されているが，いずれの免疫抑制薬が最も優れているか検証したランダム化比較試験は，

赤芽球癆の形態学的診断	正球性正色素性貧血 網赤血球の著減(<1%) 骨髄赤芽球の著減(<5%)
赤芽球癆の病型・病因診断	薬剤服用歴 先行感染症の有無 自然軽快の有無(1か月以内)
慢性赤芽球癆の病因診断	末梢血塗抹標本 末梢血リンパ球サブセット 骨髄細胞染色体検査 画像検査 T細胞抗原受容体遺伝子再構成 ヒトパルボウイルスB19-DNA 血中エリスロポエチン 自己抗体

図1 赤芽球癆の臨床診断フローチャート

表2 赤芽球癆との関連性が報告されている薬剤

- アザチオプリン
- α-メチルドーパ
- アロプリノール
- イソニアジド
- インターフェロン-α
- エストロゲン
- エリスロポエチン
- カルバマゼピン
- 金
- クラドリビン
- クロラムフェニコール
- クロルプロパミド
- クロピドグレル
- サリチルアゾスルファピリジン
- サントニン
- ジドブジン
- ジフェニルヒダントイン
- スリンダク
- スルファサラジン
- スルファメトキサゾール
- トリメトプリム
- セファロチン
- タクロリムス
- ダプゾン
- ピリメタミン
- チアンフェニコール
- D-ペニシラミン
- トルブタミド
- バルプロ酸ナトリウム
- ハロタン
- フェノバルビタール
- フェニルブタゾン
- フェノプロフェン
- フェンブフェン
- フルダラビン
- プロカインアミド
- ペニシリン
- ミコフェノール酸モフェチル
- メタゾラミド
- ラミブジン
- リネゾリド
- リファンピシン
- ロイプロリド

表3 慢性赤芽球癆の病因別治療

特発性	シクロスポリン
胸腺腫	胸腺腫摘出術 シクロスポリン
大顆粒リンパ球性白血病	シクロホスファミド±副腎皮質ステロイド シクロスポリン
その他のリンパ系腫瘍(同時発症)	化学療法
自己免疫疾患・固形腫瘍	基礎疾患に対する治療
ヒトパルボウイルスB19感染症	γグロブリン 免疫不全の改善
薬剤性	原因薬剤の中止
ABO major 不適合造血幹細胞移植	保存的治療

国内外を問わず行われていない．

2) 寛解維持療法

特発性慢性 PRCA において，シクロスポリンの中止は再発と強く相関する[2]．胸腺腫関連 PRCA，大顆粒リンパ球性白血病関連 PRCA においても免疫抑制療法の中止後再燃をみる，あるいは治療の継続を余儀なくされている症例が多いことが特発性造血障害に関する調査研究班により明らかにされている．

寛解維持療法に用いる薬剤は，有効性と安全性の両面から考慮すると，現時点においてはシクロスポリンが第一に推奨される．寛解維持に必要なシクロスポリンの最小投与量ならびに血中濃度は明らかにされていないが，寛解導入療法に用いた投与量の約50％までシクロスポリンを減量した場合，その後の減量は慎重に行う．

c 続発性 PRCA の治療

胸腺腫関連 PRCA における胸腺腫摘出術の貧血に対する効果は限定的であるため，胸腺腫そのものに対する治療と考えるべきである．大顆粒リンパ球性白血病に対する標準的治療は確立されていないが，PRCA を合併した症例にシクロホスファミド，シクロスポリン，副腎皮質ステロイドなどによる単剤あるいは併用療法を行う(表3)．PRCA を同時発症した悪性リンパ腫においては，化学療法の奏効に伴って貧血が改善し，維持療法を必要としない寛解が得られる可能性がある．免疫不全に伴う持続性ヒトパルボウイルス B19 感染症に対しては静注用免疫グロブリン製剤を投与する．妊娠関連 PRCA は分娩後3か月以内に自然軽快するが，次回の妊娠時に再発しやすいことが報告されている．

d 再発・難治例の治療

再発例の多くは何らかの免疫抑制薬に反応することが多いが，奏効率は初回寛解導入より低い．免疫抑制療法が無効であった場合，骨髄異形成症候群，ヒトパルボウイルス B19 持続感染症，想定していなかった続発性慢性 PRCA の可能性について検討す

Pitfall
胸腺腫およびリンパ系腫瘍に関連するPRCAは同時のことも異時のこともある．

 コツ
日本における後天性慢性PRCAの3大病因は，特発性PRCA（40％），胸腺腫関連PRCA（23％），大顆粒リンパ球性白血病を含むリンパ系腫瘍関連PRCA（14％）である．これら3病因で約4分の3を占めるので，画像検査および末梢血リンパ球の形態学的検査およびフローサイトメトリー検査を実施しよう．

る．難治例に対する抗リンパ球グロブリン，抗CD20抗体（リツキシマブ），抗CD52抗体などの有効症例が報告されているが，いずれも治療薬が高価で保険適応がなく，確立された治療法でないことに留意が必要である．

e　支持療法

特発性造血障害に関する調査研究班による長期予後解析により，免疫抑制療法による寛解導入不応ならびに貧血の再燃が死亡リスクとなること，また主な死因は感染症と臓器不全であることが明らかにされ，感染症ならびに赤血球輸血依存例に対する鉄過剰症のマネジメントの重要性が示唆されている[3]．免疫抑制療法中はニューモシスチス肺炎の予防と，輸血依存例に対する鉄キレート療法を考慮する．

DON'Ts

- 慢性赤芽球癆の病因診断を行わずに免疫抑制療法を開始してはならない．
- 免疫抑制薬の急速な減量は行わない．中止の可否は慎重に判断する．

文献

1) Sawada K, et al.：Br J Haematol 2008；142（4）：505-514. doi：10.1111/j.1365-2141.2008.07216.x. Epub 2008 May 28
2) Sawada K, et al.：Haematologica 2007；92（8）：1021-1028. Epub 2007 Jul 20
3) Hirokawa M, et al.：Br J Haematol 2015；169（6）：879-886. doi：10.1111/bjh.13376. Epub 2015 Mar 25

秋田大学大学院医学系研究科総合診療・検査診断学　**廣川　誠**

☑ 症例報告のススメ

慢性PRCAは再生不良性貧血よりさらに頻度の低いまれな疾患であり，一人の医師が経験する症例数は極めて限られている．特に，妊娠関連PRCAの病態は全く明らかにされておらず，次回の妊娠を許可すべきかどうか判断に迷うこともある．このような希少疾病の症例をまとめることによって全体像が浮かび上がることが期待されるため，慢性PRCAをみたら是非症例報告をしてほしい．

（廣川　誠）

7 再生不良性貧血

A 赤血球系疾患

DOs

- 再生不良性貧血は貧血を呈する代表的な疾患の一つであるが，むしろ血小板減少時の鑑別診断にあげよう．
- 難病ではあるが治療成績は向上しているため，安易な輸血に依存せず，免疫抑制療法や骨髄移植を用いて積極的に治療しよう．
- 輸血を必要としない非重症例であっても早期の治療開始が望ましいため，原因が特定できない血球減少は必ず専門医に相談しよう．

1 基本的な考え方

再生不良性貧血は，貧血を呈する代表的な疾患の一つとして「赤血球系疾患」に分類されることが多い．しかし実際は，何らかの原因で骨髄の造血幹細胞が減少した結果，最終的には汎血球減少をきたす「骨髄不全症」である．一部は造血幹細胞自体の異常に起因するが，大部分の患者では何らかの免疫学的機序が関与していると考えられている．これには，IFN-γ や TNF-α などの Th1 サイトカイン増加による非特異的な造血抑制の他，骨髄中の何らかの抗原に反応して増殖した T 細胞による正常造血幹細胞への直接的な攻撃が想定されている．

赤血球・白血球・血小板のうち，赤血球の寿命は 120 日と最も長いため，本来，貧血は最後に出てくる症状である．したがって，貧血にこだわると思わぬ落とし穴に落ちてしまう．たとえ高度の貧血があっても，それに見合った他系統の血球減少を伴っていない場合は他の疾患を疑うべきである．免疫病態が関与した再生不良性貧血ではむしろ，血小板減少が診断のきっかけになることが多い．

2 症候

貧血，出血傾向，感染症に伴う発熱が三大症状である．ただし，発症形式によって主となる症状が異なる（表 1）．急性型では発熱や出血傾向が初発症状となることが多く，貧血はむしろ軽度である．一方，慢性型では高度の貧血を認めるにもかかわらず，自覚症状の乏しい例が多い．

表 1 再生不良性貧血の発症形式による臨床像の違い

	急性型	慢性型
症状	発熱・出血傾向	自覚症状なし
末梢血	・好中球・血小板・網赤血球の減少が高度 ・貧血は軽度	・貧血や好中球減少に比べて血小板減少が先行する ・高度の貧血例は罹病期間が長いことを意味する
MCV	ほぼ正常	やや高値
骨髄像	典型的な脂肪髄	・造血巣がまばらに残存するが巨核球は必ず減少 ・細胞に形態異常もみられる ・MDS との鑑別が難しい
重症度	Stage 4～5 が多い	Stage 1～3 が多い

> コツ
> 自覚症状の乏しい高度の貧血は，罹病期間が長く，ゆっくり進行したことを示す．

若年患者では Fanconi 貧血を鑑別するため，先天奇形の有無を確認する．

3 診断基準

ヘモグロビン（Hb）10 g/dL 未満，好中球 1,500/μL 未満，血小板 10 万/μL 未満のうち少なくとも 2 つ以上を満たし，骨髄が低形成で，汎血球減少をきたす他の疾患が除外されれば，再生不良性貧血と診断する．

しかし，再生不良性貧血には疾患特異的なマーカーが存在しないため，実際の診断時には苦慮することが多い．検査のポイントを以下に記す．

a 末梢血

血小板数が 10 万/μL 以上の場合，免疫病態が関与した再生不良性貧血である可能性は低い．経過がさかのぼれる場合，貧血や白血球減少の出現より血小板減少が先行していることが多い．貧血の程度に見合った網状赤血球数の増加を認めないことも，診断の参考になる．また，慢性型では平均赤血球容積（MCV）がやや大きい．

b 骨髄

骨髄穿刺像のみでの細胞密度の評価は，判定を誤るリスクが高い．必ず腸骨からの骨髄生検を併用する．重症例では一般に，細胞成分が著減し脂肪組織に置き換わっているが，慢性に経過した非重症例では代償性に造血能が亢進し，部位によっては細胞密度が保たれていることもまれではない．この場合，巨核球の低形成を確認することが重要である．

c MRI

骨髄生検で低形成髄を確認できない場合，胸腰椎 MRI（脂肪抑制）で細胞密度を評価する．中等症例では，しばしば造血巣が不均一となる．

4 鑑別診断

再生不良性貧血の確定診断には，汎血球減少をきたす他の疾患の除外が必須である．鑑別のポイントを以下に記す．

a 巨赤芽球性貧血

進行すると汎血球減少をきたすことを理解しておく．高度の大球性貧血，高 LDH 血症を認めれば，ビタミン B_{12} および葉酸を測定する．

b 急性前骨髄球性白血病

末梢血中に芽球や前骨髄球が出現していない段階では発見が遅れがちである．骨髄像の確認が必須であるが，播種性血管内凝固（DIC）マーカーの測定は比較的簡便なスクリーニング法である．「骨髄像を確認せずに顆粒球コロニー刺激因子（G-CSF）製剤を投与した結果，末梢血中に芽球が増加した」という例を耳にしたことがある．原因が特定される前の安易な G-CSF 投与は避けるべきである．

c 骨髄線維症

骨髄生検を行えば，見落とすことは少ない．

d 有毛細胞白血病

再生不良性貧血では相対的にリンパ球が増加しているため，慎重な鑑別が必要である．骨髄生検で細網線維の増加を認めた場合や，sIL-2R 値が著増している場合は強く疑われる．腫瘍細胞（異常リンパ球）の表面マーカーは CD20＋，CD11c＋，CD25＋，CD103＋，CD5－である．

e 芽球の増加を伴わない骨髄異形成症候群（MDS）

ゆっくりと進行した非重症再生不良性貧血患者の中には，①低形成髄ではない（ただし巨核球は必ず減少している），②赤芽球系や顆粒球系には軽度の異形成所見を認める（ただし微小巨核球の存在は MDS を強く示唆する），③＋8 や 13q- などの染色

第 5 章　血液科疾患の診療

A　赤血球系疾患

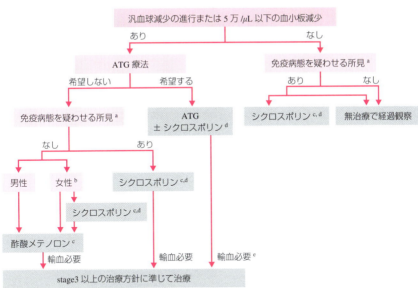

図1 stage 1 および 2 に対する治療指針
a：（参考）免疫病態を疑わせる所見．PNH タイプ血球が陽性あるいは血漿トロンボポエチンが高値（320 pg/mL 以上）であるか，または下記の①〜④が揃っている場合は免疫抑制療法が奏効しやすい．①血小板減少が先行する．②巨核球の増加はみられない．③ MCV が大きい（＞100fl）．④貧血の程度が強い割に自覚症状が乏しい（健康診断などで偶然指摘される貧血である）．b：若年女性では，蛋白同化ステロイドより先にシクロスポリンを試みてもよい．c：4 か月時点で，網赤血球数や血小板数の上昇がみられない場合（無反応）は中止．d：シクロスポリンはこの重症度の再生不良性貧血には保険適用外．e：stage3 〜 5 の ATG 無効例に対する治療指針に準じて治療．
（黒川峰夫：再生不良性貧血診療の参照ガイド 2014 年度改訂．2014〔http://zoketsushogaihan.com/file/guideline_H25/1.pdf ＜閲覧日 2015.11.20 ＞〕より改変）

体異常を有する（ただし 7 番染色体の異常を有する例は MDS や急性骨髄性白血病〔AML〕に移行しやすい）など，典型例ではみられない検査所見を示す例がある．こうした場合，形態学的所見や染色体検査のみでは，免疫病態が関与した再生不良性貧血とクローン性疾患である MDS を鑑別することは困難である．図 1[1)] の a に示す所見が認められれば，免疫病態の関与が示唆される．

5　重症度分類

診断確定後は，表 2[1)] にしたがって重症度分類を行う．

6　治　療

再生不良性貧血に対する治療には，免疫抑制療法や同種骨髄移植といった造血回復を目指した治療法と，症状緩和を目的とした支持療法がある．どの治療法を選択するかは，重症度と年齢に病態を加味して決める．わが国では，特発性造血障害に関する調査研究班が公表している「再生不良性貧血診療の参照ガイド 2014 年度改訂」[1)] が参考になる．

a　stage 1 および 2（図 1）[1)]

輸血を必要としないこれら非重症例では，積極的な治療が先送りされがちである．し

表2 再生不良性貧血の重症度分類

海外	日本		好中球	網赤血球	血小板	条件数	赤血球輸血
severe	stage 5	最重症	<200/μL(必須)	<2万/μL	<2万/μL	2項目以上を満たす	毎月2単位以上
	stage 4	重症	<500/μL				
non-severe	stage 3	やや重症	<1,000/μL	<6万/μL	<5万/μL		
	stage 2	中等症					
	stage 1	軽症	上記以外				

(黒川峰夫：再生不良性貧血診療の参照ガイド 2014年度改訂．2014〔http://zoketsushogaihan.com/file/guideline_H25/1.pdf ＜閲覧日 2015.11.20＞〕より改変)

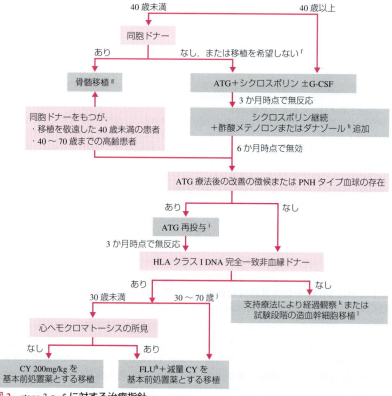

図2 stage 3～5 に対する治療指針

f：20歳未満は通常絶対適応となる．20歳以上40歳未満については，個々の状況により判断する．g：30歳以上，または心ヘモクロマトーシスの所見を有する患者ではFLU＋減量CYを基本とする前処置を考慮する．h：保険適用外．i：原則禁忌のため慎重な判断が必要．j：移植が困難な場合は支持療法により経過を観察．k：輸血後鉄過剰症を防ぐため早期からdeferasiroxを開始する．l：HLA部分一致非血縁または血縁ドナーからの骨髄移植または臍帯血移植．

(黒川峰夫：再生不良性貧血診療の参照ガイド 2014年度改訂．2014〔http://zoketsushogaihan.com/file/guideline_H25/1.pdf ＜閲覧日 2015.11.20＞〕より改変)

コツ

免疫抑制療法を行う場合には，FISH検査を用いて -7/7q- の異常クローンを伴っていないことを確認しておくことが望ましい．

コツ

診断および重症度が確定したら直ちに臨床調査個人票を作成し，「指定難病」申請を行う．認定されれば，医療費助成が受けられる．

コツ

未成熟血小板割合(IPF%)は血小板造血能と相関する．再生不良性貧血では造血能低下を反映して低値を示し，特発性血小板減少性紫斑病では血小板造血能亢進を反映して高値を示す．MDSでは一定の傾向を示さないが，血小板数が保たれている割にIPF%が高値を示す例では，しばしば7番染色体の異常や複数の染色体異常が検出される．

かし，長期間の血球減少期を経て輸血依存となった患者は，免疫抑制療法を受けても造血回復が得られる可能性は極めて低いため，早期に治療介入することが肝要である．

Stage 2の中等症にも，抗胸腺細胞グロブリン(ATG)の保険適用がある．しかし，入院と血小板輸血が必要なATG療法を望まない患者も多い．その場合，通院でも治療可能なシクロスポリン(CsA)が候補にあがる．特に，図1[1]のaに示す免疫病態を疑わせる所見が認められた場合は，たとえstage 1であってもCsAを積極的に試みた方がよい．ただし，この重症度には保険適用がない．CsA投与中は腎機能の悪化(クレアチニン[Cr]値の上昇)や高血圧症の合併に注意する．多毛や歯肉腫脹を訴える患者も多い．

3〜4か月経過しても網状赤血球や血小板の増加が全くみられない場合は無効と判断し，蛋白同化ステロイドの追加やATG療法を考慮する．

[処方例]

①シクロスポリン(ネオーラル®カプセル) 10 mg・25 mg・50 mg：3〜5 mg/kg，分2
Crがベースライン値の150%以上に上昇した場合には，投与量を25%減量する．筆者らは，トラフ値を150〜250 ng/mL，内服2時間後の血中濃度を600 ng/mL以上になるよう，投与量を調整している．

②メテノロン酢酸エステル(プリモボラン錠) 5 mg：2〜4錠，分2〜3

b stage 3〜5(図2)[2]

40歳以上，あるいは40歳未満でヒト白血球抗原(HLA)適合同胞ドナーのいない患者に対しては，ウサギATGとCsAの併用による免疫抑制療法を実施する．アナフィラキシーや血清病予防のため，治療初期はステロイド剤を併用する．G-CSFの併用は免疫抑制療法後の再発率を有意に低下させるものの，治療の反応性や予後には影響しない．また，長期投与によって予後不良の7番染色体異常の出現頻度が高くなることが報告されており，必ずしも併用する必要はない．ただし，治療前にすでに感染症を合併している場合は，G-CSFと十分な抗菌薬・抗真菌薬を積極的に使用し，感染症を終息させてから免疫抑制療法を開始する．

ウサギATG投与後にはEBウイルスの再活性化が高頻度に起こり，致死的なEBウイルス関連リンパ増殖性疾患に進展することもある．細胞性免疫が最も強く抑制される投与2〜4週後は，EBウイルスDNA量(保険適用外)を可能な限り測定する．EBウイルスDNA量が著増し，発熱・リンパ球増多・リンパ節腫大などが認められた場合は，躊躇せずにリツキシマブを投与する．

[処方例]

①ウサギATG(サイモグロブリン®注) 25

mg：3.75〜2.5 mg/kg/日（12時間以上かけ緩徐に）点滴静注を5日間
② メチルプレドニゾロン（mPSL, ソル・メドロール®注）125 mg およびプレドニゾロン（PSL, プレドニン®錠）5 mg：
Day 1〜5（5日間）：mPSL2.0 mg/kg/日を点滴静注．
Day 6：mPSL 1.0 mg/kg/日を点滴静注．
Day 8, 10, 12, 14, 16, 18, 20（7日間）：PSL 0.5 mg/kg/日を経口投与．

40歳未満でHLA適合同胞ドナーのいる患者では，同種骨髄移植が第一選択となる．しかし，20〜40歳の患者では治療関連死のリスクがあるため，患者の希望に応じて免疫抑制療法を選択してもよい．標準的な移植前処置は定まってはいないが，シクロホスファミド（CY）50 mg/kg×4＋ウサギATG 2.5〜5 mg/kgを基本とし，輸血回数が多い例や非血縁ドナーからの移植時は全身放射線照射（TBI）2 Gyを追加する．また，高齢者やヘモクロマトーシスを伴う場合は心毒性の軽減を図るためにCYを50 mg/kg×2に減量し，代わりにフルダラビン（FLU）30 mg/m²×4を追加する（保険適用外）．なお，末梢血幹細胞移植では慢性移植片対宿主病（GVHD）増加により治療成績が低下することから，移植片としては骨髄を選択することが望ましい．

c 免疫抑制療法不応例・再発例

免疫抑制療法不応例の中にはCsAの血中濃度が十分に得られていない例が見受けられる．この場合，CsAの内服を食前の空腹時に変更することによって，血中濃度のピーク値が上昇し造血回復が得られることがある．

また，免疫抑制療法後に造血回復が得られる例では，治療開始後3〜4か月頃までに何らかの徴候が現れるため，その時点で網状赤血球数や血小板数の増加が全くみられない場合は蛋白同化ステロイドの追加を考慮する．非重症例では単独でも投与され

 コツ

シクロスポリンの血中濃度測定を行うと，「特定薬剤治療管理料」が算定できる．これは何度測定しても算定できるのは月1回限りであり，薬剤の血中濃度，治療計画の要点を診療録に記載する必要がある．

るが，免疫抑制療法の効果が不十分な際に追加投与されることが多い．肝機能障害が出やすいため少量から開始する．長期投与による男性化は不可逆性であり，女性患者にとっては深刻な問題であるため，投与開始前に十分な説明が必要である．保険適用外だが，男性化作用が比較的少ないダナゾール（ボンゾール®）が選択されることもある．一方，男性患者の場合，大量継続投与による精子減少・精液減少などの精巣機能抑制があげられているものの，実臨床での影響については不明である．

なお，欧米ではATGの再投与が積極的に試みられているが，わが国の成績は芳しくなく，late responder もしばしば認められるため，少なくとも6か月間は再投与しないようすすめられている．

これらの対策がいずれも無効の場合，40歳以上であっても骨髄移植の適応を検討する．

一方，再発例の多くはCsAの早期中止が原因と考えられる．CsAは血球回復が得られても，少なくとも1年間は継続し，血球数の増加の頭打ちを確認後，2〜3か月ごとに0.5〜1 mg/kgずつのペースで減量するとよい．

d 支持療法（輸血）

貧血症状の強さにもよるが，通常はHb値で7 g/dL以上を維持することを目安に，1回あたり2単位（献血血液400 mL由来で総量280 mL）の照射赤血球濃厚液-LRを輸血する．頻回の輸血によって血清フェリチン値が1,000 ng/mL以上となった場合には，経口鉄キレート薬のデフェラシロクス（エクジェイド®）を投与し，輸血後鉄過剰

症による臓器障害の進行を防ぐ．

　出血傾向がなければ，血小板輸血は極力避ける．頻回の血小板輸血は HLA 抗体の産生を促し，血小板輸血不応性をもたらすことがある．1 万 /μL 未満の高度の血小板減少状態であっても，網状赤血球数が 2 万 /μL 以上に保たれていれば，日常生活に支障をきたすような出血はめったに経験しない．一方，感染症を併発している場合や出血傾向が強い場合には，血小板数が 2 万 /μL 以上となるように 1 回あたり 10 単位（200 mL）の照射濃厚血小板 -LR を輸血する．

7　クローン性疾患への移行

a　再生不良性貧血 -PNH 症候群

　経過中，網状赤血球の増加を認めるにもかかわらず貧血が進行する場合や，LDH 上昇などの溶血を示唆する所見を認めた場合，フローサイトメトリーで CD55 や CD59 などの GPI アンカー膜蛋白が欠失した PNH 型血球の増加の有無を確認する．

b　MDS

　免疫抑制療法が奏効した後に血球減少が再燃した場合，二次性 MDS への病型移行除外のため骨髄検査を行う．G-CSF の長期投与が必要であった例では，染色体検査あるいは FISH 検査で 7 番染色体の異常が新たに出現していないかを調べる．

DON'Ts

- □ 「低形成髄ではない」「染色体異常を伴う」「異形成所見を認める」などの所見があっても，再生不良性貧血を安易に除外しない．
- □ たとえ高度の貧血や血小板減少を伴っていても，自覚症状がない場合は安易な輸血を行わない．

文献

1) 黒川峰夫：再生不良性貧血診療の参照ガイド 2014 年度改訂．2014（http://zoketsushogaihan.com/file/guideline_H25/1.pdf〔閲覧日 2015.11.20〕）

金沢大学附属病院輸血部　**山﨑宏人**

A　赤血球系疾患

8 腎性貧血

> **DOs**
> - 慢性腎臓病患者に貧血がみられれば，一度は血清エリスロポエチン濃度を測定する．
> - 高度の腎性貧血（Hb10gdL/dL 未満）では，赤血球造血刺激剤の使用を検討する．
> - 血清フェリチン値 100ng/mL 以下で，トランスフェリン飽和度が 20% 以下であれば，鉄剤の併用も検討する．

1 基本的な考え方

慢性腎臓病（CKD）に起因する貧血を，腎性貧血とよぶ．CKD は，糸球体濾過量（GFR）が 60mL/min/1.73m² 未満，もしくは蛋白尿がみられる状態が 3 か月以上持続する病態の総称である．原因として最も多いのが糖尿病で，次いで糸球体腎炎とされる．血液内科では多発性骨髄腫に合併する CKD や，薬剤性の CKD にもよく遭遇する．腎性貧血の主な原因は，腎臓におけるエリスロポエチン（EPO）の産生の低下である．したがって，遺伝子組換えヒト EPO などの赤血球造血刺激因子製剤（ESA）が有効である．

2 病態

EPO は赤血球造血に必須のサイトカインで，骨髄の赤芽球前駆細胞のアポトーシスを抑制して増殖を促す．EPO は肝臓や脳でも産生されるが，大部分は腎臓で産生されている．

貧血になると腎組織は低酸素状態になり，細胞内では低酸素誘導因子（HIF）という転写因子が増加する．腎臓の間質には EPO 産生細胞が存在し，細胞内の HIF（腎臓では特に HIF2α）の発現に応じて EPO の発現が増加する．腎臓から分泌された EPO は，骨髄の赤血球造血を刺激して貧血を補正する方向に働く（図 1）．

CKD 患者では尿細管における酸素需要が低下しているため，貧血状態でも EPO 産生細胞への酸素供給が比較的保たれている．また，高度の腎障害では EPO 産生細胞が筋線維芽細胞へと分化して，EPO 産生能を失う．このため，貧血の程度に応じた十分な EPO 産生がみられなくなる．

実際には CKD 患者にみられる貧血の原因は複合的で，EPO 産生能の低下の他にも，赤血球寿命の短縮，骨髄造血環境の悪化，鉄の利用障害などが関与している．特に，血液透析患者では高頻度に鉄の利用障害がみられる（図 2）．

3 診断の進め方

CKD の患者に貧血がみられれば，消化管出血などの原因検索に並行して，一度は血清 EPO 濃度を測定する．もし貧血に見合うだけの EPO 濃度の上昇がみられなければ，腎性貧血を疑う（図 3）．クレアチニン（Cr）値が正常であっても蛋白尿がみられる場合には，腎性貧血が起こり得る（コラム，p.261）．もし EPO 濃度が異常高値（500mIU/mL 以上）であったり，血小板数や白血球数に異常がみられたりする場合には，腎性貧血よりはむしろ再生不良性貧血や骨髄異形成症候群などの他の血液疾患を疑う．

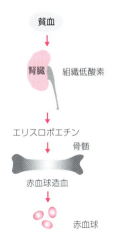

図1　EPOによる貧血の補正機構
貧血状態では，腎組織が低酸素状態となり，転写因子である低酸素誘導因子の発現が増加して，これに応じて腎臓におけるEPOの産生が増加する．EPOは骨髄の赤血球造血を刺激し，貧血を補正する方向に働く．

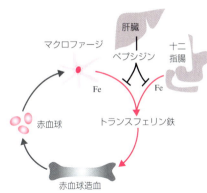

図2　ヘプシジンによる鉄代謝の制御
鉄過剰や炎症に反応して肝臓から分泌されるヘプシジンは，マクロファージや腸管から造血系に供給される鉄の量を減少させる．透析患者においては血清ヘプシジン値が相対的に上昇しており，これが鉄の利用障害の一因になっている．

CKDにはしばしば鉄欠乏症，慢性炎症，消化管出血，ビタミンB_{12}欠乏（悪性貧血），葉酸欠乏，甲状腺機能低下症，副甲状腺機能亢進症などの貧血を生じ得る様々な病態を合併する．特にESA治療に対して貧血の改善が乏しい場合には，こういった病態の可能性も考えて検査を進める．

4　重要な検査

a　腎機能の評価法

イヌリン・クリアランス法によるGFR測定がゴールド・スタンダードであるが，かなり煩雑である．このため，一般臨床では24時間の蓄尿を行った上で，下記の式により内因性クレアチニンクリアランス（CCr）を計算して代用している．

　CCr（mL/分）
　＝蓄尿中Cr（mg/dL）×尿量（mL/日）/血清Cr（mg/dL）
　推定GFR（eGFR）＝CCr × 0.719

実際の臨床の現場では，24時間の蓄尿もそれほど容易ではない．このため，年齢と性別，および血清Cr値のみからeGFRを計算する下の式を用いることも多い．

　$eGFR(mL/分/1.73m^2)$
　$= 194 × Cr^{-1.094} × 年齢(歳)^{-0.287}$
　（女性は× 0.739）

ただし，この式で求められるeGFRは，あくまでも標準的な体型の場合の推定値である．血清Cr値は，筋肉量，運動，脱水などによって変動するため，例えば筋肉量が少なければeGFRは実際よりも高く計算されてしまう（コラム，p.261）．

b　血清EPO濃度

現在，血清EPO濃度の測定は，腎性貧血の診断，骨髄異形成症候群の治療方針決定，および赤血球増多症の鑑別診断に際して保険請求が認められている．正常値は8～32mIU/mLであるが，これは貧血がない場合であり，ヘモグロビン（Hb）値に応じて変動する（図3）．腎性貧血では相対的に低値となり，再生不良性貧血や出血に伴う貧血では異常高値となる．真性多血症では低値をとる．

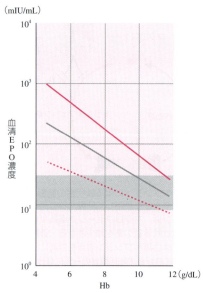

図3 Hb値と血清EPO濃度との相関関係
Hb値が低下すると,血清EPO濃度は指数関数的に増加する. ——は腎機能が正常な患者, ——は軽度の腎機能障害のある患者, ……は高度の腎機能障害のある患者で,それぞれの相関曲線を模式的に示した.腎機能障害があると,血清EPO濃度は相対的に低い値をとる(実際にはかなりばらつきがある). ■の範囲は,健常者の血清EPO濃度($8 \sim 32$ mIU/mL).

c 鉄代謝指標

体内の貯蔵鉄の量は,血清フェリチン値で評価する.血清フェリチン値が12 ng/mL以下であれば絶対的な鉄欠乏,25 ng/mL以下であれば貯蔵鉄が減少した状態であり,フェリチン値が500 ng/mL以上であれば鉄過剰状態と考えられる.フェリチンの発現は鉄だけでなく炎症,特にマクロファージの活性化によっても増加するため,炎症反応が陽性の場合は値の解釈に注意を要する.

トランスフェリン飽和度も体内の鉄代謝の指標になる.これは下記の式で計算される.

トランスフェリン飽和度(%)
= Fe;(μg/dL)/総TIBC;
  (μg/dL)×100

20〜50%が正常範囲で,20%以下であれば鉄欠乏状態と考える.なお,総鉄結合能(TIBC)は不飽和鉄結合能(UIBC)と血清鉄(Fe)の和で計算できる.

5 治療

腎性貧血の治療の目的は主に,患者のQOLの改善である.Hbが10 g/dLを下回れば,ESAによる積極的な治療の対象となる.ESAの使用に際してHb目標値を高く設定しすぎると,心血管イベントによる死亡率が高まる.特に,13 g/dL以上に設定することは推奨されない.日常の活動量にもよるが,一般的にはHb値を10〜12 g/dLでコントロールするのが妥当と思われる.

a ESAの投与法

従来はエポエチンα(エスポー®)やエポエチンβ(エポジン®)が用いられてきたが,最近は半減期の長いダルベポエチンαかエポエチンβペゴルを用いることが多くなっている.保存期のCKD患者の処方例を示す.

例:ダルベポエチンα(ネスプ®)30 μg
   2週に1回皮下注,または静注.
例:エポエチンβペゴル(ミルセラ®)
   25 μg 2週に1回皮下注,または静注.

投与量はHb値をみて調節する.維持療法には4週に1回の投与も可.血液透析患者においては,ネスプ®の場合は週に1回,ミルセラ®では2週もしくは4週に1回静注する.腎性貧血における最高用量は,ネスプ®の場合180 μg,ミルセラ®は250 μg.

なお,EPO製剤によってEPOに対する中和抗体が生じて,赤芽球癆を発症したという報告がある.重篤な副作用であり,念頭においておく.

b 鉄剤の投与について

腎性貧血の患者においては,たとえ血清フェリチン値が正常範囲であっても,鉄剤に反応して貧血の改善がみられることがある.これは,機能的な鉄欠乏状態であったものと考えられる.特に血液透析中の患者

では，回路内の残血や頻回の血液検査のために鉄欠乏状態に陥りやすい．2008年の日本透析医学会の「慢性腎臓病患者における腎性貧血治療のガイドライン」[1]では，トランスフェリン飽和度20％以下，かつ血清フェリチン値100ng/mL以下を鉄剤補充療法開始の目安としている．鉄剤の投与経路は，血液透析中の患者では血管内投与，腹膜透析および透析前の患者では経口投与が一般的である．ただし，鉄剤の投与に際しては，鉄がもたらす酸化ストレスの毒性を念頭におき，過剰投与にならないよう注意すべきである．

1）血液透析患者に対する鉄剤の処方例

含糖酸化鉄（フェジン®）40mg 1A．週に1回，透析終了時に回路内から投与．

10～15回を1クールとして繰り返す．終了した時点で，血清フェリチン値などで貯蔵鉄を評価して，再度投与する必要があるかどうかを判断する．

DON'Ts

- □ 赤血球造血刺激剤でHb値を必要以上に上げてはいけない．
- □ 血清フェリチン値のモニタリングをせずに漫然と鉄剤を投与してはいけない．

文献

1) 日本透析医学会：慢性腎臓病患者における腎性貧血治療のガイドライン．透析会誌 2008；41(10)：661-716

京都大学大学院医学研究科血液・腫瘍内科学　川端　浩
京都大学大学院医学研究科腎臓内科学　横井秀基

✓ 血清Crが比較的低値，血清EPOが正常範囲でも腎性貧血!?

膜性腎症によるネフローゼ症候群の74歳の女性．血清Cr値が1.1mg/dLで，eGFRは37.6 mL/min/1.73m^2と計算された．Hb7.0g/dLと高度の貧血を認めた．EPOは22.7mIU/mLと正常範囲であった．Hbの低下に相応しいEPOの上昇がみられず，腎性貧血と診断した（図3）．ESA投与によって，貧血がHb9.5g/dLまで改善した．

腎性貧血患者の多くは，血清EPO濃度が正常範囲である．また，筋肉量が低下した高齢者，特に女性においては，Cr値が比較的低値であっても腎機能がかなり悪化していることがある．

なお，多発性嚢胞腎の患者では，末期の腎不全に至るまで比較的EPO産生能が保たれていて，腎機能の低下に比べて貧血の程度が軽いことが知られている．　（川端　浩，横井秀基）

B　白血球系疾患：腫瘍性疾患

1 骨髄系腫瘍の WHO 分類

DOs

- 骨髄増殖性腫瘍（MPN），骨髄異形成症候群（MDS），急性骨髄性白血病，MDS/MPN のおおまかな概念を理解する．
- WHO 分類の特徴と FAB 分類の違いを理解し，両者をうまく使い分けるようにする．
- 腫瘍の発生母地となる正常対照を意識する．

1 WHO 分類の特徴

骨髄系腫瘍では，1970 年代から FAB 分類が用いられてきたが，近年，WHO 分類が頻用されるようになった．WHO 分類は，2015 年 9 月時点では 2008 年に発表された第 4 版が最新版であるが，近々第 5 版として改訂が予定されている．しかし FAB 分類は役割を終えたわけではなく，その簡便さから臨床の現場では現在でも用いられている．そのため，できれば FAB 分類と WHO 分類の両方の診断名を記載する様に心がけるとよい．

FAB 分類は顕微鏡が主な検査手法であった時代を反映して，細胞の形態や免疫染色を根拠に疾患を分類していた．それに対して，WHO 分類では検査手法の進歩を反映して染色体や遺伝子の異常を取り入れた点が特徴である．版を重ねるごとにその傾向が強まり，第 4 版では遺伝子異常を名前に含む疾患カテゴリーが増えている．また，FAB 分類が初発の標準的な疾患のみを対象としていたのに対して，WHO 分類では二次性の腫瘍も含めてすべての骨髄系腫瘍に対して何らかの診断名が付けられるような包括的な分類体系を目指している．骨髄異形成症候群（MDS）と急性骨髄性白血病（AML）は骨髄または末梢血の芽球の割合で区別されるが，FAB 分類では芽球 30% 以上を AML と分類していたのに対して，WHO 分類ではこの値が 20% に引き下げられている．また，FAB 分類では MDS に含まれていた慢性骨髄単球性白血病（CMML）が，WHO 分類では MDS/MPN（骨髄異形成/骨髄増殖性腫瘍）という新しいカテゴリーに属している．

2 骨髄系腫瘍の WHO 分類

WHO 分類に含まれる疾患カテゴリーは非常に多いため（表 1），すべてを理解するのは現実的ではない．まずは骨髄系腫瘍を MPN, MDS, AML, MDS/MPN に分けて大まかな疾患概念をつかむことが重要である．具体的には，①MPN は血液細胞が分化能を保ったまま異常な増殖能を獲得したものであり，②MDS は分化能に異常があるため正常造血に寄与できないもの，③AML は芽球が異常に増殖して正常造血が抑制されたもの，である．④MDS/MPN は，MDS の異形成と MPN の過増殖の両者の性質をもったものを指す新しい概念である．これらの疾患概念の特徴を表 2 に示す．

しかし，これらの分類は完璧なものではなく，本質的には疾患概念の間に大きなオーバーラップがみられる．先人はそれらを様々な工夫で解決してきたが，完璧なものではない．例えば，AML と MDS を区分

表1 WHO分類，骨髄系腫瘍(抜粋)

● Myeloproliferative neoplasms (MPN)

Chronic myelogenous leukemia, BCR-ABL1-positive
Chronic neutrophilic leukemia
Polycythemia vera
Primary myelofibrosis
Essential thrombocythemia
Chronic eosinophilic leukemia, not otherwise specified
Mastocytosis
Myeloproliferative neoplasms, unclassifiable

● Myelodysplastic/myeloproliferative neoplasms (MDS/MPN)

Chronic myelomonocytic leukemia
Atypical chronic myeloid leukemia, BCR-ABL1-negative
Juvenile myelomonocytic leukemia
Myelodysplastic/myeloproliferative neoplasm, unclassifiable
Provisional entity：refractory anemia with ring sideroblasts and thrombocytosis

● Myelodysplastic syndrome (MDS)

Refractory cytopenia with unilineage dysplasia
Refractory anemia with ring sideroblasts
Refractory cytopenia with multilineage dysplasia
Refractory anemia with excess blasts
Myelodysplastic syndrome with isolated del(5q)
Myelodysplastic syndrome, unclassifiable
Childhood myelodysplastic syndrome
Provisional entity：refractory cytopenia of childhood

● Acute myeloid leukemia and related neoplasms

Acute myeloid leukemia with recurrent genetic abnormalities
　AML with t(8;21)(q22;q22); RUNX1-RUNX1T1
　AML with inv(16)(p13.1q22) or t(16;16)(p13.1;q22); CBFB-MYH11
　APL with t(15;17)(q22;q12); PML-RARA
　AML with t(9;11)(p22;q23); MLLT3-MLL
　AML with t(6;9)(p23;q34); DEK-NUP214
　AML with inv(3)(q21q26.2) or t(3;3)(q21;q26.2); RPN1-EVI1
　AML (megakaryoblastic) with t(1;22)(p13;q13); RBM15-MKL1
　Provisional entity：AML with mutated NPM1
　Provisional entity：AML with mutated CEBPA
Acute myeloid leukemia with myelodysplasia-related changes
Therapy-related myeloid neoplasms
Acute myeloid leukemia, not otherwise specified
Myeloid sarcoma
Myeloid proliferations related to Down syndrome
Transient abnormal myelopoiesis
Myeloid leukemia associated with Down syndrome
Blastic plasmacytoid dendritic cell neoplasm

するために芽球割合20％という数字が設定されたが，これは分類の必要上恣意的に設けられた値であり，ある程度の論文的根拠があるものの，疾患の生物学的な区分の本質を示すものではない．また，前述したMDS/MPNという新しいカテゴリーはまさにMDSとMPNのオーバーラップを解決するために設けられたものであるが，MDS/MPNとMDSまたはMPNとの境界が不明瞭である．そのような限界も認識するとよいと思われる．

WHO分類では，包括的な分類体系を目指すという方針をとっている．特にAMLでは多角的な分類を採用しており，一見，複数の分類に相当することがある．そのような場合，診断の優先順序が定められている．まず化学療法や放射線療法の治療歴によってtherapy-related myeloid neoplasmsを診断し，その他の症例について特定の遺伝子異常があればacute myeloid leukemia with recurrent genetic abnormalitiesと診断し，さらにその他の症例について異形成や

表2 骨髄系腫瘍の大分類とその特徴

疾患	骨髄細胞密度	芽球割合	細胞の成熟	形態	造血能	末梢血数	臓器腫大
MPN	通常増加．ETでは正常なこともある	正常〜やや増加（慢性期では10%未満）	あり	顆粒球・赤芽球系はほぼ正常，巨核球は異常	有効	通常一系統以上で増加	あり
MDS	増加することが多いが，様々	正常〜増加 20%未満	あり	一系統以上で異形成	無効	血球減少	まれ
MDS/MPN	増加	正常〜やや増加 20%未満	あり	一系統以上で異形成（JMMLでは異形成が少ない）	系統による	様々，WBCは通常増加	あり
AML	通常増加	原則増加 20%以上	様々，通常低下	様々	無効〜有効	通常 Hb, Plt は減少	まれ

MDS の既往があれば acute myeloid leukemia with myelodysplasia-related changes と診断する．これに従うと，例えば t(8;21) 陽性の抗悪性腫瘍薬治療後 AML は，therapy-related myeloid neoplasms と診断することになる．

3 遺伝子診断の位置付けと検査の選択

前述の通り，骨髄系腫瘍では疾患に特徴的な遺伝子異常が多数同定されており，中には疾患の定義となっているものもある．例えば慢性骨髄性白血病（CML）の chronic myelogenous leukemia, BCR-ABL1-positive という名前が示す通り，慢性骨髄性白血病の診断には BCR-ABL1 キメラ遺伝子の存在を示すことが必須となっている．また AML には acute myeloid leukemia with recurrent genetic abnormalities というサブカテゴリーが設けられており，頻度が高い遺伝子異常が並んでいる．AML with t(8;21)(q22;q22); RUNX1-RUNX1T1 のように，染色体転座およびその結果生じるキメラ遺伝子の種類が疾患名に含まれているものが多い．しかし近年，正常核型の AML に生じる塩基置換型変異の知見が蓄積されてきたことから，AML with mutated NPM1 のような塩基置換型変異を含む疾患名も暫定的に含まれている．遺伝子変異の種類が疾患名には含まれていないが，診断をより確かにすることがわかっている遺伝子変異もあり，診断基準に取り入れられている．例えば真性多血症（polycytemia vera）の 90%以上の症例にみられる JAK2 遺伝子の V617F 変異などがその例である．

このように，遺伝子検査は診断名を規定するほどの重要な役割をもつようになった．しかし，これらすべての遺伝子異常を検索することは現実的ではない．そこで，顕微鏡を覗いて得られる情報から，遺伝子異常を予想して検査を提出する必要が出てくる．例えば AML with t(8;21)(q22;q22); RUNX1-RUNX1T1 は FAB AML M2 に，APL with t(15;17)(q22;q12); PML-RARA は AML M3 に，AML with inv(16)(p13.1q22) or t(16;16)(p13.1;q22); CBFB-MYH11 は AML M4Eo に多くみられることが知られている．これは，遺伝子異常が特徴的な形態異常の原因となっていることを示しているが，FAB 分類が現在でも重要である理由の一つである．

4 骨髄系細胞の分化と腫瘍発生

骨髄系腫瘍に限った話ではないが，腫瘍は細胞が正常な分化のいずれかの段階で遺

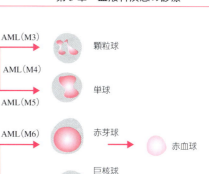

図1 骨髄系細胞の分化と骨髄系腫瘍

伝子変異を獲得することで発症しており，その段階を正常対照という．図1に，主な骨髄系腫瘍の正常対照を示す．例えばCMLの正常対照は多能性幹細胞であると考えられている．これはリンパ芽球性急性転化を生じるといったCMLの性質を説明しやすい．同様にMDSの正常対照も多能性幹細胞である．これはCML，MDSの唯一の根治術は造血幹細胞を置き換えること，すなわち同種造血幹細胞移植であるということも理解するのに重要である．逆にAMLは前駆細胞から発症しており，造血幹細胞は正常なため化学療法で根治することがある．このように，正常対照の理解は治療法の理解につながる．

DON'Ts

☐ 臨床像や顕微鏡像を考慮して細かい検査計画を立てるように心がけ，むやみに遺伝子検査を出してはならない．

岐阜大学医学部附属病院輸血部　**南谷泰仁**

☑ 好酸球増加を伴う血液腫瘍

表2では割愛したが，"myeloid and lymphoid neoplasms associated with eosinophilia and abnormalities of *PDGFRA, PDGFRB, or FGFR1*"という疾患カテゴリーが存在する．遺伝子異常によるチロシンキナーゼの活性亢進が原因で細胞増殖を示すという点で，MPNに類似した概念である．イマチニブはPDGFRAの抑制作用があり，この遺伝子を含む転座を有した症例に有効である．

（南谷泰仁）

2 リンパ系腫瘍のWHO分類

DOs

- [ ] WHO分類による診断を得るためには，臨床情報（患者背景や病変部位など）や，補助的検査の結果（フローサイトメトリー，細胞遺伝学的検査など）が必要となる．できればこれらの情報を臨床医と病理医とで共有して診断することが望ましい．
- [ ] 診断に必要な免疫組織化学検査が十分行われているか，臨床医は病理診断報告書を読んで確認する．
- [ ] 診断困難例や臨床像と病理診断が一致しない例については，治療開始前に施設の病理医と相談することや，血液病理医へのコンサルテーションをすすめる．

1 基本的な考え方

リンパ腫を含むリンパ系腫瘍の疾患分類として，WHO分類が用いられている．WHO分類では，病理組織像に加えて臨床情報，免疫形質，細胞遺伝学的異常などを踏まえて病型が定義されている．リンパ系腫瘍の病型は多岐にわたるが，患者の臨床像や予後を予測し，適切な治療方針を決める上ではWHO分類に基づく正確な診断が必要である．そのためには病理医および臨床医とも各病型の診断についての知識が必要であり，生検時もしくは病理診断の際に必要な検査を行うことが求められる．

2 リンパ系腫瘍のWHO分類の考え方

造血器腫瘍のうち，急性リンパ芽球性白血病，リンパ腫，慢性リンパ性白血病，原発性マクログロブリン血症，多発性骨髄腫などは，いずれも未熟または成熟リンパ球に由来する悪性腫瘍である．WHO分類では，腫瘍が由来した正常対応細胞（normal counterpart）の細胞系列（B細胞 vs T細胞 vs NK細胞），分化段階，機能などを意識して，疾患単位が構成されている（表1）．また，特異的な染色体異常，年齢，基礎疾患，病変部位などの臨床情報も，疾患単位を規定する重要な要素となっている．このためWHO分類に基づく診断をつけるには，病理形態だけでなく臨床情報と免疫形質（フローサイトメトリー，免疫組織化学），細胞遺伝学的異常（FISH法を含む）などの結果が必要となる．このように，臨床医，病理医の双方にとってリンパ腫の診断には多くの情報が必要とされるようになってきた．一方で，形態の評価のような個々の病理医の主観に影響される可能性のある要素より，より客観的で再現性の高い情報が重視される病型分類になってきたともいえる．

この10～20年間で，WHO分類やその前身となったREAL分類によって定義される疾患ごとに，臨床的・基礎的な知見が蓄積されてきた．同様に，臨床試験の対象疾患もWHO分類に基づいて定義されているものがほとんどである．このため，リンパ腫の患者の治療方針を検討する際にはWHO分類にそった病型診断が必須となっている．WHO分類は，2001年に第3版，2008年に第4版が発表され，近々第4版の改訂が予定されている．今後も，疾患のリストに加わる病名が増え，疾患特異的な遺伝子異常などが解明されるにつれて診断に必要な検査が増えていくことが予想される．

表1 WHO分類の病型と臨床的分類

臨床的分類	B細胞腫瘍	T/NK細胞腫瘍
インドレント	慢性リンパ性白血病/小リンパ球性リンパ腫	菌状息肉症
	濾胞性リンパ腫(grade1〜3A)	皮膚未分化大細胞リンパ腫
	辺縁帯リンパ腫 　MALTリンパ腫，脾辺縁帯リンパ腫，節性辺縁帯リンパ腫	
	リンパ形質細胞性リンパ腫	
アグレッシブ	マントル細胞リンパ腫	末梢性T細胞リンパ腫・分類不能型
	びまん性大細胞型B細胞リンパ腫	血管免疫芽球性T細胞リンパ腫，未分化大細胞リンパ腫(ALK陰性・ALK陽性)，節外性NK/T細胞リンパ腫・鼻型，腸症関連T細胞リンパ腫，肝脾T細胞リンパ腫，皮下脂肪織炎様T細胞リンパ腫
	Hodgkinリンパ腫	
超アグレッシブ	Burkittリンパ腫	成人T細胞白血病/リンパ腫
	リンパ芽球性リンパ腫/白血病	リンパ芽球性リンパ腫/白血病

3 WHO分類と臨床的な疾患群分類

　WHO分類や，その前身となったREAL分類より前にリンパ腫の病型分類として用いられていたWorking Formulation分類では，リンパ腫の病型を低，中等度，高悪性度リンパ腫にグループ化しており，これをもとに治療方針が決められていた．しかし，低悪性度・高悪性度という用語は，単純に腫瘍細胞の大きさなどの形態像による分類であるため，マントル細胞リンパ腫(MCL)のように形態的には「低悪性度」に属することが多いが臨床的な経過は決しておとなしくない，というような病型の取扱いに不具合を生じるものがある．このため，低悪性度，高悪性度というグループ化は，少なくとも臨床の議論の際には避けられる傾向にある．それに替わって，無治療の場合の一般的な進行速度による疾患群分類(インドレントvsアグレッシブ)の方がより多く用いられるようになった．WHO分類の各病型がそれぞれどちらに属するかは明確に定義されていないが，表1のように考えてよいだろう．インドレントリンパ腫は従来の低悪性度リンパ腫にほぼ対応し，年単位の経過で病変が増大する(時に年単位でも進行がみられないこともある)病型群を指す．アグレッシブリンパ腫は中等度・高悪性度リンパ腫と総称されていた病型にほぼ対応し，(週〜)月の単位で病変が大きくなる病型群を指す．白血化を伴い，週〜日の経過で病変の増大がみられる疾患群を超アグレッシブリンパ腫(very aggressive)と総称することがある．

4 鑑別診断のポイント(図1)

　以下にリンパ系腫瘍の代表的な疾患と疾患群について，病理診断報告書を確認する際に血液内科医が把握しておくことが望ましい鑑別診断のポイントを解説する．

a リンパ芽球性白血病/リンパ腫

　リンパ球前駆細胞から生じるリンパ系腫瘍である．臨床的には骨髄・血液に腫瘍細

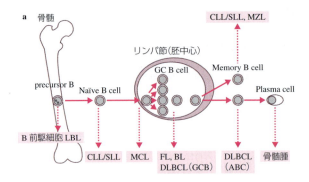

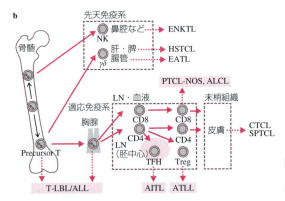

図1 リンパ球の分化過程とリンパ腫の各病型の正常対応細胞
a：B細胞，b：T/NK細胞

胞が目立つ場合，急性リンパ性白血病（ALL），骨髄浸潤が目立たない場合（有核細胞の＜25％と定義されることが多い）にはリンパ芽球性リンパ腫（LBL）と診断される．LBLでは一般的にALLと共通の治療方針がとられる．

Tリンパ芽球性リンパ腫（T-LBL）は，若年成人に多く発症し，しばしば前縦隔（胸腺）に腫瘤をきたす．若年者のT細胞性リンパ腫では，T-LBLの可能性を念頭においてTdTの発現を確認する．この他CD34陽性などが成熟T細胞由来の末梢性T細胞リンパ腫との鑑別点になる．前駆B細胞LBLと成熟B細胞腫瘍との鑑別には，これらに加えて細胞表面免疫グロブリン（κ, λ）（成熟B細胞腫瘍で陽性）の発現の確認も利用できる．

b 低悪性度B細胞腫瘍（インドレントB細胞腫瘍）

慢性リンパ性白血病/小リンパ球性リンパ腫（CLL/SLL），MCL，濾胞性リンパ腫（FL），辺縁帯リンパ腫などはいずれも小型リンパ球からなるB細胞腫瘍で，リンパ節では腫瘍細胞が結節構造を示すことが多い．いずれの病型も腫瘍細胞が末梢血に出現することが多いなど，臨床像にも共通点がある．

これらの鑑別診断は細胞形態のみでは困難で，免疫形質や細胞遺伝学的検査の結果を用いる必要がある（表2）．まず，フローサイトメトリーは鑑別診断の方向を決めるためのスクリーニング検査として用いられる．その結果により，免疫組織化学検査やFISH法の項目を選択する．最近，リンパ形質細胞リンパ腫におけるMYD88遺伝子

表2　低悪性度B細胞リンパ腫の病型と細胞生物学的特徴

病型	免疫形質	細胞遺伝学的・分子遺伝学的特徴
濾胞性リンパ腫	CD5−, CD10+, BCL2+（IHC）, BCL6+（IHC）	t(14;18), BCL2−IGH転座+
辺縁帯リンパ腫	CD5−, CD10−, BCL2+（IHC）, BCL6−（IHC）	
リンパ形質細胞リンパ腫	CD5−(/+), CD10−	MYD88 L265P変異+
マントル細胞リンパ腫	CD5+, CD10−, CD23−, CCND1+（IHC）, SOX11+（IHC）	t(11;14), CCND1−IGH転座+
慢性リンパ性白血病/小リンパ球性リンパ腫	CD5+, CD10−, CD23+, CCND1−（IHC）, SOX11−（IHC）, LEF1+（IHC）	
ヘアリー細胞白血病	CD11c+, CD25+, CD103+, CCND1+/−（IHC）	BRAF B600E変異+

これらの疾患における共通した免疫形質としてCD20+, CD19+（FCM）, 細胞表面免疫グロブリン（κまたはλ）+（FCM）である．IHC：免疫組織化学で確認される免疫形質，FCM：フローサイトメトリーで確認される免疫形質．

L265P変異，ヘアリー細胞白血病におけるBRAF遺伝子V600E変異など，疾患特異的な遺伝子変異が発見されたが，今後はリンパ腫の病型分類において，このような疾患特異的な遺伝子異常の役割が大きくなっていくものと思われる．

c　びまん性大細胞型B細胞リンパ腫（DLBCL）

DLBCLでは，腫瘍組織に大型の腫瘍性B細胞のびまん性浸潤がみられる．同じく大型の腫瘍性B細胞からなる縦隔原発大細胞型B細胞リンパ腫，血管内大細胞型B細胞リンパ腫などは，それぞれDLBCLとは別の疾患単位として定義されている．広義のDLBCLから，これらの疾患群やT細胞組織球豊富大細胞型B細胞リンパ腫，中枢神経原発DLBCL，皮膚原発DLBCL・下肢型，EBウイルス陽性DLBCLなどの特殊なサブタイプを除いたものが，DLBCL・分類不能型と定義されている．

DLBCL・分類不能型は，さらに免疫形質によるサブグループ（CD5陽性，胚中心B細胞（GCB）型，非GCB型）や，分子遺伝学的サブグループ（GCB型，活性化B細胞〔ABC〕型）などに分類されている．中枢神経原発DLBCLは，中枢神経移行のよい抗腫瘍薬を中心とした治療が選択され，中枢神経外のDLBCLとは治療体系が全く異なるが，その他の広義のDLBCLに含まれる疾患群では主にR-CHOP療法などのアントラサイクリンを含む多剤併用化学療法が用いられるという点で，治療方針は大きく変わらない．ただし，CD5陽性DLBCLや血管内大細胞型B細胞リンパ腫のように中枢神経系再発のリスクが高いことが認識されている病型もあり，広義のDLBCLで診断を留めておくのみでなく，DLBCL・分類不能型以外の疾患単位・サブタイプでないか，免疫形質によるサブグループが何か，を診断することには意義がある．

d　Burkittリンパ腫（BL）

急速に進行し，白血化や中枢神経浸潤をきたしやすいB細胞リンパ腫である．CD20陽性，CD10陽性，BCL6陽性，Ki-67陽性細胞割合＞95％である．細胞表面免疫グロブリン（κまたはλ）陽性は，LBLとの鑑別点になる．MYCと免疫グロブリン遺伝子重鎖または軽鎖遺伝子との染色体転座が，ほとんどの症例にみられる．診断時にはFISH法（MYCスプリット）により確認する．MYC転座とBCL2またはBCL6いずれかの転座をあわせもつアグレッシブB細胞リンパ腫（いわゆるdouble hit lymphoma）との鑑別が問題になることがあ

る．Double hit lymphoma では，BL とは異なり BCL2 陽性（BL では陰性）のことが多く，FISH 法で BCL2 または BCL6 転座がみられる．

e T細胞リンパ腫

成熟 T 細胞由来のリンパ腫の病型には，末梢性 T 細胞リンパ腫・分類不能型，血管免疫芽球性 T 細胞リンパ腫，未分化大細胞リンパ腫（ALCL）などの節性 T 細胞リンパ腫や，様々な節外性 T 細胞リンパ腫がある．B 細胞リンパ腫とは異なり，フローサイトメトリーで T 細胞のクローン性増殖の確認ができないことや，病理組織学的に腫瘍細胞の同定が困難な症例が少なくないことが原因で，T 細胞リンパ腫の診断時には反応性病変との鑑別が困難なことがある．フローサイトメトリーや免疫組織化学検査で T 細胞にいずれかの汎 T 細胞抗原（CD3，CD5，CD7 など）の発現低下がみられる場合や，サザンブロットや PCR 法により T 細胞受容体遺伝子の再構成がみられる場合，腫瘍性の根拠とされる．なお，成人 T 細胞性白血病・リンパ腫（ATL）は他の T 細胞リンパ腫と病理組織学的に鑑別することが困難である．このため，T 細胞リンパ腫の診断時には必ず抗 HTLV-1 抗体を確認する．

f Hodgkin リンパ腫（HL）

古典的 HL では，病理組織学的に超大型の腫瘍細胞（Reed Sternberg 細胞や Hodgkin 細胞）を認める．これらの大型細胞は，典型的には CD30 陽性，CD15 陽性，CD20 陰性（陽性例はあるが，一部の細胞のみ陽性）である．腫瘍細胞が大型で CD30 陽性という点で ALCL との鑑別が問題となることがあるが，HL では Pax5 陽性（DLBCL と比較すると発現は弱い），ALCL では陰性である．若年者の縦隔に生じる結節硬化型 HL と縦隔大細胞型 B 細胞リンパ腫や，EB ウイルス陽性の HL と DLBCL の間には境界例がある．

5 血液病理医へのコンサルテーション

リンパ腫か否かの判断や，リンパ腫の病型診断が困難な場合が時にある．また，臨床像と病理診断が合致しないこともある．このような場合，施設の病理医との相談や，リンパ腫を専門とする血液病理医へのコンサルテーションを検討するとよい．コンサルテーションでは，経験に基づいた形態診断だけでなく，自施設ではできなかった免疫組織化学検査，細胞遺伝学的検査，遺伝子検査などの客観的な情報を追加して診断に至ることができるかもしれない．免疫組織化学検査の追加や，細胞遺伝学的検査（組織 FISH 法），一部の遺伝子検査（PCR 法）はパラフィン包埋切片を用いて可能である．

DON'Ts

☐ 正確な病型診断を待っている間に病状が急速に進むことがあるため，暫定的な診断に基づいて治療を開始することを躊躇してはならない．

虎の門病院血液内科　**伊豆津宏二**

B 白血球系疾患：腫瘍性疾患

3 骨髄増殖性腫瘍①
（慢性骨髄性白血病）

DOs

- 慢性骨髄性白血病では，BCR-ABL蛋白の恒常的なチロシンキナーゼ活性化によって造血細胞が異常に増殖する．
- ABLチロシンキナーゼであるイマチニブ，ダサチニブ，ニロチニブが第1選択薬となる．

1 診断と検査

慢性骨髄性白血病（CML）は，フィラデルフィア（Ph）染色体を伴う造血幹細胞レベルの異常による白血病である．Ph染色体は9番染色体と22番染色体の相互転座の結果生ずる染色体で，CMLの95％以上の症例に，急性リンパ性白血病（ALL）の15〜30％（小児ALLでは約5％），および急性骨髄性白血病（AML）の1％未満の症例に検出される（図1）．このPh染色体が転座によって形成される過程で9番染色体上のc-abl遺伝子はその上流側に切断を生じ，22番染色上のbcr遺伝子と融合し，bcr-abl型のキメラ遺伝子が形成され，BCR-ABL蛋白の恒常的なチロシンキナーゼ活性化によって造血細胞の異常な増殖をきたす．

CMLは，慢性期（CP），移行期（AP），急性転化期（BC）の3病期に分類され，わが国では健康診断などを契機に，白血球の増加が認められるが自覚症状の乏しいCPにおいて多く診断される．CPでは，総白血球数の増加と共にしばしば血小板数増加や好酸球，好塩基球の増加もみられる．身体所見では，脾腫の他，しばしば肝腫大を呈する．自然経過では，CP（診断後約3〜5年間），AP（約3〜9か月間）を経て，未分化な芽球が増加してAMLに類似するBCへと進展し，生命予後不良となる．よって，CPの時点から治療を開始し，AP/BCへと病期を進展させないことが重要である．

2 ABLチロシンキナーゼ阻害剤イマチニブによる治療

BCR-ABLキナーゼ活性を抑制するメシル酸イマチニブ（イマチニブ：グリベック®）は，経口の低分子薬剤である．国際多施設共同研究（IRIS試験）において，8年の全生存率が85％，CML関連死亡のみを考慮した生存率93％という極めて優れた治療成績が示され（図2），わが国では2001年にCMLのすべての病期に対して認可された．イマチニブによる治療開始後のある時点において，治療継続が望ましいのか，または

 Pitfall

BCR-ABL遺伝子定量検査は，確定診断だけでなく，治療効果判定としても用いられる．

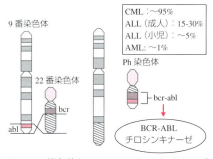

図1 Ph染色体とBCR-ABLチロシンキナーゼ

CML：〜95％
ALL（成人）：15-30％
ALL（小児）：〜5％
AML：〜1％

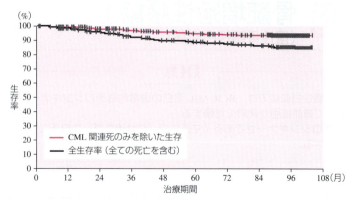

図2　IRIS 試験におけるイマチニブ治療成績

表1　初発 CML に対する第2世代 ABL 阻害剤の治療成績

	ENESTnd（%）			DASISION（%）	
	ニロチニブ		イマチニブ	ダサチニブ	イマチニブ
	600mg	800mg	400mg	100mg	400mg
CCyR（12か月まで）	80	78	6	83	72
MMR（12か月まで）	55	51	27	46	28
CMR（4.5log 減少）*	21	17	6	13	7
AP/BC への進行*	0.7	1.1	4.2	2.3	3.5

＊：観察期間中央値18か月

治療戦略に変更が必要なのかを判定を目的とした ELN による治療ガイドラインが発表され，アメリカの NCCN ガイドラインなどと共に参照されている．染色体検査や好中球 FISH 検査における正常化である細胞遺伝学的完全寛解（CCyR），さらには BCR-ABL 遺伝子定量検査における 3log レベル以上の減少である分子遺伝学的大寛解（MMR）を達成することが治療目標とされている．

3　第2世代 ABL チロシンキナーゼ阻害剤による治療

イマチニブ治療抵抗性あるいは不耐容の克服を目的として，第2世代 ABL チロシンキナーゼ阻害剤のダサチニブ（スプリセル®），ニロチニブ（タシグナ®）が登場した．初発 CML-CP に対するそれぞれの大規模臨床試験（DASISION，ENESTnd）において，イマチニブに比べ，より早期かつ高率の CCyR/MMR 到達率が示され，未治療 CML-CP に対してわが国においても認可された（表1）．しかし，両薬剤の長期安全性についての確認が必要とされていると共に，それぞれの治療に伴う副作用は異なる．また最近，さらに深い分子遺伝学的完全寛解（CMR）の到達・維持後における，治療休薬の可能性についても検討されつつある（図3）．

4 進行期（AP および BC）CML に対する治療

　APの治療は，高用量イマチニブまたは第2世代 ABL チロシンキナーゼ阻害剤が推奨されるが，至適な奏功が得られない場合は同種造血幹細胞移植を考慮する．

　BC に対しては，高用量イマチニブやダサチニブ投与（ニロチニブは BC に対する治療適応がない），または急性白血病に準じた化学療法との併用で治療を開始する．しかし，多くの場合，効果が一時的であるため，可能な限り病勢のコントロールを目指しつつ同種造血幹細胞移植の施行を検討する．

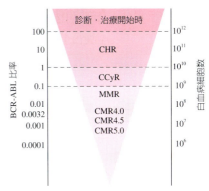

図3　CML の治療効果と白血病細胞数

DON'Ts

- 慢性骨髄性白血病は，無症状で健診などにおいて WBC 上昇のみで見出されることも多い．早期の治療開始によって予後も良好であるため，確定診断を遅らせてはならない（BCR-ABL 遺伝子検査を適切に行う）．

神戸大学医学部附属病院輸血・細胞治療部　**南　陽介**

B 白血球系疾患：腫瘍性疾患

4 骨髄増殖性腫瘍② (慢性骨髄性白血病以外)

DOs

- 血球増多症をみたときには，二次性に血球増多を呈する疾患(G-CSF 産生腫瘍，肺疾患など)のための検査をまず行うことが大切である．
- 骨髄増殖性腫瘍の診断は，骨髄検査やフィラデルフィア遺伝子および JAK2 変異遺伝子の検索など診断基準に従って行う．
- 真性赤血球増多症，本態性血小板血症では，それぞれの状態にあわせて，瀉血，少量アスピリン，ハイドロキシウレアなどを用いて適正治療を行う．

1 基本的な考え方

骨髄増殖性腫瘍(MPN)は，造血幹細胞の異常により，1 系統以上の骨髄球系細胞(顆粒球系，赤芽球系，巨核球系，肥満細胞)がクローナル増殖を呈する疾患群である．MPN の 2008 年版 WHO 分類を表1[1]に示す．骨髄異形成症候群(MDS)と相同性を有する MPN も存在することから，MDS/MPN(骨髄異形成/骨髄増殖性腫瘍)の亜群も定義されている．また各疾患の慢性骨髄性白血病(CML)における責任遺伝子は，1985 年に BCR-ABL 融合遺伝子が見出された一方で，真性赤血球増多症(PV)，本態性血小板血症(ET)，原発性骨髄線維症(PMF)原因は長らく不明のままであった．しかし 2005 年にチロシンキナーゼである JAK2 の遺伝子変異が発見され，その後も MPL(thrombopoietin-TPO 受容体)の活性化異常（MPLW515L/K 変異)，LNK 機能欠失異常，カルレティキュリン(CALR)変異などが相次いで見出されたことにより，MPN の病態は，これらのいわゆる「ドライバー遺伝子」異常にあることが判明した(表2)[2]．さらに最近は様々なエピゲノム異常もまた MPN の病態を修飾することも明らかとなり(表2)[2]，これまでの形態学による診断から，これらの情報を組み込んだ診断学へと変化した．WHO の定義する PV，ET，PMF における診断基準を表3[3]に示し，一般的な診断プロセスを図1[3]に示す．病態移行や判断に苦慮する症例も存在することから，骨髄検査における形態も加味することも重要である．わが国においては，これら種々の遺伝子は保険適応

表1 MPN に関する WHO 分類

古典的骨髄増殖性腫瘍
慢性骨髄性白血病，BCR-ABL1 陽性
真性赤血球増多症
原発性骨髄線維症
前線維症性原発性骨髄線維症
本態性血小板血症
その他の骨髄増殖性腫瘍
慢性好中球性白血病
非特異的慢性好酸球性白血病
肥満細胞性疾患
分類不能骨髄増殖性腫瘍
骨髄異形成症候群/骨髄増殖性腫瘍
慢性骨髄球単球白血病
非典型慢性骨髄性白血病，BCR-ABL1 陰性
若年性骨髄球単球白血病
分類不能骨髄異形成症候群/骨髄増殖性腫瘍
(Refractory anemia with ring sideroblasts associated with marked thrombocytosis：RARS-T)

(The International Agency for Research on Cancer：WHO Classification of Tumours of Haematopoietic and Lymphoid Tissue, 4th Edition. World Health Organization, 2008 より改変)

表2 MPN に出現する遺伝子異常

変異	ドライバー変異					エピゲノム変異				
	JAK2 V617F	JAK2 exon12	MPL W515L/K	LNK	CALR exon9	TET2	IDH1/2	DNMT3A	ASXL1	EZH2
真性多血症	95〜97%	3〜5%	−	−	−	10〜16%	−	7%	−	3%
本態性血小板血症	60〜65%	−	5%	<5%	20〜25%	4〜10%	−	−	3%	−
原発性骨髄線維症	60〜65%	−	10%	<5%	20〜25%	8〜29%	4%	7〜15%	30%	6〜13%

(幣光太郎:臨床血液 2015;56;150-158 より改変)

表3 PV, ET, PMF の診断基準

PV	ET	PMF
大項目	大項目	大項目
1. ヘモグロビン(Hb)> 18.5 g/dL (男性) ヘモグロビン >16.5 g/dL(女性) もしくは ・ヘモグロビンもしくはヘマトクリットが年齢,性別,地域性を加味した値の 99% 以上を示すか ・男性で赤血球量が健常人予想値の 25% を超えるか ・ヘモグロビン> 17 g/dL(男性), > 15 g/dL(女性)を示し,鉄剤投与以外で患者基準値から 2 g/dL 以上漸増 2. JAK2V617F もしくは JAK2exon 12 変異を認める	1. 血小板数が持続的に≧ 45 万/μL 2. 大型化した成熟巨核球の増加 3. 慢性骨髄性白血病,真性赤血球増加症,原発性骨髄線維症,骨髄異形成症候群あるいは他の骨髄系腫瘍の WHO の診断基準に合致しない 4. ル4K2V617F 変異あるいは他のクローン性マーカーが存在するもしくは反応性血小板増加の証拠がない	1. 細網線維かつ/またはコラーゲン線維化を伴う巨核球の増殖と異型を示すまたは細網線維の増生が存在しない場合には,骨髄細胞成分の増加や顆粒球系細胞の増殖,およびしばしば認められる赤血球造血能の低下(例えば pre-fibrotic PMF)を伴う巨核球異常が存在する 2. 慢性骨髄性白血病,真性赤血球増加症,骨髄異形成症候群および他の骨髄系腫瘍の WHO 診断基準を満たさない 3. JAK2V617F 変異やその他のクローン性異常を示し,反応性の骨髄線維症の証拠がない
小項目	小項目	小項目
1. 骨髄で 3 系統の血球増殖 2. 血清エリスロポエチンがほぼ正常 3. 赤芽球の自立性増殖	−	1. 末梢血に赤芽球,骨髄芽球が出現 2. 血潤 LDH の増加 3. 貧血 4. 触知可能な脾腫
・大項目 2 項目+小項目 1 項目 ・大項目 1 +小項目 2 項目	大項目 4 項目のすべてを満たす	大項目 4 項目中 3 項目+小項目 4 目中 2 項目

(Tefferi A, et al.: Am J Hematol 2015;90;162-173 より改変)

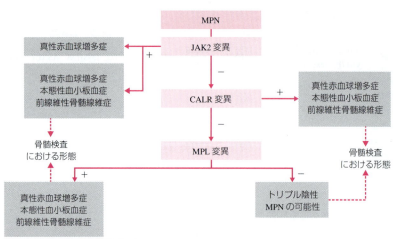

図1 MPNにおける診断プロセス
　MPN疑い症例はまず,二次性の除外診断を行ったのち,JAK2変異の有無を調べ,陽性ならばMPNの診断基準の基づき亜群を決定する.診断に迷う場合には骨髄検査における形態を補助的判断基準とする.JAK2変異がない場合にはCALR変異をチェックし,陽性ならばPV,ET,もしくは骨髄線維が軽微な前線維性骨髄線維症のいずれかとなり,骨髄検査を加味して診断する.CALR変異が陰性の場合にはMPL変異検査を行い,陽性であればPV,ET,もしくは前線維性骨髄線維症のいずれかであるが,陰性であっても3つの変異が陰性症例も存在することから,骨髄所見を参照に慎重に判断をする.
(Tefferi A, et al.: Am J Hematol. 2015;90:162-173 より改変)

外検査であり,診断基準を判定できる施設は限られているため,患者データや形態を元に判断しているのが現状である.実臨床においては,まずMPNでの二次性疾患の鑑別が重要であり,PVでは喫煙,エリスロポエチン産出細胞,慢性肺疾患,異常ヘモグロビン症,ETでは出血,炎症,自己免疫性疾患,癌,サルコイドーシスなどを除外する必要がある.

2　PV

a　病態

　診断時の年齢中央値は60歳で,やや男性に多いとされている.PVの病態は骨髄における一次的な赤血球増多にあるが,その原因がJAK2遺伝子異常に起因し,95%はV617F変異,5%がexon12領域の変異である(表2)[2].JAK2異常により恒常的な活性化が生じ,赤血球系の異常造血が生じる.病態移行症例では線維化が出現し,骨髄不全状態となる.

b　臨床所見

　臨床症状として血液粘度が亢進することよる頭重感,眩暈が一般的であり,特に赤ら顔となる.倦怠感,耳鳴,発汗異常なども認められる.高血圧症,皮膚掻痒症,消化性潰瘍なども出現する.70%の患者は脾腫を有し,肝臓腫大も40%に認める.また血小板が著増する症例においては,血小板凝集能の低下を認め,さらには高分子量von Willebrand因子(VWF)のマルチマーが血小板により除去されて出血傾向が出現,活性化部分トロンボプラスチン時間(APTT),出血時間が延長する.リストセチンコファクター(RC)のチェックが推奨されている.

c　検査所見

　検査所見では多血症を認め,正球性正色

表4 PV，ETにおけるリスク別治療指針

リスク	リスクカテゴリー	PV	ET	妊娠中の管理
低リスク	血小板数≦100万/μL（60歳未満および血栓既往（−））	少量アスピリン＋瀉血	少量アスピリンまたはJAK2V617F変異がないか心血管障害がない場合は経過観察	少量アスピリン 真性多血症の場合はさらに＋瀉血
	血小板数＞100万/μL	少量アスピリン（RC＞30％）＋瀉血	少量アスピリン（RC＞30％）または経過観察（JAK2V617F変異がないか心血管障害がない場合）	少量アスピリン（RC＞30％）真性多血症の場合はさらに＋瀉血
高リスク	60歳以上かつ/もしくは決戦の既往あり	少量アスピリン＋瀉血＋ハイドレア	少量アスピリン＋ハイドレア	少量アスピリン＋IFNα 真性多血症の場合はさらに＋瀉血
	ハイドキシウレアに抵抗性もしくは忍容性がない	少量アスピリン＋瀉血＋ハイドレア＋IFNα（＜65歳）or＋ブスルファン（≧65歳）	少量アスピリン＋ハイドレア＋IFNα（＜65歳）or＋ブスルファン（≧65歳）	少量アスピリン＋IFNα 真性多血症の場合はさらに＋瀉血

（Tefferi A, et al.：Am J Hematol. 2015；90：162-173 より改変）

素性が一般的である．症例によっては赤血球造血亢進による相対的鉄不足により小球性低色素性を呈する．末梢血では骨髄球を含む好中球増多を認め，好塩基球も増加する．半数以上の症例は血小板を認める．骨髄においては，3血球系統における過形成，赤血球造血の亢進，巨大および多分葉核した成熟巨核球の増加，集簇を認める．染色体異常は20％前後の症例で出現する．高ヒスタミン血症，高尿酸血症，高LDH血症をしばしば認める．

d　治療

Terrifi らが提唱するリスク別治療を**表4**[3)]に示す．ET とあわせて妊娠時の管理も提言されている．また，心血管イベントの発症率が欧米と異なるわが国におけるリスク別治療の検討はなされておらず，今後の検討課題となっている（**表5**）．日本血液学会における治療推奨も同様の概念であるが，リスク因子を実臨床にあわせて遺伝子異常を含まない判断としているのが特徴である．

1）瀉血

瀉血療法は最も簡便で即効性のある治療法であり，PV全症例に適応となる．治療目標はヘマトクリット45％以下であり，死亡および血栓イベントの発生率を有意に低下させることが判明している．

2）少量アスピリン療法

PV の主たる死因の一つは血栓症であり，その予防は重要である．PV においては血小板数≦100万/μLの低リスク群には瀉血に加えて少量アスピリンを，血小板数＞100万/μLを示す症例では，瀉血に加えてRCが30％以上を示す患者においては少量アスピリン投与を行う．

3）抗腫瘍剤

RCが30％未満を示す血小板数＞100万μL症例，および60歳以上もしくは血栓の既往のある高リスク症例では，瀉血に加えて抗腫瘍薬を用いる．変異原性の少ない薬剤としてハイドロキシウレア（HU）が用いられている．その他の薬剤では，ブスルファンおよびラニムスチンがわが国で保険適応を有しているが，二次性発がんの問題からHUに対して抵抗性を示すか，忍容性がない場合に使用する．

4）インターフェロン（IFN）α

PVに対してIFNα（IFN-α2）が有効であ

表5 造血器腫瘍ガイドラインにおける PV, ET のリスク別治療指針

リスク	PV	ET
低	年齢< 60 歳 血栓症の既往(−) 血小板数< 150 万 /μL 高血圧, 高脂血症, 糖尿病, 喫煙などの心血管危険(−) 上記のすべてを満たす	年齢< 60 歳 年齢< 60 歳 血小板数< 150 万 /μL 高血圧, 高脂血症, 糖尿病, 喫煙などの心血管危険(−) 上記のすべてを満たす
中	低, 高リスクのいずれでもない	−
高	年齢≧ 60 歳 血栓症の既往(+) 上記のいずれかを認める −	年齢≧ 60 歳 血栓症の既往(+) 血小板数≧ 150 万 /μL 上記のいずれかを認める

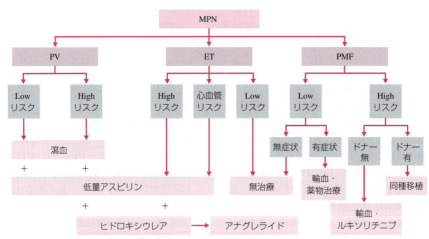

図2 MPN における治療アルゴリズム

　PV の Low リスクは瀉血で対応し,High リスクは加えて低量アスピリン,および状態にあわせてハイドロキシウレアを用いるが,忍容性や効果に問題がある場合にはアナグレライドに変更する.ET の Low リスクは基本的に経過観察とするが,心血管リスクもしくは High リスク群は低量アスピリンの投与を行う.PMF の低リスク群で無症状は経過観察とするが,症状がある場合には輸血や薬物療法を行う.一方,高リスク群ではドナーがいる場合には同種造血幹細胞移植を行うが,いない場合には対処療法に加えて,JAK2 阻害剤であるルキソリチニブの投与を行う.

(日本血液学会:造血器腫瘍診療ガイドライン 2013 年版. MPN のアルゴリズム,2013〔http://www.jshem.or.jp/gui-hemali/1_4.html#algo ＜閲覧日 2015.11.2 ＞〕より改変)

り,特にポリエチレングリコール化の IFN-α2 は 95％ の PV 患者に対し有効性を示している.65 歳未満の HU に抵抗性・不耐容を示す高リスク疾患に対して,IFN-α が推奨されている.

5) JAK2 阻害剤

　これまで 4 剤の JAK2 阻害剤が開発されているが,現在日本で用いることができる

のはルキソリチニブのみである．ヒドロキシウレア抵抗/不耐容PV症例に対してルキソリチニブは高い有効性を示し，約60％が完全寛解に達した．主たる有害事象は血液毒性であったが，ルキソリチニブの減量・中止で対応可能であった．わが国においても2015年9月，保険適応となった．

e　予後

PVは一般的な予後より不良とされているが，年齢，静脈血栓症，MFや白血病移行，染色体異常などが予後因子となる．8年生存率は一般人口と比較し0.84との報告がある．積極的な治療介入により，予後延長をもたらすことが期待されている．

3　ET

a　病態

発症年齢は50〜60歳代が中心であり約半数にJAK2変異を認め，CALR変異は15〜25％，MPL遺伝子変異は4％に出現する（表2）[2]．CALR変異を有するETはJAK2変異を有する症例と比較し，発症年齢が若く，白血球数およびヘモグロビンが低値である一方，血小板数は多いが血栓症の頻度が低いことが明らかとなっている．

b　臨床所見（図2，表4）

一般的に無症状の症例が多いが，頭痛，眩暈，耳鳴が主たる症状であり，時に肢端紅痛症を認める．血栓症は10〜20％に出現するが，血小板数およびJAK遺伝子異常との関連性は証明されていない．

c　検査所見

血小板が増多している症例においては，血小板由来のカリウムにより，偽性の高カリウム血症が認められることがある．

d　治療

PV同様，治療の層別化が提唱されている．60歳以下，血栓症の既往（−），血小板数≦100万μLの低リスク群では，JAK2617F変異（−），心血管イベント（−）の症例では経過観察も可能だが，それ以外の患者では少量アスピリンが推奨されている．血小板数が100万μLを超える症例ではRCが30％以上あれば少量アスピリン投与を行うが，RCが30％未満の場合には少量アスピリンでは出血のリスクがあるため，HUなどで血球減少を行う．60歳以上もしくは血栓の既往のある高リスク症例では，全例少量アスピリンおよびHUを投与し，HUに抵抗性・不耐容を示す高リスク病では，65歳未満ではIFN-αを，65歳以上ではブスルファンの投与を行う．

またわが国では2014年にアナグレライドが承認された．血小板の前駆物質である巨核球に選択的に抑制し，抗悪性腫瘍薬と一線を画し二次性発癌作用がないことから，HUの代わりとして用いられる薬剤であり，HUとほぼ同等の効果を示す．

e　予後

ETにおける予後は，PVより良好であった一方で，健常人と比較して劣る傾向にあり，8年生存の割合は0.91と報告されている．予後不良因子には，MFの形態が存在すること，年齢，血栓症の既往，貧血などがあげられている．

4　PMF

a　病態

骨髄線維症は，骨髄に広範な線維化をきたす疾患の総称であり，造血幹細胞レベルで生じた遺伝子異常により生じるPMFと，その他の種々の基礎疾患に続発する二次性MFに分けられる．二次性はPV，ET，MDSなどの疾患が含まれる．JAK2異常はV617F変異が60〜65％に出現する．MPL異常は10％，CALR異常は20〜25％に出現する（表1）[1]．CALR変異を有するPMFはJAK2変異を有する群と比較し，血小板数は多く予後良好である．

b　臨床所見

わが国の発症年齢の中央値は65歳で，

表6 PMFにおけるリスク分類と治療選択

		分子学的危険度		
		高リスク CALR － /ASXL1 ＋	中リスク CALR ＋ /ASXL1 ＋ CALR － /ASXL1 －	低リスク CALR ＋ /ASXL1 －
DIPSS-pulse	High	HSCTまたは使用できる薬剤	HSCTまたは使用できる薬剤	HSCTまたは使用できる薬剤
	Intermediate-2	HSCTまたは使用できる薬剤	HSCTまたは使用できる薬剤	使用できる薬剤
	Intermediate-1	HSCTまたは使用できる薬剤	経過観察または使用できる薬剤	経過観察
	Low	HSCTまたは使用できる薬剤	経過観察	経過観察
DIPSS-pulse	1. 65歳以上 2. ヘモグロビン＜10g/dL 3. 白血球数≧25,000/μL 4. 末梢血芽球≧1％ 5. 持続する症状 6. 予後不良染色体 7. 血小板＜100万/μL 8. 赤血球輸血(＋)	リスク分類	リスク数	予後
		Low	0	～15.4年
		Intermediate-1	1	～6.5年
		Intermediate-2	2,3	～2.9年
		High	≧4	～1.3年

(Tefferi A：Am J Hematol 2014；89：915-925 より改変)

男性に多い．約20％の症例は無症状で発見されるが，その他は貧血症状(最多33％)，脾腫に伴う腹部膨満感腹痛，出血傾向，体重減少，発熱，盗汗などのB症状などが出現する．

c 検査所見

検査所見では，貧血が71％に出現する．末梢血の白血球分画では，芽球，赤芽球，涙滴状赤血球，巨大血小板が出現する．脾腫は90％前後の患者に出現し，肝腫大も7割の患者で陽性である．骨髄穿刺は基本的にdry tapであり，生検所見では，間質細胞や異型巨核球の増加，著明な骨髄線維化や骨硬化が認められる．病態の進行とともに骨髄は低形成を呈する．20～40％に染色体異常を認め，del(20q)，del(13q)，8トリソミーなどが出現する．

d 治療

PMFは予後不良疾患であり，若年者に対しては同種造血幹細胞移植(Allo HSCT)も行われる一方で，移植非適応例ではまた下記に記載する様々な治療法が試みられている．PV，ET同様にリスク別治療が提唱されている．DIPSS-pulseおよびそれに対応する分子学的危険因子を表6[5]に示す．PMFではCALRおよびASXL1が予後に影響すると考えられている．

1) 蛋白同化ホルモン

酢酸メテロノンやダナゾールが用いられ，貧血改善の効果が報告されている．副作用としては肝障害や男性化が出現する．低リスク群ではしばしば用いられる薬剤であるが，病勢の進行と共に効果は消失するのが一般的である．

2) 免疫調節薬

免疫調節薬に薬理作用は，サイトカイン産生抑制作用，血管新生抑制作用などがPMFに効果を示し，サリドマイドにより貧血，血小板の改善を10～20％前後の症例に認める．現在はレナリドミドやポマリ

ドミドの臨床試験が行われている．他剤との併用によりさらなる効果が期待されているが，現時点でわが国における保険適応はない．

3）放射線照射，脾臓摘出

PMF の脾腫に対し放射線照射，脾臓摘出は有効である一方で，髄外造血が喪失されることにより数か月後には重篤な汎血球減少を呈し，敗血症や出血などの合併症が出現する．その適応は限局的と考えられる．

4）抗腫瘍剤

脾腫を抑制するため抗悪性腫瘍薬を用いることがあるが，しばしば HU が使用され，約 40% に脾臓の縮小効果を認める．その他としてブスルファンやメルファランなどが用いられるが，血球減少などの有害事象が出現し，基本的にその効果は一時的である．

5）JAK2 阻害薬

PMF に対してはルキソリチニブが最も検証の進んでいる JAK2 阻害剤である．ルキソリチニブにより特に脾腫は著明に改善する．35% 以上の脾腫改善率を示す患者は JAK2 阻害剤では 40% 以上を示した一方で，プラセボ群ではわずか 0.7% であった．また全身倦怠感，腹部膨満感腹痛，B 症状といった臨床症状や QOL もルキソリチニブは改善させる．3 年時点におけるルキソリチニブによる生存率は 78% と良好で，コントロール群と比較し有意に良好であった．なお，ルキソリチニブの効果は JAK2 異常を有しない患者でも効果を示すことから，単純に JAK2 阻害のみの効果ではないことも示唆されている．

6）Allo HSCT

Allo HSCT は，MPN における唯一の治癒的治療法であり，特に予後不良の PMF においては重要な治療戦略の一つとなる．骨髄破壊的前処置（MAC）による移植が行われていたが，患者層が高齢者が主体になることも踏まえて，最近では骨髄非破壊的前処置（NMAC）による移植の検討が積極的に行われている．MAC と NMAC はほぼ同等の結果であり，3 年生存率が 50% 前後である．NMAC で特に問題となるのが生着不全であり，5〜25% 程度に出現する．診断から移植までの経過が短い症例，HLA 一致同胞からの移植例が予後良好とされている．層別化治療において，低および中リスク群の一部を除く群に提唱されている（表 6）[5]．

e　予後

PMF における予後は，前述の 2 疾患と比較し非常に厳しく，わが国での生存期間中央値は 3.9 年と報告されている．今後 JAK2 阻害剤などを含め新規薬剤にての生存率の延長が期待されている．

5 おわりに

CML 以外の MPN に責任遺伝子が見出されたことの意義は非常に深く，今後 JAK2 阻害剤を中心とした臨床結果を踏まえ，さらなるターゲットへと向かうものと想定される．新規の JAL1/2 阻害剤やエピゲノムを標的にした治療法（HDAC 阻害剤，DNMT 阻害剤，LOXL2 阻害剤，mTOR 阻害剤）を含め，免疫調節薬との併用療法も視野に，さらなる発展が期待されている．また治癒という側面から，Allo HSCT の改善も今後急務であることも間違いなく，前処置にこれらの薬剤を用いた治療なども今後検討課題となる．

DON'Ts

☐ 真性赤血球増多症，本態性血小板血症では血栓症が予後を規定するため，高血圧，高脂血症，糖尿病などの血栓症を誘発する他の疾患を見逃してはならない．

文献

1) The International Agency for Research on Cancer：WHO Classification of Tumours of Haematopoietic and Lymphoid Tissue, 4th Edition. World Health Organization, 2008
2) 幣光太郎：臨床血液 2015；56；150-158
3) Tefferi A, et al.：Am J Hematol 2015；90：162-173
4) 日本血液学会：造血器腫瘍診療ガイドライン 2013年版．MPNのアルゴリズム，2013（http://www.jshem.or.jp/gui-hemali/1_4.html#algo〔閲覧日 2015.11.2〕）
5) Tefferi A：Am J Hematol 2014；89：915-925

埼玉医科大学総合医療センター血液内科　**得平道英**

B 白血球系疾患：腫瘍性疾患

5 骨髄異形成症候群

DOs

- 中高年齢層において他の原因で説明のつかない血球減少症がみられた場合には，骨髄異形成症候群を疑う．
- 骨髄穿刺による診断の際には，鉄染色，染色体分析，骨髄生検も行う．
- IPSS-R によるリスク分類を行い，治療方針を決定する．

1 基本的な考え方

骨髄異形成症候群（MDS）は造血不全と急性骨髄性白血病（AML）への移行を特徴とする中高年齢層に好発する予後不良の造血器腫瘍の一種であり，説明のつかない慢性貧血として発症することが多い．同種造血幹細胞移植以外に治癒が期待できる治療がなく，長らく輸血などの支持療法以外の治療が存在しなかったが，アザシチジンや 5q- 症候群に対するレナリドミドの登場，支持療法としての鉄キレート療法やダルベポエチンが使用可能になるなど治療の進歩があり，より精確な診断によって得られる予後予測に基いて治療方針を決定する．

2 疾患概念

MDS は造血細胞の異常な増殖とアポトーシスを特徴とする造血器腫瘍の一種であり，造血不全と AML への移行が特徴である．中高年齢層に好発し，治療抵抗性で慢性進行性の経過を辿り，一般に予後不良である．MDS は決して単一の疾患ではなく，クローン性造血の原因となっている遺伝子変異の多様性を反映して多様な病態をとり，AML の他，再生不良性貧血（AA），発作性夜間血色素尿症（PNH）などの周辺疾患とも接点や移行が存在する．MDS は多彩な疾患であるため，2008 年に改訂された WHO 分類第 4 版によって病型分類を行う

と共に，IPSS もしくは 2012 年に改訂された IPSS-R によって予後予測を行う．

3 診断

臨床症状としては慢性貧血が主なものであるが，時に好中球減少症や血小板減少症を反映して，出血傾向，発熱がみられる．健康診断などの採血で偶然に血球減少を指摘される無症状の例もある．

小球性ではない貧血，説明のつかない汎血球減少症，末梢血好中球の形態異常や巨大血小板の出現などから MDS を疑い，肝疾患や腎不全などによる二次性血球減少症，薬剤や栄養障害（ビタミン B_{12}，葉酸など）などの鑑別すべき疾患のスクリーニング（表1）[1] を行った上で，骨髄穿刺・生検を行う．なお，本疾患に限らないが，造血不全による貧血の症例で小球性貧血，低フェリチン血症など鉄欠乏を考える所見がないにもかかわらず，鉄剤投与が行われていることがある．このとき特に静注鉄剤が使用された場合は鉄過剰症の危険があるため，鉄剤投与に先立って鉄欠乏の証明や出血源検索を行うこと，治療への反応が不良の場合は血液疾患を一度は疑うことが必要である．

骨髄検査の際には，必ず染色体分析を行うと共に，必要に応じて遺伝子検査を行う．WHO 分類では染色体異常や遺伝子変異など疾患の分子機構が重視されており，診断の補助やリスク分類にも染色体分析が重要

表1 骨髄異形成症候群と鑑別すべき疾患と病態

- 巨赤芽球性貧血（ビタミン B₁₂/葉酸欠乏）
- 血清エリスロポエチン欠乏
- 薬剤性血球減少症（薬剤起因性血液障害）
- 慢性肝疾患，肝硬変
- 脾機能亢進症（例：門脈圧亢進症）
- アルコール過剰摂取
- 重金属曝露（例：鉛，ヒ素）
- 銅欠乏
- HIV 感染
- Anemia of chronic disorders（感染，炎症，癌）
- まれな貧血性疾患（例：congenital dyserythropoietic anemia）
- 自己免疫性血球減少症（例：特発性血小板減少性紫斑病，全身性エリテマトーデス）
- 血球貪食症候群
- 感染症
- 癌の骨髄転移
- 白血病（例：急性骨髄性白血病）
- 骨髄増殖性腫瘍（例：原発性骨髄線維症）
- 再生不良性貧血
- 発作性夜間ヘモグロビン尿症
- Idiopathic cytopenia of undetermined significance
- 大顆粒リンパ性白血病
- 悪性リンパ腫
- 多発性骨髄腫

（小澤敬也：特発性造血障害疾患の診療の参照ガイド 平成 22 年度改訂版〔http://www.jichi.ac.jp/zoketsushogaihan/all.pdf ＜閲覧日 2015.11.20 ＞〕より改変）

である．塗抹標本は普通染色以外に原則として特殊染色（ペルオキシダーゼ染色，鉄染色，PAS 染色および必要に応じてエステラーゼ染色）も行うが，特に鉄染色は鉄芽球の評価に必須である．また，細胞密度，骨髄の線維化，スメア標本では困難なことのある巨核球の形態異常の評価のため，同時に針生検も行うことが望ましい．

旧来の FAB 分類と 2001 年に発表され 2008 年に改訂された WHO 分類では，FAB 分類の慢性骨髄単球性白血病（CMML）が WHO 分類で除外された他，WHO 分類では芽球比率の上限が 20％ 未満とされる，t(8；21)，t(15；17)，inv(16)染色体異常がある場合には芽球比率にかかわらずそれぞれの転座に関連した AML と診断する，などの変更がある．原則として，現在は最新の WHO 分類によって病型分類を行う（表2）．

また，6 か月以上持続する 1 系統以上の血球減少があり MDS を疑うが，染色体異常もなく異形成も MDS の基準を満たさない程度のものは，WHO 分類に示されている ICUS と診断する．しかし，MDS への移行も念頭におき，注意深く（6 か月を目安に骨髄の再検を行うなど）経過を観察する．

4 治療

現在，MDS は造血器腫瘍としてとらえられているが，抗腫瘍薬には反応しにくく，一般的に予後不良である．また，多様な発症のメカニズムを反映して，年余にわたって血球減少が持続するのみで経過する比較的予後良好のものから，短期間に AML に移行する，造血不全の進行から輸血依存になる，あるいは重篤な感染症や出血を繰り返すなど予後不良のものまで，疾患の経過に大きな幅がある．したがって，治療方針の選択にあたってはまず予後予測のためのリスク分類を行い，おおまかに低リスク群・高リスク群の 2 群に分類した上で，治療適応を検討する．

リスク分類として広く使用されてきたのが国際予後予測スコアリングシステム（IPSS）であるが，2012 年に IPSS はより詳細に予後予測が可能となる改訂 IPSS（IPSS-R）として改訂を行ったため，これを用いるのが望ましい（表3）．IPSS-R はリスク因子として骨髄芽球比率・染色体異常の種類・減少している血球系列とその程度をスコア化し，合計スコアによって MDS の予後を 5 段階（予後良好な順に very low,

表2 WHO分類第4版による骨髄異形成症候群の病型分類

病型	末梢血所見	骨髄所見
RCUD RA；RN；RT	1-2系統の血球減少[1] 芽球(−)またはごくわずか(1%未満)[2]	1系統で10%以上の細胞に異形成 芽球5%未満 環状鉄芽球15%未満[*]
RARS	貧血 芽球(−)	赤芽球系の異形成のみ 環状鉄芽球15%以上[*] 芽球5%未満
RCMD	血球減少(多くは2-3系統) 芽球(−)またはごくわずか(1%未満)[2] Auer小体(−) 単球 $1 \times 10^9/l$ 未満	2系統以上で10%以上の細胞に異形成 芽球5%未満 Auer小体(−) 環状鉄芽球15%未満/以上[*]
RAEB-1	血球減少 芽球5%未満[2] Auer小体(−) 単球 $1 \times 10^9/l$ 未満	1〜3系統に異形成 芽球5〜9%[2] Auer小体(−)
RAEB-2	血球減少 芽球5〜19% Auer小体(±)[3] 単球 $1 \times 10^9/l$ 未満	1〜3系統に異形成 芽球10〜19% Auer小体(±)[3]
MDS-U	血球減少 芽球1%以下	異形成は1〜3系統に10%未満であるが，MDSが推定される染色体異常がある． 芽球5%未満
MDS with isolated del(5q)	貧血 通常，血小板数は正常または増加 芽球(−)またはごくわずか(1%未満)	低分葉核をもつ巨核球が正常または増加 芽球5%未満 del(5q)の単独異常 Auer小体(−)

1：ときに2系統の血球減少を認める．3系統の血球減少のときはMDS-Uに分類する．　2：骨髄の芽球が5％未満で，末梢血の芽球が2〜4%の場合は，RAEB-1と診断する．末梢血の芽球が1%のRCUDとRCMDは，MDS-Uに分類する．　3：末梢血の芽球が5％未満，骨髄の芽球が10％未満でAuer小体を認める場合は，RAEB-2と診断する．　＊：赤芽球に占める比率

low, intermediate, high, very high)に分類するものであり，およそlow〜intermediateまでを低リスク群，highおよびvery highを高リスク群と分類する．治療アルゴリズムの例を図1[2]に示す．

a 低リスクMDSに対する治療

この群においては骨髄不全の進行および白血病への移行は緩徐であり，治療の中心は骨髄不全に対する支持療法となる．ただし，中年以降の女性に多く，血小板減少を一般に伴わず貧血を主な症状とし，骨髄染色体分析で5番染色体長腕(5q)に欠失を認めることを特徴とする病型の一つであるMDS with isolated del(5q)に対しては，サリドマイド誘導体のレナリドミドが奏効し，保険適応にもなっているため，まずこれを考慮する．胎児奇形の防止を目的とした薬剤の適正管理手順が定められており，これに従った処方を行う．

貧血および血小板減少に対しては自覚・他覚所見に応じて輸血が必要となり，概ねヘモグロビン7g/dL前後，血小板数1万/μL未満を目安に輸血を行うことが多いが，症状の発現の個人差が大きく，輸血不応性

表3 改訂国際予後スコアシステム（IPSS-R）

予後因子の配点	0	0.5	1	1.5	2	3	4
核型	very good		good		intermediate	poor	very poor
骨髄芽球比率	≦2%		>2〜<5%	5〜10%	>10%		
ヘモグロビン（g/dL）	≧10		8〜<10	<8			
血小板数（万/μL）	≧10	5〜<10	<5				
好中球数（/μL）	≧800	<800					

リスク群	点数	50%生存期間
very low	≦2	8.8年
low	>1.5〜3	5.3年
intermediate	>3〜4.5	3.0年
high	>4.5〜6	1.6年
very high	>6	0.8年

核型カテゴリ：very good：-y，del(11q)；good：normal，del(5q)，del(12p)，del(20q)，del(5q)を含む2つの異常；intermediate：del(7q)，+8，+19，i(17q)，それ以外の1/2つの異常；Poor：-7，inv(3)/t(3q)/del(3q)，-7/del(7q)を含む2つの異常，複雑核型（3つの異常）；very poor：複雑核型（3つを超える異常）．age-adjusted IPSS-R（IPSS-RA）：（年齢－70）×{0.05－（IPSS-Rスコア×0.005）}をスコアに加算する．

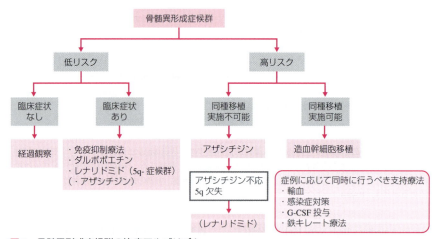

図1 骨髄異形成症候群の治療アルゴリズム
（日本血液学会：造血器腫瘍診療ガイドライン2013年版．骨髄異形成症候群の治療アルゴリズム．2013〔http：//www.jshem.or.jp/gui-hemali/1_6.html#algo ＜閲覧日2015.11.2＞〕より改変）

や将来の造血幹細胞移植への影響などを考慮して輸血の施行は最小限にとどめる．一定量以上の輸血を受けた症例では，鉄過剰状態から肝障害や耐糖能障害などの臓器障害を引き起こす例が認められるため，総赤血球輸血量が40単位を超え血清フェリチン値が1,000ng/mLを超える場合を目安に，デフェラシロクス内服による鉄キレート療法を行い鉄過剰の改善をはかる．また，特に血清エリスロポエチン濃度が高度に上昇していない（<500 mU/mL）症例においては赤血球造血刺激因子製剤の投与によって貧血が改善することが示されており，貧血合併例ではダルベポエチンの投与を検討す

る．造血不全が高度であり，これらの治療に抵抗し輸血依存が高度である例，重症感染症を繰り返す例で造血幹細胞移植の施行が可能な若年例においては，高リスク群に準じて造血幹細胞移植の施行も検討する．

b 高リスク MDS に対する治療

この群の MDS は，短期間に白血病に移行するか造血不全の進行により致命的となり，また後述のアザシチジンや多剤併用化学療法でも根治は困難である．したがって，唯一の根治的な治療法である同種造血幹細胞移植の施行の可能性をまず検討し，可能であれば原則としてこれを速やかに実施する．若年（例えば 55 歳未満など）で同種移植に耐えられる全身状態良好例で血縁ドナーが存在する場合が最もよい適応であるが，

Pitfall

ビタミン B_{12}/葉酸欠乏や銅欠乏など，MDS に一見似た骨髄像を呈する疾患があり，これらの除外が必要である．

原疾患の予後が絶対的に不良であることから，比較的高齢であっても全身状態が良好な例では，骨髄非破壊的前処置による移植も施設によっては適応となり得る．

造血幹細胞移植の適応とならない場合，DNA メチル化阻害剤の一つであるアザシチジンが日本では保険適応となっており，高リスク MDS においては生命予後の改善が示されているため，まずアザシチジンによる治療を考慮する．

DON'Ts

- □ 貧血に対して鉄欠乏性貧血の診断をせずに漫然と鉄剤を投与しない．
- □ 骨髄異形成症候群による造血不全では一般に輸血が避けられないが，血算のデータのみによる漫然とした輸血は行わない．

文献

1) 小澤敬也：特発性造血障害疾患の診療の参照ガイド 平成 22 年度改訂版（http://www.jichi.ac.jp/zoketsushogaihan/all.pdf〔閲覧日2015.11.20〕）

2) 日本血液学会：造血器腫瘍診療ガイドライン 2013 年版．骨髄異形成症候群の治療アルゴリズム．2013（http://www.jshem.or.jp/gui-hemali/1_6.html#algo〔閲覧日 2015.11.20〕）

獨協医科大学内科学（血液・腫瘍）　**市川　幹**

B 白血球系疾患：腫瘍性疾患

6 急性骨髄性白血病
（急性前骨髄球性白血病を含む）

DOs

- 急性骨髄性白血病の治療の基本は，化学療法の反復による白血病細胞の根絶（total cell kill）を目指すことである．
- 急性骨髄性白血病の診断には，形態学・染色体検査・細胞表面抗原検索を用いる．
- 急性前骨髄球性白血病は，病型により治療戦略が異なる．

1 基本的な考え方

急性骨髄性白血病（AML）とは，非リンパ球性の造血細胞が腫瘍化により異常増殖および成熟停止をきたし，芽球が増加した状態である．正常造血障害，浸潤による臓器障害および播種性血管内凝固症候群を併発する，致命的な疾患である．一般的に化学療法への感受性がよく，強力な化学療法を反復して行い白血病細胞の根絶（total cell kill）を目指す．

2 診断の進め方

a 形態診断

AMLの患者は，血液検査で異常を指摘され紹介されるケースが多い．WHO分類における急性白血病の定義は「末梢血もしくは骨髄で有核細胞のうちの芽球比率が20％以上」である．したがって，末梢血検査だけで急性白血病と診断され得るが，AMLの診断および詳細な病型分類のため，骨髄検査は必須である．診断の流れを図1に示す．

骨髄検査を施行し，芽球の増加を確認したところで骨髄性・リンパ性に分類する．分類のために重要なのがまず，形態学的検査およびペルオキシダーゼ染色検査である．形態的にAMLは，およそ半数にauer小体を認める．急性前骨髄球性白血病（APL）は，異常前骨髄球の増加とfaggot bodyを有するfaggot cellの確認によりなされる．芽球のペルオキシダーゼ染色陽性率が3％以上でAMLと診断されるが，3％未満の場合が急性リンパ性白血病とは限らない．AMLのうち，FAB分類のM0やM7はペルオキシダーゼ染色陰性となる．

b フローサイトメトリー検査

そこで頼りになるのが，フローサイトメトリー検査である．表面抗原の検索により，骨髄球性かリンパ球性を判別するのみなく，赤芽球マーカーであるglycophorin Aや巨核球マーカーであるCD41を検査することにより，病型分類にも有用である．この検査結果を含め，遅くとも3日以内にはAMLの診断が可能である．

c 染色体検査

AMLにおいてみられる染色体異常は，病型の決定および予後推定に重要である．t(8;21)(q22;q22)はM2の約40％を占める．日本人に高頻度であり，わが国の統計ではAML全体の約20％を占める．inv(16)(p13.1q22)もしくはt(16;16)(p13.1;q22)は好酸球増多をきたす急性骨髄単球性白血病AML(M4Eo)であり，AML全体の4〜5％程度である．t(15;17)(q22;q21)はAPLに普遍的にみられる染色体異常であり，確定診断に有用である．AMLの40〜50％は正常核型を示すが，実際に

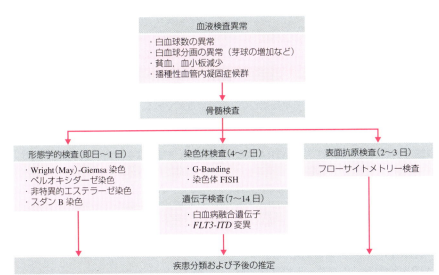

図1 AMLの診断の流れ

は染色体検査で検出されない遺伝子異常を有すると考えられる．正常核型の場合は，白血病細胞の分裂像が得られていない結果の場合もあり，診断時には遺伝子検査も併用し，より正確な病型診断が望まれる．染色体検査の結果が得られるまでは4～7日程度を要するため，治療開始後に判明することが多い．AMLの病型診断はWHO分類に基き，染色体異常がまず優先される．そして正常核型，もしくは分類されない染色体異常の場合は，FAB分類によるM0～M7に対応する分類が英字表記されている(表1)．詳しくは成書参照．

3 治療

a APLを除くAMLの治療

初発AMLに対する化学療法のレジメンは比較的単純であり，アントラサイクリン系の薬剤とシタラビンの併用療法，もしくはシタラビン大量療法がある．一般的に寛解導入療法はイダルビシンを3日間，シタラビンを7日間投与する「3＋7療法」を行う．正常造血が回復した後に骨髄検査を行

表1 AMLにおけるFABとWHO分類の対応

FAB分類	WHO分類
M0	AML with minimal differentiation
M1	AML without maturation
M2	AML with maturation
M4	Acute myelomonocytic leukemia
M5	Acute monoblastic/monocytic leukemia
M6	Acute erythroid leukemia
M7	Acute megakaryoblastic leukemia

い，完全寛解が確認されたら，地固め療法としてアントラサイクリン系の薬剤とシタラビンの併用療法，もしくは大量シタラビン療法に移行する．地固め療法は一般的に3～4コースを要し，寛解導入から地固め療法まで入院管理下で行われ，完遂まで約半年を要する．AMLに関しては，少量の化学療法による維持強化療法は一般的には行われない．65歳未満の強力な化学療法施行可能なAMLにおいて，寛解導入療法2回以内で完全寛解が得られる可能性は80％近いが，5年生存率は40％台である．

b　APLの治療

APLは治療戦略が異なる．初発症例に対してはビタミンAの誘導体である全トランス型レチノイン酸（ATRA）を用いた分化誘導療法を行う．APLは播種性血管内凝固症候群（DIC）の併発による早期死亡（主として出血死）が1〜2割の症例に起こり得ることから，DICの治療を十分に行い，形態学的にAPLと診断したらATRA内服を速やかに開始する．発症時に白血球数増多を伴う症例，もしくは分化誘導療法に伴い白血球が増加した症例では，ATRA内服に3＋7療法のような化学療法を併用するのが一般的である．

ATRAに関連した重要な副作用として，ATRA治療開始後に発熱・肺水腫による呼吸不全をきたす症例がみられる．APL細胞の分化に伴う現象であり，APL分化症候群とよばれる．重症化する場合があり，APL分化症候群を疑ったらATRAの中止および速やかなステロイド投与を行う．APLは，DICによる早期死亡を除くとATRA±化学療法での完全寛解率が90％に及ぶ．完全寛解後に他のAMLと同様に地固め療法を数コース行い，退院となる．他のAMLと異なり，APLではATRAや低用量化学療法などによる維持強化療法を行い，成績が向上しているエビデンスも多い．5年生存率は70％以上である．

APLは再発時に亜ヒ酸製剤が使用され，ATRAと同様にAPL細胞の分化誘導を起こす．再発症例に使用した場合にも，DICによる早期死亡を除けば90％を超える再寛解導入率を示し，地固め療法にも使用される．再寛解導入療法時にはATRA同様，APL分化症候群を起こし得るため注意が必要である．また，QT延長症候群をきたす薬剤であることから，亜ヒ酸投与中は心電図モニタリングを定期的に実施する．APLに対する治療効果が非常に高いため，現在は国内で初発症例の地固め療法に亜ヒ酸治療を組み込んだ試験が実施されている．

4　化学療法における支持療法

AMLは強力な化学療法を反復して行うため，血球減少期における輸血と感染対策は重要である．リンパ系腫瘍では白血球の回復促進を目的として顆粒球コロニー刺激因子（G-CSF）を使用する場合が多いが，AMLでは芽球を増加させる懸念があり，予防的にG-CSFが使用されることはない．しかし，AML自体がコントロールされており重症感染症を併発した場合など，G-CSFを使用し血球回復を促進することは問題ないとされている．

5　AMLにおける造血幹細胞移植の位置づけ

同種造血幹細胞移植は，一般的には寛解期に再発リスクを減らす目的で実施される．しかし一定の割合で移植関連死亡が生ずるため，移植実施にて予後に恩恵のあると考えられる病型や病状であること，適合ドナーの条件，それに患者の全身状態など，様々な要素を勘案した上で移植の適応を決定する．したがって，寛解症例における再発の予測は移植適応の判断の上で重要である．AMLにおいては，染色体検査により層別化された予後中間群および不良群は，HLA適合同胞ドナーがいれば第一寛解期に移植を考慮するのが一般的となっている．

一方，初発APLの完全寛解例に対して造血幹細胞移植は適応とならないものの，再発APLの第二寛解期は自家移植のよい適応である．再発時には亜ヒ酸による再寛解導入および地固め療法を施行し，その後に自家移植が実施される．分子学的寛解を得た状態で自家移植が実施された症例は，予後良好である．APL以外のAMLに関しての自家移植は，一部の施設から良好な成績が報告されているものの，一般的ではない．

6 再発の予測因子

寛解症例の再発を予測する因子は，様々なものが報告されている．最も重要なのが染色体異常の種類であり，これにより予後が層別化される．予後良好な染色体異常は t(8;21)(q22;q22)，inv(16)(p13.1q22)もしくは t(16;16)(p13.1;q22)および t(15;17)(q22;q21)である．t(8;21)(q22;q22)を有する症例は，白血球数が多いと再発の高リスクであり，第一寛解期で同種造血幹細胞移植を考慮する場合もある．t(15;17)(q22;q21)を有するものは APL であり，白血球数が多いと再発の高リスクではあるものの，APL の初回寛解症例に移植は実施しない．

次に治療反応性が重要であり，完全寛解を得るまでに2回以上の寛解導入療法を要した症例は，再発のリスク因子となる．その他，芽球のペルオキシダーゼ陽性率(50%未満)や AML 細胞の FLT3-ITD 変異陽性などが再発のリスク因子となる．

7 完全寛解の定義とモニタリング

完全寛解とは，白血病の治癒を示す状態ではないことに注意されたい．血液学的に正常になった状態であり，白血球が回復した時点で①骨髄検査で芽球が5%未満，②末梢血で芽球がみられない，③髄外病変を認めない，を満たすことである．より深い寛解を評価する方法としては，特徴的な染色体転座を有する AML であれば，転座の結果生じる融合遺伝子を PCR 法で測定する方法があげられる．骨髄検査において PCR 法で陰性の場合に，分子学的寛解といわれる．また，AML では一般的に WT1 mRNA が陽性であるため，非特異的ではあるが AML の治療反応性や微小残存病変の評価に有用である．WT1 mRNA の測定は末梢血・骨髄検査のどちらも保険適応となっている．

また，フローサイトメトリー法を用いた微小残存病変の検出も，一部の症例では使用可能である．AML における半数以上の症例は，正常な myeloid 系以外の表面抗原を発現している．それらは aberrant expression とよばれ，T 細胞性の表面抗原である CD7 や NK 細胞に発現する CD56 が陽性である例が代表的である．したがって CD2-CD7＋や CD34＋CD56＋のような正常な細胞集団ではみられない分画の陽性率を検出することにより，微小残存病変を評価し得る．しかし評価の方法が世界的に統一されておらず，また治療に伴い表面抗原の発現レベルが変化することから，偽陰性が生じる場合がある．

AML は寛解後5年以上経過してからの再発は非常にまれであり，治癒を得られる疾患ではあるが，後に治療関連 AML を発症する場合もある．AML の再発においては，常に初発時と病型の異同を確認する必要がある．

DON'Ts

- ☐ 急性骨髄球性白血病の播種性血管内凝固症候群状態での侵襲的な処置は可能な限り行わない．中心静脈挿入術でさえ致命的な出血をきたし得る．
- ☐ 化学療法による好中球減少期の発熱は経過をみてはならない．各種培養検査などを実施し，速やかに empiric therapy を開始する．

日本大学医学部血液膠原病内科　**入山規良**

☑ 表面抗原は予後に影響するか？

　AMLにおける染色体異常の予後への影響は古くから知られているが，表面抗原発現の予後への影響は一致した見解が得られていない．一般的にCD7，CD56，それにCD34を発現していると予後不良とされているが，正常核型AMLにおいて予後良好とされる*CEBPA*変異陽性例は，多くがCD7を発現している．また，t(8；21)を有するAMLは予後良好だが，半数以上の症例でCD56を発現している．予後良好と考えられる*NPM1*変異陽性例ではCD34陰性が多いが，t(8；21)やinv(16)/t(16；16)はCD34の陽性率が高い．AMLの中でも病型によって表面抗原の発現の傾向は異なるため，一概に予後因子にはなり得ない．しかし表面抗原と分子学的な関連は非常に興味深く，AMLが多様な疾患集団であることを物語っている．cluster of differentiationならぬ，cluster of diseasesである．　　　　　　（入山規良）

7 急性リンパ性白血病

> **DOs**
> - 少なくとも64歳以下の症例には，根治を目指した化学療法の適応がある．
> - 多剤併用化学療法で治療する．6か月程度の寛解導入・地固め療法と18か月程度の維持療法が行われる．年齢，リスクに応じて同種骨髄移植の適応を検討する．
> - フィラデルフィア染色体陽性の症例はABLキナーゼ阻害剤を併用した化学療法を行い，可能な限り同種骨髄移植を行う．

1 基本的な考え方

急性リンパ性白血病（ALL）は，小児と高齢者に多い疾患である．融合遺伝子，点変異，欠失などの遺伝子変異により，リンパ系前駆細胞が腫瘍化することにより発症すると考えられている．白血病細胞の増殖により，正常造血が障害されることによって汎血球減少（幼若芽球が増えることで白血球数は増えるが，正常白血球である好中球は減少するのが典型的）が起こり，感染症，出血，貧血症状を呈する．骨髄穿刺などにより，リンパ系前駆細胞の腫瘍性増殖を確認することで診断する．治療は化学療法が中心である．急性骨髄性白血病（AML）に比較して，多種類の抗悪性腫瘍薬を用いて多彩なバリエーションの治療が行われる．治療に伴う骨髄抑制などに対する支持療法が重要である．遺伝子異常，染色体異常の種類と予後の相関が強く，ハイリスク症例で年齢が若ければ，同種骨髄移植を検討する．

2 診断の進め方

末梢血への幼若芽球の出現，血小板減少，貧血などから白血病を疑い，骨髄穿刺を施行する．骨髄中にリンパ芽球を20%以上認めれば，ALLと診断できる．観察される幼若芽球を図1のようにして鑑別していく．まず，芽球のミエロペルオキシダーゼ（MPO）染色陽性率が3%未満であれば，FAB分類のM0，M5（一部）およびM7以外のAMLは否定できる．次に，TdT，細胞表面抗原などを調べ，AML，悪性リンパ腫白血化，形質細胞性白血病などを除外し，B細胞性，T細胞性を区別して診断する．さらに染色体検査，キメラスクリーニングを行い，反復性遺伝子異常の有無を調べる．反復性遺伝子異常とは，ALLで高頻度に認められる融合遺伝子のことで，BCR-ABL（フィラデルフィア〔Ph〕染色体によって形成される），TEL-AML1，E2A-PBX1，MLL関連融合遺伝子などである．

3 検査

ALLの診断時および，治療開始前に必要な検査を図2に示した．血液検査では感染症，DIC，腎障害，肝障害，高尿酸血症

> **⚠ Pitfall**
> 白血球数は，幼若芽球の出現により増加することもあれば，骨髄での造血は障害されるものの末梢血への芽球の流出はなく白血球数が減少することもある．白血球数にとらわれずに，白血病の可能性を考えることが必要である．肝障害，心筋障害を伴わないLDHの上昇は，造血器腫瘍の可能性があるので注意する．

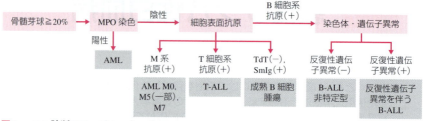

図1 ALL 診断フローチャート

図2 ALL 診断および治療開始前に必要な検査

血液検査	骨髄検査	その他
・血球計算 ・血液像 ・生化学検査 ・凝固能検査	・骨髄像 ・MPO 染色 ・細胞表面抗原 ・キメラスクリーニング ・染色体検査 ・病理組織診	・髄液検査・細胞診 ・胸腹部 CT ・心電図・心臓超音波検査

の有無を特にチェックする．これらの合併症は化学療法の開始によりさらに悪化する可能性が高く，対策が必要となることが多い．骨髄検査では，キメラスクリーニング（特に BCR-ABL は重要）と染色体検査で遺伝子異常を可能な限り明らかにすることが，治療法の選択や予後予測に重要である．キメラスクリーニングで融合遺伝子が検出されれば，微小残存病変（MRD）の評価にも使用でき治療効果の判定に役立つ．ALL は中枢神経浸潤が多いため，髄液検査が重要である．抗悪性腫瘍薬髄注と組みあわせて治療開始時，あるいは地固め療法開始時に初回施行される．アンスラサイクリンなど心毒性のある薬剤を使用するため，事前に心機能を評価する．

4 治　療

化学療法が治療の主体となる．AML の治療に比べて使用される薬剤の種類が多く，各治療コースの使用薬剤，スケジュールも様々である．薬剤ごとに特徴的な副作用があり，治療の進行に応じて注意すべき症

 コツ

骨髄穿刺がドライタップのときには，充満する腫瘍細胞による吸引不良の可能性がある．穿刺部位を変えて再検査を試みるか，骨髄生検を行う．

状，検査値が変わっていくため注意する．図3に代表的な寛解導入療法における各薬剤の副作用とその出現時期を示す．また，中枢神経浸潤への予防に重点がおかれること，維持療法が行われ治療期間が長いことなども，特徴的である．Ph 染色体の有無，患者年齢によって治療法が異なり，またハイリスク患者には同種移植を行う．

　Ph 陰性成人 ALL の場合，アンスラサイクリン系薬剤，ビンクリスチン，ステロイド，シクロホスファミド，L-アスパラギナーゼの5剤を用いた寛解導入療法を行い，その後4～8コース程度の地固め療法を行い（6か月程度），さらにその後，維持療法を診断日より2年経過するまで行うことが多い．中枢神経浸潤の治療・予防として，

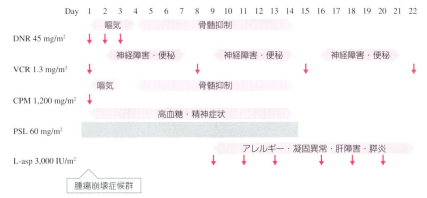

図3　5剤併用寛解導入療法と副作用

メトトレキサート，シタラビン，ステロイドの髄腔内投与や，メトトレキサート，シタラビンの大量療法，全脳・全脊髄照射などが行われる．バリエーションが豊富で，標準的治療法は確立されていない．

小児ALLでは，メトトレキサート，L-アスパラギナーゼ，ステロイドの使用量が多いなどの特徴をもつ成人とは異なる化学療法を行い，極めて良好な成績をあげている（副作用も強い）．成人でも，若年成人で小児型の治療に耐用性のある患者は，小児型の治療を行うことがすすめられるようになってきた．

Ph染色体陽性ALLは予後不良ALLの代表であるが，ABLキナーゼ阻害剤（イマチニブ）を治療に組み込むことで予後が著しく改善した．しかし依然として化学療法のみで治療した場合の再発率は高く，同種移植の積極的な適応である．

これらの中から，ハイリスク症例に対しては第一寛解期での同種骨髄移植が推奨されている．予後不良因子は年齢，初診時白血球数，完全寛解までの期間，染色体異常（Ph染色体，t(4；11)）などであるが，小児型治療による治療を受けた場合の適応は流動的である．これらをまとめたALL治療のアルゴリズムを図4[1]に示す．

5　注意点

ALLは腫瘍崩壊症候群の頻度が高いため，白血球数が多い症例では特に注意が必要である．補液，アロプリノールの内服，尿のアルカリ化に留意し，特にリスクの高い症例にはラスブリカーゼの投与を行う．

メトトレキサート大量療法は腎障害などの有害事象の予防のために，尿量の確保，尿のアルカリ化，ロイコボリンレスキュー，メトトレキサート血中濃度測定などが，プロトコルごとに厳密に定められている．これを遵守することが有害事象予防に重要なため，よく調べて遵守する．

6　患者・家族への説明

原則的に病名は告知する．化学療法の副作用（脱毛，悪心，汎血球減少など）と治療期間（6か月程の入院治療とその後1年半程の外来での維持療法）について説明する．治療成績に関しては，本人の理解度，精神的な耐用性にあわせて説明する．Ph染色体陰性症例の場合，寛解率は80〜90％で，5年の無病生存率は40％前後（ただし若年成人が小児型プロトコルで治療を受けたときには寛解率90％程度，5年無病生存率60％程度）である．

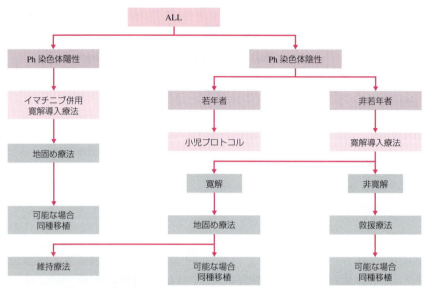

図4 ALL治療のアルゴリズム
(日本血液学会：造血器腫瘍診療ガイドライン2013年版．白血病急性リンパ芽球性白血病の治療アルゴリズム．2013〔http：//www.jshem.or.jp/gui-hemali/1_3.html#algo＜閲覧日 2015.11.20＞より改変〕)

DON'Ts

- ☐ 診断時のキメラスクリーニング（特に BCR-ABL）はその治療方針決定，その後の微小残存病変による治療反応の評価に極めて重要であるため，必ず行う．その検査を行う前にはステロイド投与といえども安易に治療を開始するべきではない．
- ☐ 好中球減少時の発熱は放置してはならない．24時間いつでも血液培養検査を行った後，広域抗菌薬投与をすぐに開始できるようにする．
- ☐ 想定されたタイミングでの骨髄回復がないときに，漫然と経過をみていてはならない．非寛解，再発の可能性があるため，血球回復がなくとも骨髄の状態を確認する．

文献

1) 日本血液学会：造血器腫瘍診療ガイドライン 2013年版．白血病急性リンパ芽球性白血病の治療アルゴリズム．2013 (http://www.jshem.or.jp/gui-hemali/1_3.html#algo〔閲覧日 2015.11.20〕)

名古屋大学医学部附属病院血液内科　**早川文彦**

B 白血球系疾患：腫瘍性疾患

8 慢性リンパ性白血病および類縁疾患

DOs

- □ リンパ球数が多い患者は，鑑別診断として慢性リンパ性白血病および関連疾患を考える．
- □ 汎血球減少患者を診た場合は，一度はヘアリー細胞白血病も鑑別診断にあげる．
- □ 形態診断だけでなく，フローサイトメトリーによる免疫形質，そして FISH 検査を行う．

1 基本的な考え方

慢性リンパ性白血病（CLL）は，成熟 B リンパ球の腫瘍で，末梢血，骨髄，脾臓，リンパ節が侵される．多くは緩徐（インドレント）な経過を示すが，一部に進行が速いものがみられる．典型例では，CLL 細胞は CD5 と CD23 の発現がみられるが，CD20 や免疫グロブリン（Ig）は低発現を特徴とする．CLL では免疫グロブリン重鎖可変領域（*IGHV*）遺伝子に体細胞突然変異（SHM）（*IGHV*-SHM）がないものとあるものがあり，*IGHV*-SHM がないものは予後不良である．他にも表1に示すような予後因子が知られており，TP53 遺伝子異常がある場合は，極めて予後不良である．このように CLL は，臨床経過も *IGHV*-SHM の状態など様々である．現在，遺伝子異常を有する造血幹細胞から分化したクローナルな成熟 B 細胞がみられ，それに遺伝子異常が加わり，最終的に CLL へと進展する多段階の腫瘍発症機序が考えられている．

2 疫学・症状など

CLL は欧米では最も頻度の高い血液悪性腫瘍であるが，日本での発症率は 0.25 人/10 万人と欧米の約 1/10 で，高齢者に多く，男性は女性の約 2 倍の発生頻度である．病初期は無症状で，80% の患者が早期

で診断される．進行すると易疲労感，盗汗，発熱，体重減少などの症状と，血球減少による症状（貧血による症状，好中球減少などに伴う易感染性，血小板減少による出血症状など），無痛性リンパ節腫脹，脾腫，肝腫がみられる．また，自己免疫性溶血性貧血や血小板減少症が合併することがある．一部にびまん性大細胞型 B 細胞リンパ腫（DLBCL）への形質転換（Richter 症候群）がみられ，進行が速くなる．有毛細胞白血病（HCL）は特徴的な細胞形態をとる白血病であるが，骨髄で線維化を起こすために汎血球減少を呈することが多い．

3 診断の進め方

a CLL の診断

診断基準は，B リンパ球の 5000/μL 以上の増加が 3 か月以上持続し，末梢血塗抹標本で，小型成熟リンパ球の増殖と smudge cell（標本作成時に壊れたリンパ球）がみられ（図 1a），大型の前リンパ球（赤血球の 2 倍以上で明瞭な核小体を有する，図 1b）や異型リンパ球の占める割合は 55% 未満である．B リンパ球数はフローサイトメトリー

 コツ

末梢血塗抹標本は，通常の強制乾燥標本ではなく，自然乾燥標本も作製して検鏡しよう．

表1 予後因子

	予後良好因子	予後不良因子
臨床病期	低リスク	高リスク
骨髄浸潤パターン	Interstitial または nodular パターン	Diffuse パターン
リンパ球倍加時間	≧12か月	<12か月
免疫グロブリン重鎖可変領域(*IG VH*)遺伝子	体細胞突然変異あり	体細胞突然変異なし
ZAP-70	陰性(低発現)	陽性(高発現)
CD 38	陰性	陽性
染色体・遺伝子異常	13q14 欠失	17p 欠失,11q23 欠失 *TP53* 遺伝子変異 *NOTCH1*, *SF3B1*, *BIRC3* 遺伝子変異
その他		TNFα, β2MG, IL-6, IL-8, IL-10, LDH, VEGFR-2, CD20, CD52 増加

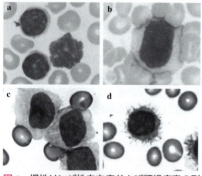

図1 慢性リンパ性白血病および類縁疾患の形態像(口絵 No.14)
a:慢性リンパ球性白血病(末梢血塗抹標本).CLL 細胞は通常,赤血球2個分より小さい小リンパ球であり,核の切れ込みが目立たず,核小体が不明瞭で,細胞質は全周性にみられない.
b:前リンパ球性白血病(末梢血塗抹標本).前リンパ球は赤血球2個分より大きく,核小体が明瞭で,B-PLL は前リンパ球が55% 以上のものをいう. c:有毛細胞白血病(末梢血塗抹強制乾燥標本)細胞質の広い大型のリンパ球を認める. d:有毛細胞白血病(末梢血塗抹自然乾燥標本)細胞表面に突起を認める.

 Pitfall

B リンパ球のクローナルな増加があり,CD5 + CD23 +でも CLL とは限らない.MCL や他のリンパ腫のこともある.

(FCM)検査で確認する.骨髄検査は診断には必須でないが,リンパ球様細胞が有核細胞の30% 以上あることが基準である.

クロナリティの確認は2種類の調べ方がある. FCM で, Ig 軽鎖の κ 鎖と λ 鎖の偏りがあるかどうか,具体的に κ/λ 比>3:1 または<0.3:1 である.またはサザンブロッティング法などで *Ig* 重鎖遺伝子の再構成を調べる.

CLL に特徴的な免疫形質は,前述のように κ 鎖, λ 鎖の偏りがみられ, CD5/CD23 陽性, CD20/CD22 弱陽性, CD10 陰性,表面免疫グロブリン弱陽性または陰性である.

B リンパ球数が 5,000/μL 未満でも,リンパ節腫脹や肝脾腫, B 症状(全身倦怠,体重減少,夜間盗汗),自己免疫疾患および感染症などの腫瘍関連症状や骨髄浸潤による血球減少がある場合は, CLL と診断し,みられない場合はモノクローナル B リンパ

> **コツ**
> マントル細胞リンパ腫の鑑別のためにサイクリン D1 の検査をしよう．

> **コツ**
> CLL の病期診断は，血球数と診察所見でするので丁寧に診察所見をとろう．

> **コツ**
> 治療方針の決定のためには 17p 欠失などの検査が必須であるため，FISH 検査をしよう．

球増殖症（MBL）と診断する．末梢血中に B リンパ球の増加がみられずにリンパ節腫脹や肝脾腫が主体の場合は，病理組織診断を実施し，小リンパ球性リンパ腫（SLL）と診断する．

b 鑑別診断

CLL との鑑別が必要な主な疾患とマーカーによる鑑別を**表 2** に示す．

前リンパ球が末梢血リンパ球数の 55% 以上あると B 細胞前リンパ性白血病（B-PLL）と診断する．

マントル細胞リンパ腫（MCL）は，形態や免疫形質だけでは鑑別が困難なため，t(11;14)（Ig 重鎖 -bcl1 遺伝子）の検索もしくは免疫染色による BCL-1（サイクリン D1）の過剰発現の検索が必須である．

HCL は通常の塗抹標本（強制乾燥標本）では細胞質の広い大型の B リンパ球（目玉焼き像）がみられる（**図 1c**）が，自然乾燥標本では細胞表面に突起を認め（**図 1d**），位相差顕微鏡像ではいわゆる hair を認める．細胞化学では酒石酸抵抗性酸ホスファターゼ（TRAP）が陽性である．また，V600E 変異を示す *BRAF* 遺伝子異常（*BRAF*V600E）がみられ，診断に有用である．しかし，HCL と同様の形態を示す細胞が末梢血で増加する HCL variant は，HCL と異なる免疫形質を示し，*BRAF*V600E も認めない．

その他のインドレント B 細胞リンパ腫として，脾腫を認める脾臓辺縁帯 B 細胞リンパ腫があり，形態的には絨毛リンパ球が出現することがある．リンパ形質細胞リンパ腫（Waldenström's macroglobulinemia）は，高率に *MYD88* 遺伝子変異がみられ診断に有用である．

c 病期診断

アメリカでは Rai 分類 / 改訂 Rai 分類，ヨーロッパでは Binet 分類が使われている（**表 3**[1]）．病期の決定は両者共に身体診察所見と血算の所見で行う．病期は治療方針の決定に重要なだけでなく，予後予測の重要な因子である．

d 予後因子

表 1 に示すような予後因子が知られている．FISH 検査で，13q14 欠失，11q23 欠失，トリソミー 12，17p 欠失を調べる．特に *TP53* 遺伝子と関連のある 17p 欠失は大切で，治療方針に影響する．

4 検査所見

リンパ球数増加と骨髄浸潤に伴う貧血や血小板減少がみられる．自己免疫性血液疾患を合併する場合は，直接 Coombs 試験が陽性である．

塗抹標本により形態診断をするが，自然乾燥標本では絨毛リンパ球や有毛細胞の同定も容易になるため，自然乾燥塗抹標本の観察が推奨される．SLL が疑われる場合は，リンパ節生検など組織標本での診断が必要である．

FCM による CLL の典型的な免疫形質を，**表 2** に示す．

5 治療

a CLL 治療開始基準

CLL は通常の化学療法で治癒を得ることが困難であり，また病初期から治療する有

表2 CLLとの鑑別が必要な主な疾患と免疫形質・染色体/遺伝子異常

	sIg	CD5	CD10	CD23	FMC7	CD79b/CD22	Cyclin D1	CD103	染色体・遺伝子異常
CLL	+dim	+	−	+	+/−	+dim	−	−	13q欠失(50%); 11q欠失(20%); トリソミー12(20%); 17p欠失(10%)
B-PLL	+	−/+	−	−	+	+	−	−	
HCL	+	−	−	−	+	+	−	+	酒石酸抵抗性酸ホスファターゼ(TRAP)陽性, *BRAF*遺伝子変異
LPL・WM	+	−	−	−	−/+	+	−	−	t(9;14)-PAX5/IGH *MYD*88遺伝子異常
MCL	+	+	−	−	+	+	+	−	t(11;14)-BCL1/IGH
FL	+	−	+	−/+	−	+	−	+	t(14;18)-BCL2/IGH
Extranodal and nodal MZL	+	−	−	−/+	−/+	+	−	−	トリソミー3;t(11;18)-API2/MLT;t(1;14)-BCL10/IGH
splenic MZL	+	−/+	−	−	−	+	−	−	7q21-32欠失(40%)

表3 CLLの病期分類, 病期別の生存期間と治療方針

改訂Rai分類	Rai分類	診断時の臨床所見	治療
低リスク	0	リンパ球増加[*1]	経過観察
中間リスク	I	リンパ節腫大	活動性病態があれば考慮
	II	脾腫	
高リスク	III	貧血(Hb < 11g/dL)	治療
	IV	血小板減少(< 10万/μL)	

Binet分類	診断時の臨床所見	治療
A(低リスク)	リンパ球増加[*1]	経過観察
B(中間リスク)	リンパ節腫大領域≧3か所[*2]	活動性病態があれば考慮
C(高リスク)	Hb < 10g/dL または 血小板< 10万/μL	治療

[*1]: リンパ球増加の定義はWHO/IWCLLに従い, リンパ球数またはBリンパ球数5000/μL以上とする. [*2]: リンパ節腫大領域とは, 頸部, 腋窩, 鼠径部のリンパ節, 肝, 脾の5か所で, 触診所見のみの結果で, そのうちの何か所が腫大しているかを数える.

(Hallek M, et al.: Blood2008;111〔12〕:5446-5456. doi:10.1182/blood-2007-06-093906. Epub 2008 Jan 23 より改変)

用性は現時点ではない．治療対象は改訂Rai分類の高リスク（Rai分類のⅢ，Ⅳ）またはBinet分類のC期の進行期の患者および活動性の症状のある早期の患者である（**表1**）．国際CLLワークショップ（iwCLL）の治療開始基準は，①6か月以内の10%以上の体重減少，強い倦怠感，盗汗，発熱などの疾患関連症状，②骨髄不全による有症状の貧血や血小板減少，③著明な脾腫・リンパ節腫大，④2か月間で50%を超えるリンパ球の増加ないし6か月以内に2倍を超えるリンパ球増加，であり，リンパ球の絶対数のみでは治療の適応基準とはならない点に注意する．

b　CLLの治療

欧米の標準治療薬が国内では保険適応外や未承認薬であるために，欧米と異なる治療となっている．実施可能であれば，フルダラビン（FLU）+シクロホスファミド（FC療法）に抗CD20抗体であるリツキシマブ（保険適応外）を加えた治療（FCR療法）が，欧米では標準治療である．高齢者や併存疾患がある場合は，欧米ではchlorambucil（CHL，国内未承認薬）やFLU単独療法が標準的な治療になる．17p13欠失や*TP53*遺伝子異常がみられるCLL細胞が増殖細胞の主体である場合（FISH検査で17p欠失細胞が多い場合）は，FCR療法抵抗性で予後不良であるため，同種造血幹細胞移植（同種移植）の実施を考慮する．

c　再発・難治性CLLの治療

リツキシマブと異なる部位を認識するヒト型抗CD20モノクローナル抗体であるオファツムマブや，抗CD52抗体のアレムツズマブの使用を考慮する．しかし，アレムツズマブはウイルス再活性化などが高頻度で生じるため注意が必要である．

d　類縁疾患の治療

HCLの標準治療は，プリン代謝拮抗薬であるクラドリビンである．また各リンパ腫の治療法は，リツキシマブと殺細胞薬による免疫化学療法が実施される．

e　新規薬剤

欧米では，BCRシグナル経路阻害薬が再発CLLに対する標準治療はなっている．Ibrutinib（国内未承認）は，B細胞の増殖やNF-κB経路の活性化に必要なBTKに対する阻害薬で，17p欠失/*TP53*遺伝子異常あるCLLにも有効である．他に，欧米ではPI3Kδ isoformの特異的抑制作用を有するidelalisib（国内未承認）が，抗CD20抗体であるリツキシマブ（国内保険適応外）との併用で使われている．

DON'Ts

☐ 病初期からの治療は生命予後の延長をきたさないため，診断がついてもすぐに治療を開始してはならない．必ず治療開始基準を参考にする．

文献

1) Hallek M, et al.：Blood 2008；111（12）：5446-5456. doi：10.1182/blood-2007-06-093906. Epub 2008 Jan 23

島根大学医学部附属病院腫瘍センター/腫瘍・血液内科　**鈴宮淳司**

B　白血球系疾患：腫瘍性疾患

9 濾胞性リンパ腫

DOs

- [ ] 濾胞性リンパ腫は緩徐な病勢進行を示す低悪性度リンパ腫であり，無症状の場合には無治療経過観察も可能である．
- [ ] 基本的に治癒を得ることが困難で再発を繰り返すが，長期生存可能であることを患者に説明する．
- [ ] 初回治療の方針は，限局期，進行期低腫瘍量（無症状），進行期高腫瘍量（有症状）に分けて検討する．

1 基本的な考え方

濾胞性リンパ腫（FL）は，年単位の緩徐な病勢の進行を示す低悪性度リンパ腫の代表的病型である．欧米では，非 Hodgkin リンパ腫の約 20% を占めるが，わが国の頻度は 10% 程度である．無治療で長期間観察可能な症例や経過観察中に自然消退する症例がある一方で，早期に治療抵抗性になる症例や，進行の早いびまん性大細胞型 B 細胞リンパ腫に進展する症例があるなど，臨床経過は様々である．病勢の進行は緩徐であるが，基本的に治癒を得ることは困難で，経過中，再発を繰り返す．FL の治療を考える場合，このような FL の特徴を考えて，長期にわたる治療戦略を考える必要がある．

2 病態

FL は，胚中心 B 細胞由来に由来する悪性リンパ腫である．染色体転座 t(14;18)(q32;q21)を高頻度に認める．この転座の結果，18 番染色体長腕(q)21 に存在する BCL-2 遺伝子が，14 番染色体 q32 にある免疫グロブリン重鎖遺伝子と近接することで，BCL-2 遺伝子が恒常的に活性化され，過剰発現する．BCL-2 の機能は抗アポトーシス作用であるため，この転座を有するリンパ球の胚中心でのアポトーシスが抑制されることがリンパ腫の発症に深くかかわっていると考えられている．

3 臨床症状

症状のないリンパ節腫大で発症することが多い．病勢の進行は緩徐であり，年単位で進行することが特徴である．リンパ節以外では，脾臓，骨髄・末梢血，Waldeyer 輪に病変を認めることが多い．骨髄浸潤は 40〜70% の症例に認められる．節外臓器にも浸潤し，皮膚，消化管，眼付属器，乳腺などに病変を認めることがある．十二指腸濾胞性リンパ腫は，非常に緩徐な進行を示すことが知られている．

診断時に進行期(III/IV 期)であることがほとんどであり，限局期(I/II 期)で診断される症例は 15% 程である．ほとんどの症例が無症状で診断される．低悪性度リンパ腫である FL からアグレッシブリンパ腫に組織学的進展を起こすと，病状の進行が早くなり，リンパ腫関連症状を呈することが多くなる．組織学的進展のリスクは年当たり数 % である．

4 診断のすすめ方

診断は病変部位の生検で行われる．典型的には，胚中心を模倣する大小様々な結節状構造がみられる．大型細胞である centroblast の数により，grade 1，2，3A，3B に分類される．Grade1 と 2 の間で臨床

表1　濾胞性リンパ腫の低腫瘍量基準

GELF	BNLI	GLSG
1. 腫瘍最大径(節性・節外病変)＜7cm 2. 長径3cm以上のリンパ節病変＜3領域 3. 全身症状(B症状)なし 4. 臍線を超える脾腫(CT上＜16cm) 5. 胸水・腹水なし(細胞診結果問わず) 6. 局所(硬膜, 尿管, 眼窩, 胃腸など)の圧迫症状の危険性なし 7. 白血化(リンパ腫細胞＞5,000/μL)なし 8. 骨髄機能障害(Hb＜10g/dL, WBC＜1,000/μL, 血小板数＜10万/μL)なし 9. LDH, β2-ミクログロブリン正常	1. B症状や全身性搔痒なし 2. 3か月間の病状進行ない 3. 生命にかかわる臓器浸潤なし 4. 骨髄浸潤による血球減少なし 5. 肝臓・腎臓浸潤なし 6. 孤立性骨病変なし	1. B症状なし 2. Bulky病変(長径：縦隔＞7.5cm, 他部位＞5cm)なし 3. 正常造血の障害なし 4. 急速な病勢進行なし

的特徴や予後に差はないが，grade3Aと3Bでは臨床的・分子生物学的な差を認める．細胞形質は，CD10＋，CD5－，CD19＋，CD20＋，CD22＋，CD79a＋，sIg＋，BCL2＋，BCL6＋である．細胞遺伝学検査では，t(14;18)(q32;q21)転座を認める．

血清LDHは正常範囲内のことが多いが，リンパ腫関連症状がある場合や腫瘍量が多くなると高値となる．

病期診断として，全身CT検査，骨髄検査(生検)，上部消化管検査は必須である．その他，症状や徴候に応じて適切な検査を追加する．合併症の評価として，心臓超音波検査での心機能のスクリーニングは最低限行う．

5　治療

初発FLの治療方針は，限局期，進行期低腫瘍量，進行期高腫瘍量に分けて検討する．

a　限局期

限局期は，臨床病期Ⅰ期または病変が隣接するリンパ節領域にあるⅡ期など一照射野に病変がとどまる場合で，病変部位の放射線照射が標準的治療と考えられている．放射線療法により10年全生存(OS)割合は66％，10年無増悪生存(PFS)割合が49％という報告がある．最近の研究から，照射量は従来の線量よりも低線量の24Gyが標準となりつつある．

b　進行期

治療方針は，低腫瘍量と高腫瘍量で層別し治療方針を決定する．腫瘍量の意味するところは，このまま無治療経過観察を行うと近い将来何らかの臨床症状や臓器圧迫症状が出現するか否か，ということである．腫瘍量を判別する基準には，GELF基準，BNLI基準，GSLG基準がある．いずれも病変(リンパ節)の大きさ，臓器への浸潤，臨床症状を指標に定義されている(表1)．

日本血液学会，NCCN，ESMOガイドラインでは，低腫瘍量の場合には無治療経過観察またはリツキシマブ単剤治療，高腫瘍量の場合には，リツキシマブ併用化学療法が推奨されている．

1) 進行期低腫瘍量

無症状または低腫瘍量FLに対しては，早期に治療を開始しても注意深い経過観察をしてもOSに差がないことから，症状が出現まで注意深く無治療経過観察を行うことが標準的な治療方針である．無治療経過観察をした場合，治療を開始するまでの期間中央値は31.1か月と報告されている．一方，経過観察することで，25か月時点で12％の患者に病変の自然退縮が認められたとも報告されている．

表2 濾胞性リンパ腫に対するFLIPI/FRIPI2

リスク因子	FLIPI	FLIPI2
年齢＞60歳	○	○
病期≧III	○	
ヘモグロビン値＜12g/dL	○	○
LDH＞正常値上限	○	
リンパ節領域数＞4	○	
β2ミクログロブリン＞正常上限		○
リンパ節最大径＞6cm		○
骨髄浸潤あり		○
リスクグループ	リスク因子数	OS(%)
FLIPI		(10年)
low	0, 1	71
intermediate	2	51
high	3, 4, 5	36
FLIPI2		(3年)
low	0	99
intermediate	1, 2	96
high	3, 4, 5	84

Pitfall

FLでは，リツキシマブ単剤治療後，奏効を得るのに数か月かかる症例がある．治療後の効果判定で増悪がなければ，病変が残存しているという理由で次治療をすぐに開始する必要はない．

治療を希望する患者には，リツキシマブ単剤治療が推奨される．未治療進行期低腫瘍量FLに対してリツキシマブ単剤を週1回4週間投与することで，全奏効割合（ORR）73%，PFS中央値23.5か月が得られている．

低腫瘍量患者へのリツキシマブ単剤治療後のリツキシマブ維持療法は，増悪後にリツキシマブを再投与することに比較して有用性は認められていない（E4402：RESORT試験）．

2）進行期高腫瘍量

症状のある，または，高腫瘍量FLに対しては，リツキシマブ＋化学療法を行う．リツキシマブと組みあわせる化学療法は，効果と毒性のバランスの点から，CHOP（シクロホスファミド，ドキソルビシン，ビンクリスチン，プレドニゾロン）療法が優れている．臨床試験の結果，リツキシマブに併用する化学療法剤としてベンダムスチンがPFSを延ばすことが示されているが，わが国では未治療患者に適応がない．

高腫瘍量患者にリツキシマブ＋化学療法を行った後にリツキシマブ維持療法を行うことで，PSFを延長することが示されている（PRIMA試験）．OSでは差を認めていない．初回治療後奏効を得た症例に対して，地固め療法としての大量化学療法＋自家末梢血幹細胞移植の有用性はなく，行うべきではない．

c 再発時治療

初回治療後に増悪した場合でも，症状がない場合には注意深い経過観察が可能であ

る．治療を行う場合の選択肢として，リツキシマブ単剤，放射免疫療法（RIT）であるゼヴァリン治療，リツキシマブ＋ベンダムスチンやフルダラビンなどのリツキシマブ＋化学療法，新薬の治験などがあげられる．早期に増悪する場合や病勢が強い場合には，救済治療で奏効が得られた後，大量化学療法＋自家移植を行うことがある．限局期再発の場合には，放射線治療も可能である．

6 予後

リツキシマブ導入後，FL の予後は改善され，10 年 OS が 70％を超える一方で，進行期患者で R-CHOP 療法後 2 年以内に増悪する患者の予後は，不良であることが示されている．FL の予後予測モデルとして，FLIPI，FLIPI2 が提唱されている（表2）．

DON'Ts

- 治療後の効果判定で増悪がなければ，病変が残存しているという理由だけで次治療をすぐに開始しない．
- 初回治療後奏効を得た症例に対して，地固め療法としての大量化学療法＋自家末梢血幹細胞移植の有用性はなく，行うべきではない．

愛知県がんセンター中央病院臨床試験部／血液・細胞療法部　山本一仁

☑ 髪の長きは七難隠す？

濾胞性リンパ腫は緩徐な進行を示すリンパ腫であるが，まさしく「リンパ腫を育んだ」患者を経験したことがある．その患者は 40 歳代の女性であった．受診したときには，耳介後部の頸部リンパ節腫大を自覚してからすでに数年が経過していた．いくらゆっくりと増大するといっても数年経てば 10cm ぐらいには育っている．本人曰く「癌といわれるのが怖くて病院を受診しませんでした．症状もないし」．周りの人に腫れているといわれなかったのかと尋ねたところ，「髪を長くして隠していたから誰も気付きませんでした」とのこと．確かに綺麗なロングヘアであった．「色の白いは」ではなく，「髪の長きは七難隠す」である．彼女は何回か再発をしているものの，現在も外来に通院している．　　　　　　　　　　　（山本一仁）

B 白血球系疾患：腫瘍性疾患

10 MALT リンパ腫

> **DOs**
> - 胃 MALT リンパ腫と診断された場合は，ヘリコバクター・ピロリ（HP）感染の有無を確認する．
> - HP 陽性の限局期胃 MALT リンパ腫では，HP 除菌を行い，HP 陰性の場合は放射線照射やリツキシマブ単剤投与を行う．
> - 胃以外の進行期 MALT リンパ腫では，びまん性大細胞型 B 細胞リンパ腫合併の有無に応じて治療選択を行う．

1 基本的な考え方

MALT リンパ腫は，濾胞辺縁帯から濾胞間に増殖・浸潤する辺縁帯リンパ腫（marginal zone lymphoma）の一つであり，粘膜に付随するリンパ組織を発生母地として節外性に生じる，低悪性度 B 細胞リンパ腫である．消化管（特に胃）に発生する頻度が最も高いが，唾液腺，肺，眼付属器，甲状腺，皮膚，乳腺などにも好発する．B 細胞リンパ腫の 7～8％，胃悪性リンパ腫の 50％ 以上を占め，臨床では遭遇する機会が比較的多い．臨床的に胃 MALT リンパ腫（gastric）と胃以外の MALT リンパ腫（non-gastric）に分類し，治療はヘリコバクター・ピロリ（HP）陽性の限局期胃 MALT リンパ腫の場合，HP 除菌を行う．HP 陰性の場合は放射線照射または，リツキシマブ単独投与を行う．胃以外の MALT リンパ腫の場合は，低悪性度リンパ腫の代表病型である濾胞性リンパ腫（FL）に準じて，病期や病変部位などに応じた最適な治療法を選択する．

2 病態

病因として，慢性感染症や自己免疫疾患による慢性炎症が背景にある．特に胃 MALT リンパ腫患者では 60～90％ が HP 感染を伴っており，HP による胃炎が発生母地となると考えられている．また，Sjögren 症候群や橋本病は，それぞれ唾液腺の MALT リンパ腫，甲状腺の MALT リンパ腫を合併しやすいことが知られている．

MALT リンパ腫は多くの患者が限局期であるが，進行期であっても比較的生命予後のよいリンパ腫である．

3 診断の進め方

消化管悪性リンパ腫が疑われた場合，可能であれば超音波内視鏡で深達度および周囲リンパ節の評価を行う．胃 MALT リンパ腫の場合は，HP 感染の有無を内視鏡検査（迅速ウレアーゼ試験，鏡検法，培養法），尿素呼気試験，抗体測定，便中抗原検査などで行う．胃などの消化管のリンパ腫の病期分類は Lugano 分類（表1）[1]を用いて評価する．

4 治療

a 胃 MALT リンパ腫（図1）[2, 3]

1） 限局期：HP 陽性例

初回治療は HP 除菌を行う．除菌成功率は 80～90％ で，完全寛解の割合は 60～100％ である．除菌の効果判定は，6～8 週間後に行い，リンパ腫病変は治療開始 3 か月後に内視鏡検査で評価する．奏功を得るまでに時間がかかることがあり，注意深

く経過観察を行うことが重要である．HPが陰性化してもリンパ腫病変が残存している症例で，症状がある場合は放射線照射を行う．一次除菌で失敗した症例では二次除菌を行う．

2) 限局期：HP 陰性例

放射線照射が第一選択であるが，リツキシマブ単剤投与が行われることもある．進行が緩徐であり，胃に限局している場合にはHP陰性例でも除菌療法を試みることもある．

3) 進行期

症状や臓器障害の有無などで化学療法を実施すべきかどうかを判断し，実施する場合はFLに準じて治療を行う．症状がない場合や腫瘍量が少ない場合は，経過観察も選択される．

表1 Lugano分類

stage I		消化管に限局する病変で漿膜穿通を伴わない（原発病変の数は問わない）
	I1	粘膜下層に浸潤なし
	I2	粘膜下層を超えて浸潤するが，漿膜は超えない
stage II		原発巣から腹腔内リンパ節に浸潤が認められる
	II1	局所（胃，傍腸管リンパ節などの所属リンパ節浸潤）
	II2	遠隔（腸間膜，傍大動脈，傍大静脈，骨盤腔内，鼠径部などのリンパ節浸潤）
stage IIIE		漿膜から隣接臓器への浸潤，もしくは穿孔／腹膜炎
stage IV		播種性節外浸潤，もしくは横隔膜上部のリンパ節浸潤を伴う消化管病変

（Rohatiner A, et al.：Ann Oncol 1994；5〔5〕：397-400 より改変）

内視鏡検査では検体が小さいと診断が困難な場合があるため，複数か所採取することが望ましい．

除菌療法無効例は，t(11；18)(q21；q21)陽性のことがある．

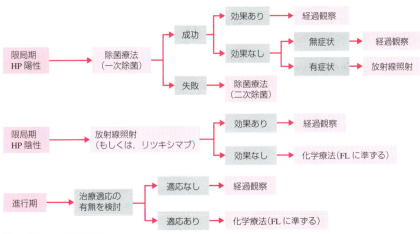

図1 胃MAL腫の治療
（日本血液学会：造血器腫瘍診療ガイドライン2013年版．MALTリンパ腫／辺縁帯リンパ腫〔http://www.jshem.or.jp/gui-hemali/2_2.html#algo ＜閲覧日 2015.11.20 ＞〕／NCCN guidelines 2014 Ver.5. 2014；MALT-2〔http://www.nccn.org/professionals/physician_gls/f_guidelines.asp ＜閲覧日 2016.3.16 ＞〕より改変）

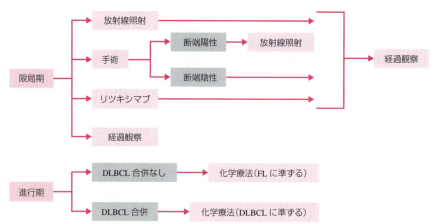

図2 胃以外のMALTリンパ腫の治療
(日本血液学会：造血器腫瘍診療ガイドライン2013年版．MALTリンパ腫/辺縁帯リンパ腫〔http://www.jshem.or.jp/gui-hemali/2_2.html#algo ＜閲覧日 2015.11.20＞〕/ NCCN guidelines2014 Ver.5. 2014;MALT-2〔http://www.nccn.org/professionals/physician_gls/f_guidelines.asp ＜閲覧日 2016.3.16＞〕より改変)

b 胃以外のMALTリンパ腫(図2)[2, 3]

1) 限局期
経過観察以外に，放射線照射や外科的摘出が考慮される．外科的摘出の場合は，病変残存の有無を確認し，残存している場合には放射線照射を考慮する．

2) 進行期
MALTリンパ腫の場合には，低悪性度リンパ腫の代表病型であるFLに準じた治療方針とする．組織内にびまん性大細胞型B細胞リンパ腫(DLBCL)を認める場合には，DLBCLの治療方針に従う．

DON'Ts

- 除菌療法後，最大奏功が得られるまでの期間は中央値で4か月(1～94か月)であり，定期的な観察を忘れてはならない．
- 経過中にDLBCLを合併することや，病変部位による組織型の多様性を認めることがあるため，必要に応じて再生検を忘れてはならない．

文献
1) Rohatiner A, et al.：Ann Oncol 1994；5(5)：397-400
2) 日本血液学会：造血器腫瘍診療ガイドライン2013年版．MALTリンパ腫/辺縁帯リンパ腫 (http://www.jshem.or.jp/gui-hemali/2_2.html#algo〔閲覧日 2015.11.20〕)
3) NCCN guidelines2014 Ver.5. 2014：MALT-2 (http://www.nccn.org/professionals/physician_gls/f_guidelines.asp〔閲覧日 2016.3.16〕)

セントソフィアクリニック内科　山本起代子
愛知県がんセンター中央病院臨床試験部/血液・細胞療法部　山本一仁

✅ MALTリンパ腫の染色体異常

t(11;18)(q21;q21)は，胃MALTリンパ腫の5～25%，肺MALTリンパ腫の30～50%に認められる染色体異常であり，転座部位に*API2-MALT1*融合遺伝子が検出される．その他の染色体異常として，眼付属器・唾液腺病変ではt(14;18)(q32;q21)，甲状腺・眼付属器・皮膚病変ではt(3;14)(p14.1;q32)，消化管・肺病変ではt(1;14)(p22;q32)の異常が認められることが報告されている．病理検査で診断が困難な場合，FISH検査などでこれらの異常の有無を確認することがある． (山本起代子，山本一仁)

11 マントル細胞リンパ腫

> **DOs**
> - ☐ t(11;14)(q13;q32)染色体転座によるサイクリンD1陽性所見が，診断に重要である．
> - ☐ R-CHOP療法の効果は限定的であり，病期や年齢により治療方針を考えよう．
> - ☐ 緩徐な経過を辿るマントル細胞リンパ腫症例があることを覚えておこう．

1 基本的な考え方

マントル細胞リンパ腫(MCL)は，1992年Banksらによって独立した病型として提唱されたB細胞リンパ腫の一病型である．CD5陽性，CD10陰性，CD23陰性で，t(11;14)(q13;q32)染色体転座による細胞増殖周期を制御する蛋白サイクリンD1(CCND1)の過剰発現を特徴とする．わが国での発症頻度は，全悪性リンパ腫の3%程度であり，発症年齢中央値は67歳，男女比は3:1と高齢男性に多い．進行期(Ⅲ/Ⅳ期)症例が約90%を占め，骨髄・末梢血や消化管など節外浸潤をきたしやすい．治療法の工夫や新薬の導入により治療成績の向上を認めつつあるものの，全生存(OS)期間中央値は4〜5年と予後不良な難治性リンパ腫である．一部の症例は緩徐な臨床経過を示し，indolent MCLとよばれている．

2 病態

リンパ濾胞暗殻(マントル層)由来のナイーブB細胞が腫瘍化する，と考えられている．形態学的には，centrocyte様で小〜中型の単調なリンパ腫細胞が結節状・びまん性に増生する．形態的な亜型として，blastoid, pleomorphic, small cell, marginal zone-likeの4亜型がある．blastoid, pleomorphicは，aggressive variantとよばれ，早い臨床経過を辿る．分子遺伝学的には，染色体転座t(11;14)(q13;q32)により，免疫グロブリンH鎖遺伝子とBCL-1(CCND1)遺伝子が相互転座し，その結果，CCND1が過剰発現する．免疫組織学的には，CD5とcyclinD1が陽性で，CD10陰性，CD23陰性，BCL6陰性，BCL-2陽性を示す．生検組織のKi-67陽性率(MIB-1 index)は細胞増殖の指標であり，MCLの予後と相関する．転写因子SOX11蛋白の低発現例は，緩徐な経過を辿ることが報告されている．

3 臨床症状

ほとんどの症例が，進行期である臨床病期ⅢまたはⅣ期で発症する．病変部位はリンパ節が主である．節外病変として，骨髄・末梢血，脾臓，消化管，肝臓が多い．

4 診断のすすめ方

診断は病変部位の生検で行われる．通常行われる採血などの検査に加えて，病期診断として，全身CT検査，フローサイト検査を含めた骨髄検査(生検および穿刺)，上部消化管検査は必須である．その他，症状や徴候に応じて適切な検査を追加する．特に，消化管病変には注意が必要である．合併症の評価として，心臓超音波検査で心機能のスクリーニングは最低限行う．MCL病変は，[^{18}F]FDG-PET検査で感度よく検出でき，MCLの治療効果判定に有用で

第5章 血液科疾患の診療

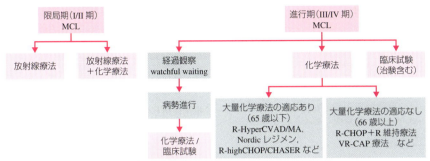

図1 初発マントル細胞リンパ腫治療方針
(日本血液学会：造血器腫瘍診療ガイドライン2013年版．マントル細胞リンパ腫〔http://www.jshem.or.jp/gui-hemali/2_4.html#soron＜閲覧日 2015.11.20＞〕より改変)

あり，治療前にも実施することが望ましい．

5 治療（図1）[1]

治療方針は，初発か再発か，限局期か進行期か，若年か高齢かに加えて，合併症などを考慮して検討する．なお，MCLには標準的な治療方針はコンセンサスがあるものの，標準治療法は確定しておらず，可能な臨床試験や治験への参加を常に考慮する．

a 初発限局期

初発時限局期として診断されるMCLは，約10％である．臨床病期I期または病変が隣接するリンパ節領域にあるII期など，一照射野に病変がとどまる場合を限局期と定義する．このような患者には病変部位の放射線療法IF-RT，または，IF-RTと多剤併用化学療法の併用を行う．

b 初発若年進行期

R(リツキシマブ)-CHOP(シクロホスファミド，ドキソルビシン，ビンクリスチン，プレドニゾロン)療法での3年無増悪生存(PFS)期間は18％と長期の治療成績は不良であるため，初発進行期若年者(65歳以下)では強化型化学療法が選択される．強化型化学療法として，R-hyper CVAD(シクロホスファミド，ビンクリスチン，ドキソルビシン，デキサメタゾン)/MA(メソトレキセート，シタラビン)療法(3年PFS：58％)，

Nordicレジメン(R-治療強度増強CHOP/高用量シタラビン〔AraC〕，6年PFS：66％)，日本臨床腫瘍研究グループ(JCOG)のR-high-CHOP/CHASER(シクロホスファミド，高用量シタラビン，デキサメタゾン，エトポシド，リツキシマブ)などのリツキシマブと高用量AraCを併用した治療が推奨される．初回治療奏効例では，地固め療法として自家末梢血造血幹細胞移植併用大量化学療法を施行することにより，PFSの延長(PFS中央値：3～6年)が得られる．したがって，初発若年進行期MCLに対しては，リツキシマブと高用量AraCを併用した強化型化学療法後に，地固め療法として自家末梢血造血幹細胞移植併用大量化学療法を実施することが標準的な治療方針である．

c 初発高齢進行期

高齢者進行期MCLでは，大量AraCや大量化学療法の実施が困難である一方，R-CHOP療法のみでは効果に乏しい．

初回治療として，R-CHOP療法とR-FC療法に割り付けし，さらに奏効例に対しR維持療法とインターフェロンα維持療法に分けて比較する第III相試験の結果，R-CHOP療法に奏効後にリツキシマブ維持療法を行うことで有意にOSが延びることが示されている．

また，R-CHOP療法とVR-CAP(ボル

> ⚠️ **Pitfall**
>
> MCL には緩徐な経過を示す症例の存在が示唆されており，indolent MCL とよばれている．節外発症，白血化，脾腫を特徴とする．明確な診断基準やバイオマーカーは今後の課題であるが，免疫グロブリン重鎖可変領域の hypermutation を認め，SOX-11 低発現であることが報告されている．

テゾミブ，リツキシマブ，シクロホスファミド，ドキソルビシン，プレドニゾロン）療法の比較試験から，PFS，OS とも VR-CAP 療法が優れていることが示されている．

以上より，初発高齢者進行期 MCL に対しては R-CHOP 療法＋リツキシマブ維持療法，または VR-CAP（ボルテゾミブ，リツキシマブ）療法のいずれかを選択する．

なお，症状のない患者やマントル細胞リンパ腫予後予測指標（MIPI）が低リスクの患者では，一定期間，経過観察することも選択肢となる．また明確な診断基準はないが，indolent MCL の存在することに注意を払う．

d 再発

再発した MCL に対しては，リツキシマブを併用したベンダムスチン，フルダラビン，クラドリビン，またはこれらの薬剤を単剤使用して治療する．多くの分子標的薬の有効性が報告されており，今後，わが国でも承認されることが期待されている．

6 予後

予後予測システムとして，年齢，PS，乳酸脱水素酵素（LDH），白血球数から算出される MIPI が用いられる．単純化 MIPI も頻用され，OS 中央値は high risk 群で 2 年，intermediate risk 群で 4 年，low risk 群で 6 年である．また，Ki-67 陽性率（MIB-1 index）は MCL の予後と相関し，MIPI に組み込むことで，強い相関を認めるようになる．

> **DON'Ts**
>
> ☐ マントル細胞リンパ腫は消化管病変を伴うことがしばしばあり，消化管病変の検索を忘れてはならない．

文献

1) 日本血液学会：造血器腫瘍診療ガイドライン 2013 年版．マントル細胞リンパ腫（http://www.jshem.or.jp/gui-hemali/2_4.html#soron〔閲覧日 2015.11.20〕）

愛知県がんセンター中央病院臨床試験部／血液・細胞療法部　**山本一仁**

> ☑ **1 回で覚えろ！**
>
> 　研修医時代に先輩医師から教わったことはその後に医師人生に大きな影響を与えるといっても過言ではない．2 学年先輩の T 先生は非常に頭の切れのよい先生であったが，「1 回で覚えろ．2 回は教えない」と大変厳しく指導された．基礎研究で指導をいただいた S 先生も同じようなことをいわれた．「1 回の実験で 3 回実験ができる．本番前に十分にイメージして頭で実験．実際に手を動かして本番．そして，プロトコルをまとめながらもう 1 回」．振り返って，凡人である筆者はなかなかそのようにはいかなかったが，結局覚える気がなければ何回やっても覚えられないということを彼らはいっていたのだろうと思う．2 人の先生からは今でもいろいろとご指導をいただき，頭が上がらない．
>
> 　　　　　　　　　　　　　　　　　　　　　　　　　　　　　　　　（山本一仁）

B 白血球系疾患：腫瘍性疾患

12 びまん性大細胞型 B 細胞リンパ腫

DOs

- びまん性大細胞型 B 細胞リンパ腫（DLBCL）は治癒を期待できる疾患である．DLBCL を疑う場合は待つことなく生検を行い，早期に治療を開始できるよう配慮する．
- DLBCL は不均一な疾患群である．予後不良や特異な進展形式を示す亜型や類縁疾患も存在するため，注意を要する．
- R-CHOP 療法の有害事象はすべての症例で経験される．初回入院治療時に患者と共に有害事象をよく観察する．

1 基本的な考え方

びまん性大細胞型 B 細胞リンパ腫（DLBCL）は，日本においても最も発生頻度の高いリンパ腫病型で，非 Hodgkin リンパ腫のうち約半数を占める．症状が月単位に進行する中悪性度リンパ腫（アグレッシブリンパ腫）に分類されるが，多剤併用化学療法によって約半数に治癒を望むことができる．病理組織検査による形態学的，免疫学的な違い，分子生物学的な背景や発生部位，進展様式などの違い，治療反応性や予後の違いなどが種々経験されていることから，DLBCL は不均一な疾患群であると考えられている．WHO 分類第 4 版では，表1 に示す亜型（subtype）や類縁病型（entity）として分類が可能な大細胞型 B リンパ腫などを除いた疾患群を，DLBCL, NOS と定義している．現時点においては，それぞれの疾患群ごとに治療の層別化は行われておらず，「造血器造血器腫瘍診療ガイドライン（2013 年版）」においても，これらの病型をまとめて DLBCL として取り扱っている．

2 疫学および臨床所見

DLBCL は中高年齢者に比較的多い疾患であるが，小児や若年成人含め幅広い年齢層に発症する．日本人 DLBCL 患者の発症年齢中央値は 63 歳，男性の発症率は女性に比べ 1.3 倍である．病変は，頸部，腋窩，鼠径部，縦隔，後腹膜，腹腔などのリンパ節にとどまる「節性（nodal）病変」の他，初発症例の約 4 割にリンパ節病変以外に浸潤する「節外（extranodal）病変」が認められる．最も頻度が高い節外病変部位は，胃，回盲部であり，その他，骨，睾丸，脾臓，Waldeyer，唾液腺，甲状腺，肝臓，腎臓，副腎，大脳などの中枢神経系，眼球，乳腺などにも認められる．骨髄浸潤は 11〜27% に確認される．病変は一般に無痛性の弾性硬の腫瘤で，大きくなり触知されるまでは無症状で進行する．進行すると，腫瘤の部位に応じた臓器圧迫の症状が出現する他，発熱，体重減少，盗汗（寝汗）などの全身症状を示す症例もある．

3 検査および診断

a 病理組織検査およびフローサイト解析（FCM）

確定診断のため，病変の生検による病理組織検査が必須である．表在リンパ節病変に対しては手術による生検を行うが，アプローチが困難な後腹膜や縦隔などの病変に対しては CT ガイド下生検が，また腹腔内のみの病変に対しては開腹手術による生検

表1 DLBCL 非特異型,および DLBCL 亜型と類縁疾患

DLBCL, NOS	形態学的な異型（centroblastic, immunoblastic, anaplastic） まれな形態学的異型 遺伝子発現によるサブグループ（GCB, ABC） 免疫組織学的サブグループ（GCB, non-GCB）
DLBCL 亜型 （subtypes）	T 細胞/組織球豊富型大細胞型 B 細胞リンパ腫 中枢神経原発 DLBCL 皮膚原発 DLBCL,下肢型 加齢性 EB ウイルス陽性 DLBCL
その他の大細胞型 B 細胞リンパ腫 （類縁病型；entities）	原発性縦隔大細胞型 B 細胞リンパ腫 血管内大細胞型 B 細胞リンパ腫 慢性炎症に伴う DLCBCL リンパ腫様肉芽腫症 ALK 陽性大細胞型 B 細胞リンパ腫 形質芽球性リンパ腫 HHV8 関連多中心性 Castleman 病における大細胞型 B 細胞リンパ腫 原発性滲出性リンパ腫
境界領域症例	B 細胞リンパ腫,分類不能型、DLBCL と Burkitt リンパ腫との中間の特徴をもつもの B 細胞リンパ腫,分類不能型,DLBCL と Hodgkin リンパ腫との中間の特徴をもつもの

も考慮される．消化管や隣接する病変においては，消化管内視鏡による生検や超音波内視鏡下穿刺生検（EUS-FNA）なども考慮される．生検組織検体を用いて，病理検査他，細胞数に余裕があればできる限りフローサイトメトリー解析（FCM）や染色体分析（G バンド法）も行う．病理組織検査では，核の大きさがマクロファージと同等かそれ以上，もしくは正常リンパ球の 2 倍以上の大型 B 細胞がびまん性に増殖する像を確認する．腫瘍細胞は汎 B 細胞マーカーである CD19，CD20，CD22，CD79a が陽性となる．細胞表面免疫グロブリンは 50～75％に検出される．DLBCL，NOS のサブグループ分類（胚中心 B 細胞様〔GCB〕および non-GCB）（図 1）[1] のためには CD10，BCL6，IRF4/MUM1 の免疫組織染色（IHC）を行うが，診断に必須の検査ではない．FCM では，典型例では CD19 陽性，CD20 陽性，免疫グロブリン軽鎖（κ，λ）のうち一方が陽性を示す細胞集団の腫瘍性（クローン性）増殖が確認される．

b 染色体分析

染色体分析では，濾胞性リンパ腫の 7～9 割に認められる染色体転座 t(14;18)(q32;q21)（*IgH*，*BCL2* 遺伝子）を 2～3 割に認める．*BCL6* 遺伝子を含む 3q27 部位の再構成は 3 割程度に認める．*MYC* 遺伝子を含む 8q24 の再構成は 1 割程度に認める．*MYC* 遺伝子のコピー数異常の検出に，FISH 法を行うこともある．染色体異常によって DLBCL の診断はできないが，濾胞性リンパ腫からの形質転換や double hit リンパ腫（DHL）などの予後不良群，Burkitt リンパ腫などの他疾患を鑑別するための情報などとして用いられる．

c 血液検査

血液検査では，DLBCL に特異的な異常値はない．LDH は病勢を反映する傾向があり，国際予後指標（IPI）の予後因子の一項目である．可溶性インターロイキン 2 受容体は血液悪性腫瘍で高値を示す症例があるが，DLBCL であっても高値を示さない症例もある．EB ウイルス感染の状況を検討するため，EBV-VCA-IgM，EBV-VCA-

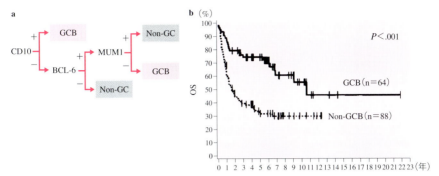

図1　IHCによる亜型分類と予後予測
a：抗CD10，抗BCL-6，抗IRF4/MUM1抗体を用いたIHCによる陽性所見の組み合わせで，DLBCLをGCBタイプとnon-GCBタイプのサブタイプに分類する．b：GCBおよびnon-GCBによる予後の層別化．
(Hans CP, et al.：Blood 2004；103〔1〕：275-282．Epub 2003 Sep 22より改変)

IgG，EBNA他，EBウイルスDNAの定量を行うこともある．

d　骨髄検査

腸骨からの骨髄穿刺および骨髄の吸引が困難な場合の骨髄生検は，初発DLBCL患者の治療前検査として必須である．スメア標本(May-Grünwald-Giemsa染色)や，クロット病理標本(HE染色，IHC)を用いた腫瘍細胞浸潤の確認を行う．またFCM，染色体分析によっても腫瘍細胞の骨髄浸潤を確認する．

e　画像診断

DLBCLの病期分類や治療効果判定において，画像診断は重要である．初発時の胸部単純X線撮影および頸部から下腹部のCTスキャン(単純，造影)は必須である．また，治療効果判定においても適宜CTを行う．骨病変や中枢神経病変の描出などにはMRIを行う．FDG-PETは，NHL治療効果判定基準の標準化国際ワーキンググループ(IWG)による報告[2]内容を受けて，現在では病期診断や治療効果判定においてほぼ必須の検査と考えられている．

f　その他の検査

抗悪性腫瘍薬治療による有害事象に耐えられるかどうかを判断するため，心電図，心臓超音波検査による心機能検査，糖尿病スクリーニングなど全身状態のチェックを行う．また，抗悪性腫瘍薬治療による免疫抑制下で発症する可能性のあるB型肝炎ウイルスの再活性化を未然に防ぐ目的で，治療開始前にHBs抗原，HBs抗体，HBC抗体の有無を検査し，いずれかが陽性であれば治療経過中も定期的にHBウイルスDNA定量を行う．

4　病期および予後分類

臨床病期分類はAnn Arbor分類(Cotswolds改訂，I～IV期)を用いる．全身症状として，体重減少(6か月以内に10％以上)，繰り返す38度以上の原因不明の発熱，盗汗(寝汗)のいずれかを認める場合をB，上記症状のない場合をAとして区別する．消化管原発リンパ腫については，Ann Arbor分類に加え，Lugano分類を用いる．

DLBCLを含むアグレッシブリンパ腫に対する予後予測モデルとして，国際予後指標(IPI)が用いられる(表2[3,4]，図2)．60歳以下の症例については，年齢補正IPI(AA-IPI)を用いる．また，リツキシマブの併用治療を考慮した予後分類として，改訂

表2 DLBCLを含む中高度悪性群非Hodgkinリンパ腫で用いられる国際予後指標

	IPI	AA-IPI	R-IPI
予後因子	1)年齢(>60歳) 2)血清LDH(>正常) 3)PS(2〜4) 4)病期(III, IV) 5)節外病変(≧2)	1)血清LDH(>正常) 2)PS(2〜4) 3)病期(III, IV)	1)年齢(>60歳) 2)血清LDH(>正常) 3)PS(2〜4) 4)病期(III, IV) 5)節外病変(≧2)
スコア分類 (該当する予後因子の数)	0,1 low risk(L) 2 low intermediate risk(LI) 3 high intermediate risk(HI) 4,5 high risk(H)	0 low risk(L) 1 low intermediate risk(L) 2 high intermediate risk(H) 3 high risk(H)	0 very good 1,2 good 3〜5 poor

(A predictive model for aggressive non-Hodgkin's lymphoma. The International Non-Hodgkin's Lymphoma Prognostic Factors Project;N Engl J Med 1993;329〔14〕:987-994/Sehn LH, et al.:Blood 2007;109〔5〕:1857-1861. Epub 2006 Nov 14 より改変)

IPI(R-IPI)も報告されている.また,病理組織IHCによるDLBCL, NOSの予後層別化サブグループ分類法として,GCB, non-GCBがある(図1)[1].Non-GCBは,GCBに比べて有意に予後不良であることが報告されているが,現時点ではサブグループによる治療層別化は行われていない.

5 治療

DLBCLの治療は,Ann Arbor分類および巨大(bulky)病変(後述)の有無によって層別化される.臨床病期IIにおいて局所放射線治療を考慮する際には,病変が一つの照射野におさまる必要がある.これを背景として,臨床病期I期および連続性II期を「限局期」,それ以外を「進行期」として治療方針を決定する.限局期および進行期DLBCLに対する治療アルゴリズムを図3[5]に示す.

a 限局期

Bulky mass(巨大腫瘤.最大腫瘍径が10cmを超える,または縦隔病変の最大横径が最大胸郭内径の1/3以上)を認めない限局期CD20陽性DLBCLに対しては,リツキシマブ併用シクロホスファミド,塩酸ドキソルビシン,ビンクリスチン,プレドニゾロン療法(R-CHOP)3コースと病変領域照射(IFRT)を行う集学的治療(CMT),もしくはR-CHOP6〜8コースが推奨される.Bulky massを認める場合は,R-CHOP療法6〜8コースが推奨される.治療後に完全奏効(CR)に至った症例は,その後無治療で経過観察する.部分奏効(PR)で残存病変が1照射野に限局している場合にはIFRTを行う.

b 進行期

進行期CD20陽性DLBCLに対する標準治療は,R-CHOP療法6〜8コースである.コース数は,残存病変や有害事象の状況などを考慮して決定される.治療前にbulky massが存在した部位などに対しては,化学療法後にIFRTを考慮してもよい.

c 再発・再燃症例

65歳以下の再発・再燃DLBCLに対しては,救援療法によりCR, PRが得られた場合,自家造血幹細胞移植併用大量化学療法(HDC/AHSCT)の実施が推奨される.DLBCLの救済療法や自家移植前処置についてはいまだ標準化されておらず,実施施設ごとに少しずつレジメンが異なるのが現状である.HDC/AHSCT後の再発・再燃症例に対する同種造血幹細胞移植についてのエビデンスは明確ではなく,臨床試験で行うなどの配慮が必要である.

d 治療の副作用(有害事象)

リツキシマブではインフュージョンリア

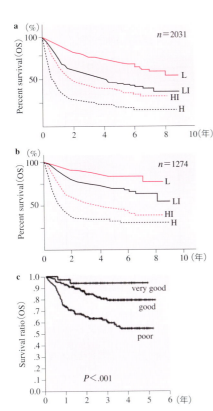

図2　DLBCLにおける予後層別化
a：DLBCLを含むアグレッシブリンパ腫に対するIPI．リスク分類詳細については表2参照．b：60歳以下の患者におけるAA-IPI．c：リツキシマブの併用化学療法施行症例を対象としたR-IPI．

クションや腫瘍崩壊症候群に特に注意する．CHOP療法による白血球減少，好中球減少，感染，悪心，食欲不振，脱毛の他，ビンクリスチンによる便秘や末梢神経障害，プレドニゾロンによる高血糖，消化性潰瘍，気分の変調などに注意する．また，ドキソルビシンやビンクリスチンは血管外漏出により強い炎症や組織壊死を引き起こす．患者への十分な説明と医療スタッフの注意深い観察が必要である．IFRTでは，照射野によって粘膜障害，肺臓炎，骨髄抑制，白内障などが問題となる．

6　治療法選択の注意点

精巣，乳腺，副鼻腔，眼窩，骨，骨髄などに病変をもつDLBCLは，中枢神経系への浸潤割合が比較的高いことが経験されており，実臨床では抗悪性腫瘍薬の髄腔内投与（IT）など検討される場合がある．特に精巣原発DLBCLでは，R-CHOPに加え，予防的ITと精巣への放射線照射の併用が推奨されている．また，中枢神経系原発悪性リンパ腫（PCNSL），CD5陽性DLBCL，DHL，血管内大細胞型B細胞リンパ腫（IVLBCL），縦隔原発大細胞型B細胞性リンパ腫（PMBL）などは予後不良など特異な病態を示す疾患群としてとらえられており，それぞれ臨床試験によって最適な治療法が検討されている．

患者の年齢や合併症（心疾患，神経障害，糖尿病など）の有無により，抗悪性腫瘍薬使用の可否や用量調節について配慮する必要がある．ドキソルビシンの心毒性は蓄積毒性であり，R-CHOP療法8コースによる総投薬量は400mg/m^{2}となる．総投薬量550mg/m^{2}では心不全発症率が7％に上昇することが経験されており，R-CHOP後再発・再燃時の救済治療においては，アントラサイクリン系薬剤は原則使用しない．心毒性軽減の目的で，ドキソルビシンをピラルビシンに変更する場合もある．

7　今後の展望

DLBCLにおける分子背景が明らかにされつつある．特にnon-GCBサブタイプにおいては，NFκB経路関連因子の変異を背景としたNFκB経路の恒常的活性化が病態に重要である可能性が指摘されている．そのため，non-GCBに対してはNFκB経路を抑える作用をもつボルテゾミブ，レナリドミド，そしBTK阻害剤のイブルチニブなど種々の分子標的薬の有用性が検討されている．

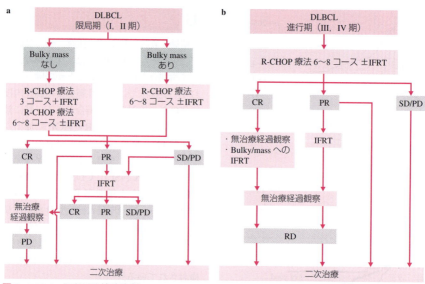

図3 DLBCLにおける治療方針
a：初発限局期DLBCに対する治療方針．b：初発進行期DLBCLに対する治療方針．
（日本血液学会：造血器腫瘍診療ガイドライン2013年版．びまん性大細胞型B細胞リンパ腫〔http://www.jshem.or.jp/gui-hemali/2_5.html#alg ＜閲覧日 2015.11.20＞〕より改変）

DON'Ts

- 診断や治療開始を遅らせてはならない．びまん性大細胞型B細胞リンパ腫は週〜月単位で悪化する疾患である．
- IPI-HI，IPI-Hリスク患者に対して，初期治療に続けて一律に自家幹細胞移植を行うべきではない．臨床試験他，症例ごとの十分な検討が必要である．

文献

1) Hans CP, et al.：Blood 2004；103(1)：275-282. Epub 2003 Sep 22
2) Cheson BD, et al. Revised response criteria for malignant lymphoma. J Clin Oncol. 2007；25(5)：579-586
3) A predictive model for aggressive non-Hodgkin's lymphoma. The International Non-Hodgkin's Lymphoma Prognostic Factors Project：N Engl J Med 1993；329(14)：987-994
4) Sehn LH, et al.：Blood 2007；109(5)：1857-1861. Epub 2006 Nov 14
5) 日本血液学会：造血器腫瘍診療ガイドライン2013年版．びまん性大細胞型B細胞リンパ腫（http://www.jshem.or.jp/gui-hemali/2_5.html#algo〔閲覧日 2015.11.20〕）

藤田保健衛生大学医学部血液内科学　**冨田章裕**

B 白血球系疾患・腫瘍性疾患

13 Burkitt リンパ腫

> **DOs**
> - 病勢の進行は週単位と非常に早い．本疾患を疑う場合，迅速に検査を進め，診断後は可及的速やかに治療（化学療法）を行う．
> - 高腫瘍量であることが多く，腫瘍崩壊症候群（TLS）を生じやすい．特に，初回化学療法時には TLS の予防措置を考慮する．
> - 骨髄や中枢神経など，節外臓器に浸潤しやすい．強化多剤併用化学療法に中枢神経系に対する予防的治療を併用する．

1 基本的な考え方

Burkitt リンパ腫（BL）は，非 Hodgkin リンパ腫の一病型で，週単位で急速に進行する高悪性度 B 細胞リンパ腫である．腹部腫瘤で発症することが多く，骨髄や中枢神経など節外臓器（リンパ節以外の臓器）に浸潤しやすい．急性白血病として発症することもある（Burkitt 白血病亜型）．BL では，がん遺伝子である *MYC*（8q24）と免疫グロブリン（Ig）重鎖遺伝子 *IGH*（14q32），軽鎖遺伝子 *IGK*（2p12）または *IGL*（22q11）との相互転座が特徴的である．BL の 95% で *MYC/IG* 転座があり，その 8 割は *MYC/IGH*，2 割は *MYC/IGK* または *MYC/IGL* と報告されている．ただし，この染色体転座は BL 特異的ではなく，びまん性大細胞型 B 細胞リンパ腫（DLBCL）など他のリンパ腫型でも認められることがある．BL は，急激に病勢が進行するため初期治療の遅れが致命的となる一方，化学療法に対する感受性は高く，適切な治療により治癒が高率に期待できる疾患である．

2 疫学および病態

BL は，小児と若年成人（40 歳程度まで）に好発するが，高齢者でも発症はまれではない．成人では非 Hodgkin リンパ腫の約 1% に過ぎないが，小児では非 Hodgkin リンパ腫の 25 ～ 40% を占める．臨床像から，赤道アフリカやパプアニューギニアなどに多く認められる流行地（endemic）型，その他の地域で認められる非流行地（sporadic）型および，ヒト免疫不全ウイルス（HIV）感染など免疫不全に関連して発症する免疫不全型，の 3 つに分類される（表1）[1, 2]．流行地型のほぼ全例で腫瘍細胞に EB ウイルスの感染が認められるが，免疫不全型では 25 ～ 40% にとどまり，非流行地型では感染が示されることは少ない．*MYC* と *IG* との転座により *MYC* が *IG* のプロモーター近傍に組み込まれ，過剰に発現した MYC が細胞内代謝および細胞周期の進行を促進することが，腫瘍化に寄与すると考えられている．

3 症候および身体所見

日本で主である非流行地型では，腹部腫瘤（回盲部，腹膜，卵巣など）を形成することが多く，骨髄（初発時 30 ～ 38%），中枢神経（初発時 13 ～ 17%），肝臓など節外臓器に多く浸潤する．流行地型では，下顎，その他顔面骨に腫瘤を形成することが多いが，非流行地型では下顎浸潤はまれである．免疫不全型の診断時における臨床像は流行地型に類似する．B 症状（発熱，体重減少，盗汗）が約 3 割で認められ，腹部腫瘤や消化管病変により腹部膨満，腹痛，消化管出

表1 BLの臨床病型

	流行地型	非流行地型	免疫不全型
発生地域	赤道アフリカやパプアニューギニアなど	全世界	全世界
好発年齢	4〜8歳	0〜15歳，30〜45歳	(非流行地型と比較して有意差なしとの報告あり)
好発部位	下顎骨など顔面骨	腹部腫瘍(消化管，卵巣，腹膜など)，骨髄，中枢神経，肝臓など	非流行地型に類似
EBウイルスの関与	>90%	10〜20%	25〜40%

(Leoncini L, et al.：WHO Classification of Tumors of Haematopoietic and lymphoid Tissues. Swerdlow SH, et al.〔eds〕. IARRC press, 2008；262-264/Spina M et al.：Cancer 1998； ；82〔4〕：766–774 より改編)

 コツ

初診時髄液検査は，治療プロトコル内での初回の抗悪性腫瘍薬髄腔内投与(髄注)とあわせて施行されることも多い．

血などを生じることがしばしばある．

4 検査および診断

a 病変の生検

確定診断は，病変の生検による病理組織検査でなされる(びまん性大細胞型B細胞リンパ腫，p.313)．

1) 病理組織検査

形態学的に，典型的にはマクロファージの核より小型，もしくは同程度の大きさの核を有する均一な中型細胞のびまん性融合性増殖を示す．核片を貪食するマクロファージ数が非常に多く，マクロファージが淡く抜けて見えるため，星空像(starry sky appearance)と表現される像を呈する．胞体は好塩基性で脂肪顆粒を有しており，この顆粒はMay-Grünwald-Giemsa染色およびヘマトキシリンエオジン染色では空胞状に見える．免疫組織学的には，汎B細胞マーカーであるCD19・CD20・CD22・CD79a陽性で，前駆型リンパ球で発現がみられるTdT陰性，胚中心マーカーであるCD10，BCL6陽性である．BCL2は陰性もしくは弱陽性である．また，ヒト増殖期細胞の核に陽性を示すKi67が100%近く，少なくとも90%超の細胞で陽性である．

2) フローサイトメトリー

病理組織での免疫染色検査よりも迅速に結果が得られ，早急な治療を要するBLにおいて診断の一助となる．B細胞性腫瘍に広く認められるCD19・CD20陽性およびIg軽鎖(κまたはλ)いずれか一方の陽性の所見に加え，CD10・細胞表面IgM・HLA-DR陽性，TdT陰性の場合には，BLの可能性が示唆される．

3) 染色体検査

*MYC/IG*の相互転座がある場合，G染色法による核型診断にてt(8;14)(q24;q32)，t(2;8)(p12;q24)，または，t(8;22)(q24;q11)が認められる．また*MYC*プローブを用いたFISH法にて，*MYC/IG*の転座もしくは*MYC*の異常が検出される．

b 病期診断のための検査

DLBCLと同様に，画像検査(CT検査，PET検査)，骨髄検査を行う．また，中枢神経浸潤の評価のため髄液検査が必須である．消化管内視鏡検査も施行が望ましい．ただし，病状によっては治療前のPET検査，消化管内視鏡検査の施行よりも治療が優先される．

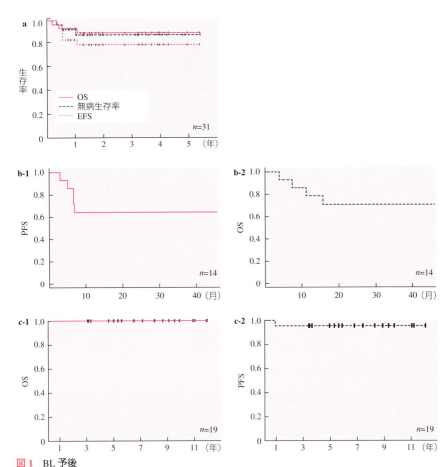

図1 BL 予後
a：R-hyper-CVAD 療法での OS，EFS，無病生存率．b：modified CODOX-M/IVAC 療法での 1)PFS，2)OS．c：DA-EPOCH-R 療法での 1)OS，2)PFS．
(Thomas DA et al.：Cancer 2006；106〔7〕：1569–1580/LaCasce A, et al.：Leuk Lymphoma 2004；45〔4〕：761-767/Dunleavy K, et al.：N Engl J Med 2013；369〔20〕：1915-1925. doi：10.1056/NEJMoa1308392 より改編)

c 全身状態評価のための検査

血液検査および，「びまん性大細胞型 B 細胞リンパ腫，その他の検査」(p.315)にあげられる検査を行う．血液検査では，病勢を反映して血清 LDH 高値，可溶性 IL-2 レセプター高値が認められ，肝機能異常や電解質異常，高尿酸血症がみられることもある．また，HIV 感染の有無についても抗体検査による評価が必要である．

5 病期分類および予後因子

節性病変が主体である Hodgkin リンパ腫が元来の対象であった Ann Arbor 分類ではなく，St. Jude/Murphy 分類が小児や若年成人ではしばしば使用されるが，成人では Ann Arbor 分類が使用されることが多い．予後不良因子として，年齢(40 歳以上)，LDH 上昇，中枢神経浸潤，骨髄浸

潤，巨大腫瘤（10 cm 超），染色体異常：＋7q，del(13)が報告されている．

6 治療と予後

治療は化学療法である．治療開始時に高腫瘍量であることが多く，BL は腫瘍崩壊症候群（TLS）のハイリスク疾患である．特に初回化学療法時に TLS を生じやすく，大量補液とラスブリカーゼの投与による TLS 予防が推奨されている．初発時化学療法として複数のプロトコルが報告されており，いずれが標準治療であるかは確立されていない．具体的には，CODOX-M/IVAC±R 療法（シクロホスファミド〔CPA〕，ビンクリスチン〔VCR〕，ドキソルビシン〔DXR〕，メソトレキセート〔MTX〕/イホスファミド〔IFM〕，エトポシド〔ETP〕，シタラビン〔AraC〕，リツキシマブ〔R〕），R-hyperCVAD/MA 療法（R，CPA，DXR，VCR，デキサメタゾン〔DEX〕/MTX，AraC），CALGB10002 療法，高齢者や合併症がある場合には，modified CODOX-M/IVAC±R 療法，dose-adjusted (DA)-EPOCH-R（ETP，プレドニゾロン〔PSL〕，VCR，CPA，DXR，R）療法が推奨される[3]．R-hyperCVAD/MA 療法では 3 年全生存（OS）率 89%・3 年無イベント生存（EFS）率 80%，modified CODOX-M/IVAC 療法では 2 年 OS 71%・2 年無増悪生存（PFS）率 64%，DA-EPOCH-R 療法では少数例であるが観察期間中央値 86 か月において OS 100%，EFS 95% と報告されている（図1）[4〜6]．これらの治療プロトコルには，中枢神経系浸潤予防または治療として，高用量 MTX・高用量 AraC 療法や，予防的な髄注（MTX または MTX・AraC）が含まれている．自家造血幹細胞移植併用大量化学療法は，初回治療後に完全奏功を達成した場合の地固め療法としては推奨されず，初回治療抵抗性または再発症例において救援化学療法に感受性を示す場合には効果が期待できる[3]．同種造血幹細胞移植の有効性については明らかでない．

DON'Ts

- ☐ Burkitt リンパ腫は病勢の進行が非常に早い一方，化学療法により治癒が高率に期待できる疾患であり，診断および治療開始を遅らせてはならない．
- ☐ 高腫瘍量であることが多く，また，短期間に強力な化学療法を施行する必要があり，救命のためには腫瘍崩壊症候群予防を含めた支持療法が不十分となってはならない．

文献

1) Leoncini L, et al.：WHO Classification of Tumors of Haematopoietic and lymphoid Tissues. Swerdlow SH, et al.(eds). IARRC press, 2008；262-264
2) Spina M, et al. : Cancer 1998；82(4)：766-774
3) 日本血液学会：造血器腫瘍診療ガイドライン 2013年版．バーキットリンパ腫(http://www.jshem.or.jp/gui-hemali/2_6.html#algo〔閲覧日2015.11.20〕)
4) Thomas DA, et al.：Cancer 2006；106(7)：1569-1580
5) LaCasce A, et al.：Leuk Lymphoma 2004；45(4)：761-767
6) Dunleavy K, et al.：N Engl J Med 2013；369(20)：1915-1925. doi：10.1056/NEJMoa1308392
7) Robbiani DF, et al.：Cell 2015；162(4)：727-737. doi：10.1016/j.cell.2015.07.019

名古屋大学医学部附属病院血液内科　**牛島洋子**
藤田保健衛生大学医学部血液内科学　**冨田章裕**

☑ BL とマラリア感染

　流行地型 BL の好発地帯はマラリアの流行地と一致することが知られていたが，マラリア感染と BL との関連性は不明であった．2015 年，マウスモデルにおいてマラリア感染が成熟 B 細胞リンパ腫を生じやすくさせることが示された[7]．マラリア感染マウスでは胚中心 B 細胞が長期にわたって増殖し，それらの細胞では AID が高発現しており，この AID が一部関与したゲノムの不安定性が成熟 B 細胞リンパ腫発生の誘因であることが示唆された．

（牛島洋子）

☑ B 細胞リンパ腫分類不能型，DLBCL と BL の中間型

　BL として定型的な形態学的，免疫学的，遺伝子学的特徴を複数有するものの，すべては満たさない B 細胞リンパ腫は，WHO 分類 第 4 版では新たに DLBCL と BL の中間型と分類されるようになった．この分類には多様な病態のリンパ腫が含まれるが，BL に準じた治療選択が妥当と考えられている．急速に進行する症例が多く，*MYC* 転座および *BCL* 転座の両者を有する，いわゆる double hit lymphoma は特に予後不良であり，BL に準じた治療を行っても生存期間中央値は 2.4 〜 18 か月と報告されている．

（冨田章裕）

B 白血球系疾患：腫瘍性疾患

14 TおよびNK/T細胞リンパ腫

DOs

- B細胞性悪性リンパ腫と比較し，治療開発が遅れている．積極的に臨床試験に組み入れて，治療成績向上に貢献する．
- T細胞リンパ腫には，CHOP療法を基本とする非Hodgkinリンパ腫に対する標準治療と同様の戦略をとる．再発・難治例に対しては，近年導入された分子標的療法の適否を考える．
- 節外性NK/T細胞リンパ腫，鼻型に対しては，T細胞リンパ腫とは異なる治療戦略が必要である．限局期ではRT-2/3Devic，進行期ではSMILE療法を計画する．

1 基本的な考え方

「NK/T細胞」という細胞は実際には存在しない．NK細胞とT細胞は共通の幹細胞を起源とするが，TCR遺伝子の再構成のあるものはT細胞，ないものはNK細胞と判断する．ところが，通常行われる免疫染色では両者を鑑別することが困難な場合があるため，便宜上このようによんでいる．

TおよびNK/T細胞リンパ腫は，WHO分類第4版では表1のように分類されている．わが国においては，西南日本を中心に成人T細胞白血病・リンパ腫（ATL）が多いが，それ以外の地域では末梢性T細胞リンパ腫（PTCL）と血管免疫芽球T細胞リンパ腫（AITL）がそれぞれTおよびNK/T細胞リンパ腫全体の約25％，次いで未分化大細胞リンパ腫（ALCL）が20％弱を占めている．世界的にみても亜分類ごとの頻度は地域差が大きく，海外では北米ではALK陽性ALCL，ヨーロッパではAITL，わが国を含む東アジアではNK/T細胞リンパ腫が多い．

ATLを除くTおよびNK/T細胞リンパ腫は，悪性リンパ腫全体の1〜2割と少ない．前向き臨床試験によって標準治療が確立し，分子生物学的な病態解明から治療戦略の層別化が行われはじめたB細胞リンパ腫と比較すると，治療開発の大きな遅れがあり，治療成績も悪い．しかしながら，近年はTおよびNK/T細胞リンパ腫に対する新薬開発が活発に行われるようになっており，今後の発展が期待される．

2 診断の進め方

悪性リンパ腫の診断のためには，病変部位の生検による病理学的診断さらには免疫組織学的検査が必要なことはいうまでもない．

偶然に発見された1，2個の表在リンパ節腫大でその大きさが2cm程度以下であれば，明らかな増大傾向や発熱，盗汗，体重減少などの全身症状がなく，血液・生化学検査にも明らかな異常がなく，悪性腫瘍を積極的には考えにくい場合は，直ちに生検に踏み切らなくても4週間程度は経過をみることが可能な場合がある．しかし，そのような場合以外では早急に病理学的な検索による診断の確定に進むべきである．そのための試料採取方法として，切開生検，穿刺吸引細胞診，コアニードル生検がある．穿刺吸引細胞診は上皮性癌との鑑別には有用であるが，悪性リンパ腫の亜分類を決定するには至らず，炎症性リンパ節炎など非腫瘍性の腫大と悪性リンパ腫を確実に鑑別

表1 成熟T細胞/NK細胞性腫瘍の分類

T細胞前リンパ球性白血病	T-cell prolymphocytic leukemia
T細胞大顆粒リンパ球性白血病	T-cell large granular lymphocytic leukemia
NK細胞慢性リンパ増殖症	chronic lymphoproliferative disorders of NK cells
侵攻型NK細胞白血病	aggressive NK cell leukemia
小児全身性EBV陽性T細胞リンパ増殖症	systemic EBV-positive T-cell lymphoproliferative disorders of childhood
種痘様水疱症類似リンパ腫	hydroa vacciniforme-like lymphoma
成人T細胞リンパ腫/白血病	adult T-cell leukemia/lymphoma
節外性NK/T細胞リンパ腫，鼻型	extranodal NK/T cell lymphoma, nasal type
腸症型T細胞リンパ腫	enteropathy-type T-cell lymphoma
肝脾T細胞リンパ腫	hepatosplenic T-cell lymphoma
皮下脂肪織炎様T細胞リンパ腫	subcutaneous panniculitis-like T-cell lymphoma
菌状息肉症	mycosis fungoides
セザリー症候群	Sezary syndrome
皮膚原発未分化大細胞型リンパ腫	primary cutaneous anaplastic large cell lymphoma
皮膚原発γδT細胞リンパ腫	primary cutaneous γδ T-cell lymphoma
皮膚原発CD4陽性小型/中型T細胞リンパ腫	primary cutaneous CD4-positive small/medium T-cell lymphoma
末梢性T細胞リンパ腫，非特定型	peripheral T-cell lymphoma, NOS
血管免疫芽球T細胞リンパ腫	angioimmunoblastic T-cell lymphoma
未分化大細胞リンパ腫-ALK陽性	anaplastic large cell lymphoma, ALK-positive
未分化大細胞リンパ腫-ALK陰性	anaplastic large cell lymphoma, ALK-negative

することが困難な場合も少なくない．コアニードル生検は悪性リンパ腫の亜分類まで可能な場合もあるが，採取試料量が不足することになりやすい．診断を惑わされたり，複数回の病理検査が必要になって結果として診断が遅れたりすることを避けるためには，可能な限り切開生検を行って十分量の試料を採取することが基本である．

中でも，AITLではB細胞や形質細胞，好酸球，組織球などの混在する多彩な細胞構成をとるので，診断に難渋する場合がある．逆に，そのような組織像を呈する場合にはAITLを疑い，免疫染色を追加し，T細胞受容体の再構成を調べる．それでも診断に至らず症状も軽快しない場合には，経過をみながら時間をおいて再生検を行うことが大切である．節外性NK/T細胞リンパ腫，鼻型（ENKL）では，限局期には鼻閉や血性鼻汁を訴える場合が多く，リンパ腫を疑うタイミングが遅れやすいこと，さらに生検を行っても炎症細胞浸潤や壊死が多く，確定診断に至らない場合がある．そのような場合にも，再度生検を行うことを躊躇するべきでない．潰瘍部や壊死部を避け，なるべく多くの試料が採取できるよう努める．また，血球貪食症候群が悪性リンパ腫の初発症状となることはまれではないが，中でもNK/T細胞リンパ腫は血球貪食症候群を併発しやすいので，鑑別診断の一つとして忘れてはならない．

3 検査

リンパ節腫大や発熱などの症候から悪性リンパ腫が疑われる場合，まず血液・生化学検査で，貧血や白血球数の増加や減少，血小板数の減少などの一般的な検査を行っ

た後，末梢血に異常リンパ球の出現がないかを確認する．生化学検査ではLDH値に特に注目する．その他，血清可溶性IL-2受容体(sIL-2R)値は診断に至る過程で「リンパ腫らしさ」の見当をつけるには有用である．ただし，正常上限の4〜5倍程度までの上昇においては，疾患特異性は高いとはいえず，リンパ腫でも正常範囲にとどまることもある．腫瘍浸潤による肝障害，あるいはリンパ節や腫瘤による腎後性腎障害などの臓器障害の有無も，あわせて評価する．発熱と汎血球減少，transaminaseやLDHの著明な上昇がある場合には，血球貪食症候群を疑い，フェリチン値の測定や骨髄検査などの検査を進めていく．

病変部位の広がりは，CTスキャン，有症状時には上部・下部消化管検査を追加する．ここまでの検査で悪性リンパ腫が鑑別診断として残る場合には，「2 診断の進め方」に前述したように，生検を実施するかどうかの決断をすることになる．

T細胞リンパ腫の診断がついたならば，ヒトTリンパ球好性ウイルスI型(HTLV-1)抗体を調べてATLの除外を行う(実際にはリンパ腫を疑った時点ですでに調べられている場合が多い)．病期決定のために，さらに骨髄検査(穿刺と生検)を行う．TおよびNK/T細胞リンパ腫のFDG-avidityは，Hodgkinリンパ腫やびまん性大細胞型B細胞リンパ腫と比較するとやや低いとされるものの，多くの症例がavidである．FDG-PETスキャンの病変部位の決定，病期決定，効果判定のための有用性の検証は不十分ながら，実臨床ではしばしば実施されている．

未分化大細胞リンパ腫においては，ALKの発現によって予後が大きく異なるので，治療戦略を考える上で確認が必須である．

4 予後因子

a PTCL-NOS
1) 国際予後指標(IPI)：年齢＞60歳，ECOG PS ≧ 2，LDH＞正常上限，病期：III/IV，節外病変数＞1
2) PIT：①年齢＞60歳，②PS ≧ 2，③LDH＞正常上限，④骨髄浸潤：陽性
3) mPIT：①年齢＞60歳，②PS ≧ 2，③LDH＞正常上限，④Ki-67発現≧80%
4) IPTCLP：①IPI score，②transformed tumor cells＞70%

b ENKL
1) NK-PI：①B症状(発熱，体重減少，盗汗)，②病期≧III，③LDH＞正常上限，④所属リンパ節病変(鼻咽頭原発の場合は頸部リンパ節病変)

c AITL
1) AITL prognostic index；①年齢＞60歳，②白血球＞10,000/μL，③IgA＞400 mg/dL，④Hb＜13.0g/dL(男性)，11.0g/dL(女性)，⑤血小板＜150,000/μL，⑥節外病変＞1
2) PIAI：①年齢＞60歳，②PS ≧ 2，③節外病変＞1，④B症状，⑤血小板＜150,000/μL

5 治療 (図1[1]，2[2]，表2)

T/NK細胞リンパ腫の中で標準治療が確立しているのは，ALK陽性未分化大細胞型リンパ腫に限られる．それ以外では，参加可能なものがあれば前向き臨床試験に組み入れることがすすめられる．なお，up frontでの造血幹細胞移植の位置づけについては，進行期ENKL，鼻型以外では明らかにされておらず，臨床試験外での実施は推奨されない．

a ALK陽性未分化大細胞型リンパ腫
後方視的な研究から，びまん性大細胞型B細胞リンパ腫とほぼ同様の治療戦略が標準治療と考えられている．病期I, IIではCHOP(ビンクリスチン＋シクロホスファミド＋ドキソルビシン＋プレドニゾロン)-21療法もしくはCHOEP(ビンクリスチン

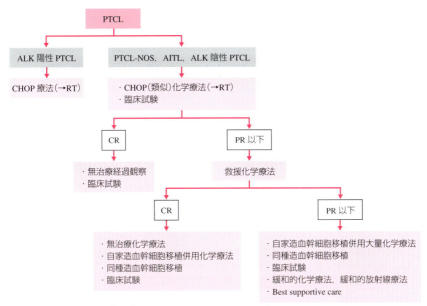

図1 PTCL治療のアルゴリズム
(日本血液学会：造血器腫瘍診療ガイドライン2013年版．末梢性T細胞リンパ腫〔http：//www.jshem.or.jp/gui-hemali/2_7.html#algo ＜閲覧日 2015.11.20＞〕より改変)

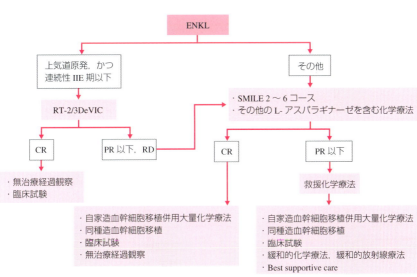

図2 ENKL治療のアルゴリズム
(日本血液学会：造血器腫瘍診療ガイドライン2013年版．節外性NK/T細胞リンパ腫，鼻型〔http://www.jshem.or.jp/gui-hemali/2_9.html#algo ＜閲覧日 2015.11.20＞〕より改変)

表2 TおよびNK/T細胞リンパ腫の治療レジメン

1. T細胞リンパ腫

a CHOP療法

薬剤	投与量(/日)	投与法	投与日(day)
シクロホスファミド	750mg/m^2	点滴静注	1
ドキソルビシン	50mg/m^2	点滴静注	1
ビンクリスチン	1.4mg/m^2(最大 2mg/m^2)	静注	1
プレドニゾロン	100mg/body	静注・経口	1〜5

b CHOEP療法

薬剤	投与量(/日)	投与法	投与日(day)
シクロホスファミド	750mg/m^2	点滴静注	1
ドキソルビシン	50mg/m^2	点滴静注	1
ビンクリスチン	1.4mg/m^2(最大 2mg/m^2)	静注	1
エトポシド	100mg/m^2	持続点滴	1〜3
プレドニゾロン	100mg/body	静注・経口	1〜5

c Dose-adjusted EPOCH療法(初回投与量のみ記載)

薬剤	投与量(/日)	投与法	投与日(day)
ドキソルビシン	10mg/m^2	持続点滴	1〜4
ビンクリスチン	0.4mg/m^2	持続点滴	1〜4
エトポシド	50mg/m^2	持続点滴	1〜4
シクロホスファミド	750mg/m^2	点滴静注	5
プレドニゾロン	60mg/m^2	経口	1〜5

2. NK/T細胞リンパ腫

a RT＋2/3DeVIC療法

薬剤	投与量(/日)	投与法	投与日(day)
カルボプラチン	200mg/m^2	点滴静注	1
エトポシド	67mg/m^2	点滴静注	1〜3
イホスファミド	1000mg/m^2	点滴静注	1〜3
デキサメタゾン	40mg	点滴静注	1〜3

RT 50 Gyを2/3DeVIC療法を可及的同時に開始する.

b SMILE療法

薬剤	投与量(/日)	投与法	投与日(day)
メトトレキサート	2000mg/m^2	点滴静注	1
イホスファミド	1500mg/m^2	点滴静注	2〜4
L-アスパラギナーゼ	6000U/m^2	点滴静注	8, 10, 12, 14, 16, 18, 20
エトポシド	100mg/m^2	点滴静注	2〜4
デキサメタゾン	40mg	静注・経口	2〜4

＋シクロホスファミド＋ドキソルビシン＋エトポシド＋プレドニゾロン)-21療法の6サイクル±浸潤領域への放射線療法(IFRT), あるいはCHOP-21療法もしくはCHOEP-21療法の3サイクル＋IFRTを行う. 病期III, IVではCHOP-21療法もしくはCHOEP-21療法の6サイクルを行う.

b PTCL-NOS, ALK陰性ALCL, AITL

前向き臨床試験によって決定された標準治療は確立していないが, CHOP-14, CHOP-21, CHOEP, Dose-adjusted EPOCH(エトポシド＋プレドニゾロン＋ビンクリスチン＋シクロホスファミド＋ドキソルビシン)療法が推奨される.

c 限局期ENKL(上気道原発, かつ連続性ⅡE期以下)

JCOG0211-DI試験で完全寛解割合77％, 5年全生存(OS)割合70％と画期的な成績を上げたRT-2/3DeVIC(病変部放射線治療と原法の2/3に減量したカルボプラチン＋エトポシド＋イホスファミド＋デキサメタゾン療法3コースの同時開始)療法が推奨される.

d 進行期ENKL

わが国を中心に東アジアで開発されたSMILE(メトトレキサート＋イホスファミド＋L-アスパラギナーゼ＋エトポシド＋デキサメタゾン)療法, 完全寛解に到達した場合には, 自家造血幹細胞移植が推奨される.

e CCR4陽性PTCL

PTCLの約30％の症例がCCR4陽性である. このような症例で再発・再燃がみられた場合, 抗CCR4抗体 モガムリズマブの単剤投与によって, 約3割の症例に奏効が得られる. なお, CCR4陽性PTCLはPTCL陰性PTCLと比較し, 予後が悪いと考えられている.

f CD30陽性ALCL

再発・難治例に対しては, 抗CD30 antibody-drug conjugateであるブレンツキシマブベドチンが承認されており, 8割を超える患者に奏効が得られたことが報告されている.

DON'Ts

- ☐ TおよびNK/T細胞リンパ腫に限らず, 悪性リンパ腫は正確な亜分類の決定が重要である. 安易な診断で治療を開始してはならない.
- ☐ 十分な支持療法を行うことなく, 安易に治療強度を弱めてはならない.

文献

1) 日本血液学会：造血器腫瘍診療ガイドライン2013年版. 末梢性T細胞リンパ腫(http://www.jshem.or.jp/gui-hemali/2_7.html#algo〔閲覧日 2015.11.20〕)

2) 日本血液学会：造血器腫瘍診療ガイドライン2013年版. 節外性NK/T細胞リンパ腫, 鼻型(http://www.jshem.or.jp/gui-hemali/2_9.html#algo〔閲覧日 2015.11.20〕)

鹿児島大学病院血液・膠原病内科　**石塚賢治**

B 白血球系疾患：腫瘍性疾患

15 成人T細胞白血病・リンパ腫

DOs

- 成人T細胞白血病・リンパ腫（ATL）は，ヒトTリンパ球好性ウイルスI型によって引き起こされる予後不良な末梢性T細胞腫瘍である．積極的に臨床試験に組み入れて，治療成績の向上に貢献する．
- aggressive ATLに対しては多剤併用化学療法を行い，可能な限り初回寛解中に同種造血幹細胞移植が実施できるよう戦略を組む．
- indolent ATLに対しては，aggressive ATLになるまで無治療経過観察，必要に応じて皮膚病変などへの局所治療をする．

1 基本的な考え方

成人T細胞白血病・リンパ腫（ATL）はヒトTリンパ球好性ウイルスI型（HTLV-1）によって引き起こされる末梢性T細胞腫瘍である．わが国は世界的にも有数のHTLV-1浸淫地域を有し，先進国の中では最もATL患者が多い．

ATLは母子感染によってHTLV-1に感染した後に，数段階の癌化の過程を経て，60歳代後半を中心に発症する．急性型，リンパ腫型，慢性型，くすぶり型の4つの臨床病型に分かれる．治療方針決定には，この臨床病型分類を正確に行うことが非常に重要である（図1）．急性型，リンパ腫型と予後不良因子（LDH＞正常上限，血清アルブミン＜正常下限，血中尿素窒素〔BUN〕＞正常上限のいずれか）をもつ慢性型をaggressive ATL，くすぶり型と予後不良因子をもたない慢性型をindolent ATLとし，異なる治療戦略がとられてきた．しかし，その治療成績はいまだに満足できる状況にない．

HTLV-1は，母子間，性交渉，輸血によって感染する．母子感染はほとんどが母乳による感染であり，現在では妊婦健診にHTLV-1抗体検査が取り入れられ，断乳や短期授乳などの介入が開始されている．性交渉による感染は，男性から女性への感染が主である．コンドームの使用により感染は防御可能であるが，成人後の感染ではHTLV-1関連脊髄症/熱帯性痙性麻痺（HAM/TSP）は発症しても，ATLは発症しないとされている．輸血による感染はスクリーニングによって現在では起こらない．

これまでATLは鹿児島，長崎，沖縄など西南日本に多いとされてきた．その事実に変わりはないが，人口の移動によって地域的な差異は縮小傾向にあって，高度経済成長期に西南日本から首都圏に移動した世代が，現在発症のピークとなる年代となっている．したがって，西南日本以外でもATL患者に遭遇する可能性があることを覚えておく．

2 診断の進め方

ATLを疑う症状，検査所見の多くは，ATL以外の悪性リンパ腫と類似する．ATLに特徴的な症状は，①早期に白血化しやすい，つまり末梢血に腫瘍細胞が出現する場合が多い，②高カルシウム血症を起こしやすい，③皮膚の腫瘍性病変を伴う場合が多い，④HTLV-1感染による長期間の細胞性免疫不全を反映した爪白癬や，食道カンジダ症などの合併が多いことがあげられる．

第 5 章 血液科疾患の診療

B 白血球系疾患：腫瘍性疾患

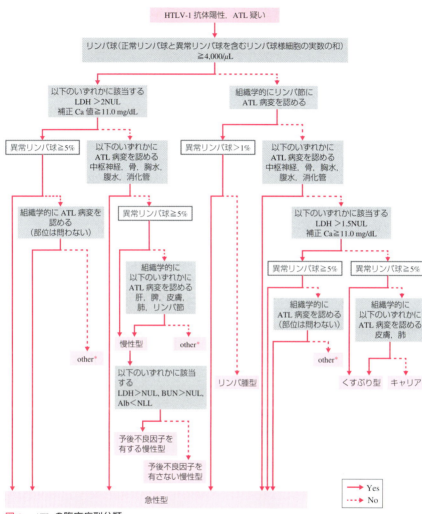

図1 ATL の臨床病型分類
＊：ATL 以外を考える．

末梢血に腫瘍細胞が多く出現している場合には，その形態診断や表面形質の解析で診断可能な場合が多いが，それ以外では，「T および NK/T 細胞リンパ腫」（p.324）と同様に，腫大したリンパ節や節外病変の生検によって診断をつける．

3 検　査

表在リンパ節腫大や発熱，盗汗，体重減少などを訴える患者が来院した場合，末梢血検査と生化学検査は必ず実施されるであろう．急性型・くすぶり型の少数とリンパ腫型以外の ATL では，末梢血に腫瘍細胞が出現するため，その段階で ATL を疑う

ことは可能である．しかし，近年広く導入されている自動血球分析では少数の異常リンパ球しか出現していない例の場合，見逃す可能性があることには注意が必要である．生化学検査では，LDHや可溶性IL-2受容体(sIL-2R)値の上昇がみられることが特徴的な所見である．特に後者はaggressive ATLにおいては著明な上昇がみられ，半数の患者は20,000 U/mLを超える．このような場合には，ATLを積極的に考えて抗HTLV-1抗体を測定する(実臨床では悪性リンパ腫を疑った場合には抗HTLV-1抗体を直ちに測定する場合が多いかもしれない)．

抗HTLV-1抗体陽性であって，末梢血にATL細胞に特徴的な核の切れ込みや分葉(典型的には花弁状核)をもつ異常細胞がみられる場合には，それらの表面形質をフローサイトメトリー法で調べ，CD4，CD25が陽性であればATLと診断可能である．末梢血に異常細胞がみられない場合には，リンパ節や皮膚などの病変部位の生検を行う．その場合も核異型の強いリンパ球がみられ，それらの細胞が免疫染色によってCD4，CD25が陽性であったら，ATLと診断可能である．さらに後述する抗CCR4抗体薬の治療戦略への組み入れを検討するために，CCR4の発現を末梢血ならばフローサイトメトリー法，病理組織であれば免疫染色法で調べる．CCR4はATLのほとんどの症例で陽性である．厳密にはHTLV-1感染者に発生したATL以外の末梢性T細胞腫瘍を否定するために，HTLV-1プロウイルスDNAの単クローン性の取り込みがあることをサザンブロット法で確認することが理想的であるが，わが国の保険診療の範囲では実施できない．

さらにCTスキャン，有症状時には上部・下部消化管検査を追加して，病変部位の広がりを特定する．ATLでは，全経過を通して1～2割を超える患者が消化管浸潤や中枢神経浸潤を起こす．

一方，indolent ATL患者の多くは全身症状に乏しく，皮疹に気付き皮膚科を受診した際や，検診や他疾患に対する検査で採血を受けた際に，偶然に発見される場合が多い．

4 予後因子

a 同種造血幹細胞移植を受けていない急性型，リンパ腫型ATL

simplified ATL-PI：①病期≧Ⅲ，②ECOG PS≧2，③年齢＞70歳，④血清アルブミン値＜3.5 g/dL，⑤sIL-2R＞20,000 U/mL

b aggressive ATL

JCOG-PI：①ECOG PS≧2，②補正カルシウム値≧2.75 mM

c 慢性型，くすぶり型ATL

indolent ATL-PI：①sIL-2R；≦1,000 U/mL，1,000～6,000 U/mL，6,000 U/mL

5 治療(図2[1]，表1)

a aggressive ATL

初回標準治療は，JCOG9801試験で開発されたVCAP-AMP-VECP(ビンクリスチン＋シクロホスファミド＋ドキソルビシン＋プレドニゾロン－ドキソルビシン＋ラニムスチン＋プレドニゾロン－フィルデシン＋エトポシド＋カルボプラチン＋プレドニゾロン)療法とされている．しかしながら，骨髄抑制が強いため多くの場合に顆粒球コロニー刺激因子(G-CSF)製剤の投与が必要となり，頻回に通院ができない状況では実施しにくい．また，JCOG9801試験でも56歳以上の患者ではVCAP-AMP-VECP療法とCHOP(ビンクリスチン＋シクロホスファミド＋ドキソルビシン＋プレドニゾロン)-14療法に差がなかったことから，実臨床ではCHOP-14あるいはCHOP-21療法も広く実施されている．

同種造血幹細胞移植を受けた症例の長期生存は30％近いが，同種造血幹細胞移植を受けていない症例の長期生存は10％程度である．同種造血幹細胞移植が実施された

第 5 章　血液科疾患の診療

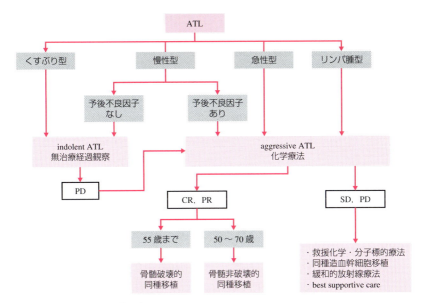

図2　ATL 治療のアルゴリズム
（日本血液学会：造血器腫瘍診療ガイドライン 2013 年版．成人 T 細胞白血病・リンパ腫〔http://www.jshem.or.jp/gui-hemali/2_8.html#algo ＜閲覧日 2015.11.20 ＞〕より改変）

表1　VCAP-AMP-VECP 療法レジメン

	薬剤	投与量(/日)	投与法	投与日
VCAP	ビンクリスチン	1 mg/m^2（maximum 2mg）	点滴静注	1
	シクロホスファミド	350 mg/m^2	点滴静注	1
	ドキソルビシン	40 mg/m^2	点滴静注	1
	プレドニゾロン	40 mg/m^2	点滴静注	1
AMP	ドキソルビシン	30 mg/m^2	点滴静注	8
	ラニムスチン	60 mg/m^2	点滴静注	8
	プレドニゾロン	40 mg/m^2	点滴静注	8
VECP	ビンデシン	2.4 mg/m^2	点滴静注	15
	エトポシド	100 mg/m^2	点滴静注	15，16，17
	カルボプラチン	250 mg/m^2	点滴静注	15
	プレドニゾロン	40 mg/m^2	点滴静注・経口	15，16，17

2，4，6 サイクル開始時に，メトトレキサート 15mg，シタラビン 40mg，プレドニゾロン 10mg の髄腔内投与を行う．

症例は若年者であること，実施されていない症例には診断時の合併症や全身状態不良があり十分な初回化学療法が実施できなかった患者が含まれるなどの選択バイアスを避けることができないため，単純な比較はできないが，移植は有用な治療と考えられる．ただし，初回寛解時に移植を行った場合と初回治療不応時や再発後に移植を行った場合の長期生存を比較すると，それぞれ約4割と約1割である．これらの情報からは，臨床試験外（移植の有用性の検証のためJCOG0907試験が実施中）では，可能な限り初回寛解時に積極的に移植を組み込む戦略を取ることが推奨される．またATLでは高齢者や感染症の合併が多いことを反映し，治療関連有害事象発生と原病再発のリスクは相殺され，骨髄破壊的移植と骨髄非破壊的移植は同等の治療成績となっている．近年では，臍帯血移植も取り入れられている．ATLでは初回化学療法で寛解状態になったとしてもその期間は短い場合が多いため，ドナーコーディネートに要する時間が短縮できる臍帯血移植の確立が期待される．

ATLに対する新規治療薬として，抗CCR4抗体薬モガムリズマブが使用可能になった．末梢血病変には有効な場合が多いが，リンパ節を含む腫瘤性病変に対する有効性は劣る．また，初回治療で従来からの化学療法レジメンを併用する場合と，再発・難治状態となってから単剤で救援療法として使用する場合で，どちらが同剤の有用性を最大化できるかは未知である．また，本剤使用時には免疫関連有害事象に十分注意する．Stevens-Johnson症候群や中毒性皮膚壊死など重篤な皮膚有害事象の発生は1%弱でまれではあるが，時に致死的である．また，同種造血幹細胞移植前後でのモガムリズマブの使用は移植片対宿主病（GVHD）リスクを高める可能性が高い．

ATL患者は細胞性免疫低下が著明であり，特に化学療法中にはニューモシスティス肺炎を併発することが多いことが知られていたが，現在はST合剤の予防投与が広く行われるようになり，発症例はまれになっている．しばしば合併する高カルシウム血症に対しては，補液とビスフォスフォネート剤，エルカトニン製剤とATLに対する治療で対処する．

b indolent ATL

わが国では早期に全身化学療法による治療介入を行うことが生存の改善につながらないとされ，慢性リンパ性白血病と同じように無治療経過観察，あるいは皮膚病変に対する局所治療を行い，aggressive ATLに進展した場合にaggressive ATLと同じように治療介入することが標準治療とされてきた．

近年，海外からインターフェロンαと抗レトロウイルス薬であるジドブジンの併用（IFN/AZT療法）による慢性型・くすぶり型ATLに対する生存への貢献が報告されたが，これはごく少数例の後ろ向き調査に過ぎない．一方で，これまで予後良好群とされてきたこの群の5年生存割合は50%程度にとどまることが近年わが国での調査で明らかとなった．ATL全体の治療成績改善のための一戦略として，この群の治療介入を検討するためにJCOG1111試験が実施されている．

DON'Ts

- ☐ indolent ATL に対する全身治療の早期介入の有用性のエビデンスは乏しい．臨床試験以外では行うべきではない．
- ☐ 今後 ATL 患者は徐々に減少するものと考えられるが，患者の「出生地」がヒト T リンパ球好性ウイルス I 型浸淫地域とは限らなくなっていることを忘れない．

文献

1) 日本血液学会：造血器腫瘍診療ガイドライン 2013 年版．成人 T 細胞白血病・リンパ腫（http://www.jshem.or.jp/gui-hemali/2_8.html#algo〔閲覧日 2015.11.20〕）

鹿児島大学病院血液・膠原病内科　**石塚賢治**

✓ HTLV-1 母子感染対策

　HTLV-1 の感染ルートとして，母乳を介した母子感染が重要である．この遮断のために授乳方法への介入が有効であることから，2011 年 4 月から妊婦健診に HTLV-1 抗体検査が取り入れられた．HTLV-1 に感染している母親から生まれた児が HTLV-1 に感染する可能性は，通常の授乳をした場合 20～25％，3～6 か月の短期授乳をした場合 5～8％，断乳した場合 3～5％ とされる．また，母乳をいったん凍結後に加温して与えた方法も，感染リスク低減に有効である．

　HTLV-1 抗体検査で注意しなければならないことは，妊婦健診で実施されるスクリーニング検査では偽陽性が少なくないことである．必ずウエスタンブロット法で確認し，判定保留や陰性であった場合には一律に断乳などの介入をすすめてはならない． （石塚賢治）

B 白血球系疾患：腫瘍性疾患

16 Hodgkinリンパ腫

DOs

- 治療方針決定には，正確な病期診断が重要である．
- 限局期Hodgkinリンパ腫(HL)に対する標準治療は，ABVD療法4コース＋IFRT 30Gyである．
- 進行期HLでは，ABVD療法6～8コースである．
- 若年者に多い疾患であり，治療後の社会生活，二次性悪性腫瘍，妊孕性などを考慮する必要がある．

1 はじめに

Hodgkinリンパ腫(HL)は欧米では全悪性リンパ腫の約30%を占め，若年者(20歳代)と高齢者(60歳代)の2峰性にピークがある疾患である．わが国でも同様の年齢層をもつが，全悪性リンパ腫の4.4～5.6%と，欧米と比較して頻度は少ない．一般的にリンパ腫の診断時年齢中央値が60歳代であることを考えると，他のリンパ腫と比較して若年者が多い．比較的予後良好な疾患である一方，抗がん治療薬投与および放射線治療が施行されるため，癌サバイバーとしての長い人生に起こり得る晩期毒性に対して注意を払わないといけない．また，極めて高い治癒率を示す限局期HLと比較して進行期HLの予後は悪く，臨床医として早期発見に努めないといけない疾患の一つである．

2 診断

WHO分類改定第4版では，結節性リンパ球優位型Hodgkinリンパ腫(NLPHL)と古典的Hodgkinリンパ腫(cHL)に大別される．後者はHLの95%と圧倒的に多く，結節硬化型，混合細胞型，リンパ球減少型，リンパ球豊富型に分類される(表1)．病理組織像において，様々な炎症性細胞を背景として，その中に腫瘍細胞であるHRS細胞が増殖し，正常なリンパ構造が破壊される像を特徴とするものをcHLとし，HRSは認めず，核がHRSと比べて小さなLP popcorn細胞が出現する像を特徴とするものをNLPHLとする．HLはB細胞由来であるが，大多数を占めるcHLでは細胞表面抗原検査において腫瘍細胞はCD20陰性である．ほぼ全例でCD30陽性，8割程度でCD15陽性となり診断のゴールデンマーカーとなりえる．一方，NLPHLの腫瘍細胞はCD20とCD79aが陽性で，CD30とCD15は陰性である．EBウイルスは約40%のHRSに感染しており，HIV感染患者では100%に認める．

3 臨床病態

頸部リンパ節腫大が75%の症例にみられ，連続的に連なり縦隔，腋窩などへひろがっていくことを特徴とし，そのほとんど

表1 WHO分類 改訂第4版におけるHLの組織亜型

結節性リンパ球優位型Hodgkinリンパ腫	
古典的Hodgkinリンパ腫	結節硬化型
	混合細胞型
	リンパ球減少型
	リンパ球豊富型

表2 限局期 HL の予後因子

研究グループ	GHSG	EORTC	NCIC/ECOG	NCCN2011
予後良好群	病期 I, II 期 リスク因子なし	病期 I, II 期 （横隔膜上部病変） リスク因子なし	病期 I, IIA 期 リスク因子なし	病期 I, II 期 リスク因子なし
予後不良好群	病期 I, II 期 リスク因子あり 病期 IIB 期では bulky 縦隔病変，節外病変があれば進行期	病期 I, II 期 （横隔膜上部病変） リスク因子あり	病期 I, IIA 期 リスク因子あり ただし，bulky 病変，腹腔内病変があると進行期	病期 I, II 期 リスク因子あり
リスク因子	1. 縦隔病変（胸郭横径比≧1/3） 2. 節外病変 3. 血沈亢進（A≧50, B≧30） 4. 3か所以上リンパ節領域	1. 縦隔病変（胸郭横径比≧0.35） 2. 50歳以上 3. 血沈亢進（A≧50, B≧30） 4. 4か所以上リンパ節領域	1. 40歳以上 2. 血沈亢進（≧50） 3. 4か所以上リンパ節領域 4. 混合細胞型あるいはリンパ球減少型古典的 Hodgkin リンパ腫	1. 縦隔病変（胸郭横径比＞0.33） 2. 血沈亢進（＞50） 3. B 症状 4. 4か所以上リンパ節領域 5. 10cm を超える病変

 Pitfall

巨大縦隔腫瘤は，限局期 HL においても予後因子の一つである．各試験グループにおいて定義が異なる点はあるが，一般的に縦隔腫瘤径と胸郭径の比が 1/3 を超えることであり，サイズ径でないことに注意する．

 Pitfall

bulky 病変をもたない限局期 HL を early stage（早期）HL としており，限局期と混同しないこと．

が節性である．特に cHL の結節硬化型では縦隔リンパ節腫大を認める頻度が高く，bulky 病変となることが多い．

4 病期分類・予後因子

Ann Arbor 分類を用いて臨床病期を決定する．I ～ IV 期の 4 つに分類されているが，治療方針決定のために I, II 期の「限局期」と III, V 期の「進行期」の 2 つに大きく分けて考える．また，限局期もリスク因子によって予後良好群と予後不良群に分けられる（表2）．限局期予後不良群の中で，ドイツの臨床試験グループ（GHSG）では，IIB 期でバルキー縦隔病変，節外病変がある場合，北米の臨床試験グループ（NCIC/ECOG）では bulky 病変，腹腔内病変がある場合を「進行期」として扱っている．そのため同じ限局期 HL に対しても，臨床試験グループごとに各々リスク因子が存在し，限局期と進行期の定義が異なることに注意を払わないとならない．

進行期 HL の患者の予後予測モデルとして，血清アルブミン値，ヘモグロビン値，男性，臨床病期，年齢，白血球数，リンパ球数の 7 つの予後因子からなる IPS（表3）があり，予後不良因子数の数により低，高リスクの 2 リスクグループに分類する．

5 治療戦略のアルゴリズム（図1）[1]

1) 限局期 HL の治療

ABVD（アドリアマイシン，ブレオマイシン，ビンブラスチン，ダカルバジン，表4）療法 4 コース後の病変領域照射

表3 進行期HL患者の予後に影響を与える7つの独立因子

	リスク因子
血清アルブミン	4g/dL 未満
ヘモグロビン	10.5g/dL 未満
性別	男性
臨床病期	IV期
年齢	45歳以上
白血球数	15,000/mm^3 以上
リンパ球数	600/mm^3 未満あるいは白血球数の8%未満

コツ

ブレオマイシンによる間質性肺炎の併発に十分注意し，投与前に血液ガス分析を施行しておこう．投与後に高熱をきたすことがあり，その予防のためには投与前にヒドロコルチゾンコハク酸エステルナトリウムを投与しておくとよい．

コツ

若年者に多く，治癒が望める疾患であるため，化学療法後の毒性による妊孕性の影響・無精子症について考慮しないといけない．ABVD療法後の晩期毒性として，無精子症の頻度が8%との報告があり，挙児希望者には精子保存を考慮する．

(IFRT)30Gyの集学的治療(CMT)が標準治療である．

欧米では予後良好群と予後不良群別の治療研究が多くなされてきた．GHSGは予後良好群を対象にABVD療法2コースもしくは4コース，その後にIFRT20Gyもしくは30Gyの組み合わせによる4群比較の結果(HD10試験)，5年全生存(OS)割合，5年無増悪生存(PFS)割合の結果が同等であることが示され，予後良好群に対してABVD療法2コース＋IFRT 20Gyが標準治療となり得る可能性が示唆された．予後不良群に関しては，ABVD療法よりも治療強度を高めたBEACOPP療法(ブレオマイシン，エトポシド，ドキソルビシン，シクロホスファミド，ビンクリスチン，プロカルバジン，プレドニゾロン)などの治療法が検討されているが，急性毒性が多いことが問題となっており，他のレジメンを含めてOSを改善させる治療法の報告はまだない．

2) 進行期HLの治療

現在はABVD療法6コースもしくは8コースが標準治療である．ABVD療法は4コース後に完全奏効(CR)となった場合は2コースを追加して6コースを行う．6コース後にCRとならなかった場合はさらに2コースを追加し，合計8コースとする．

しかしながら，進行期HLに対してABVD療法施行時では約30%の症例は再発・難治性であり，ABVD療法よりも治療強度を上げた強化療法の開発が行われてきた．GHSGでは前述のBEACOPP療法を標準量としてさらにエトポシド，ドキソルビシン，シクロホスファミドを増量した増量BEACOPP療法を開発し，初発進行期HLに対してCOPP/ABVD療法，BEACOPP療法，増量BEACOPP療法の3群比較試験(HD9)を行った．この結果，標準量，増量BEACOPP療法がCOPP/ABVD療法よりも5年治療成功期間が有意に優れていることを示した．また5年OSは増量BEACOPP療法が91%，COPP/ABVD療法は83%と増量BEACOPP療法が有意に優れていたが，二次発癌などの晩期毒性の問題があり，わが国の日常診療で行われていることは少ない．しかしながらGHSGはさらなる増量BEACOPP療法の最適化を目指し増量BEACOPP療法8コースおよび6コース，2週間隔標準BEACOPP療法8コースの3群比較の第III相試験(HD15)を行った．その結果，OSにおいて増量BEACOPP療法6コース群が8コース群と比べて有意に

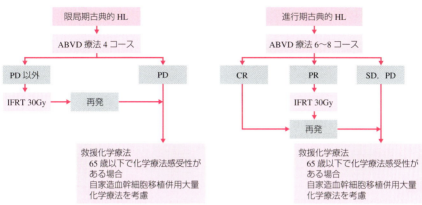

図1 HL治療のアルゴリズム
（日本血液学会：造血器腫瘍診療ガイドライン2013年版．ホジキンリンパ腫〔http://www.jshem.or.jp/gui-hemali/2_10.html#algo＜閲覧日 2015.11.20＞〕より改変）

表4 ABVD療法

薬剤	用量	投与方法	Day 1	Day 15
ドキソルビシン	25 mg/m²	点滴静注	↓	↓
ブレオマイシン	9 mg/m²（最大15mg/body）	点滴静注	↓	↓
ビンブラスチン	6 mg/m²（最大10mg/body）	静注	↓	↓
ダカルバジン	375 mg/m²	点滴静注	↓	↓

上記を第1日，第15日に行い，28日間で1コースとする（ブレオマイシンの総投与量は180 mg/body以下．縦隔の放射線治療予定例では120 mg/body以下）．

優れていたため，GHSGでは進行期HLに対しては増量BEACOPP療法6コースを標準治療としている．

　G-CSFはブレオマイシンの肺毒性の頻度を高めることが知られており，イギリスのグループは好中球数にかかわらずG-CSF製剤を併用せず，減量・延期を行わずにABVD療法を行う通称"modern ABVD療法"の有効性を報告した．59例の第Ⅱ相試験であるが，5年OSは97.4％，5年無イベント生存割合が87.4％と高い有効性を示し，ABVD療法の投与強度を一定に保つことの重要性を示した．

 コツ

治療終了後は約5年間外来で定期観察を行い，若年者では晩発性悪性腫瘍（特に25歳以下の女性で，乳癌が多い）の早期発見のため，生涯定期検診を積極的に受けるよう指導する．

6　中間PET

　FDG-PET/CT検査をHLの病期診断や効果判定に使用するだけではなく，PET/CTが腫瘍細胞のブドウ糖代謝を捉えて腫瘍の活動状況を診断する質的な画像検査で

あることに注目する．治療途中で PET/CT を撮像すること（interim PET）で治療効果を早期に予測したり，放射線治療が必要かどうかを評価するなど，interim PET を用いた研究が活発に行われており，近い将来 interim PET を用いた層別化治療が期待される．

DON'Ts

- ☐ Hodgkin リンパ腫は B 細胞リンパ腫であるが，R-CHOP 療法を施行しない．
- ☐ 治療途中で行う中間 PET の結果で治療変更を行うことは，実臨床では次期尚早である．

文献

1) 日本血液学会：造血器腫瘍診療ガイドライン 2013 年版．ホジキンリンパ腫（http://www.jshem.or.jp/gui-hemali/2_10.html#algo〔閲覧日 2015.11.20〕）

三重大学大学院医学系研究科血液・腫瘍内科学　**宮﨑香奈**

✓ リンパ腫の主訴はリンパ節腫脹か？

HL はアレルギー症状を合併していることが多い．これは HRS によるサイトカイン産生亢進が関係しており，例えば interleukin-5 産生で好酸球増加がみられる．そのため頸部リンパ節腫脹を主訴に来院するとは限らず，20 代女性が突然の喘息を主訴に呼吸器内科受診し，難治性の喘息として加療中に進行期 HL であることが判明した症例を経験した．適切な身体診察が疾患の早期発見につながり，患者の予後まで規定され得ることを肝に銘じておいてほしい．

（宮﨑香奈）

B 白血球系疾患：腫瘍性疾患

17 多発性骨髄腫

DOs

- CRAB 症候を有する症候性多発性骨髄腫が，薬物療法の適応となる．
- 自家造血幹細胞移植の適応患者と非適応患者で初期，治療方針が異なる．
- 骨病変に対して，ビスホスホネート製剤やオピオイドを適切に使用する．

1 基本的な考え方

多発性骨髄腫（MM）は 10 万人あたり 2 〜 3 人の罹患率であり，高齢者の増加に伴いわが国では年間約 6,000 名の患者が発症している．前癌病態である意義不明の単クローン性 γ グロブリン血症（MGUS）から年 1% の割合で進展する．IMWG による病型分類を表1[1, 2]に示す．CRAB 徴候（高カルシウム血症，腎障害，貧血，溶骨病変）を有する症候性骨髄腫（symptomatic multiple myeloma）が全身化学療法の適応となる．治癒は困難であるが，新規薬剤の導入により生存期間中央値は 5 〜 6 年に到達している．

2 病態

骨髄腫細胞の増殖の主座は骨髄にあり，貧血をはじめとした血球減少を示す．単クローン性免疫グロブリン（M 蛋白）を産生するため，過粘稠度症候群をきたすことがある．免疫グロブリンの軽鎖が Tamm-Horsfall 蛋白と結合し尿細管腔に円柱を形成し骨髄腫腎（myeloma kidney）を引き起こす．M 蛋白がアミロイド蛋白として重要臓器に沈着することもある．骨髄腫細胞は，MIP-1 というケモカイン分泌や RANKL 発現を介して破骨細胞を活性化し，溶骨病変や高カルシウム血症を引き起こす．

3 臨床症状

半数の患者にヘモグロビン値 10g/dL 未満の貧血を認め，労作時の息切れや動悸を訴える．溶骨病変は 80% の患者に認められ，初発症状として胸腰椎圧迫骨折による腰背部痛による疼痛が多い．脊髄圧迫症状として，対麻痺や膀胱直腸障害も起こる．過重のかかる椎体，骨盤，大腿骨近位部，上腕骨近位部の溶骨病変は病的骨折を起こしやすい．溶骨病変に伴い高カルシウム血症を認め，悪心，口渇，多尿などの症状を呈し，重篤な場合は意識障害をきたす．腎障害は診断時には 10 〜 20% の患者に認め，浮腫を呈する．血清クレアチニン（Cr）値に比して，尿量が比較的保たれていることが多い．尿蛋白分画上 Bence-Jones 蛋白に比してアルブミン尿の比率が高くネフローゼ症候群を呈する場合には，AL アミロイドーシスの合併を疑う．アミロイドーシス合併例では，手根管症候群，巨舌，末梢神経障害，起立性低血圧，皮下・粘膜下出血などを呈することがある．正常免疫グロブリンの減少により，肺炎球菌，インフルエンザ桿菌，グラム陰性桿菌などの細菌感染症や帯状疱疹，サイトメガロウイルス感染などのウイルス感染が合併しやすい．実際に MM 患者の死因の 70% は感染症である．

表1 IMWGによる形質細胞腫瘍の病型分類

病　型	M蛋白	骨髄の形質細胞	骨髄腫関連臓器障害*	腫瘤形成	末梢血の形質細胞
MGUS Light-chain MGUS	< 3g/dL BJP < 0.5g/24hrs	< 10%	−	−	−
無症候性骨髄腫	≧ 3g/dL or BJP ≧ 0.5g/24hrs	≧ 10% and < 60%	−	−	−
症候性骨髄腫	＋	＋	＋	＋/−	−
非分泌型骨髄腫	−	≧ 10%	＋	＋/−	−
孤立性形質細胞腫	＋/−	−/＋ (< 10%)	−	骨1か所	−
形質細胞白血病	＋/−	＋	＋/−	＋/−	＋

＊：骨髄腫診断事象(MDE)：CRAB症候(下記1～4)
1. 高カルシウム血症：正常上限値を1mg/dLを超えて上昇，または＞11mg/dL．2. 腎不全：CrCl＜40mL/min(measured or estimated GFR)，またはCr＞2mg/dL．3. 貧血：ヘモグロビン値の正常下限を2g/dLを超えて低下，または＜10g/dL．4. 骨病変：骨X線，CTまたはPET-CTにて1か所以上の溶骨病変あり．5. 次のmyeloma-defining biomarkerの1つ以上を有する．①骨髄中形質細胞≧60%，②involved/uninvolved血清遊離軽鎖比≧100．③MRIで2か所以上の巣状病変あり．
(International Myeloma Working Group：Br J Haematol 2003；121〔5〕：749-757 / Rajkumar SV, et al.：Lancet Oncol 2014；15〔12〕：e538-548より改編)

4 検査所見

1) 血液・尿・生化学・血清免疫学的検査

正球性正色素性貧血と赤血球の連銭形成を呈する．血清総蛋白高値，アルブミン低値を示し，高γ-グロブリン血症を認める．一方，BJP型や非分泌型では低γ-グロブリン血症を呈する．腫瘍量と腎障害を反映して血清β2ミクログロブリン(β2M)値が上昇する．血清/尿中蛋白電気泳動(SPEP/UPEP)を行い，Mピークを確認したら免疫電気泳動法(IEP)または免疫固定法(IFE)で免疫グロブリンのクラスを決定する(図1)．M蛋白の種類によりIgG型，IgA型，IgD型，Bence-Jones型，非分泌型に分類され，その頻度は50%，20%，2%，15%，1～2%である．正常免疫グロブリンは低値となる(immunoparesis)．24時間尿中M蛋白量の把握を行う．血清遊離軽鎖測定も有用である．

2) 骨髄検査

骨髄穿刺または生検で異型形質細胞比率が10%以上であることを確認する(図2)．骨髄腫細胞の形態は楕円形で核が偏在しており核周明庭を有するなど正常形質細胞に類似しているが，一般に大型で2核や多核の細胞もみられ核小体が目立つ．フローサイトメトリーによる表面抗原解析では，正常形質細胞ではCD19$^+$，CD56$^-$，CD38$^+$，CD138$^+$であるのに対し，骨髄腫細胞はCD19$^-$で，70%の症例でCD56$^+$を示す．細胞質内のκ鎖とλ鎖の比率により形質細胞のクローナリティを確認する．CD20抗原は約20%で陽性である．初発例では通常の染色体検査で分裂像が得られることはまれである．FISH法による染色体検査では，14q32上の免疫グロブリン重鎖(*IgH*)遺伝子との相互転座が約半数例に認められ，相手遺伝子としては11q13(*CCND1*)，4p16.3(*FGFR3/MMSET*)，16q23(*c-MAF*)

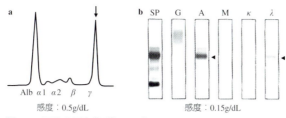

図1 M蛋白の同定（口絵 No.15）
a：血清蛋白電気泳動，b：免疫固定法

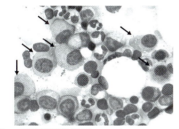

図2 骨髄腫細胞（口絵 No.16）
骨髄中に核が偏在し，核周明庭を有し，核小体の目立つ異型形質細胞（→）の浸潤を認める（May-Grünwald-Giemsa 染色，×1,000）．

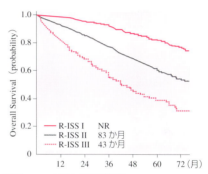

図3 R-ISS ごとの患者予後

などがある．t(4;14)，t(14;16)陽性例や染色体 17p 欠失例は，増殖の速い高リスク病型であり，血清 β2M，血清アルブミン値，血清 LDH 値とあわせて予後予測に用いられる〔改訂国際病期分類〔R-ISS〕，図3，表2〕．

3）骨病変，髄外病変の評価

骨 X 線撮影で，骨融解による打ち抜き像（punched out lesion），骨粗鬆症，骨萎縮像などを認める．躯幹骨，椎体骨，近位長管骨は必ず精査しておく．CT や MRI 検査は，骨髄腔からの骨皮質への浸食や髄外腫瘍の診断に有用である．造影 CT は，潜在的な腎障害を悪化させる可能性があるため実施しない．PET-CT 検査も有用であるが，偽陰性を示すことがある．

4）アミロイドーシス合併の精査

アミロイドーシス合併が疑われる場合には，骨髄生検，皮下脂肪組織生検，口唇生検などを施行し，コンゴーレッド染色と κ，λ 鎖に対する免疫染色を実施する．心臓超音波検査や上部・下部消化管検査による心アミロイドーシスや腸管アミロイドーシスの評価も必要である．

5 治療

症候性骨髄腫患者の初期治療は，年齢と重要臓器機能により異なった治療指針が推奨される（図4）．なお，骨や髄外の孤立性形質細胞腫には，病変部位に 40〜55 Gy の局所放射線照射を行う．約半数は治癒するが，残りの半数は症候性骨髄腫に移行するため，その時点で化学療法を考慮する．MGUS と無症候性骨髄腫患者は年 2〜3 回の頻度での無治療経過観察が原則である．

a　65歳未満で自家造血幹細胞移植の適応となる患者の初期治療……………

ボルテゾミブ＋デキサメタゾン（Bd）療法

表2 R-ISS による MM の病期分類

ISS 病期規準	I 期	血清 β_2-ミクログロブリン ＜ 3.5mg/L かつ血清 Alb ≧ 3.5g/dL
	II 期	病期 I, II 期のいずれにも属さないもの
	III 期	血清 β_2-ミクログロブリン ≧ 5.5mg/L
FISH 法による高リスク染色体異常		del(17p), t(4;14), または t(14;16)
LDH 値		血清 LDH ＞正常上限値を超える
R-ISS 病期	I 期	ISS 病期 I かつ高リスク染色体異常なし, かつ LDH 値正常
	II 期	R-ISS 病期が I でも II でもない
	III 期	ISS 病期 III かつ高リスク染色体異常を認めるか LDH 高値を示す

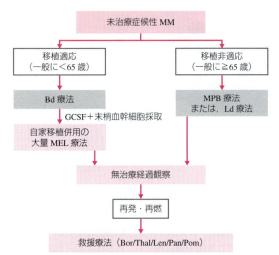

図4 わが国における症候性骨髄腫の標準治療

による寛解導入後に, G-CSF 単独, またはシクロホスファミド大量療法と G-CSF 併用を行い, 2×10^6/kg 以上の CD34 陽性細胞を採取し凍結保存する. その後, 自家造血幹細胞移植併用の大量メルファラン療法(200mg/m^2)を実施する. 大量メルファラン療法は, 長期の無増悪生存期間をもたらすことがメタアナリシスで示されている.

b 65 歳以上, または年齢に関係なく自家造血幹細胞移植非適応患者の初期治療

内服薬であるメルファラン+プレドニゾロン(MP)療法にボルテゾミブあるいはサリドマイドを併用した MPB 療法や, MPT 療法を行う. レナリドミド+少量デキサメタゾン(Ld)療法も, 標準治療の一つと認識されている. わが国においてはサリドマイドの使用は再発・難治例に限定されているため, MPB 療法または Ld 療法が用いられる.

c 初期治療抵抗例, および再発・再燃例の救援療法

初期治療終了後1年後以上の再発・再燃であれば, 初期治療を再度試みることにより奏効することが多い. 早期の再発・再燃患者に対しては, 初期治療とは異なる新規薬剤を含む救援療法が推奨される. ボルテ

ゾミブ，サリドマイド，レナリドミドのいずれかに少量デキサメタゾンを併用した2剤併用療法が，外来で実施しやすい．効果不良の場合には，ポマリドミドと少量デキサメタゾンの併用療法も適応となる．Bd療法にパノビノスタット，シクロホスファミドまたはドキソルビシンを加えた3剤併用療法も，高い有効性を示す．

d　プロテアソーム阻害剤，免疫調節薬の副作用管理

ボルテゾミブは末梢神経障害の合併が多く，適切な減量・休薬を行う必要がある．本剤使用中には，帯状疱疹合併が多いため，アシクロビルの予防が必要である．また，重篤な薬剤性肺障害の合併に注意を要する．免疫調節薬はリスクに応じた深部静脈血栓症や肺塞栓症の予防が必要であり，催奇形性を有するため避妊を確実に実施できる患者にしか投与は許されない．他にサリドマイドは，眠気，倦怠感，末梢神経障害，便秘，徐脈，皮疹などの副作用がある．レナリドミドは，好中球減少や重篤な肝障害に注意が必要であり，腎障害を有する患者には減量が必要となる．ポマリドミドは好中球減少効果が強いため，感染症の合併に注意する．

e　支持療法

骨病変に対してビスホスホネート製剤を使用する．ゾレドロン酸は，骨関連事象発生を低下させ，骨髄腫患者の無増悪生存期間や全生存期間を延長する．ただし，腎毒性や顎骨壊死（ONJ）などの重篤な副作用に注意が必要である．RANKLに対する中和抗体であるデノスマブも選択できるが，ONJに加えて低カルシウム血症に対する注意が必要となる．骨病変の除痛には，早期からオピオイド系鎮痛薬を使用する．

DON'Ts

- 単クローン性 γ- グロブリン血症や無症候性多発性骨髄腫患者に薬物療法は実施しない．
- 腎障害のある患者には，非ステロイド性抗炎症薬や造影剤の使用は禁忌である．

文献

1) International Myeloma Working Group：Br J Haematol 2003；121(5)：749-757
2) Rajkumar SV, et al. ：Lancet Oncol 2014；15(12)：e538-548

名古屋市立大学大学院医学研究科血液・腫瘍内科学分野　**飯田真介**

B 白血球系疾患：腫瘍性疾患

18 マクログロブリン血症

DOs
- 症状や検査値異常を考慮した上で，薬物療法の適応を決定する．
- インドレントB細胞リンパ腫に対する薬物療法が中心となる．
- 過粘稠度症候群の合併患者には血漿交換療法を考慮する．

1 基本的な考え方

原発性マクログロブリン血症は，骨髄浸潤と単クローン性IgMの産生を特徴とするリンパ形質細胞性リンパ腫（LPL）である．ワルデンシュトレーム型マクログロブリン血症（WM）ともよばれ，成熟B細胞と形質細胞の中間分化段階が腫瘍の起源である．患者の約40%にIgM型MGUSの既往を認める．まれな疾患で，わが国では悪性リンパ腫の0.7%に過ぎない．治癒は困難であるが生存期間中央値は5年以上を超えており，QOLを重視しつつ延命を目指す．

2 病態

染色体3p22内に位置するToll様受容体の細胞内アダプター分子 *MYD88* 遺伝子の体細胞変異（L265P）を，90%の頻度で認める．変異MYD88は，B細胞受容体（BCR）の下流にあるブルトン型チロシン燐酸化酵素（BTK）の活性化を介してNF-κB経路を活性化し，B細胞の細胞死を抑制し増殖を亢進させる．ケモカイン受容体 *CXCR4* 遺伝子の活性化変異が30%の頻度で認められ，細胞の浸潤能や接着能の亢進，細胞死の抑制に働く．腫瘍細胞の増殖・浸潤と単クローン性IgMによる過粘稠や，自己抗体活性に基づく症状を呈する．

3 臨床症状

骨髄への腫瘍浸潤により貧血や血小板減少をきたす．時に発熱などの全身症状や溶骨病変を合併する．リンパ節腫脹や肝脾腫，中枢浸潤（Bing-Neel症候群）症状を示す．初診時に15%の患者で血清IgM増加による過粘稠度症候群を示し，出血傾向，眼，神経，心血管症状をきたす．20%にクリオグロブリンを検出する．単クローン性IgMの組織沈着により蛋白尿，下痢，皮疹を呈し，アミロイドーシスの合併もある．IgMが抗ミエリン関連糖蛋白（MAG）抗体活性や抗糸球体基底膜抗体活性を有し，脱髄性神経障害や糸球体腎炎をきたすこともある．

4 検査所見

1) 血液・尿・生化学・血清免疫学的検査

正球性正色素性貧血と血小板減少を認める．赤血球の連銭形成が著明である．血清総蛋白の増加と単クローン性IgMの増加を認める（図1a）．尿中Bence Jones蛋白を10～20%に認める．

2) 眼底検査

3割の患者で，ソーセージ様と表現される網膜静脈の怒張や出血，白斑，乳頭浮腫などの所見を認める．

3) 骨髄・リンパ節生検検査

骨髄中の腫瘍細胞は小リンパ球から形質細胞に至る多様な形態を示す（図1b）．リンパ節生検では，LPLと組織診断される．しばしばHE低染性，PAS陽性の核内封入体（Dutcher体）を認める．WMの表面形質はIgM$^+$，CD10$^-$，CD19$^+$，CD20$^+$で

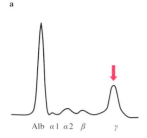
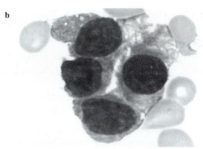

図1　マクログロブリン血症患者の検査所見（口絵 No.17）
a：血清蛋白電気泳動法にて，γ分画になだらかな M-peak を認める．b：骨髄像，リンパ形質細胞様の腫瘍細胞が浸潤している（May-Grünwald-Giemsa 染色，×1,000）．

ある．特徴的な染色体異常は認めないが，6q⁻ が最も高頻度（30%）な異常である．

5 治療

　無症候性の場合は経過観察が原則である．治療開始の適応としては，繰り返す発熱・盗汗・体重減少や倦怠感，過粘稠度症候群，5 cm 以上または症状のあるリンパ節腫脹，肝脾腫大，末梢神経障害などがある．クリオグロブリン血症，寒冷凝集素症，自己免疫性溶血性貧血や血小板減少，アミロイドーシス合併，ヘモグロビン＜10 g/dL，血小板＜10万/μL などの検査値異常も治療適応となる．

a 薬物療法

　抗CD20抗体であるリツキシマブ（R）と化学療法の併用療法が用いられる．R 投与後，一過性に IgM が上昇することがあり注意が必要である（IgM flare）．初回化学療法としては，DRC（デキサメタゾン＋R＋シクロホスファミド）療法やフルダラビン内服療法が選択される．再発時には，R-ベンダムスチン療法や R-ボルテゾミブ療法が選択されるが，わが国ではボルテゾミブは適応外である．65歳未満の患者で化学療法に感受性があれば，自家造血幹細胞移植併用の大量メルファラン療法を考慮してもよい．BTK 阻害剤イブルチニブの有効性も報告されている．

b 血漿交換療法（plasmapheresis）

　緊急を要する過粘稠症状があれば，血漿交換を施行する．

DON'Ts

- 無症候性マクログロブリン血症患者には薬物療法は行わない．

名古屋市立大学大学院医学研究科血液・腫瘍内科学分野　**飯田真介**

C 白血球系疾患：非腫瘍性疾患

1 顆粒球減少症

DOs

- 顆粒球数 1,500/μL 以下を顆粒球減少症，500/μL 以下を無顆粒球症という．
- 顆粒球減少症は感染，薬剤性，自己免疫疾患によることが多いが，合併した感染症の管理を行いながら原因を検索し，治療を行う．
- 無顆粒球症は重篤な感染症合併のリスクが高く，入院管理が必要である．

1 基本的な考え方

末梢血中の白血球数 3,000/μL 未満を白血球減少症とし，顆粒球数が 1,500/μL 以下を顆粒球減少症，特に 500/μL 以下の場合は無顆粒球症とよぶ．一般的には，顆粒球減少症と好中球減少症はほぼ同義として扱われている．発症の経過から数日間で顆粒球が消費・破壊されて産生が障害される急性型と，3か月以上持続する慢性型に分けられる．また，先天性と後天性に大別され，後天性では感染症に伴う顆粒球の消費・破壊亢進によって生じるものが最多である．次いで薬剤性のものが多く，無顆粒球症の原因として最も高頻度である．抗悪性腫瘍薬や抗甲状腺薬だけでなく，すべての薬剤が原因となり得ることを念頭におかなければならない．その他，血液疾患，膠原病，自己免疫疾患，放射線被曝や栄養障害などによっても生じる．血液検査所見により診断し，無顆粒球症であれば入院管理が必要である．顆粒球減少をきたす感染症の検索や薬剤の中止・変更，原因の検索を行いながら，感染症を併発していればその治療と顆粒球コロニー刺激因子 (G-CSF) 製剤の使用を考慮する．

2 分類と病態

血液検査所見から診断されるが，原因検索は苦慮することも多い．

a 先天性顆粒球減少症

先天性好中球減少症は，生後早期より慢性の無顆粒球状態で重篤な感染症を繰り返し，骨髄において前骨髄球・骨髄球の成熟障害を生じている遺伝性疾患である．急性骨髄性白血病 (AML) への移行が 10 〜 30% にみられる．責任遺伝子として，*HAX1* (Kostmann病)，*ELANE*, *GFI-1*, *CXCR4*, *WASP* などの遺伝子異常が同定されている．2 〜 5 週間で，周期的に好中球の減少をきたす周期性好中球減少症にも *ELANE* 遺伝子変異が認められる．全身性の身体異常所見を有する先天性疾患に顆粒球減少症を伴うことがあるが，多くは貧血など他の血液細胞異常も生じる．一部のアフリカ系にみられる民族性好中球減少症は *DARC* 遺伝子の遺伝的多型により生じるが，易感染状態は知られていない．その他にも，非地域的な遺伝性の良性家族性好中球減少症がある．

b 後天性顆粒球減少症

1) 感染症関連顆粒球減少症

いずれのウイルス感染後にも顆粒球減少が起こり得るが，麻疹，風疹，水痘，インフルエンザ，EB ウイルス，肝炎ウイルスや HIV 感染後にしばしばみられる．多くは一過性であるが，EB ウイルスや HIV 感染の場合，顆粒球減少が遷延することがある．一般的に細菌感染ではまれであるが，重症の敗血症では顆粒球減少をきたす．

> **Pitfall**
>
> LGLとは，胞体に3個以上のアズール顆粒を有する赤血球の2倍前後の大きさの大型リンパ球をいう．大型顆粒を有するリンパ球ではない．

また，ブルセラ，リケッチア感染症や重症の結核症でも起こる．原虫ではマラリア感染でみられる．

2） 薬剤関連性顆粒球減少症

どの薬剤も原因となり得るが，頻度の高い薬剤が知られている（表1）．その機序として，直接的な前駆細胞障害やハプテンとなって抗好中球抗体による免疫反応を惹起することが知られている．しかし，自己免疫疾患などの基礎疾患を有する患者に多くみられることから，これらの薬剤を使用する患者の素因に影響されている可能性がある．また，新規分子標的薬剤に対しても注意しなければならない．多くは薬剤使用開始後4週間以内にみられ，中止により30日以内に回復する．

3） 自己免疫的顆粒球減少症

①新生児免疫的顆粒球減少症

正常分娩児の1％に白血球抗原に対する抗好中球抗体が認められるが，まれに胎盤を通過した抗体により顆粒球が破壊され，一過性の顆粒球減少症が生じる．

②原発性免疫的顆粒球減少症

1歳頃までにみられる自己免疫疾患などを伴わない顆粒球減少症で，多くは2年以内に自然寛解する．

③二次性免疫的顆粒球減少症

全身性エリテマトーデス（SLE）や関節リウマチなどの自己免疫疾患では，しばしば顆粒球減少症をきたす．抗好中球抗体や大顆粒リンパ球（LGL）などが関与している．また，Felty症候群ではG-CSFに対する抗体が認められる．

4） 血液疾患による顆粒球減少症

LGL白血病，特にT細胞性大顆粒リン

表1 顆粒球減少症をきたす代表的な薬剤

種類	薬剤	頻度
抗菌薬	合成ペニシリン	中
	セファロスポリン	中
	バンコマイシン	高
	マクロライド	低
	ST合剤	高
	クロラムフェニコール	高
抗真菌薬	アムホテリシン	低
	フルシトシン	低
抗マラリア薬	クロロキン	低
	キニン	中
抗炎症薬	非ステロイド系消炎鎮痛薬	低
	サルファサラジン	高
	金製剤	高
抗甲状腺薬	チアマゾール	高
	プロピルチオウラシル	中
抗精神病薬	クロザピン	高
	フェノチアジン系	中
	三環系四環系抗うつ薬	低
抗けいれん薬	カルバマゼピン	低
	フェニトイン	中
	バルプロ酸	低
	エトスクシミド	低
心血管系薬	抗不整脈薬（プロカインアミド・フレカニド）	高
	ACE阻害薬	中
	プロプラノロール	低
	ジゴキシン	中
	チクロピジン	高
利尿薬	サイアザイド系	低
	フロセミド	低
	スピロノラクトン	低
	アセタゾラミド	低
その他	H₂受容体拮抗薬	低
	リツキシマブ	中

C 白血球系疾患：非腫瘍性疾患

> **コツ**
> 顆粒球数は減少しているがリンパ球数が増加しているため、白血球数の減少は軽度のことがある．顆粒球の絶対数の確認が大切である．

パ球性白血病では重症の顆粒球減少症が持続するため、感染症を繰り返すことが多い．その他、白血病、骨髄異形成症候群や再生不良性貧血にもみられる．

5) 特発性慢性好中球減少症

年長児や成人にみられる、持続する顆粒球減少症である．骨髄球系前駆細胞の減少により骨髄球系の低形成が生じているが、原因は明らかでない．重篤な感染症の合併は少ないものの、G-CSF の投与が必要となる．

6) その他の原因

摂食障害などの栄養障害、ビタミン B_{12} 欠乏、葉酸欠乏や銅欠乏でも生じる．また、肝疾患などによる脾機能亢進状態でもみられる．

3 診断の進めかた

顆粒球減少症自体は特に症状がなく、合併する感染症の症状がみられる．突然の高熱、口腔内壊疽性潰瘍や急性咽頭扁桃炎を認め、著しい顆粒球減少はあるが貧血はなく、血小板数も正常であれば容易に診断できる．感染症の治療を行いながら、原因の検索を行っていかなければならない．まず年齢、身体的所見や家族歴から先天性顆粒球減少症を鑑別しておく．成人発症であれば、後天性顆粒球減少症の診断のために、発症の時期、家族歴、先行感染症の有無、薬剤の使用歴や自己免疫疾患の既往などの十分な聴取が必要である．また経過観察も重要であり、薬剤性の場合は中止後に顆粒球が回復すれば確定できる．他の血液細胞の異常を認めた場合は造血器疾患を疑い、骨髄検査を行う（図1）．

4 検査所見

末梢血液検査で顆粒球数 $1,500/\mu L$ 以下を顆粒球減少症、特に $500/\mu L$ 以下を無顆粒球症と診断する．顆粒球には好酸球・好塩基球を含むが、顆粒球減少症と好中球減少症は同義とされている．自動血球分析だけでなく、必ず目視での確認を行う．大部分がリンパ球で占められているが、LGL の有無は原因検索に重要である．通常、赤血球と血小板に数的異常はない．骨髄では骨髄球までの幼若細胞比率が増加しており、成熟好中球は著減し成熟障害を認める．また、回復期には AML と鑑別が困難な場合がある．抗好中球抗体の測定や原因薬剤を同定するためのリンパ球刺激試験は、信頼性の高い検査法ではない．

5 治療

顆粒球数が $1,000/\mu L$ 以上で感染症の合併がなければ外来にて原因の検索を行うが、$500/\mu L$ 以下で感染症を併発していれば入院管理が必要となる．顆粒球減少症をきたす感染症の検索とその治療、薬剤の中止・変更を行いながら、感染症を併発していれば G-CSF 製剤を使用し、顆粒球の回復を促す（図1）．発熱性好中球減少症を併発していれば、そのガイドラインに従った治療を開始する．各種培養検査や全身 CT などによる病原体の検出と感染巣の特定に基づき迅速な治療介入を行うが、その遅れは予後を悪化させる．先天性顆粒球減少症や持続する顆粒球減少症で感染症リスクが高い場合は、予防内服や G-CSF 製剤を定期的に使用する．重症の先天性顆粒球減少症に対しては、造血幹細胞移植を考慮する．

6 注意点

無顆粒球症の死亡率は約 10% といわれている．薬剤性の場合、数日～4週間程度で回復するが、中止の遅れにより顆粒球減少

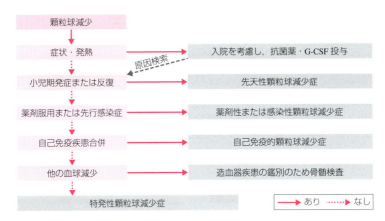

図1 顆粒球減少症診療のフローチャート

が遷延し重症化するため,早期の判断と治療介入が必要であり,内服している薬剤やサプリメントなどの情報収集が重要である.先天性顆粒球減少症のG-CSF製剤の使用は,白血病発症のリスクに注意が必要である.

7 患者・家族への説明

顆粒球減少症の原因によって,治療方針や予後が異なることを最初に伝える.合併する感染症発症のリスクと発症時の可及的な治療の必要性について説明する.薬剤性の場合,中止により回復が可能であること,感染症の発症予防および適切な治療を行うことで重篤な状態にならないことを理解してもらう.また,今後の被疑薬使用を禁止し,類似薬の使用に注意するように指導する.

DON'Ts

- ☐ 薬剤性の場合,重篤化を防ぐには早期発見が重要であり,薬剤中止の判断を遅らせてはならない.
- ☐ 被疑薬の再投与による確認試験は,リスクを考慮し行うべきではない.

順天堂大学医学部内科学教室血液学講座　原田浩徳

✓ 末梢血・骨髄塗抹標本を目視しよう

近年,血液疾患の診断法は急速に進歩しました.血液検査室から血液学的所見の報告書をもらい,フローサイトメトリーを用いた表面マーカー解析,染色体解析,ポリメラーゼ連鎖反応(PCR)法によるキメラ遺伝子の同定と,定量やシーケンス解析による遺伝子変異解析など,検査施設からの結果報告書で診断確定や治療方針を決定していませんか? ちょっと待った!血液塗抹標本を見ましたか?

血液学の基本は,血液塗抹標本を自分自身で目視することです.特に白血病では,敵(白血病細胞)を直接,睨みつけることです.患者の診察と同じく,血液細胞を診てやりましょう.

(原田浩徳)

C 白血球系疾患：非腫瘍性疾患

2 伝染性単核球症

DOs

- 伝染性単核球症は，EB ウイルス初感染による急性炎症性疾患である．
- 正しい診断のため，適切な病歴聴取と抗体検査で初感染であることを確認する．
- 重症化，遷延化する例は，リンパ腫との鑑別に注意する．

1 基本的な考え方

伝染性単核球症（IM）とは，EB ウイルス初感染によって起こる急性疾患である．発熱・リンパ節炎に伴って末梢血中に異型リンパ球の出現を認める．サイトメガロウイルスなど，いくつかのウイルス感染により同様の症状はみられるが，これらは伝染性単核球症様疾患として区別する．

近年 IM は，EB ウイルス初感染年齢の上昇と共に増えている．多くは自然治癒するが，重症化する例，腫瘍性疾患との鑑別が紛らわしい例がある．適切な診断と治療のため，この点をきちんと押さえておくべきである．

2 疫 学

IM は，EB ウイルスの初感染に対する細胞障害性 T 細胞（CTL）の免疫反応が引き起こす，全身の炎症性疾患である．EB ウイルスは世界に広く分布し，一生を通じてほとんどのヒトが感染する普遍的なウイルスであるが，初感染が幼少時であると十分な CTL の免疫応答が起こらず，IM 発症には至らない．発症のピーク年齢は，思春期以降の 17～25 歳である．わが国は欧米諸国に比べ初感染年齢が低く，IM の発症は比較的少ないとされてきたが，近年では初感染年齢は上昇傾向にある．それと共に IM 患者数も増えており，発症年齢も上がる傾向にある．40 歳以上の症例も報告されており，実際に筆者も複数経験している．

3 感染経路と病態

EB ウイルスは唾液を介して感染する．キス病（kissing disease）といわれるのはそのためである．潜伏期は 6 週間前後と長い．ヒトへの接触感染はないとされる．造血幹細胞移植の際に，移植片と共に感染することはある．

EB ウイルスはヒトに侵入後，上気道の上皮細胞および同部に存在する B 細胞に感染する．EB ウイルスに感染すると，B 細胞は増殖すると共にウイルス粒子をさかんに産生，分泌する．この感染形式を溶解感染といい，それによりウイルスの全身への拡散と感染細胞の拡大が起こる．溶解感染では，感染細胞は多くのウイルス由来蛋白（主にウイルスの産生を制御する蛋白）を発現し，これらの蛋白を認識する CTL が反応性に増加する．IM 患者の末梢血に出現する異型リンパ球は，これらの CTL である．CTL はリンパ節，肝臓へ浸潤し，それら臓器の腫大をもたらすと共に，多くの細胞障害性分子やサイトカインを分泌し，発熱やこれら臓器の傷害をもたらす．CTL により感染細胞が排除されると，IM は終息する．しかし，EB ウイルス自身は一部のメモリー B 細胞に感染した状態で一生体内に潜む．これらはウイルス粒子を産生しない．この感染方式を，潜伏感染という．咽頭上皮細胞にもウイルスは潜伏感染する

が，その一部は溶解感染の形式をとりウイルスを産生する．唾液中のウイルスは後者由来と考えられている．

IMでは感染細胞からのウイルス粒子の産生と放出が起こるため，末梢血中のEBウイルスDNA量は増加する．後述するように，これは慢性活動性EBウイルス感染症(CAEBV)など，EBウイルス関連腫瘍でも認められるため，鑑別に注意が必要である．

4 IMの臨床所見

初期症状は食欲低下と悪心である．これらは数週間続くこともある．それに引き続き，発熱，口蓋扁桃腺，咽頭の炎症，頸部リンパ節腫脹が現れる．1/3の症例に，眼瞼浮腫，結膜炎などの眼症状を生じる．さらに，25%の症例で圧痛を伴う肝腫大，50〜75%の症例で脾腫を生じる．以上が典型的な症状であるが，その他，早期に頭痛，項部硬直，羞明など，髄膜炎様の症状をみることがある．アンピシリン系抗菌薬内服後に皮膚の紅斑を伴うこともあり，薬剤に対する抗体が生じることによる血管炎と考えられている．

検査所見では，末梢血白血球数は上昇することが多く，その多くを異型リンパ球が占める．リンパ球は主にCD8陽性のCTLである．白血球数は減少することもある．加えて赤血球，血小板の減少が出現した場合，血球貪食性リンパ組織球症(HLH)を発症し重症化する可能性があるため注意する．肝酵素の上昇を伴う肝機能障害を，40〜100%の症例で認める．1/3の症例では，総ビリルビンの上昇を認めることもある．脳脊髄液検査がなされると，圧の上昇に加え，髄液中の細胞数の増加や蛋白の増加を認める．

5 診　断

診断は難しくない．前述の臨床所見に加え，初感染に特徴的なEBウイルス抗体，つまり，抗VCA-IgM抗体，抗EA抗体，および抗VCA-IgG抗体（急性期では陰性のことがある）の検出と，既感染例で認められる抗EBNA-1抗体が陰性であることで診断される．以上に加え，異性との接触歴があれば，診断は確定する．

6 合併症

IMでは約半数で血小板の減少を認めるが，脾腫や抗血小板抗体による破壊が原因と考えられる．3%の症例で溶血性貧血を認める．抗体の多くは常温式抗体でCoombs試験が陽性となるが，Donath-Landsteiner抗体の出現を伴うcold hemolysisも存在する．また溶血発作を伴わなくても，70%の症例で赤血球i抗原に対する抗体の出現を伴う．抗赤血球抗体の出現は，IMの患者血清に反応し羊の血球が凝集する現象として1932年にPaulらにより見出され，いわゆるPaul-Bunnell反応として，長くIMの診断に用いられてきた．IMでは抗赤血球抗体の他に，抗核抗体，抗カルジオリピン抗体，平滑筋，甲状腺などに対する様々な自己抗体が出現する．

重篤な合併症として脾破裂，神経障害，そしてHLHがある．脾破裂は0.1〜0.2%の頻度で生じる．決して頻度は高くないが，発見が遅れると致死的となり得る．誘因なく発症することもあるので，左側腹部痛のみならず急な血圧低下をみたら疑うべきである．神経合併症は1〜2%に認められる．Guillain-Barré症候群，脳炎，髄膜炎，Rye症候群など多岐にわたり，ひとたび起こると8〜11%が致死的になる．

HLHとは，炎症性サイトカインにより活性化されたマクロファージが網内系組織において血球を貪食することにより起こる，重篤な病態である．汎血球減少に加え，播種性血管内凝固(DIC)，多臓器不全を生じ，しばしば致死的となる．遺伝子異常を

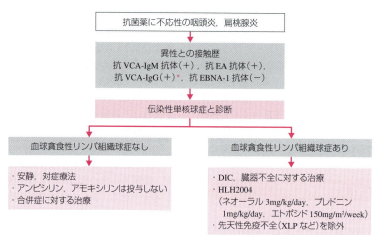

図1 IM診断・治療のフローチャート
＊：抗IgG抗体は陰性のこともある．

背景に生じる原発性（家族性）HLHと，悪性腫瘍，感染症，自己免疫性疾患などに伴う二次性（続発性）HLHがある．二次性HLHの約半数はEBウイルス関連疾患によるとされ，EBウイルスの初感染（IM）に伴うもの，既感染に伴うものに分けられる．前者の一部には，先天性の免疫異常症であるX連鎖リンパ増殖症候群（XLP）が存在する事がある．HLHを発症した男性患者では，家族歴や低γグロブリン血症の有無を確認する．既感染の場合は，慢性活動性EBウイルス感染症やリンパ腫を除外する．

7 治療

診療のフローチャートを**図1**に示す．EBウイルスに有効な抗ウイルス薬はないため，治療の基本は安静と対症療法である．急性期には安静が望ましい．また，脾破裂の回避のため，脾腫が改善するまで激しい運動は避ける．発熱，疼痛に対し，非ステロイド抗炎症薬を用いるが，投与にあたっては血小板数に注意する．約1/3の患者で連鎖球菌の感染が先行，併発するとされ，その場合は抗菌薬を使用するが，アンピシリン，アモキシリンはしばしば皮疹（紅斑）の原因になり得るので避けるべきである．合併症が生じた場合，それらの治療を優先する．HLHを合併した場合は，症状に応じた全身管理（DICに対する治療の他，肝不全に対し血漿交換，腎不全に対する人工透析を行うこともある）に加えて，HLH2004プロトコルに準じた免疫化学療法を行う[1]．IMに合併したHLHの場合，著者の経験では急性期さえ乗りきればエトポシドを中止し，続いてステロイド，サイクロスポリンを減量，中止しても再燃なく改善することが多い．一方で，コントロールの困難なHLHに末梢血中のEBウイルスDNAの増加を伴う場合，CAEBVやEBウイルス陽性TもしくはNK細胞腫瘍が背景にある場合がある．これらは化学療法の継続と造血幹細胞移植が必要となるため，IMとの診断を慎重に行う．初感染か既感染かが鑑別のポイントになる．診断，治療の流れを**図1**に示す．

前述の重篤な合併症がなければ，ほとんどの症例は2か月以内に熱，肝障害は改善する．しかし，症状の改善後も疲労感，倦

怠感が持続する例がある．IM は全身の炎症を伴う疾患であり，余裕をもった社会復帰が望まれる．また，EB ウイルス DNA は末梢血中に検出され続ける．著者の経験でも多くが 6 か月〜1 年，100〜1,000 コピー /mL で推移するが，多くの例で徐々に陰性化する．

> **DON'Ts**
> - □ 伝染性単核球症は自然軽快し得る良性疾患であるが，重篤な合併症を見逃してはならない．
> - □ アンピシリン，アモキシリンは皮疹（紅斑）の原因になり得るので投与しない．
> - □ 慢性活動性 EB ウイルス感染症と混同してはならない．EB ウイルスの初感染であることを確認すべきである．

文献

1) Henter JI, et al.：Pediatr Blood Cancer 2007；48：124-131

東京医科歯科大学大学院医歯学総合研究科血液内科学　**新井文子**

☑ 病歴聴取が重要！

　IM の診断には EB ウイルス初感染の証明が必要であるが，これには抗 EB ウイルス抗体価の検索と共に，病歴，特に異性との接触歴の聴取が欠かせない．付添人がいる場合，保護者であることが多いが配偶者であることもあるので，診察時などに外で待つように指示してから，本人に確認するなどの配慮を忘れずに．

☑ 慢性活動性 EB ウイルス感染症

　IM との鑑別が難しい疾患として，慢性活動性 EB ウイルス感染症（CAEBV）がある．CAEBV は遷延する IM として 1978 年に最初に報告された疾患で，発熱，リンパ節腫脹，肝障害といった IM 様の炎症症状の遷延（厚労省研究班の診断基準案では 3 か月以上遷延）に加え，EB ウイルスに感染した T，NK 細胞の単クローン性の増殖を末梢血中に認める．進行し致死的となることから，現在は EB ウイルス陽性 T，NK リンパ増殖症とされ，T もしくは NK 細胞腫瘍の一つとして位置づけられている．免疫化学療法で病勢を抑えた後に，根治療法として造血幹細胞移植が行われる．IM が遷延，重症化した場合，CAEBV との区別は難しい．特に IM 急性期では，病変部への CD8 陽性細胞の浸潤とその単クローン性の増殖，さらには CD8 陽性細胞への EB ウイルスの感染も認めることがある．自然軽快し得る疾患と，移植が必要な致死的疾患．診断を間違ってはならない．EB ウイルスは初感染か，既感染か．その点が鑑別には重要である．

☑ 生検は要注意！

　IM 病変部の病理所見は，リンパ節構造の破壊と異型性をもつ EB ウイルス陽性 CD8 陽性細胞の浸潤を認め，T 細胞リンパ腫との鑑別が困難である．さらに厄介なことに，これらはクローナルな増殖を認めることがある．EB ウイルス陽性 T 細胞リンパ腫と病理診断をされる場合があり，IM を疑ったら生検は禁忌とする病理医すらいるほどである．臨床医はこの点を認識する必要がある．

（新井文子）

C 白血球系疾患：非腫瘍性疾患

3 血球貪食症候群

DOs

- 急激に発症する持続する高熱，肝脾腫，汎血球減少がみられたら血清フェリチンを測定すると共に，骨髄検査を行い，血球貪食像を確認する．
- 血球貪食症候群と診断されたら，ウイルス感染症や悪性リンパ腫などの基礎疾患の鑑別を早急に進める．

1 基本的な考え方

血球貪食症候群(HPS)は血球貪食性リンパ組織球症(HLH)ともよばれ，何らかの原因により組織球が活性化し，自己の造血細胞を貪食し，汎血球減少症をきたす，全身の炎症性疾患である．HPS/HLH はその発症の原因・誘因より，単一遺伝子異常による免疫系の調節障害を基本病態とする原発性 HLH と，他疾患に続発する二次性 HPS とに大別される．原発性 HLH には，代表的疾患である家族性血球貪食性リンパ組織球症や，X 連鎖リンパ増殖症候群などが含まれる(p.448)．二次性 HPS は，ウイルス感染や細菌感染などの感染症，腫瘍，造血幹細胞移植，リウマチ膠原病疾患などに続発する(表1)．成人 HPS の大半は，二次性 HPS である．ウイルス感染症によるものでは，EB ウイルスなどのヘルペスウイルスによるものが多く，ウイルス関連 HPS(VAHS)とよばれる．成人においては，悪性リンパ腫に合併する割合が高く，LAHS とよぶ．以前悪性組織球症とよばれていた疾患は，ほとんどが LAHS であったと考えられている．リウマチ膠原病疾患では全身性エリテマトーデスや成人発症 Still 病などで多く認められ，マクロファージ活性化症候群(MAS)ともよばれる．

2 病 態

HPS では，マクロファージや組織球などの抗原提示細胞と CD8 陽性 T 細胞が持続的かつ過剰に活性化し，IFN-γ や TNF-α，IL-1 などの高サイトカイン血症をきたし，

表1 二次性血球貪食症候群の分類

1. 感染症関連 HPS
    1) ウイルス性(VAHS)
        a. EB ウイルス
        b. herpes simplex virus
        c. coxackie B virus
        d. HHV-6
        e. cytomegalovirus
        f. adenovirus
        g. parvovirus B19
        h. varicella zoster virus
        i. HIV
        j. その他
    2) 細菌性
    3) 真菌性
    4) その他
2. 基礎疾患を有する HPS
    1) 悪性腫瘍
        a. 悪性リンパ腫(LAHS)
        ・T/NK 細胞リンパ腫
        ・B 細胞性リンパ腫
        b. その他の悪性腫瘍
    2) 自己免疫疾患
    3) 薬剤性
3. 造血幹細胞移植後

> **コツ**
> HPS の基礎疾患として血管内リンパ腫を疑ったら，皮疹や皮膚病変がなくともランダム皮膚生検を行う．

> **コツ**
> 高トリグリセライド血症，高フェリチン血症，低フィブリノゲン血症は，HPS を示唆する所見として有用性が高い．

> **⚠ Pitfall**
> 骨髄での血球貪食像は必ずしも著明ではないことがある．

組織障害や血球減少，凝固異常などが生じると考えられている．HPS では高トリグリセライド血症が高頻度にみられるが，高 TNF-α 血症によるリポプロテインリパーゼの阻害の結果生じる．悪性疾患の中では悪性リンパ腫の頻度が高いが，なぜ悪性リンパ腫の一部で HPS を引き起こすのか，機序はいまだに解明されていない．

a　ウイルス感染に伴う HPS（VAHS）

VAHS を引き起こすウイルス感染症として最も頻度が高いのは，EB ウイルスである．血中 EB ウイルス DNA 高値例では予後が不良である．EB ウイルス初感染時の EBV-HLH や慢性活動性 EB ウイルス感染症も，重篤な HPS を引き起こす．

b　悪性リンパ腫に伴う HPS（LAHS）

HPS はすべての悪性リンパ腫に合併し得るが，特に T/NK 細胞リンパ腫および血管内大細胞型リンパ腫（IVL）を呈する B 細胞性リンパ腫で頻度が高い．LAHS の主要徴候は，1 週間以上持続する高熱と肝脾腫である．さらに血球減少症，高 LDH 血症や高フェリチン血症，凝固異常などが認められる．生検可能な典型的なリンパ節腫脹をきたすことは少なく，診断に難渋することが多い．骨髄穿刺・生検でも明らかなリンパ腫細胞の浸潤が認められる例は約半数であり，LAHS が疑われる場合は，凝固障害や血小板減少症に対して十分な補充療法を行い，時期を逸することなく肝生検や皮疹がなくても複数か所のランダム皮膚生検を行い，できる限り確定診断を得る．

c　造血幹細胞移植に伴う HPS

造血幹細胞移植後の生着時期に多く認められ，特に臍帯血移植後に頻度が高く，拒絶の原因となる．生着すべき時期に血球回復がなく，発熱，高フェリチン血症をきたした場合は HPS による拒絶を疑う．

3　診断の進め方と検査所見

HPS の徴候は，持続する高熱，肝脾腫，汎血球減少症である．さらに，LDH 上昇，高フェリチン血症，高トリグリセライド血症，低フィブリノゲン血症を伴う凝固異常，肝機能障害，可溶性 IL-2R 高値などが認められる．骨髄では，スメア引き終わりにマクロファージが多数認められ，自己の造血細胞を貪食する血球貪食像が認められる（図1）．2009 年に提唱された HPS の診断基準を表2[1]に示す．

4　治　療

基礎疾患のあるものは基礎疾患の治療が優先される．しかし VAHS では有効な抗ウイルス薬はない場合が多く，HPS の病態を改善するためにはシクロスポリンなどの免疫抑制療法や化学療法が必要である．特に EBV による最重症型などでは早期にエトポシドのような化学療法に踏み切らなければならない．

LAHS においては，HPS に対する治療とリンパ腫に対する治療のバランスをとる必要がある．診断的検査を進めると同時に HPS をコントロールする必要があるが，初期にはまずステロイド剤が投与される．多くの症例は臓器障害をきたしていることが多いため，腫瘍特異的な化学療法を開始す

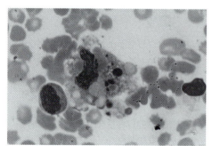

図1 HPSにおける骨髄血球貪食像（口絵 No.18）

コツ

同種移植後生着時期のHPSには，デキサメタゾンパルミチン酸エステルが有効である．

 Pitfall

若年例ではけいれんや意識障害，髄膜刺激症状といった中枢神経系症状が前面に出ることがある．

表2 血球貪食症候群の診断基準

A. 遺伝性HLHの分子遺伝学的診断が得られる *PRF1*，*UNC13D*，*STXBP1*，*RAB27A*，*STX11*，*SH2D1A*，*XIAP* 遺伝子変異など
または
B. 以下の8項目のうち5項目以上を満たす 1. 発熱（38.3℃以上） 2. 脾腫 3. 最低2系統以上の血球減少症 4. 高トリグリセライド血症かつ/または低フィブリノゲン血症 5. 血球貪食像（骨髄，脾臓，リンパ節，肝臓のいずれか） 6. NK細胞活性の減弱または消失 7. フェリチン上昇 8. 血清sIL-2R上昇

（Filipovich AH：Hemophagocytic lymphohistiocytosis〔HLH〕and related disorders. Hematology Am Soc Hematol Educ Program,2009；127-131 より改変）

る前に，全身状態に応じて投与量を調節してエトポシド（50～100mg/m²）を投与する．CHOP療法を行う場合は，エトポシドを加えてCHOEP療法とするのも有効である．血球減少や多臓器不全が高度の場合は，初回の化学療法はフルドーズで行うことは困難であり，50～70％に減量して行う．

膠原病に伴うMASでは，ステロイド剤でコントロールできることが多い．不応例ではシクロスポリンなどが使用される．

造血幹細胞移植後のHPSは，しばしば生着不全の原因となる．デキサメタゾンパルミチン酸エステル（リメタゾン®）は静脈投与後，炎症巣マクロファージに積極的に貪食され，遊走能，貪食能，活性酸素生成能等のマクロファージ機能を水溶性のデキサメタゾンリン酸エステルに比べより効率よく抑制し，全身的な副作用が少ない利点がある．HPSにおける大規模な臨床試験はないが，造血幹細胞移植後のHPSでは骨髄中のマクロファージを減少させ，拒絶を抑制するといった有効性が報告されている．

5 注意点

VAHS, LAHSいずれにしても血中EBウイルス陽性例が多く，EBウイルスDNAのモニタリングが必要である．また，VAHSでもけいれんや意識障害，髄膜刺激症状といった中枢神経系症状が前面に出ることがあるが，脳脊髄液検査や頭部MRI検査でも有意な所見を示さないことも多い．

6 患者・家族への説明

若年者において，ウイルス感染に伴うVAHSはしばしば重篤化し，多臓器不全をきたして不幸な転帰をたどることもある．悪性疾患ではなくても，抗悪性腫瘍薬治療や同種移植が必要となることを説明する．また成人では，LAHSが疑われても悪性リンパ腫の組織診断が困難なことがある．その場合，救命のためには確定診断がなくとも化学療法に踏み切らねばならない場合もあることを説明する．

DON'Ts

- [ ] EBV-VAHS などの最重症例では，著しい汎血球減少症をきたしていて悪性疾患がない若年患者であっても，決してエトポシドなどの抗悪性腫瘍薬治療をためらってはならない

文献

1) Filipovich AH : Hemophagocytic lymphohistiocytosis(HLH) and related disorders. Hematology Am Soc Hematol Educ Program, 2009 ; 127-131

千葉大学医学部附属病院血液内科　**中世古知昭**

☑ 若かりし頃の忘れ得ぬ経験

　筆者がまだ若い研修医だった頃，激しい発熱，肝機能障害・黄疸，肝脾腫，汎血球減少症をきたし，骨髄で著明な HPS がみられた成人症例を経験した．悪性リンパ腫を疑ったが，どこにも生検可能な腫大リンパ節はなかった．肝生検もなかなか施行できないうちにあっという間に重症化し，残念ながら不幸な転帰をたどってしまったことを今でも思い出す．次に同じような症例がみられたが，その方は経過中，鼠径部に小さなリンパ節腫脹が出現し，幸いにも生検にて DLBCL と診断でき，救命できた．今では LAHS を疑ったら，とにかく診断のための労力を惜しまず，かつたとえ診断が確定しなくとも，救命のために速やかに治療を開始することを心がけている．　　　　　　　　　　　　　　　　　　　　（中世古知昭）

D 血栓・止血疾患

1 自己免疫性血小板減少症

DOs

- 血小板減少を認めるが赤血球系および白血球系は正常,かつ血小板減少をきたすその他の疾患を除外できる場合に,ITPと診断する.
- ピロリ菌陽性の場合は除菌療法,ピロリ菌陰性あるいは除菌無効例では血小板数および出血症状から治療適応を判断する.
- 第一選択は副腎皮質ステロイド,第二選択は脾臓摘出術である.これら無効例ではトロンボポエチン受容体作動薬を考慮する.

1 基本的な考え方

自己免疫性血小板減少症は,免疫的機序による血小板破壊および産生不全により血小板減少をきたす疾患である.近年,immune thrombocytopenia(ITP)とよぶことが提唱されており,従来,特発性血小板減少性紫斑病(idiopathic thrombocytopenic purpura, ITP)とよばれてきた病因不明のprimary ITPと,膠原病,リンパ増殖性疾患,薬剤やHIV感染症などに合併するsecondary ITPに大別される.さらに,発症後3か月以内の新規発症(newly-diagnosed)ITP,血小板減少が3〜12か月持続する持続型(persistent)ITP,12か月以上持続する慢性(chronic)ITPに分類する.小児のITPは先行感染を認めることが多く,1年以内(多くは数か月以内)に自然寛解する例が多い.一方,成人においては若い女性および高齢者に好発し,慢性化する場合が多い.Primary ITPに対する特異的な検査は確立されておらず,診断の基本は除外診断である.治療は,ヘリコバクター・ピロリ菌陽性の場合はピロリ菌除菌療法を最初に行う.ピロリ菌陰性あるいは除菌失敗例においては,血小板数および臨床症状を考慮し治療適応を判断する.成人ITPにおいては,第1選択は副腎皮質ステロイド,第2選択は脾臓摘出術(脾摘)であり,ステロイドおよび脾摘無効例ではトロンボポエチン(TPO)受容体作動薬を考慮する.

2 病 態

主に血小板膜糖蛋白(GPIIb/IIIa,GPIbなど)を標的とする抗血小板自己抗体が結合してオプソニン化された血小板が,脾臓などのマクロファージにFc受容体を介して貪食・破壊されることにより血小板減少が生じる.また抗血小板自己抗体は巨核球の成熟障害やアポトーシスを誘導し,血小板産生も障害される.抗血小板自己抗体以外に免疫複合体,抗補体抗体,細胞障害性T細胞なども血小板減少に関与している可能性がある.免疫異常の発症にはFOXp3$^+$CD25$^+$制御性T細胞の機能低下の関与が報告されている.

3 診断のすすめ方

ITPに対する特異的な検査が確立されていないため,ITPの診断は基本的に除外診断である.すなわち,血小板減少(10万/μL未満)を認めるが,赤血球系(ただし出血あるいは慢性鉄欠乏による貧血を除く)および白血球系は正常であり,かつ血小板減少をきたすその他の疾患を除外できる場合にITPと診断する(図1).

a 問診および診察所見

問診では,血小板減少および出血症状の

> **コツ**
> 破砕赤血球の有無や溶血所見（特にLDH高値）に注意し，これらを認めたときはTTPの可能性を考慮する．

> **コツ**
> ITP診断に骨髄穿刺は必須ではないが，平均赤血球容積（MCV）増大を伴う貧血を認める際はMDSを疑い，積極的に骨髄穿刺を行う．

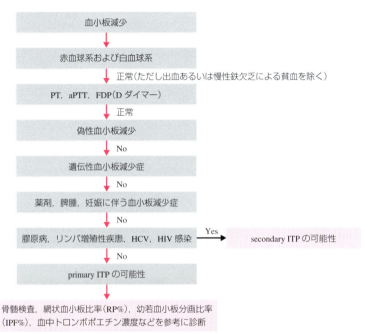

図1 ITP診断のフローチャート

経過，先行感染の有無，合併症および服用薬剤，家族歴の有無を確認する．診察においては，出血症状の有無およびその性状に注意する．ITPに認める紫斑は，点状出血〜小斑状出血であることが多い．粘膜出血（鼻出血，消化管出血，血尿など）はより重篤な血小板減少例で認められ，成人の1％程度，小児の0.4％程度において致命的な脳出血も生じる．血友病などでみられる関節内出血や筋肉内出血などの深部出血は稀である．成人例においては出血症状を認めない例も少なくない．

b 検査所見

1）末梢血

血算と共に，末梢血塗沫標本の丁寧な観察が重要である．（EDTA依存性）偽性血小板減少症では，血小板凝集塊を認める．ITPでは血小板サイズが増大していることが多いが，著明な大型血小板を認める場合は，Bernard-Soulier症候群やMay-Hegglin異常の可能性がある．May-Hegglin異常では特徴的な白血球封入体を認める．破砕赤血球の存在は，血栓性血小板減少性紫斑病（TTP）や播種性血管内凝固（DIC）の可能性

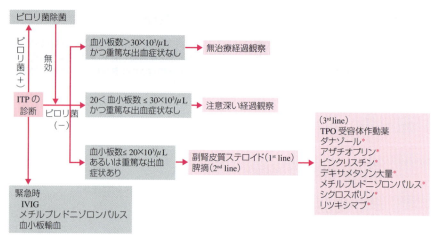

図2 成人ITP治療の参照ガイド
＊：保険適用外
（藤村欣吾，他：臨床血液 2012；53：433-442 より改変）

を示唆する．

2) 骨髄検査

骨髄検査は白血病や骨髄異形成症候群（MDS）および骨髄低形成による血小板減少を除外するために重要な検査ではあるが，ITP に特異的な所見はなく，典型例ではITP の診断のために必須の検査とはされていない．ただし，非典型例，治療抵抗例，脾摘前および TPO 受容体作動薬使用前には骨髄検査を行い，他疾患を除外しておく．

3) 網状血小板比率（RP%），幼若血小板比率（IPF%），血中 TPO 濃度

ITP においては血小板寿命が短縮しているため，幼若な血小板の割合を示す RP%およびシスメックス社製の自動血球測定装置で計測される IPF% は高値を示すことが多い．また血中 TPO 濃度は ITP では正常〜軽度高値にとどまるが，骨髄低形成による血小板減少で著明な高値を示す．これらの検査は ITP と再生不良性貧血などとの鑑別に有用であるが，保険適用はない．

4) PAIgG

血小板に結合している IgG 抗体を検出する PAIgG は，血小板減少をきたす多くの

> ⚠ **Pitfall**
>
> 凝固系のチェックを忘れないように！大動脈瘤に伴う慢性 DIC が ITP と誤診されていた例がある．

疾患で陽性となるため ITP における診断的価値は低い．

5) その他

しばしば他の自己免疫疾患を合併するため，抗核抗体，甲状腺関連検査，抗リン脂質抗体症候群関連の検査を行うことが望ましい．

4 治 療

a 成人 ITP の治療方針（図2）[1]

1) ヘリコバクター・ピロリ菌除菌

ITP と診断された場合は，（緊急時以外は）最初にピロリ菌検査を行い，ピロリ菌陽性の場合は血小板数に関係なく除菌療法を行う．除菌成功例の約 60% において血小板増加が認められ，有効例ではほとんど再燃を認めない．

コツ
ITPでは意外に血栓症が多い．抗リン脂質抗体陽性例や担癌患者におけるTPO受容体作動薬の使用には注意が必要！

 コツ
妊婦の血小板減少の多くは妊娠性血小板減少症であるが，ITPとの鑑別は困難であり，慎重な経過観察が必要．

2）副腎皮質ステロイド

ピロリ菌陰性あるいは除菌無効例においては，血小板数2～3万/μL以下あるいは出血傾向が著明である場合に治療を開始する．第1選択は副腎皮質ステロイドである．通常，プレドニゾロン0.5～1mg/kg/日で開始し，1か月程度続けた後，血小板数にかかわらず漸減する．80%以上の症例で血小板増加が認められるが，多くは減量と共に血小板数は低下し，副腎皮質ステロイドを中止し寛解が維持できる症例は10～20%程度である．

3）脾臓摘出術

ステロイド無効あるいは維持量で血小板数3万/μL以下の症例，あるいはステロイドによる副作用が強く十分な治療が行えない症例においては，脾臓摘出術が適応となる．自然寛解の可能性があるため，診断後6～12か月以上経過した症例に行う．脾臓摘出術は短期的には80～90%の症例で有効であるが，長期的な有効率は60～70%である．感染症，特に肺炎球菌などによる重篤な感染症が増加する可能性があり，術前に肺炎球菌ワクチンを接種する．また血栓症の増加が指摘されている．

4）TPO受容体作動薬

ステロイド無効かつ脾臓摘出術無効あるいは行えない症例においては，第3選択として多くの薬剤が推奨されている（図2）[1]．しかしこれらの中で適切な臨床試験でその有効性が確認され，かつ保険適用があるのはTPO受容体作動薬であるロミプロスチム（ロミプレート®）とエルトロンボパグ（レボレード®）のみである．

処方例：ロミプレート注：1～10μg/kg，

毎週1回，皮下注射
レボレード錠：1回12.5～50mg，分1，空腹時内服

いずれも最少量より開始し，原則的には2週ごとに用量を調節し，血小板数5万/μL以上を維持できる最小限の量を使用する．レボレードは薬剤の安定的な吸収のため，食事の前後2時間，および乳製品，制酸剤，多価陽イオン（鉄，カルシウム，マグネシウムなど）含有製剤摂取の前後4時間は内服を避ける．いずれの薬剤もステロイドおよび脾臓摘出術無効の難治性ITPに対して60～80%と高い有効率を示す．副作用は軽度（軽い頭痛，倦怠感，レボレードにおける肝機能障害など）であり，長期投与試験の結果，少なくとも5年程度はその有効性および安全性に大きな問題がないことが明らかになってきている．しかし，血栓症の増加と骨髄線維化および白血病の誘導が危惧されており，慎重な投与が望ましい．

5）その他の治療薬

ダナゾール，アザチオプリン，シクロスポリンなども一定の有効性が報告されており，第3選択薬として使用されることがある．リツキシマブ（375mg/m² 1週毎×4回）が短期的には60%程度の症例において有効であり，20～30%の症例において長期的な寛解をもたらす可能性があるが，保険適用はない．

b 緊急時の対応

緊急時には，免疫グロブリン大量療法（IVIG），メチルプレドニンパルス療法および血小板輸血を，適宜組みあわせて使用する．IVIG（0.4g/kg/日×5日間）により，

90%程度の患者に投与後7～10日をピークとし1か月程度続く一過性の血小板増加が得られる．術前や出産前に使用されることも多い．重篤な出血時には，これらに加えて血小板輸血を併用する．血小板寿命が短縮しているため，通常より大量の投与が必要である場合が多い．

c ITP合併妊娠の対応

妊娠中の血小板数は3万/μL以上を維持するように努める．妊婦に対し比較的安全に使用できる薬剤は副腎皮質ステロイドおよびIVIGのみである．合併症を考慮し副腎皮質ステロイドは少量（プレドニン10～20mg/日）で開始し，治療効果をみながら維持量（5～10mg/日）に漸減することが望ましい．分娩時には副腎皮質ステロイドおよびIVIGを用いて，経腟分娩であれば5万/μL以上を目標に血小板数の増加を図る．

DON'Ts

- 偽性血小板減少と遺伝性血小板減少症を見落とさない．
- ITP治療の目標は，止血に十分な血小板数を維持すること．血小板数の正常化に固執しない．

文献

1) 藤村欣吾，他：臨床血液 2012；53：433-442
2) Nomura S, et al.：Blood 2002；100；728-730

大阪大学大学院医学系研究科血液・腫瘍内科学　**柏木浩和**

☑ **理論は後からついてくる**

　ITPは従来，抗血小板自己抗体により血小板が破壊される病気であると考えられてきたことから（このこと自体は正しい），血小板産生をいくら刺激しても血小板数は増えないのではないか，と多くの血液内科医は考えていた．しかしTPOがITP治療に有効であることを最初に示したのは，日本のグループである[2]．従来，治療に難渋していた難治性ITPに対するTPO受容体作動薬の有効性は驚くべきものであった．このことがITPの病態における血小板産生障害の重要性を明らかにしたといえる．臨床においては，しばしば"理論は後からついてくる"のである．

（柏木浩和）

D 血栓・止血疾患

2 血栓性微小血管症

> **DOs**
> - ☐ 原因不明の血小板減少と溶血性貧血を認めたら，血栓性微小血管症（TMA）を疑う．
> - ☐ TMAに含まれる代表的な疾患が，血栓性血小板減少性紫斑病（TTP）と溶血性尿毒症症候群である．
> - ☐ TTPはADAMTS13活性著減で診断され，血漿交換を早期に実施することで予後が改善する．

1 基本的な考え方

血栓性微小血管症（TMA）は，血小板減少と溶血性貧血に様々な臓器障害（腎障害，脳血管障害など）を伴う症候群であり，血栓性血小板減少性紫斑病（TTP）と溶血性尿毒症症候群（HUS）が代表的な疾患である．志賀毒素産生大腸菌（STEC）感染に伴うSTEC-HUS以外のHUSは，非典型溶血性尿毒症症候群（aHUS）とよばれている．最近，TMAの病態解析が急激に進行し，TTPはADAMTS13活性著減によって，aHUSは補体調節因子の異常によって発症することが明らかになり，病因によって分類することが可能となった（表1）．また，それぞれの病態に従った特異的な治療法が開発されたことにより正確な診断が必要となっている．

このような状況の中，TTPとaHUSは2015年から開始された新たな難病制度の指定難病となった．本項では，病因が比較的明らかにされているTTP，STEC-HUS，aHUSと，病因がはっきりしていないが血液内科医として重要な造血幹細胞移植後TMAについて概説する．

2 病態

TMAは，微小血管に血栓が形成されることで発症する．血栓を大別すると，von Willebrand因子（VWF）と血小板を中心として形成される血小板血栓と，フィブリンと血小板を中心としたフィブリン血栓の2種類が知られている．止血機序として，まず血小板血栓が形成され，その後フィブリン血栓が形成されることで止血が完成する．TMAで認められる血栓は，主として血小板血栓である．一方，播種性血管内凝固（DIC）症候群で認められる血栓は，フィブリン血栓である．TMAでは，終末臓器の血管に血小板血栓が形成されることで，腎臓や脳などが虚血となり障害される．

a TTP

TTPは，VWF切断酵素であるADAMTS13の活性が著減することで発症する．VWFは主として血管内皮細胞から産生されるが，分泌直後は超高分子VWF重合体（UL-VWFM）とよばれている．VWFの血小板との結合能は，その分子量に比例し，分子量が大きいほど血小板血栓を形成しやすい．UL-VWFMは血液中で血栓を形成する危険があるため，ADAMTS13によって適度な分子量のVWFに切断される．しかし，TTPの場合はADAMTS13活性が著減しているためUL-VWFMが存在し，ずり応力の高い微小血管で活性化し，血小板血栓が形成される（図1）．

表1 病因によるTMAの分類

病因	原因	臨床診断
ADAMTS13活性著減	ADAMTS13遺伝子異常	先天性TTP（Upshaw-Schulman症候群）
	ADAMTS13に対する自己抗体	後天性TTP
感染に伴うHUS	志賀毒素産生大腸菌（STEC）（O157大腸菌など）	STEC-HUS
	肺炎球菌（ニューラミダーゼ分泌）	肺炎球菌HUS
補体系の障害	遺伝的な補体制御因子異常	Atypical HUS
	抗Factor H抗体などの後天的な障害	
病因不明	膠原病（SLE，強皮症など）	膠原病関連TMA
	造血幹細胞移植	移植後TMA
	悪性腫瘍	悪性腫瘍合併TMA
	妊娠	妊娠関連TMA
	薬剤（マイトマイシンなど）	薬剤性TMA
	その他	TTP類縁疾患など

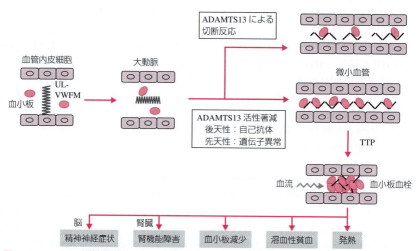

図1 ADAMTS13活性著減時のTTPの発症機序
ADAMTS13の基質であるVWFは，血管内皮細胞からUL-VWFMとして分泌されるが，ADAMTS13によって切断される．UL-VWFMは高いずり応力のかかる微小血管では活性化されて血小板血栓を形成しやすいが，健常人の場合はADAMTS13で切断される．TTPの場合はADAMTS13活性が著減するので切断されずに，血小板血栓が形成される．

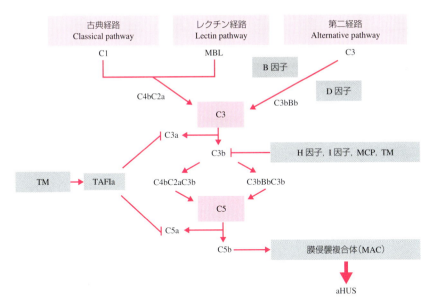

図2 補体の活性化経路とaHUS
補体の活性化には3つの経路があるが、第二経路は他の2つとは異なり、直接C3を分解する。また、第二経路は常に活性化しているので、H因子、I因子、MCP（CD46）などでブレーキをかける機構が準備されている。最終的にMACによる血管内皮細胞障害でaHUSが発生する。

b　STEC-HUS

STEC-HUSは、志賀毒素（Stx）によって血管内皮細胞が障害され発症すると考えられているが、その機序については不明な部分が多い。Stxは、細胞表面上のグロボトリアオシルセラミド（Gb3）を介して標的細胞に結合するが、Gb3が腎臓の血管内皮細胞に高密度に発現しているため、STEC-HUSでは腎機能障害が高度になると考えられている。

c　aHUS

aHUSは、家族内発症があること、C3低下C4正常を示す症例があることより、補体第二経路の遺伝的異常であることが予想されていた（図2）。その後、H因子などの補体第二経路に属する制御因子の遺伝子異常が報告されるようになった。欧米では、H因子異常がaHUSの病因として最も多いが、わが国ではC3異常が最も多いことが50例の検討から報告されている（表2）[1]。異常分子の違いにより予後が大きく異なることが報告されているため、正確な診断が重要である。

d　移植後TMA

造血幹細胞移植によって血管内皮細胞が障害され、最終的に微小血管に血小板血栓が形成されることでTMAが発症することが報告されている（図3）。血管内皮細胞が障害される機序として、抗体や補体などの免疫反応や免疫抑制剤であるカルシニューリンインヒビターなどが想定されている。血管内皮細胞障害から血小板血栓の形成のメカニズムは、内皮細胞自体の障害によって抗血栓作用が弱くなり、血栓ができやすくなると考えられる。また、図4[2]の上段に示すような因子が血管内皮細胞から放出され、血栓が形成される可能性がある。われわれは、UL-VWFMが過剰に放出され

表2 aHUS患者にみられる遺伝子変異の頻度と臨床的特徴

遺伝子変異/抗CFH自己抗体	頻度(%) 欧米	頻度(%) 日本(n=50)	初発時または発作から1年以内に末期腎不全に至る確率(%)	再発率(%)	血漿交換に対する短期反応
H因子	20〜30	8	50〜70	50	寛解率60%
I因子	4〜10	0	50	10〜30	寛解率30〜40%
MCP	5〜15	8	0〜6	70〜90	血漿療法の適応なし
C3	2〜10	38	60	50	寛解率40〜50%
B因子	1〜4	4	50	0(3/3)	寛解率30%
TM	3〜4	2	50	30	寛解率60%
抗H因子抗体	5〜10	14	30〜40	40〜60	寛解率70〜80%(免疫抑制療法を併用)
変異発見できず	〜30	26	―	―	―

(吉田瑶子, 他:臨床血液 2015;56:185-193 より改変)

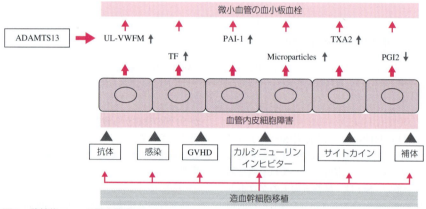

図3 移植後TMAの発症機序
詳細な発症機序は不明であるが, 造血幹細胞移植によって血管内皮細胞が障害され, 微小血管に血小板血栓が形成される.

ADAMTS13活性が中等度に低下することによってTMAが発症するのではないか, と考えている.

3 診断の進め方

原因不明の血小板減少と溶血性貧血を認めた場合, 図4[2]に示すように診断を進める.

a TTP

指定難病の診断基準では, ADAMTS13活性の10%未満への著減で診断する.

ADAMTS13に対する自己抗体(インヒビター)を確認し, 陰性であれば先天性TTP, 陽性であれば後天性TTPと診断する. ただし, インヒビターの判定は困難な場合があり, 判断に迷う場合は専門家に相談することが必要である. 特に先天性TTPの確定診断には, ADAMTS13遺伝子解析が必要となる. さらに, 従来は血小板減少, 溶血性貧血, 腎機能障害, 発熱, 精神神経症状の古典的5徴候でTTPは診断されてき

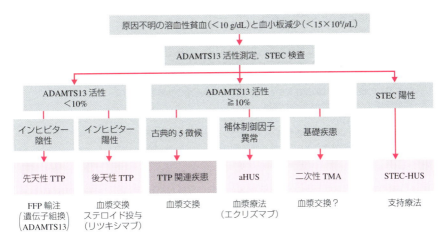

図4　TMAの診断と治療
原因不明の血小板減少と溶血性貧血を認めたら，ADAMTS13とSTECを検査する．ADAMTS13活性が10%未満はTTP，STEC感染が認められればSTEC-HUSと診断される．それ以外は鑑別が難しく，特にaHUSの確定診断は一般的な検査のみでは困難であることを認識する．
（松本雅則：臨床血液 2015；56：2092-2099 より改変）

たが，古典的5徴候をもつ症例でもADAMTS13活性が著減しない症例がある．このような場合でも血漿交換が有効な場合があり，現状ではTTP類縁疾患と考えられている．

b　STEC-HUS

STEC感染を確認すれば診断できるが，便培養のみでは診断が困難な場合が多い．その場合は，便中のSTEC抗原やStxなどの検出を試みる．さらに，血清を用いてSTECのLPS（リコポリサッカライド）抗体でも検査可能である．

c　aHUS

指定難病におけるaHUSの診断基準を表3[3]に示す．この診断基準では，補体系，凝固系異常によるTMAと限定されているが，その診断は非常に難しく，最終的に遺伝子解析によって診断せざるを得ない．この診断基準に合致する上に，①C3低下，C4正常，②家族内のTMAの存在，③反復性TMA発作のどれか1つが存在すれば，aHUSの可能性が高くなると考えられる．

d　移植後TMA

TMAの3徴候のうち，血小板減少と溶血性貧血はTMA以外の移植症例でも認めることから，移植後TMAの診断は非常に難しい．表4[4〜6]に示すように北米のグループ（BMT-CTN）やヨーロッパのグループ（EBMT）が移植後TMAの診断基準を作成したが，一長一短がある．BMT-CTNは簡便な診断基準であるが，TMAで最も重要な血小板減少に関する項目が入っていないことで特異度が低いと考えられる．EBMTのものは破砕赤血球4%以上とかなりハードルが高く，治療の開始が遅れる可能性がある．われわれは早期発見のため，Pre-TMAとして表4[4〜6]に示すような診断基準を提唱している．溶血性貧血はハプトグロビン低下で，血小板減少は進行性であるか，血小板輸血無効を補正血小板増加数（CCI）で評価する診断基準である．なお，CCIは血小板輸血後1時間または翌朝の血小板数から計算できる血小板輸血の効果を評価する指数である．

表3　指定難病による aHUS の診断基準

Definite：
　3主徴がそろい，志賀毒素に関連するものでないこと．TTP でないこと．
　　微小血管症性溶血性貧血；ヘモグロビン 10g/dL 未満
　　　血中 Hb 値のみで判断するのではなく，血清 LDH の上昇，血清ハプトグロビンの著減，末梢血スメアでの破砕赤血球の存在をもとに微小血管症性溶血の有無を確認する．
　　血小板減少；血小板数 15 万 /μL 未満
　　急性腎障害（AKI）；
　　　小児例：年齢・性別による血清クレアチニン基準値の 1.5 倍
　　　成人例：急性腎障害（AKI）の診断基準を用いる

Probable：
　AKI，微小血管症性溶血性貧血，血小板減少の 3 項目のうち 2 項目を呈し，かつ志賀毒素に関連するものでも，TTP でもないこと．

日本腎臓学会と日本小児科学会から「aHUS 診断基準」が 2013 年に掲載され，上記の診断基準が用いられているが，本指定難病に該当するのは，HUS，TTP，二次性 TMA（代謝異常症，感染症，薬剤性，自己免疫性疾患，HELLP 症候群，移植後，など）を除いた，補体系，凝固系異常による TMA である．
（非典型溶血性尿毒症症候群診断基準作成委員会：非典型溶血性尿毒症症候群 診断基準．2013〔https://www.jpeds.or.jp/uploads/files/saisin_130201.pdf ＜閲覧日：2015.11.20 ＞〕より）

表4　移植後 TMA の診断基準

		BMT-CTN	IWG（EBMT）	Pre-TMA
溶血所見	破砕赤血球	1 視野 2 個以上	4% 超	
	LDH	上昇	急速，遷延性の上昇	
	Coombs 試験	陰性		陰性
	ハプトグロビン		低下	著減
	赤血球		Hb の低下，赤血球輸血の増加	
血小板減少	血小板減少		新規で，遷延性または進行性	進行性
	CCI			低下
臓器障害	腎障害/神経障害	＋		
凝固異常				なし

（松本雅則：臨床血液 2013；54：1958-1965/Ho VT, et al.：Biol Blood Marrow Transplant 2005；11：571-575/Ruutu T, et al.：Haematologica 2007；92：95-100 より改編）

4　治療

a　TTP

先天性 TTP では，新鮮凍結血漿（FFP）を 2 ～ 3 週間に一度予防的に輸血している症例と，発作時のみに FFP を輸血している症例が存在する．遺伝子組換 ADAMTS13 の国際治験が開始されており，FFP に代わる治療薬として期待されている．

 コツ

血小板減少と Coombs 試験陰性の溶血性貧血を認めた場合，Coombs 試験陰性の Evans 症候群ではなく，TMA を考えよう．

後天性 TTP では，できるだけ早期に血漿交換を開始することが重要である．多くの場合は，ステロイドパルスなどのステロイド治療が併用されることが多い．この治療によって寛解とならない場合（難治

例）において，血漿交換によっていったん下がったADAMTS13インヒビターが再度上昇している場合（ADAMTS13 inhibitor boosting）がある．このような難治例に対して，シクロホスファミドやビンクリスチンなどが使用されていたが，最近CD20に対するモノクローナル抗体リツキシマブが有効であることが報告されている．TTPに対するリツキシマブの適用拡大は，2014年に日本国内で医師主導治験が行われた．

b STEC-HUS

STEC-HUSに対する治療は，輸液療法，血圧管理，透析療法などの支持療法が中心となる．血漿交換が有効との報告もあるが，評価は定まっておらず，精神神経症状をもつなど症例を選んで実施すべきと思われる．

c aHUS

aHUSの治療法は，血漿交換や血漿輸注などの血漿療法である．血漿交換によって異常分子やH因子抗体を除去して，正常な分子を補充することができる．しかし，血漿療法を行っても約20％が死亡し，約半数が末期腎不全で血液透析が必要となる予後不良疾患である．最近，補体C5に対するモノクローナル抗体エクリズマブがaHUSに対して保険適用となった．エクリ

 コツ

TTPやaHUSにおいて，ADAMTS13の結果を待たずに血漿交換を開始するべきである．

ズマブは，補体関連のaHUSに対しては非常に有効であるが，高額な薬剤であることから，的確な診断のもとで使用することが必要である．

d 移植後TMA

移植後TMAに対する有効な治療法は確定されていない．シクロスポリンやタクロリムスなどのカルシニューリンインヒビターの中止，減量などが行われているが，効果は不十分である．GVHDが合併しない場合には血漿交換が有効との報告があり，症例を選んで血漿交換を行うべきである．いずれにしても，早期に治療をはじめることが予後の改善には必要である．

5 患者・家族への説明

後天性TTPは，適切に治療を行えば致死率20％以下の比較的予後のよい疾患である．しかし再発が非常に多く，約1/3が1年以内に再発するといわれている．

DON'Ts

- 原因不明のまま血小板輸血をしてはいけない．
- 血栓性微少血管症，特に血栓性血小板減少性紫斑病を疑った場合，血漿交換の開始を躊躇してはいけない．

文献

1) 吉田瑶子, 他:臨床血液 2015;56:185-193
2) 松本雅則:臨床血液 2015;56:2092-2099
3) 非典型溶血性尿毒症症候群診断基準作成委員会:非典型溶血性尿毒症症候群 診断基準. 2013(https://www.jpeds.or.jp/uploads/files/saisin_130201.pdf〔閲覧日:2015.11.20〕)
4) 松本雅則:臨床血液 2013;54:1958-1965
5) Ho VT, et al.:Biol Blood Marrow Transplant 2005;11:571-575
6) Ruutu T, et al.:Haematologica 2007;92;95-100

☑ 予防的血小板輸血

　出血傾向のない予防的血小板輸血の基準は,国際的に血小板数1万/μL未満である.日本ではもう少し高値で使用されているが,日本国内では血小板製剤が当日に届かない可能性があるためである.しかし,ただ単に血小板数のみで適応を考えるのではなく,血小板輸血で病態を悪化させる場合があることを認識してほしい.TTPでは血小板数が1万/μL程度まで著減するため,臨床医は驚いて原因不明のままに血小板輸血を行うことが珍しくない.出血を恐れる気持ちはよくわかるが,これによって脳梗塞が発生するなど病態を悪化させることがある.出血傾向のない場合は,血小板がなぜ減っているのかをよく考えてから血小板輸血を実施すべきである.

(松本雅則)

D　血栓・止血疾患

3　ヘパリン起因性血小板減少症

DOs

- □ ヘパリンの重篤な副作用であるヘパリン起因性血小板減少症（HIT）は，すべての医療者が「いつか起こる副作用」として銘記する．
- □ 透析のようなヘパリンの間欠的投与や圧ライン（いわゆるAライン）などのヘパリンロックでもヘパリンに対する感作は起こり，HIT発症の可能性がある．
- □ HITの診断は血小板数がヘパリン投与中または投与後にヘパリン投与前値の50％以下，あるいは10万/μL以下に低下しており，他に血小板数の低下をきたす原因が存在しないこと，血清学的にHIT抗体が検出されることを必須条件とする．

1　はじめに

　わが国では未分画ヘパリンと2種類の低分子ヘパリン（LMWH），1種類のヘパリノイド（ヘパラン硫酸，ダナパロイド），1種類のペンタサッカライド（ヘパリンの抗凝固活性の最小糖鎖単位）が使用されている．ヘパリン起因性血小板減少症（HIT）はヘパリンの重要な副作用で，血小板減少に続いて動静脈に血栓を合併するものである．医療の現場では実に様々な場面でヘパリンが使用される．中でも未分画ヘパリン（以下ヘパリン）は心臓外科手術，心インターベンション，閉塞性動脈硬化症，播種性血管内凝固（DIC），透析と体外循環の凝固防止，中心静脈カテーテルの抗凝固など様々な臨床現場で用いられている．その重篤な副作用であるHITは，発見が遅れると生命予後に悪影響を与える．診断はヘパリン使用中の血小板減少が糸口となるが，気づかれることなく見過ごされていることも多い．透析のようなヘパリンの間欠的投与や圧ライン（いわゆるAライン）などのヘパリンロックでもヘパリンに対する感作は起こり，HIT発症の可能性がある．その意味でHITはすべての医療者が「いつか起こる副作用」として銘記すべき疾患であるといえる．

2　HITの分類

　1型HITは血小板減少に免疫学的機序が関与せず，ヘパリンの直接作用により血小板凝集が惹起される．この血小板減少は可逆的で，ヘパリン投与後2日以内に出現．血栓症の合併リスクは少ない．1型HITは，ヘパリン投与患者の10％にみられるともされ，軽度〜中等度の血小板減少で10万以下に減少することはなく，ヘパリンの中止で速やかに消失する

　2型のHITは免疫性の機序による血小板減少である．動静脈の血栓症を合併し，微小循環系に血栓が多発するとDICと鑑別が必要となる．一般的にHITは2型を意味する．

3　HITの頻度

　ヘパリンを投与された患者の約8％が，病因である抗PF4/ヘパリン複合体抗体（いわゆるHIT抗体）を獲得し，約0.5〜5％がHITを発症し，1/3が静脈や動脈血栓を合併するとされる．LMWHよりヘパリンのほうが抗体を獲得しやすい．しかし，LMWHはHIT抗体とほぼ100％の交差反応性が指摘されており，またヘパリノイドであるダナパロイドもin vitroにおいて

20%程度HIT抗体との交差反応性があることが指摘されている．ただし，ダナパロイドについてはin vivoでの交差反応性は非常に少ない（5%以下）というデータもある．

4 HITの病態

HIT発症にかかわる重要な抗原は，ヘパリンと血小板第4因子（PF4）の複合体である．PF4は，血小板のα顆粒から放出される糖蛋白で，蛋白表面の陽性荷電により陰性荷電をもつヘパリンと結合する．PF4/ヘパリン複合体ではPF4の立体構造に変化が起こり，PF4表面に新たな抗原決定基が提示されることによるIgG抗体（HIT抗体）の産生につながる．この抗体は，PF4/ヘパリン複合体と免疫複合体を形成し，Fc部分が血小板膜上のFcレセプター（FcγRIIa）と結合し，血小板の活性化と凝集を起こす．血小板減少症はこの結果と考えられ，一方，活性化血小板からは凝固活性を強く示すマイクロパーチクルが産生され，凝固反応が促進する．さらに血管内皮上のヘパラン硫酸やコンドロイチン硫酸と結合したPF4に対して，HIT抗体が結合することで，内皮細胞の活性化が起こり組織因子の発現を介した凝固因子の活性化を促され，トロンビンの過剰産生が起こる．

5 HITの発症形式と臨床症状

HITの発症形式は，臨床的に3種類に分類されることがある．①急速発症型ではヘパリン投与3日以内，時には数時間以内に血小板減少で発症する．この場合は過去にヘパリンの投与歴があり，すでにHIT抗体を保有しているものと思われる．②通常発症型では，ヘパリン投与開始からHIT抗体が産生されるまで5～10日要した後発症する．一方，③遅延発症型ではヘパリン中止後5日かその以降に血小板減少を伴って発症するもので，まれとされているが，ヘパリン非投与時であることから正しい診断は困難となる．

臨床症状としては，動静脈の閉塞血栓からの四肢の壊疽，脳梗塞，深部静脈血栓症，カテーテル挿入部から進展する四肢の静脈の閉塞，肺梗塞，心筋梗塞がある．理由は不明であるが静脈血栓症（深部静脈血栓症，肺塞栓症，副腎出血など）の発症が動脈血栓症（四肢虚血，脳梗塞，心筋梗塞など）の発症より多い．またヘパリン投与の原因となった血栓部位に新たな血栓が発生したり，血管内カテーテル留置などで障害を受けた血管に血栓症が起きやすい．透析患者，体外循環を用いている患者において，回路内凝血として発症する症例も認められる．

鑑別対象としては体外循環による血小板消費，DIC，特発性血小板減少性紫斑病（ITP），薬剤性血小板減少症，血栓性血小板減少性紫斑病（TTP）などが考えられる．特にDICは全身性の微小循環の血栓症状であることは，血小板減少と並んで凝固線溶系異常をきたすこと（TTPでは一般的に凝固線溶系の異常は著明ではない）より，しばしば鑑別が困難である．

6 HITの検査診断

PF4-ヘパリン複合体を抗原としたELISA法で，抗PF4/ヘパリン抗体を測定する方法が一般的である．本法による測定で陽性であっても，HITを発症する患者はその一部である．本法でHIT抗体陰性であればかなりの確率でHITは除外できるため，その施行は重要である．

一方，Functional assayとして健常人の血小板に患者の血漿およびヘパリンを添加し血小板凝集の有無をみる方法があり，診断特異性が高い．

7 HITの診断基準

HITは，適切な診断，治療を行わなければ，発症患者の約25～50%が血栓塞栓症

表1 4T's 臨床スコアリングシステム

	2点	1点	0点
1. 血小板減少症	最低値が2万～10万/μL（少なくとも30%以上の減少）もしくは50%を超えた減少（血小板最低値が2万/μL以上）	最低値が1万～2万/μL未満もしくは30～50%の減少（あるいは外科手術に伴う50%を超える減少）	最低値が1万/μL未満もしくは30%未満の減少
2. 血小板減少，血栓症，その他の続発症の発症時期：ヘパリン投与開始日を0日とする	投与後5～10日の明確な発症，もしくは過去30日以内のヘパリン投与歴がある場合の1日以内の発症	投与後5～10日の不明確な発症（たとえば血小板数測定がなされていないための不明確さ），10日以降の血小板減少，過去31日から100日以内のヘパリン投与歴がある場合の1日以内の発症	今回のヘパリン投与による4日以内の血小板減少
3. 血栓症や皮膚障害，急性全身反応などの続発症	新たな血栓症の発症，皮膚の壊死，ヘパリン大量投与時の急性全身反応	血栓症の進行や再発，皮膚の発赤，血栓症の疑い（まだ証明されていない），症状のない上肢の深部静脈血栓症	なし
4. 他に血小板減少の原因が存在しない	明らかに血小板減少の原因が他に存在しない	他に疑わしい血小板減少の原因がある	他に明確な血小板減少の原因がある

Pretest probability score：6～8＝high；4～5＝intermediate；0～3＝low.

を伴い，血栓症による死亡率は約5%とされる．欧米では臨床的診断法として臨床的4T'sスコアリングが提案されている[1]．すなわち特徴的なHITの臨床症状であるThrombocytopenia（血小板減少症）に加えて，Timing（血小板減少，血栓症の発症時期），Thrombosis（血栓症），oTher cause for thrombocytopenia not evident）：（他に説明が付かない血小板減少症）を用いる（表1）．各臨床症状を2～0点の三段階でスコア化し，合計点が6～8点：HITである可能性が高い（high），4～5点：中間の可能性（intermediate），0～3：可能性は低い（low）とする．

しかし上記の診断基準は決して確立されたものではなく，臨床症状のみでの診断は決め手を欠くといわざるを得ない．また4T'sスコアリングは煩雑に過ぎるきらいもあり，目下のところは，少なくとも，①臨床的診断として血小板数がヘパリン投与中または投与後にヘパリン投与前値の50%以下，あるいは10万/μL以下に低下していること，②他に血小板数の低下をきたす原因が存在しないこと，③血清学的にHIT抗体が検出されることを必須条件としてHITに対するアプローチを行っていくことが適切であると考えられる（図1）．

8 HITの治療

HITに対する治療は，HIT抗体によるトロンビンの抑制ならびに産生抑制が重要である．まず，すべてのヘパリン（Aライン用のヘパリン生食，ヘパリンコートされたカテーテル・回路も含む）を直ちに中止する．次に代替の抗凝固療法を行う．この抗凝固療法には，ヘパリン投与に至った基礎疾患に対する抗凝固療法の代替はもちろん，HITによる血栓症の治療・予防も含まれ

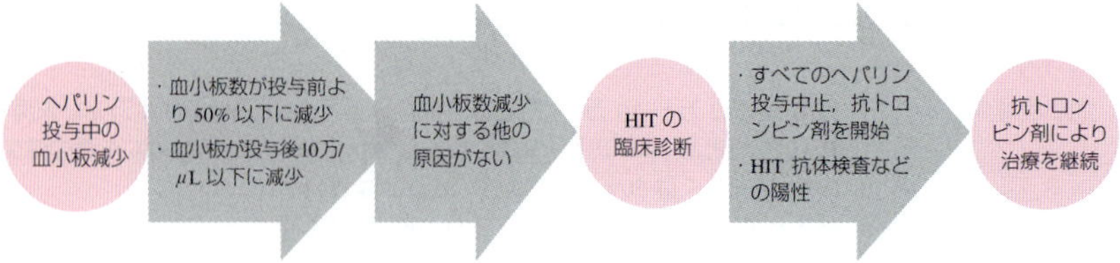

図1 HIT の臨床診断と治療

フロー図:
ヘパリン投与中の血小板減少 → ・血小板数が投与前より 50% 以下に減少 ・血小板が投与後10万/μL 以下に減少 → 血小板数減少に対する他の原因がない → HIT の臨床診断 → ・すべてのヘパリン投与中止, 抗トロンビン剤を開始 ・HIT 抗体検査などの陽性 → 抗トロンビン剤により治療を継続

る．実際，代替抗凝固療法により HIT の血栓塞栓症の発症が減少することが知られており，ヘパリンを中止し，代替抗凝固療法により血小板数が回復すれば意義深い治療的診断となる．

代替薬としては，海外の治療指針[2]ではダナパロイドナトリウム(以下ダナパロイド)，lepirudin，アルガトロバン，fondaparinux，bivalirudin が推奨されている．特にアルガトロバンはわが国において開発された薬剤であるにもかかわらず長く未承認であったが，2008年医師主導治験の結果を踏まえて承認されている．低分子ヘパリンは HIT 抗体とほぼ 100% の交差反応性があり，使用不可である．ダナパロイド(デルマタン硫酸)はヘパリノイドではあるが，in vitro では HIT 抗体との交差反応性が指摘されているものの，in vivo での交差反応性は非常に少ない(5% 以下)と推定されている．HIT は多彩な背景疾患をもつ患者において急性に発症することから，複数の抗凝固薬を比較するプロスペクティブな大規模臨床試験は行われていない．したがって抗凝固薬の選択は，患者背景はもとより薬物動態，副作用などに基づいて決定すべきであろう．

a　アルガトロバン

選択的なトロンビン阻害剤で，脳梗塞，バージャー病などにも保険適応がある．非常に切れ味のよい抗凝固薬で，わが国では出血有害事象が問題になることも多い．こうした背景からわが国の添付文書においてはアメリカの初期投与量($2.0\mu g/kg/$分)よりも大幅に減量して，$0.7\mu g/kg/$分より点滴静注を開始し，持続投与するとなっている．肝機能障害のある患者や出血のリスクのある患者に対しては，低用量($0.2\mu g/kg/$分)から投与を開始するのがよい．活性化部分トロンボプラスチン時間(APTT)を指標に投与量を増減し，基準値(投与前値)の 1.5～3.0 倍(100秒以下)になるように投与量を調節する．

b　ダナパロイド

ダナパロイドは低分子量の glycosaminoglycans であり，坑トロンビン作用は坑 Xa 活性の約 1/22 しかなく，選択的な Xa 阻害剤である．わが国で保険適応があるのは DIC のみであり，HIT に対する投与量については，わが国において確立されていない．先述したようにヘパリン抗体と本剤との交差反応性は全く皆無という訳ではなく，また半減期が 25 時間と非常に長く，他の低分子ヘパリノイドと同様，硫酸プロタミンによる中和は不可能であり，出血有害事象に十分注意する必要がある．

なお，HIT 抗体は約 50～85 日程度で陰性化する一過性の抗体であり，HIT 発症患者に対するヘパリンの再投与は禁忌とされているものの，HIT 抗体陰性化後のヘパリン再使用例では HIT を必ずしも再発しないとの報告が増加している．HIT 既往患者で，人工心肺を必要とする手術が必要となった場合，可能な限り HIT 抗体が陰性化するまで待機し，人工心肺ではヘパリンを用い，術後抗凝固療法はアルガトロバンなどを投与する方法がベターであろう．

DON'Ts

- □ 1型ヘパリン起因性血小板減少症は，ヘパリン投与患者の10%にみられるともされ，軽度～中等度の血小板減少で10万以下に減少することはなく，ヘパリンの中止で速やかに消失するため，過剰対応しない．
- □ アルガトロバンの出血有害事象を見逃してはならない．

文献
1) Warkentin TE：Br J Haematol 2003；121：535-555
2) Warkentin TE, et al.：Chest 2008；133：340S-380S

名古屋大学医学部附属病院輸血部　松下　正

4 抗リン脂質抗体症候群

DOs

- 血栓症，妊娠合併症，血小板減少症をみたら，抗リン脂質抗体症候群（APS）を念頭におく．
- 1つの臨床所見に加え，1つ以上の抗リン脂質抗体（aPL）を確認した際には，12週間 aPL 継続を確認しなくても抗血栓療法の対象とする．
- APS のワルファリン療法は PT-INR を測定し厳格にコントロールし，効果は血栓マーカーで確認する．

1 基本的な考え方

抗リン脂質抗体症候群（APS）は免疫機序による後天性血栓性素因である．APS の診断は，APS 分類基準（表1）に従う．動静脈血栓や妊娠合併症などの臨床症状を有する患者で，血中に抗リン脂質抗体（aPL）が12週間以上持続して検出された場合に，APS と確定診断する．現在，診断に必要な aPL は抗カルジオリピン抗体（aCL），抗β2GPI 抗体（aβ2GPI）およびループスアンチコアグラント（LA）である．病態の成因や血栓機序は明確にされていないため，治療は抗血栓療法などの対処療法となる．一般的に急性期の APS 症状は入院治療が必要となるが，慢性期には外来通院で抗血栓療法などが行われる．臨床症状のない aPL 陽性者は原則として経過観察だが，ハイリスク aPL 症例（表2）では，抗血栓療法が考慮される．

2 病態

APS に関与する aPL は，β2GPI やプロトロンビンなどのリン脂質結合蛋白とリン脂質の複合体を認識する自己抗体であり，梅毒などの感染症で検出されるリン脂質に対する自己抗体抗とは異なる．これらの aPL が APS の臨床症状に関与していることは明確であるが，APS 発症機序や詳細な病態はわかっていない．

APS は，膠原病などに合併して発症する

表1 APS 分類基準

臨床所見	1. 血栓症：画像検査や病理検査で確認できる1つ以上の動静脈血栓症（血管の大小や発生場所は問わないが，血管炎によるものは除外する）
	2. 妊娠合併症：1回以上の妊娠10週以降の説明できない胎児死亡 　　　　　　　　1回以上の妊娠中毒症や胎盤不全などによる34週未満の早産 　　　　　　　　3回以上の妊娠10週未満の自然流産
検査所見	1. LA：12週間以上離れて2回以上検出されること（LA の測定は国際血栓止血学会のガイドラインに従う）
	2. aCL：中等度以上の IgG または IgM クラス aCL が12週間以上の間隔をあけて2回以上検出されること
	3. aβ2GPI：中等度以上の IgG または IgM クラス aβ2GPI が12週間以上の間隔をあけて2回以上検出されること

少なくとも1つの臨床所見と1つの検査所見が確認できた場合を APS と判断する（臨床所見，検査所見が12週間以内または5年以上の間隔で検出された場合は APS と判断しない）．

表2 ハイリスク抗リン脂質抗体

1. すべての抗リン脂質抗体（aCL, aβ2GPI および LA）が陽性（Triple positive aPL）
2. 12週間以上持続して検出される抗リン脂質抗体
3. 明確な血栓症の危険因子を有する患者（ハイリスク患者）＊において検出された抗リン脂質抗体

＊：手術後，妊娠中など

表3 抗リン脂質抗体症候群の臨床症状

深部静脈血栓症	38.9%
血小板減少症	29.6%
脳卒中	19.8%
肺塞栓症	14.1%
血栓性静脈炎	11.7%
一過性脳虚血発作	11.1%
溶血性貧血	9.7%
てんかん	7.0%
急性心筋梗塞	5.5%

表4 抗リン脂質抗体関連症状

1. 抗リン脂質抗体関連心臓弁膜症	大動脈弁閉鎖不全症，僧房弁閉鎖不全症
2. 抗リン脂質抗体関連神経症状	①脳梗塞が発生した部位に応じた巣症状（認知障害，てんかん，舞踏病など）
	②偏頭痛
	③横断性脊髄炎
	④多発性硬化症
3. 抗リン脂質抗体関連血小板減少症	抗リン脂質抗体陽性者で血小板数＜$10 \times 10^4/\mu L$ が12週間以上離れて2回以上確認されること
4. 抗リン脂質抗体関連皮膚症状	網状皮斑，皮膚潰瘍など
5. 抗リン脂質抗体関連腎症状	動脈狭窄症，腎糸球体病変など

続発性APS（secondary APS）と，基礎疾患がなく発症する原発性APS（primary APS）に分類される．続発性APSの基礎疾患では全身性エリテマトーデス（SLE）が最も多く，SLEの半数にAPSが合併するという報告もある．発症年齢は10～80歳代にまで及び，女性が8～9割を占める．また，まれな病態ではあるが，腎臓を含む3臓器以上の広範囲な血栓症で発症し，急激な経過をとり，極めて予後不良な特殊型として劇症型抗リン脂質抗体症候群（CAPS）がある．

3 臨床症状

APSの基本的な臨床症状は，動静脈血栓症と妊娠合併症である．動静脈血栓症はあらゆる血管で発生する．画像検査や病理検査で確認できることが望ましいが，血管炎によるものは除外する．臨床症状で最も多いのは深部静脈血栓症や虚血性脳梗塞であり，急性心筋梗塞は比較的少ない（表3）．妊娠合併症では胎児の不育症が主症状である．APSの臨床症状としてaPL関連症状（表4）も考慮される．特に，aPL関連血小板減少症は注意が必要である．aPL陽性者において10万/μL未満の血小板減少が12週間離れて2回以上確認された場合にaPL関連血小板減少症と診断されるが，治療により血小板数が増加すると血栓症をきたすことがある．

4 検査所見

APS分類基準では，中等度以上のaCLおよびaβ2GPI，または国際血栓止血学会標準化委員会の推奨する方法で判断されたLAの検出が条件である．しかし，わが国ではaPL検査が標準化されていない上に，

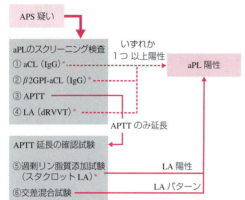

図1 わが国の現状におけるAPSの検査方法(簡便法)
＊：外注検査

 コツ

aPL関連血小板減少症の血小板減少の程度は，特発性血小板減少性紫斑病と比べると比較的軽度であることが多く，血小板数の増減を繰り返す傾向がある．

 コツ

APTT交差混合試験の患者血漿の混合比率は，国際血栓止血学会では50%を推奨しているが，患者血漿10%および20%混合比率がLA検出に有用であるため，これらを含む5ポイントでの測定をすすめる．

aCL-IgGとLA以外は保険収載がない．β2GPI依存性aCL(β2GPI-aCL)-IgGが保険収載されているが，aβ2GPIとは測定方法も測定結果も若干異なる．APS分類基準にはないホスファチジルセリン依存性抗プロトロンビン抗体(aPS/PT)もAPS診断に有用な検査であるが，やはり保険収載されていない．

LAには，希釈ラッセル蛇毒時間(dRVVT)系LAと，活性化部分トロンボプラスチン時間(APTT)系LAがある．dRVVTで確認し，次いでAPTT系LAを測定する．わが国ではLA測定を外注するとdRVVT系LAであることが多いが，必ず双APTT系LAも測定する．APTT延長を認めた場合には，交差混合試験とリン脂質添加試験(Staclot LA® が保険収載あり)で確認する．

わが国における保険収載を考慮したAPS診断検査法を**図1**に示すが，APS分類基準に応じた正確な診断を行うなら，APSを専門に扱っている研究機関に依頼する．

5 治療

最低12週間の観察期間が必要となるAPS分類基準は，治療開始基準としては適さない．臨床所見に加え，一度でも検査所見が認められた場合には治療を考慮する．抗血栓療法が中心であり，ステロイドや免疫抑制薬は劇症型APSなどの特殊な病態を除いて治療には用いない．

a 臨床所見のない抗リン脂質抗体陽性者(一次予防)

臨床所見のないaPL陽性者は通常経過観察であるが，ハイリスクaPL群(**表2**)では長期のアスピリン(バイアスピリン®)100mg/日などの適応となる．aPL陽性で妊娠中または手術後の患者では，ヘパリンカルシウム(ヘパリンカルシウムモチダ®など)5,000単位を12時間ごとの皮下注射による予防投与が考慮される．

b　APS 急性期

血栓症や妊娠合併症の治療が優先される．血栓症では，通常の治療方針に応じて血栓溶解療法や抗凝固療法を行う．また，深部静脈血栓症にはフォンダパリヌクス（アリクストラ®）も適応である．

c　APS 慢性期（二次予防）

APS は再発率が高いため，再発防止が重要である．ワルファリン療法では，PT-INR を出血リスクの指標とする．日本人は PT-INR 3.0 以上で出血性副作用の危険性が増す．抗血栓効果の判断は D ダイマーや可溶性フィブリンなどの血栓マーカーで判断する．

初発例，未治療再発例や PT-INR が目標値になかったワルファリン療法再発例では，動静脈血栓症とも PT-INR 2.0～3.0 を目標に厳格なワルファリン療法を行う．深部静脈血栓症や肺梗塞の場合は，エドキサバン（リクシアナ®）60mg/ 日も可能であるが，APS 症例における治療効果に関するエビデンスはない．動脈血栓症では，アスピリン 100mg/ 日やクロピドグレル（プラビックス®）50～75mg/ 日などの抗血小板薬による単独または 2 剤併用も考慮される．動脈および静脈血栓を同時にきたす場合にはワルファリン（目標 PT-INR 2.0～3.0）にアスピリン 100mg/ 日を併用するが，出血性の副作用にも十分注意が必要である．

十分な治療中に血栓症を再発した場合は，出血に注意しつつヘパリン類またはワルファリンによるより強力な抗凝固療法を行う．血栓塞栓症の悪化阻止のため，下大静脈内のフィルター留置も考慮される．また，血栓が下大静脈に不安定な状態で存在する場合や出血リスクで抗凝固療法が十分にできない場合なども，フィルターの適応となる．

> ⚠ **Pitfall**
>
> 血漿サンプル内の残存血小板が多いと LA 検査は偽陰性になる．LA 用血漿サンプルは，十分に遠心分離処理（1,500 × g, 15 分間）を行い，バフィーコート付近の上清を採取しない血漿を用いる．可能なら即時に測定し，凍結保存は避ける．

DON'Ts

- ☐ 1 種類の抗リン脂質抗体（aPL）測定だけで抗リン脂質抗体（aPL）陽性 / 陰性を判断しない．見落とすことがある．
- ☐ aPL 陽性の血小板減少症では，安易に血小板を増加するための治療はしない．血栓症を誘発する場合がある．

北海道医療大学歯学部内科学分野　**家子正裕**

☑ lupus anticoagulant hypoprothrombinemia syndrome（LAHPS）

第 VIII 因子活性低下，第 VIII 因子インヒビター弱陽性を認め，後天性血友病 A として止血療法が考慮された症例が，LA 強陽性で深部静脈血栓症を合併が後日確認された SLE 症例を経験したことがある．LA は独立する血栓症の危険因子でもあるが，まれに血漿プロトロンビンを含む凝固因子活性の低下と出血傾向を認める場合があり LAHPS とよばれる．一過性であることが多いが，凝固第 VIII 因子活性の低下や見かけ上の第 VIII 因子インヒビターが検出されることもあり，後天性血友病 A と鑑別が難しい．LAHPS の本体は LA であり基本的には血栓性素因のため，LA を正確に測定し治療方針を決定する必要がある．

（家子正裕）

D 血栓・止血疾患

5 先天性血小板減少症・機能異常症

DOs

- [ ] 血小板数低値は必ずしも血小板減少症ではない．再検査で確認する．
- [ ] 血小板減少症では必ず末梢血塗抹標本を観察する．
- [ ] 血小板機能異常症を疑う場合，血小板凝集能は複数回の検査結果で判断する．

1 基本的な考え方

　血小板は骨髄巨核球から産生される直径2μmの円盤状の無核の血球で，血小板数の基準値は15〜35万/μLである．一次止血に必要不可欠であり，血管損傷部位では速やかに粘着・凝集し，止血へと至る．血小板の量的(血小板減少症)および質的異常(血小板機能異常症)はどちらも一次止血異常をきたし，出血傾向を呈する．血小板異常による出血症状は，点状出血，紫斑，鼻出血，歯肉出血，過多月経などの皮膚粘膜出血が主である．血友病などの血液凝固異常症で認められる筋肉，関節内出血は認めない．本項では主な先天性血小板減少症(表1)[1]および先天性血小板機能異常症の概要と，診断の進め方について解説する(表2)．

　血小板減少症の原因は，血小板の産生低下，血小板の破壊や消費亢進，血小板の分布異常に大別される．血小板数が10万/μL以下に減少した場合を血小板減少症と考えるが，必ずしも出血傾向はみられない．出血傾向が現れるのは，血小板数が5万/μL以下に減少した場合である．血小板数が1万/μL以下に減少すると自然出血の危険性が高くなり，血小板製剤の輸血など迅速な対応が必要となる．先天性血小板減少症の原因の多くは，血小板の産生低下である．まれな疾患であるが，慢性あるいは難治性特発性血小板減少性紫斑病と診断されている症例が多い．

　血小板粘着にはvon Willebrand因子(VWF)と糖タンパク質(GP)Ib/IXが働き，凝集にはFibrinogenとGPIIb/IIIaが働く．また，血小板活性化に伴い血小板膜が血液凝固の場となることで血液凝固を活性化し，血栓形成を完成させる(二次止血)．血小板の粘着・凝集，信号伝達，放出機構の先天性異常は先天性血小板機能異常症を引き起こす．先天性血小板機能異常症の診断では，注意深く血小板機能検査を進めることが必要である．

2 診断の進め方

　先天性血小板異常症を疑う場合，詳細な病歴・家族歴，服薬状況に加え，出血症状以外にも臨床症状の有無の問診が重要である．過去の検査において血小板数が正常であれば，後天的要因を考える．末梢血塗抹標本での血小板形態観察は特に重要であり，血小板数，形態，色調，凝集の有無に注意する．先天性血小板機能異常症では，乳幼児期に出血症状を認めないことも多い．

a 先天性血小板減少症
1) 小型血小板性血小板減少症

　X連鎖性先天性免疫不全症であるWiskott-Aldrich症候群は，小型血小板性の血小板減少症を呈する．軽症型では免疫不全症を呈しない．男児の血小板減少症では鑑別診断として念頭におく．フローサイトメトリーを用いた白血球のWASP蛋白発現解析によりスクリーニング可能である．

表1 主な先天性血小板減少症

	疾患	遺伝形式	遺伝子	特徴
小型血小板	Wiskott-Aldrich症候群	X	WASP	免疫不全，湿疹（軽症型では小型血小板性の血小板減少のみを呈する）
正常大血小板	先天性無巨核球性血小板減少症	AR	MPL	巨核球著減，骨髄不全へ移行
	橈骨尺骨癒合を伴う血小板減少症	AD	HOXA11	橈骨尺骨癒合（前腕の回内/回外制限）
	橈骨欠損を伴う血小板減少症	AR	RBM8A	橈骨欠損（母指は存在），年齢と共に血小板数は正常化
	急性骨髄性白血病を伴う家族性血小板減少症	AD	RUNX1	骨髄異形成症候群や急性骨髄性白血病へ移行
	常染色体優性遺伝性血小板減少症（THC2）	AD	ANKRD26	α顆粒減少，急性白血病へ移行
大型血小板	MYH9異常症			
	May-Hegglin異常			明瞭な白血球封入体
	Sebastian症候群	AD	MYH9	不明瞭な白血球封入体
	Fechtner症候群			明瞭〜不明瞭な白血球封入体，Alport症状（進行性の腎炎，難聴，白内障）を合併
	Epstein症候群			認識困難な白血球封入体，Alport症状（進行性の腎炎，難聴，白内障）を合併
	Bernard-Soulier症候群（ホモ接合性）	AR	GP1BA, GP1BB, GP9	GPIb/IX欠損，リストセチン凝集欠如
	Bernard-Soulier症候群（ヘテロ接合性）	AD	GP1BA, GP1BB, GP9	GPIb/IX低下
	22q11.2欠失症候群	AD	22q11.2欠失	隣接遺伝子症候群によるGP1BB欠失
	GPIIb/IIIa異常	AD	ITGA2B, ITGB3	GPIIb/IIIa低下，恒常的活性化型GPIIb/IIIa（機能喪失型変異のホモ接合体は血小板無力症となる）
	α-Actinin-1異常	AD	ACTN1	アクチン骨格異常
	2B型von Willebrand病	AD	VWF	GPIb/IXに対する高親和性von Willebrand因子
	Paris-Trousseau/Jacobsen症候群	AD	11q23欠失	隣接遺伝子症候群によるFLI1欠失，巨大α顆粒
	Gray platelet症候群	AR	NBEAL2	α顆粒欠損による低染色性血小板，骨髄線維症

X：X連鎖性，AD：常染色体優性，AR：常染色体劣性
（國島伸治：臨床血液 2014；55：882-892 より改変）

表2 主な先天性血小板機能異常症

疾患		遺伝形式	遺伝子	特徴
血小板粘着異常	Bernard-Soulier症候群(ホモ接合性)(再掲)	AR	GP1BA, GP1BB, GP9	GPIb/IX欠損,巨大血小板,出血時間延長,リストセチン血小板凝集欠如
血小板凝集異常	血小板無力症	AR	ITGA2B, ITGB3	GPIIb/IIIa欠損,出血時間延長,血餅退縮欠如,ADP・コラーゲン凝集欠如
放出異常 顆粒異常	α顆粒欠損症(α-SPD) Gray platelet症候群(再掲)	AR	NBEAL2	α顆粒欠損による低染色性血小板,骨髄線維症
	濃染顆粒欠損症(δ-SPD) Hermansky-Pudlak症候群	AR	HPS1-HPS9	白皮症,網内系細胞でのセロイド様封入体
	Chediak-Higashi症候群	AR	LYST	白皮症,易感染性,巨大リソソーム顆粒
放出機構異常	フォスフォリパーゼA2異常症	AR	PLA2G4A	ADP・コラーゲン凝集欠如
	シクロオキシゲナーゼ欠損症	AR	PTGS1	アラキドン酸凝集欠如
	トロンボキサンA2合成酵素異常症	AR	TBXAS1	アラキドン酸凝集欠如
プロコアグラント活性異常症	Scott症候群	AD	ANO6	血小板膜上へのフォスファチジルセリン発現低下

2) 正常大血小板性血小板減少症

正常大血小板性血小板減少症は巨核球の増殖と分化の異常により巨核球数の減少をきたすが,造血幹細胞の異常を伴うことが多い.そのため,小児期では再生不良性貧血やFanconi貧血などの先天性骨髄不全症候群の初期症状との鑑別が重要である.成人期になり,血液悪性疾患を発症する疾患もある.

3) 巨大血小板性血小板減少症

本疾患群は大型血小板を有する血小板減少症であり,May-Hegglin異常に代表される*MYH9*異常症とBernard-Soulier症候群が全体の半数を占める.

*MYH9*異常症は,常染色体優性の顆粒球封入体を伴う巨大血小板性血小板減少症である.May-Grünwald-Giemsa染色などによる顆粒球封入体の同定が診断におけるポイントとなる.*MYH9*異常症では進行性のAlport症状(腎炎,難聴,白内障)を合併することがある.発症頻度は*MYH9*変異と関連するため*MYH9*遺伝子検査の施行が望ましい(図1).

b 先天性血小板機能異常症

1) 血小板無力症

血小板無力症は先天的にGPIIb/IIIaを欠如する.血小板数と形態は正常であるが,出血時間延長,血餅収縮不良,アデノシン二リン酸(ADP)・コラーゲンなどの生理的血小板凝集惹起剤による凝集を欠如する.GPIIb/IIIa発現量が5%以下のI型,10〜20%存在するII型,質的異常の変異型の3つに分類される.フローサイトメトリーを用いた血小板のGPIIb/IIIa発現解析によ

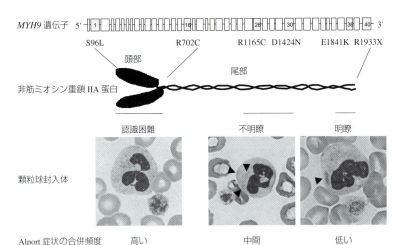

図1 *MYH9*異常症の顆粒球封入体（口絵 No.19）
*MYH9*異常症で同定される*MYH9*遺伝子変異と非筋ミオシン重鎖IIA蛋白との関係を上部に示す．下部には*MYH9*遺伝子変異部位と顆粒球封入体形態の関連性を示す（矢頭にて封入体を示す）．頭部変異では封入体が認識困難なことが多い．Aloprt症状合併頻度は頭部変異で高い．

り，確定診断と病型分類が可能である．

2) Bernard-Soulier 症候群

Bernard-Soulier症候群は先天的に GPIb/IX を欠如し，巨大血小板，血小板減少症，出血時間延長，リストセチン凝集欠如を特徴とする．生理的血小板凝集惹起剤による凝集は認める．巨大血小板と血小板減少を共に認めるため，末梢血塗抹標本の観察は必須である．ヘテロ接合性保因者では軽～中等度の巨大血小板と血小板減少症を認めることがあり，22q11.2欠失症候群も同様な血小板異常を呈する．血小板凝集能検査に用いる多血小板血漿の調整が困難なことが多い．フローサイトメトリーを用いた血小板の GPIb/IX 発現解析により，確定診断される．

 Pitfall
先天性血小板異常症は小児期に診断されるとは限らない．成人期に健康診断や術前検査で偶然発見されることも多い．

 コツ
血液検査室とは仲よくして，血小板形態の見方，血小板数計測や血小板機能検査を相談しよう．

 コツ
末梢血塗抹標本の観察では，血小板数・形態・色調・凝集の有無に注意しよう．白血球と赤血球の形態観察も忘れないように．

3 治療

日常の出血予防としては，ε-アミノカプロン酸やトラネキサム酸など抗線溶薬が投与される．出血症状が著しい場合や手術などの外科的処置には血小板輸血を行うが，頻回の輸血により同種抗体が産生されるため，注意が必要である．同種抗体産生による血小板輸血不応となった症例では，遺伝子組み換え活性型凝固第VII因子の有効性が報告されている．

4 注意点

血小板数低値は必ずしも血小板減少症ではない．採血に時間がかかったり抗凝固剤との撹拌が不十分であったりすると，血小板は試験管内で凝集して見かけ上血小板数が低下する．また，0.1％程度の頻度で抗凝固剤 EDTA により採血管の中で血小板が凝集し，偽性血小板減少を呈することもある．血小板数低値にもかかわらず出血症状がない場合には，採血不良や EDTA 依存性偽性血小板減少を疑うと共に，血小板数の再検査を行う．

血小板機能検査として行われる出血時間，血小板粘着能（血小板停滞率），血小板凝集能の再現性はよくない．異常値をみた場合には，血小板機能抑制作用のある薬剤の服用の有無，検査手技と検体処理が正しく行われたかを確認すると共に，再検査を行う．血小板機能は複数回の検査結果で判断する．

5 患者・家族への説明

診断が確定した時点で疾患の説明を十分に行い，日常生活の指導や出血に対する教育を行う．非ステロイド性消炎鎮痛薬や各種抗菌薬の服用に注意を促す．また，病院への受診時には診断名を伝え，不必要な検査や治療を防ぐことも必要である．

DON'Ts

☐ 血小板数と血小板サイズ（平均血小板容積）は，自動血球計数装置で算出される値が正しいとは限らない．

文献

1) 國島伸治：臨床血液 2014；55：882-892

名古屋医療センター臨床研究センター高度診断研究部　**國島伸治**

☑ 顆粒球封入体

MYH9 異常症の診断では May-Grünwald-Giemsa 染色などによる顆粒球封入体の同定がポイントとなるが，不明瞭であったり，認識困難なことも多い．封入体は *MYH9* 遺伝子にコードされる非筋ミオシン重鎖 IIA 蛋白の異常凝集である．研究段階であるが，特異的検査診断法として末梢血塗抹標本を用いた非筋ミオシン重鎖 IIA の免疫蛍光染色が有用である．*MYH9* 異常症では異常局在を認め，正常局在の場合には *MYH9* 異常症は否定される．　　（國島伸治）

6 播種性血管内凝固症候群

> **DOs**
> - □ 播種性血管内凝固症候群（DIC）の診断のみならず治療効果判断のためにも，TAT や SF などの凝固活性化マーカーを駆使する．
> - □ より適切な治療を行うために，DIC の病型診断まで確実に行う．
> - □ PIC，α_2PI などで線溶亢進型 DIC と診断されたら，出血症状には十分に注意する．

1 基本的な考え方

播種性血管内凝固症候群（DIC）は，基礎疾患の存在下に全身性持続性の著しい凝固活性化をきたし，細小血管内に微小血栓が多発する重篤な病態である．凝固活性化と共に線溶活性化（血栓を溶解する機序）がみられるが，その程度は基礎疾患により相当な差違がみられる．進行すると血小板や凝固因子と言った止血因子が低下し，消費性凝固障害の病態となる[1,2]（**表1，図1**）．

DIC の 2 大症状は，出血症状と臓器症状であるが，臨床症状が出現すると予後は極めて不良となるため，臨床症状の出現がない時点で治療開始できるのが理想である．

DIC の基礎疾患は多く知られているが，その中でも急性白血病，固形癌，敗血症は 3 大基礎疾患である（**表2**）．

旧厚生省研究班の疫学調査によると，わが国における DIC 年間患者数は 73,000 人（1 施設 9.2 人/年，発症頻度 1.9％）であり，死亡率は 56.0％と報告されている．死亡患者のみを対象とすると，DIC そのものが死因である場合は 24％であり，年間約 1 万人の患者が DIC により死亡している．DIC 研究は，この年間約 1 万人を救命するためにある．

2 病態

基礎疾患により DIC の発症機序は異なるが，多くの場合は直接的あるいは間接的に組織因子（TF）が重要な役割を演じている．また，動脈瘤のように DIC 発症機序が十分には解明されていない病態も存在する．

a 敗血症

敗血症などの重症感染症に合併した DIC の発症にはサイトカインの関与が大きい．敗血症においては，リポ多糖（LPS）や腫瘍壊死因子（TNF），IL-1 などの炎症性サイトカインの作用により，単球/マクロファージや血管内皮から大量の TF が産生され，著しい凝固活性化を生じる．さらに，LPS やサイトカインは血管内皮上の抗凝固性蛋白であるトロンボモジュリン（TM）の発現

表1　DIC の概念

主概念：全 DIC 症例でみられる
1. 基礎疾患の存在
2. 全身性持続性の著明な凝固活性化状態：全身の主として細小血管内に微小血栓が多発
3. 線溶活性化（その程度は種々）

副概念：進行した DIC 症例でみられる
1. 消費性凝固障害：止血因子（血小板，凝固因子）の低下など
2. 臨床症状：出血症状，臓器症状

図1 DICの病態

消費性凝固障害：多発する微小血栓の材料として血小板や凝固因子が消費されて低下する病態．出血症状の原因：①過度の線溶活性化による止血血栓の溶解，②消費性凝固障害．臓器症状の原因：臓器における微小循環障害．

表2 DICの基礎疾患

1. 感染症
   - 敗血症
   - その他の重症感染症（呼吸器，尿路，胆道系など）
2. 造血器悪性腫瘍
   - 急性前骨髄球性白血病（APL）
   - その他の急性白血病
   - 非Hodgkinリンパ腫
   - その他の造血器悪性腫瘍
3. 固形癌（通常は転移を伴った進行癌）
4. 外傷，熱傷，熱中症，横紋筋融解
5. 手術後
6. 血管関連疾患
   - 胸部＆腹部大動脈瘤
   - 巨大血管腫
   - 血管関連腫瘍
   - 膠原病（血管炎合併例）
   - その他の血管関連疾患
7. 産科合併症
   - 常位胎盤早期剥離
   - 羊水塞栓
   - 子癇
   - その他の産科合併症
8. 急性膵炎，劇症肝炎
9. ショック
10. 溶血
11. 蛇咬傷
12. 低体温
13. その他

コツ

線溶亢進型DICの出血症状は，α2PIの低下度とよく相関する．

を抑制するため，凝固活性化に拍車がかかることになる．

凝固活性化の結果として生じた多発性微小血栓は，線溶活性化により溶解されようとするが，LPSやサイトカインの作用によって血管内皮で線溶阻止因子であるプラスミノゲンアクチベータインヒビター（PAI）が過剰発現し線溶が抑制されるために多発性微小血栓が残存し，微小循環障害による多臓器不全が進行する（図2）[1~3]．

b 悪性腫瘍

一方，急性白血病や固形癌などの悪性腫瘍においては，腫瘍細胞中の組織因子により外因系凝固が活性化されることが，DIC発症の原因と考えられている．血管内皮や炎症の関与がほとんどない点において，よ

第 5 章 血液科疾患の診療

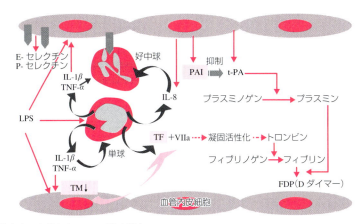

図2　敗血症に合併した DIC の発症機序
(朝倉英策：播種性血管内凝固症候群(DIC)．臨床に直結する血栓止血学．中外医学社，2013；168-178／朝倉英策：播種性血管内凝固症候群(DIC)．しみじみわかる血栓止血 vol.1 DIC・血液凝固検査編．中外医学社，2014；48-146／Asakura H: J Intensive Care2014;2(1):20. doi: 10.1186/2052-0492-2-20. eCollection 2014 より改編)

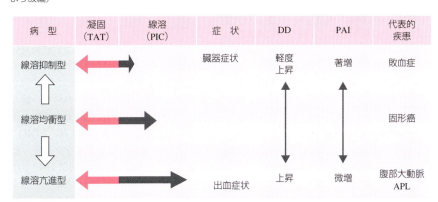

表3　DIC の病型分類
APL は annexin II による線溶活性化が加わる点で特殊病型．
(朝倉英策：播種性血管内凝固症候群(DIC)．臨床に直結する血栓止血学．中外医学社，2013；168-178／朝倉英策：播種性血管内凝固症候群(DIC)．しみじみわかる血栓止血 vol.1 DIC・血液凝固検査編．中外医学社，2014；48-146／Asakura H: J Intensive Care2014;2(1):20. doi: 10.1186/2052-0492-2-20. eCollection 2014 より改編)

り直接的な凝固活性化の病態となっている．

3　DIC 病型分類

　著しい凝固活性化は DIC の主病態であり，全症例に共通しているが，その他の点については基礎疾患により病態が相当異なっている(表3)[1〜3]．DIC の 2 大症状は出血症状と臓器症状であるが，DIC の病型によって臨床症状の出現の仕方に差異がみられる．

　凝固活性化は高度であるが線溶活性化が軽度にとどまる DIC は，敗血症に合併し

た例に代表される．線溶阻止因子PAIが著増するために強い線溶抑制状態となり，多発した微小血栓が溶解されにくく微小循環障害による臓器障害が高度になりやすいが，出血症状は比較的軽度である．このようなDICを「線溶抑制型DIC」と称している．検査所見としては，凝固活性化マーカーであるトロンビン-アンチトロンビン複合体（TAT）や可溶性フィブリン（SF）は上昇するものの，線溶活性化マーカーであるプラスミン-α_2プラスミンインヒビター複合体（PIC）は軽度上昇にとどまる．また，微小血栓の溶解を反映するフィブリン・フィブリノゲン分解産物（FDP）やDダイマー（DD）も，軽度上昇にとどまるのが特徴である．

一方，凝固活性化に見合う以上の著しい線溶活性化を伴うDICにおいては，PAIは上昇せずに線溶活性化が強く，止血血栓が溶解されやすいことと関連して，出血症状が高度になりやすいが臓器障害はほとんどみられない．このような病型のDICを「線溶亢進型DIC」と称している（表4）．検査所見としては，TAT，PIC両者とも著増し，FDPやDDも上昇する．フィブリノゲン分解も進行するためにFDP/DD比は上昇（DD/FDP比で表現する場合は低下）しやすい．

凝固・線溶活性化のバランスがとれており，上記両病型の中間的病態を示すもの（固形癌に合併したDICなど）を「線溶均衡型DIC」と称している．進行例を除くと，出血症状や臓器症状は比較的みられにくい．

なお，線溶活性化の観点から線溶亢進型DICの病態をとる中には，特殊病型が存在する．すなわち，基礎疾患による凝固活性化に伴う線溶活性化（DICによる線溶活性化）に，一次線溶活性化が加算される場合である．例えばアネキシンIIが細胞表面に高発現するAPLや特殊な悪性腫瘍においては，フィブリンが存在しなくてもアネキ

表4 線溶亢進型DICの病態診断を行うための指針

1. 必須条件*：TAT≧20μg/L かつ PIC≧10μg/mL
2. 検査所見：下記のうち2つ以上を満たす
    1) FDP ≧ 80μg/mL
    2) フィブリノゲン＜100mg/dL
    3) FDP/DD比の高値（DD/FDP比の低値）
3. 参考所見：下記所見がみられる場合，さらに重症出血症状をきたしやすい
    1) 血小板数低下（＜5万/μL）
    2) α_2PI活性低下（＜50％）

*：この必須条件を満たす場合は典型例である場合が多い．TATやPICが，上記の7～8割レベルの上昇であっても，線溶亢進型DICの病態と考えられることもある．
線溶亢進型DICの病型になりやすい基礎疾患：APL，APL以外の急性白血病，転移性の前立腺癌，悪性黒色腫，転移性の固形癌（大腸癌，乳癌，胃癌，膵癌などの一部），血管関連腫瘍，大動脈瘤，巨大血管腫など．

シンIIの作用によりフィブリン同様の補酵素的役割を果たし，効率よいプラスミン生成を誘導する．

病態の差違に基づくDICの病型分類の考え方は，DICの早期診断，治療方針の決定の上でも重要である．例えば，FDP，DDはDIC診断の最も重要なマーカーと信じられてきたが，線溶抑制型DICではその上昇は軽度にとどまることが多く，これらのマーカーを過度に重用視するとDIC診断が遅れる懸念がある（血中TAT，SFの上昇や，血小板数の経時的低下に着目することにより早期診断が可能である）．治療面においても，線溶亢進型DICに対して，ヘパリン類のみを投与すると出血を助長することも多く，このような場合はメシル酸ナファモスタット（抗プラスミン作用も強い抗トロンビン薬），あるいはヘパリン類とトラネキサム酸の併用が有効である．

4 診断基準

最も頻用されてきたのは，旧厚生労働省

表5 DIC診断基準の比較

	旧厚生省	ISTH	急性期
基礎疾患	あり：1点	必須項目	必須項目．要除外診断
臨床症状	出血症状：1点 臓器症状：1点	— —	SIRS(3項目以上)：1点
血小板数 ($\times 10^4/\mu L$)	8〜12：1点 8〜8：2点 <5：3点	5〜10：1点 <5：2点	8〜12：or 30％以上減少/24h：1点 <8 or 50％以上減少/24h：3点
FDP(μg/mL)	10〜20：1点 20〜40：2点 >40：3点	FDP, DO, SF 中等度増加：2点 著明増加：3点	10〜25：1点 >25：3点
フィブリノゲン (μg/dL)	100〜150：1点 <100：2点	<100：1点	—
PT	PT比 1.25〜1.67：1点 >1.67：2点	PT秒 3〜8秒延長：1点 6秒以上延長：2点	PT比 >1.2：1点
DIC診断	7点以上	5点以上	4点以上

旧厚生省（厚生労働省）DIC診断基準の白血病群（骨髄抑制のある病態）では，出血症状と血小板数をスコアから外し，4点以上でDIC．

Pitfall

メシル酸ナファモスタットとメシル酸ガベキサートでは薬効が異なる．線溶亢進型DICに有効なのは前者のみである．

コツ

線溶亢進型DICに対しては，メシル酸ナファモスタットが有効である．ただし，高カリウム血症の副作用には注意する．

Pitfall

DICではPTは延長しやすいが，必ずしもDICのためとは限らない．肝不全やビタミンK欠乏症のためであることも多い．

Pitfall

DICでは活性化部分トロンボプラスチン時間（APTT）は延長しない，あるいはむしろ短縮することも多い．活性型凝固因子の存在のためと考えられる．

DIC診断基準である（表5）．基礎疾患，臨床症状（出血症状/臓器症状），血小板数，FDP，フィブリノゲン，プロトロンビン時間（PT）比（患者PT/正常対照PT）によってスコアリングして診断する（骨髄抑制をきたすような白血病群では，出血症状，血小板数を含めない）．典型的なDICにおける，臨床・検査所見を網羅している点が特徴であるが，早期診断には不向きとの指摘があった．この診断基準では，非白血病群では7点以上，白血病群では4点以上の場合にDICと診断されるが，旧厚生省研究班のアンケート調査によると，実際の臨床の場では，7割の臨床家が非白血病群では6点，白血病群では3点でDIC治療を開始している実状があった．

急性期DIC診断基準は，より早期診断が可能な診断基準として救急領域において期待されている．特に，感染症に合併したDICの診断には威力を発揮するが，造血器悪性腫瘍など（白血病群）には適応できない．

国際血栓止血学会（ISTH）の診断基準は，

コツ

AT活性とアルブミンは正相関する．AT活性のデータが当日到着しない場合には，アルブミンが著減していたらAT製剤の適応となる可能性が高い．

日本の旧厚生省診断基準を模して作成されたものであるが，さらに早期診断には不向きである．

残念ながら，ベストといえる診断基準はなく，今後の発展が期待されていた．

なお，血栓止血関連検査の中では血小板数が最も高頻度に測定されるため，血小板数低下に遭遇する機会が多い．血小板数低下をきたす疾患・病態を確実に鑑別する必要がある（表6）．

2014年に，日本血栓止血学会から新しいDIC診断基準暫定案[4]が公開された．旧厚生省DIC診断基準の不備を修正して作成されたもので，適格にDICを診断することが期待されている．（今後のDIC診断は，この新基準で行われるようになると考えられる．

5 治療

DICの進展を阻止するためには，基礎疾患の治療と共に，凝固活性化を阻止する必要がある（表7）．基礎疾患の治療を行っても，基礎疾患が一両日中に治癒することは極めて例外的であるため，この間にDICが原因で病態が悪化することを防がなければならない．

a 基礎疾患の治療

全DIC症例において，基礎疾患の治療は最重要である．急性白血病や進行癌に対する化学療法，敗血症に対する抗菌薬治療などがこれに相当する．

b 抗凝固療法

①ヘパリン類&アンチトロンビン（AT）濃縮製剤：DICに対して使用可能なヘパリン類としては，ダナパロイドナトリウム，低分子ヘパリン，未分画ヘパリンがある（表8）．これらのヘパリン類は，いずれもAT依存性に抗凝固活性を発揮する点で共通しているが，抗Xa/トロンビン（IIa）活性比や，血中半減期に差違がみられる．

②ヘパリン類は，AT活性が低下した場合は十分な効果が期待できないため，AT濃縮製剤を併用する．

③合成プロテアーゼインヒビター：合成プロテアーゼインヒビターは，AT非依存性に抗トロンビン活性を発揮する．代表的

表6　DIC以外で血小板数低下をきたす疾患・病態

1. 血小板破壊の亢進
   - 特発性血小板減少性紫斑病性（ITP）
   - 血栓性血小板減少性紫斑病（TTP），溶血性尿毒症症候群（HUS），HELLP症候群
   - ヘパリン起因性血小板減少症（HIT）
   - 抗リン脂質抗体症候群（APS）
   - 体外循環　など
2. 骨髄抑制をきたす病態
   - 造血期悪性腫瘍（急性白血病，慢性骨髄性白血病の急性転化，骨髄異形成症候群，多発性骨髄腫，悪性リンパ腫の骨髄浸潤など）
   - 血球貪食症候群
   - 固形癌（骨髄浸潤有り）
   - 骨髄抑制を伴う化学療法&放射線療法中
   - 薬物に伴う骨髄抑制
   - 一部のウイルス感染症
   - 造血期悪性腫瘍以外の一部の血液疾患（再生不良性貧血，発作性夜間血色素尿症，巨赤芽球性貧血など）
3. 肝不全，肝硬変，脾機能亢進
4. 敗血症
5. Bernard-Soulier症候群，May-Hegglin症候群，Wiskott-Aldrich症候群
6. 希釈
   - 大量出血
   - 大量輸血，大量輸液
   - 妊娠性血小板減少症　など
7. 偽性血小板減少症（疾患ではない）
8. その他

ただし，上記の疾患・病態にDICを合併することもある．

表7 DIC 治療の実際

A. 基礎疾患の治療：全例必須．最重要
B. 抗凝固療法：原則全例．以下より選択
 【ヘパリン類＆ AT 濃縮製剤】いずれかを用いる
  1) オルガラン：1,250 単位を 1 日 2 回静注（腎障害，低体重例：1 日 1 回）
  2) フラグミン：75 単位 /kg/ 日　持続点滴
  3) 未分画ヘパリン：5 〜 10 単位 /kg/ 時間　持続点滴
   ・AT 活性 ≦ 70％：AT 濃縮製剤併用．1,500 単位 / 日を 3 〜 5 日間．産科的・外科的 DIC などで緊急処置：40 〜 60 単位 /kg/ 日
 【rTM 製剤】
  ・リコモジュリン注＊：1 回 380 単位 /kg，1 日 1 回，約 30 分で点滴静注．腎障害：130 単位 /kg に減
 【SPI】
  1) フサン注：1.44 〜 4.8mg/kg/ 日，持続点滴（200mg/24 時間程度）
  2) エフオーワイ注：20 〜 39mg/kg/ 日，持続点滴（2,000mg/24 時間程度）
C. 補充療法：必要例のみ
  1) 濃厚血小板：10（〜 20）単位 / 1 回　必要あれば経日的に繰り返す
  2) 新鮮凍結血漿：500mL 程度 / 1 回　必要あれば経日的に繰り返す
D. 抗線溶療法：原則禁忌．ただし線溶亢進型 DIC に対してはヘパリン類との併用でしばしば有効
  ・ヘパリン類＆トラネキサム酸：専門家に必ずコンサルト要

＊：リコモジュリン注の投与期間（添付文書抜粋）：臨床試験及び使用成績調査において，7 日間以上の投与経験は少なく，本剤を 7 日間以上投与した場合の有効性及び安全性は確立していない．筆者としては，ヘパリン類の投与期間と同様に考えたい．DIC が軽快しているが離脱には至っていない場合に，rTM を中止するのは人道的観点からも困難だろう．

表8 ヘパリン類の比較

薬物	ヘパリン製剤		ダナパロイド	フォンダパリヌクス
	未分画ヘパリン（標準ヘパリン）	低分子ヘパリン（ダルテパリン）		
商品名	ヘパリン	フラグミン	オルガラン	アリクストラ
適応症	・DIC ・体外循環の血液凝固防止（透析） ・血栓症の予防 ・治療	・DIC ・体外循環の血液凝固防止（透析）	・DIC	・下肢整形外科手術 ・腹部手術施行患者の VTE 発症抑制
抗 Xa/ トロンビン比	1：1	2 〜 5：1	22：1	7,400：1
半減期	1 時間	2 〜 4 時間	20 時間	17 時間
用法・用量	5,000 〜 10,000 単位 / 日点滴（DIC）	75 単位 /kg/24 時間（DIC）	1,250 単位× 2 回静注（DIC）	2.5mg（1.5mg）× 1 回皮下注（DVT 予防）

Pitfall

トラネキサム酸は抗炎症効果も有するために感冒などにも使用されることがあるが，トラネキサム酸の抗線溶作用は強力であり，安易な使用は血栓症を誘発する．

薬剤は，メシル酸ナファモスタットおよびメシル酸ガベキサートである．出血の副作用はまずない．また，両薬は膵炎治療薬でもあり，膵炎合併例にもよい適応となる．

④メシル酸ナファモスタットは臨床使用量で抗線溶活性も強力であり，線溶亢進型DICには特に有効である．ただし，本薬の高カリウム血症の副作用には注意が必要である．両薬剤ともに静脈炎の副作用があり，中心静脈からの投与が原則である．

⑤遺伝子組換えトロンボモジュリン製剤（rTM）：rTMは抗炎症効果をあわせもち，特に炎症性疾患に合併したDICに対して，抗凝固，抗炎症の両面から期待されている．今後のDIC治療薬の主軸になるものと考えられる．

c 補充療法

血小板や凝固因子の著しい低下（消費性凝固障害）のため出血がみられる場合には，補充療法を行う．血小板の補充目的としては濃厚血小板，凝固因子の補充目的としては新鮮凍結血漿を用いる．

d 抗線溶療法

DICにおける線溶活性化は，微小血栓を溶解しようとする生体の防御反応の側面もあり，トラネキサム酸などの抗線溶療法は原則禁忌である．特に，敗血症に合併したDICでは絶対禁忌である．

また，急性前骨髄球性白血病（APL）症例において，全トランス型レチノイン酸（ATRA）による分化誘導療法を行っている場合も，TAを投与すると全身性血栓症を併発して死亡したという報告が多数みられるため，絶対禁忌である．

ただし，線溶亢進型DICの著しい出血

コツ

強い炎症を伴ったDICに対しては，rTMが有効である．

コツ

治療効果の判定をFDP，DD，血小板数のみで行うと誤判断することがある．DICの本態を評価するTATやSFなども含めて判断するのがよい．

例に対して，ヘパリン類併用下にTAを投与すると出血に対して著効することがあるが，使用方法を間違うと全身性血栓症をきたすために，必ず専門家にコンサルトの上で行う必要がある．

6 APLに合併したDICの治療

APLは，著明な線溶活性化を特徴としたDIC（線溶亢進型DIC）を発症する．APLに合併したDICの特殊性として，ATRAによる治療をあげることができる．ATRAは，APLの分化誘導として有効であるが，APLに合併したDICに対してもしばしば著効する．APLにおいて線溶亢進型DICを合併する理由は，APL細胞に存在するアネキシンIIの果たす役割が大きい．APLに対してATRAを投与すると，APL細胞中のTFおよびアネキシンIIの発現も抑制される．このため凝固活性化と線溶活性化に同時に抑制がかかり，APLのDICは速やかに改善する（抗凝固療法を必要としないことが多い）．

ただし，ATRA投与中にATRA症候群を合併する場合には，DICが悪化するためrTMなどによる治療が必要となる．

ATRAによるアネキシンII発現の抑制は強力であり，APLの著しい線溶活性化の性格は速やかに消失する．APLに対してATRAを投与している場合に，トラネキサム酸などの抗線溶療法を投与すると全身性血栓症や突然死の報告がみられる．

DON'Ts

- ☐ すべての播種性血管内凝固症候群（DIC）に対して，トラネキサム酸の単独療法は行ってはならない．
- ☐ 急性前骨髄球性白血病に対して全トランス型レチノイン酸を投与する場合には，トラネキサム酸を投与してはならない．
- ☐ 造血器悪性腫瘍などのように血小板産生低下のある疾患，病態には，急性期DIC診断基準を用いてはならない．
- ☐ DICに対して，ワルファリンを投与してはならない（大出血を誘発する）．

文献

1) 朝倉英策：播種性血管内凝固症候群（DIC）．臨床に直結する血栓止血学．中外医学社，2013；168-178
2) 朝倉英策：播種性血管内凝固症候群（DIC）．しみじみわかる血栓止血 vol.1 DIC・血液凝固検査編．中外医学社，2014；48-146
3) Asakura H: J Intensive Care 2014;2(1):20. doi: 10.1186/2052-0492-2-20. eCollection 2014
4) 日本血栓止血学会：DIC診断基準暫定案．2014（https://www.jstage.jst.go.jp/article/jjsth/25/5/25_629/_pdf）〔閲覧日 2015.11.20〕）

金沢大学附属病院高密度無菌治療部　**朝倉英策**

✓ DICの誤診にご用心

1) 大量胸・腹水

　大量胸水や大量腹水が貯留している症例では，時にFDPやDDが上昇し，DICかどうか悩ましいことがある．この際，TATが正常であればDICを否定できる．

　筆者の経験であるが，大量腹水が貯留して，FDP&DDが著しく上昇した肝硬変の症例（血小板数低下，フィブリノゲン低下，PT延長の所見もあり）に何年か前に遭遇した．当時DICだろうと考えヘパリン類の指示を出そうとしたところ，TATのデータが到着．その結果は，TATは全く正常であったためDICを否定した．あやうく間違ってヘパリン類を投与してしまうところであった．TATが正常ということは，凝固活性化がないことを意味するため，もちろんヘパリン類などの抗凝固療法は不要である．誤ってヘパリン類を投与していたら，大出血をきたした可能性がある．TATで，治療方針の大転換があるという意味でも，TATはパワフルなマーカーと考えられる．

　筆者が若かりし頃，胸水や腹水のFDP，DDを測定したことがあるが，仰天するような高値であった．その一部が流血中に入って，あたかもDICのようなデータになるのである．

2) 大血腫

　大血腫でも，FDP，DDが上昇して，DIC類似の成績になる場合がある．血腫中の大量のFDP，DD成分が流血中に入るためである．DICと誤診して抗凝固療法を行うと，当然ながら出血症状は悪化する．

　DICに対してヘパリンを投与していてもFDP，DDは全く低下してこなくて，血腫もむしろ悪化しているということでコンサルトいただいたことがあった．DICの誤診であった．ヘパリンを中止したら，血腫は縮小して，FDP，DDも低下した．

（朝倉英策）

D 血栓・止血疾患

7 血友病

DOs

- 血友病止血治療の基本は凝固因子製剤の補充療法であり，その投与量はピークとトラフ因子活性を意識して出血や処置にあわせて決定する．
- 関節障害を防ぐために，積極的に定期補充療法を導入する．
- インヒビター力価を定期的に測定する．
- インヒビター保有血友病患者の止血治療には，バイパス止血製剤を活用する．

1 基本的な考え方

血友病とは，血液凝固第VIII因子(FVIII)あるいは第IX因子(FIX)の量的，質的異常によるX連鎖性劣性遺伝形式の先天性出血性疾患である．FVIII欠乏症が血友病A，FIX欠乏症が血友病Bである．血友病の出血症状は関節や筋肉内などの深部出血が特徴で，慢性的に関節内出血を繰り返すと，関節変形と拘縮を生じて血友病性関節症となり，患者のQOLを大きく低下させる．

血友病の止血治療は，凝固因子濃縮製剤を補充することである．近年は出血時の止血治療から，出血を抑制するための定期補充療法が中心となってきている．

凝固因子製剤の補充療法の結果，凝固因子製剤中のFVIIIやFIXに対する同種抗体が発生することがある．この抗体をインヒビターとよび，これが発生すると補充療法の効果が減弱および消失するため止血治療は著しく困難になる．インヒビター保有患者の止血療法には，バイパス止血療法とインヒビター中和療法がある．

2 血友病の診断と重症度

血友病では出血時間や血小板数，プロトロンビン時間(PT)は正常であるが，活性化部分トロンボプラスチン時間(APTT)が延長する．確定診断のためにはFVIII(FIX)活性の測定を行い，40%未満の場合に血友病と診断する．鑑別診断として，von Willebrand病(VWD)と後天性血友病が重要である．

VWDでもFVIIIが低下するため，Von Willebrand因子(VWF)抗原を測定しVWF抗原が基準範囲内であれば，血友病Aと診断する．また，後天性血友病ではFVIIIに対する自己抗体の出現によりFVIII活性が低下する．出血の病歴聴取とインヒビターの測定にて鑑別する．

血友病の臨床的重症度は凝固因子活性とよく相関しており，FVIII(FIX)活性の程度によって，1%未満が重症型，1～5%未満が中等症型，5%以上が軽症型と分類されている．重症型では自然出血として関節内・筋肉内出血が高頻度にみられるが，中等症では自然出血は少なくなり，軽度の外傷などにより出血する．軽症型では自然出血はほとんどみられなくなり，抜歯・手術や外傷後の止血困難がみられる．このように出血症状は重症度により大きく異なっているため，治療方針決定のためには，患者の重症度を把握しておくことが重要である．

3 インヒビター

凝固因子製剤の補充療法の結果，凝固因子製剤中のFVIIIやFIXに対する同種抗

体が発生することがある．この抗体をインヒビターとよぶ．インヒビターが発生すると従来の補充療法の効果が得られなくなり，後述する治療法選択のための重要な情報となるため，定期的にインヒビターの検査を実施すべきである．5BU/mL 以上を高力価，5BU/mL 未満を低力価とする．また，インヒビター反応性は，FVIII（FIX）製剤の反復輸注にもかかわらず，インヒビター力価が 5BU/mL を超えない場合をローレスポンダー，一度でも 5BU/mL 以上となった場合をハイレスポンダーと分類する．ハイレスポンダーでも補充療法を中断すれば，徐々にインヒビター力価は低下するが，たとえ低力価になっていてもハイレスポンダーの患者では製剤投与 5〜7 日後にインヒビター力価が急上昇する．これを既往免疫反応（anamnestic response）とよぶ．

4 インヒビターのない血友病患者における止血治療

a 凝固因子製剤

現在わが国で使用可能な凝固因子製剤の種類や特徴は，日本血栓止血学会の「インヒビターのない血友病患者に対する止血治療ガイドライン 2013 年改訂版」[1]を参照されたい．製剤は血漿由来製剤と遺伝子組み換え製剤に大別される．遺伝子組み換え FIX 製剤は血漿由来 FIX 製剤と比較して回収率が 30％ 程度低いことがわかっているため，初回治療時には必ず上昇値の確認を施行して投与量を決定する必要がある．また，FVIII も FIX も半減期の延長した製剤が使用可能となっている．FVIII は従来製剤の約 1.5 倍，FIX は約 3 倍の半減期を示す．

b FVIII（FIX）製剤による補充療法

1）出血時補充療法[2]（オンデマンド療法）（表 1，2）

①ボーラス投与法

出血症状出現時に製剤を単回もしくは複数回，ボーラス投与する方法．最も一般的な治療法であり，ピーク因子活性を目標に投与する．

一般的に血友病 A では FVIII 製剤 1 単位/kg の投与で FVIII 活性は約 2％ 上昇し，血友病 B では FIX 製剤 1 単位/kg の投与で FIX 活性は約 0.7〜1％ 上昇する．必要投与量は次の計算式で求められる．

血友病 A：必要投与量（単位）＝体重（kg）×目標ピーク第 VIII 因子活性（％）×0.5

血友病 B：必要投与量（単位）＝体重（kg）×目標ピーク第 IX 因子活性（％）×1.0〜1.4

FVIII（FIX）製剤を血友病患者にボーラス投与したとき，血漿中因子活性は，投与直後（10〜15 分後）に速やかにピークを迎え，徐々に低下していく．一般的に半減期は第 VIII 因子では約 12 時間，第 IX 因子では約 24 時間程度なので，反復して追加投与を行うときは，血友病 A では 12 時間ごと，血友病 B では 24 時間ごとに初期投与量の半量を投与する．多くは上記の目安で対応可能であるが，厳密には個々の症例で上昇値や半減期は異なるため，製剤投与後の因子活性の推移を確認しておくことが望ましい．実際には製剤投与前，投与 15 分後，1，2，4，8，12，24 時間後の因子活性を測定するとよい．

②持続輸注療法

観血的治療や頭蓋内出血，腸腰筋出血などの重症出血に対しては，目標因子活性トラフレベルを一定に維持するために，持続輸注療法が行われる．まず目標レベルに必要な製剤量をボーラス投与した後，各製剤のクリアランス値を指標に，シリンジポンプなどを用いて持続輸注を行う．輸注速度の計算は以下の式によって求められる．

輸注速度（単位/kg/h）＝クリアランス（mL/kg/h）×目標因子レベル（単位/mL）

（注：因子活性 100％＝1 単位/mL．つまり目標因子レベルが 50％ ならば 0.5 単

表1 血友病の急性出血に対する補充療法の目安

出血症状		初回輸注時 第VIII(IX)因子 目標ピークレベル	追加輸注の方法	備考
関節内出血	前兆または初期	20～40%	原則なし	
	重症	40～80%	ピークレベルを40%以上にするように 12～24時間毎	完全に症状が消失するまで
筋肉内出血	腸腰筋以外	関節内出血と同様		急性期は安静保持
	腸腰筋出血	80%以上	トラフレベルを30%以上に保つように症状消失まで	原則入院加療で安静保持,関節手術に準じて持続輸注の選択も可
口腔内出血	軽症	20～40%	原則なし	
	舌,舌小体,口唇小体	40～60%	ピークレベルを40%以上にするように 12～24時間毎 3～7日間	トラネキサム酸の併用
消化管出血		80%以上	トラフレベルを40%以上に保つように 12～24時間毎 3～7日間	原則入院加療で安静保持,関節手術に準じて持続輸注の選択も可
閉塞のおそれのある気道出血		80%以上	トラフレベルを40%以上に保つように 12～24時間毎 3～7日間	原則入院加療で安静保持,関節手術に準じて持続輸注の選択も可
皮下出血	大きい血腫,頸部,顔面の血腫の場合	20～40%	ピークレベルを20%以上にするように 12～24時間毎 1～3日間	原則は製剤不要
鼻出血	止血困難時	20～40%	ピークレベルを20%以上にするように 12～24時間毎 1～3日間	トラネキサム酸の併用,原則は製剤不要
肉眼的血尿	止血困難時	40～60%	ピークレベルを40%以上にするように 12～24時間毎 1～3日間	原則は製剤不要で安静と水分摂取 トラネキサム酸の併用は禁忌
頭蓋内出血		100%以上	トラフレベルを50%以上に保つように 12～24時間毎 少なくとも7日間	入院加療,持続輸注が望ましい
乳幼児の頭部打撲	程度に応じて	50～100%	速やかに初回輸注,必要に応じて頭部CT 頭蓋内出血が認められれば上記のとおり	CTで頭蓋内出血が認められなくても 2日間は注意深く経過観察を要する
骨折や重症外傷		100%以上	トラフレベルを50%以上に保つように 12～24時間毎 少なくとも7日間	関節手術に準じた持続輸注も可
コンパートメント症候群		40～80%	ピークレベルを40%以上にするように 12～24時間毎	完全に症状が消失するまで

第5章 血液科疾患の診療

表2 血友病の手術・処置に対する補充療法の目安

処置・手術		初回輸注時第VIII(IX)因子目標ピークレベル	追加輸注の方法	備考
歯科治療	抜歯・切開なし	原則不要だが止血困難時は20〜40%	原則不要	トラネキサム酸の併用
	抜歯・切開あり	50〜80%	ピークレベルを30%以上にするように12〜24時間毎，1〜3日間	トラネキサム酸の併用
理学療法前(術後を除く)		20〜40%	なし	
関節手術		100%以上	トラフレベルを80%以上に保つように12〜24時間毎，5〜10日間	持続輸注を原則とする
開腹・開胸・開頭などの全身麻酔下手術		100%以上	トラフレベルを80%以上に保つように12〜24時間毎，5〜10日間，以後はトラフレベルを30%以上に保つように12〜24時間毎，3〜5日間(全抜糸まで)	持続輸注を原則とする
開心・大動脈などの全身麻酔下手術		100%以上	トラフレベルを50%以上に保つように12〜24時間毎，5〜10日間，以後はトラフレベルを30%以上に保つように12〜24時間毎，3〜5日間(全抜糸まで)	持続輸注を原則とする
関節穿刺		20〜40%	ピークレベルを20%以上にするように，必要に応じて1回	
腰椎穿刺		50〜80%	ピークレベルを50%以上にするように12〜24時間毎，1〜4日間	
上部・下部消化管内視鏡検査と生検	観察のみ	50〜80%	原則不要	
	生検など，観血的処置を行った場合	50〜80%	ピークレベルを50%以上にするように12〜24時間毎，1〜4日間	
肝生検		60〜80%	トラフレベルを40%以上に保つように12〜24時間毎，1〜4日間	持続輸注の選択も可
動脈穿刺，中心静脈カテーテル		20〜40%	ピークレベルを20%以上にするように必要に応じて1回	
ポート設置		80%以上	トラフレベルを80%以上に保つように12〜24時間毎，3〜5日間	
心臓カテーテル・TACE・血管造影など		60〜80%	トラフレベルを40%以上に保つように12〜24時間毎，3〜7日間	持続輸注の選択も可
扁桃腺切除術		80%以上	トラフレベルを50%以上に保つように12〜24時間毎，5〜7日間	トラネキサム酸の併用
結石超音波破砕術		60〜80%	ピークレベルを60%以上にするように12〜24時間毎，1〜2日間	

D 血栓・止血疾患

コツ

トラネキサム酸は1回15〜25mg/kg内服か、1回10mg/kg静注にて1日3〜4回投与する。一般的な量に比べて大変多く感じるが、効果的に使用するには必要な投与量である。

 Pitfall

血友病乳幼児の頭蓋内出血はゆっくり出血が貯留していくこともあり、初期は典型的な症状を呈することが少なく、感冒の症状と判断し、見逃してしまうことがあるので要注意.

 コツ

血友病治療製剤は効果的に止血治療を行うために、家庭注射が認可されているため、保護者や患者本人への疾患教育が重要である。

位/mLということになる)

例えば100%を維持するためには、血友病Aの場合50単位/kgの第VIII因子製剤をボーラス投与後、3〜4単位/kg/hで持続投与する。血友病Bの場合は、100単位/kgの第IX因子製剤をボーラス投与後、4〜5単位/kg/hで持続投与する。

2) 予備的補充療法

出血の危険性が高い活動を行う場合に、あらかじめFVIII(FIX)製剤を投与することで、出血を防止しようとする投与方法である。

3) 定期補充療法

非出血時にFVIII(FIX)因子を長期間にわたり定期的に補充することで、関節障害の発生や進展を予防しようとする投与方法。小児期から開始することの有用性が示されており、積極的に導入することが望ましい。重症血友病患者に対し、血友病Aでは25〜40単位/kg/回を週3回、血友病Bでは25〜40単位/kg/回を週2回輸注する方法が一般的である。2歳未満あるいは最初の関節出血後(2回目の関節出血以前)に定期的に凝固因子製剤投与を開始する一次定期補充療法とそれ以外の二次定期補充療法に分類される。患者のQOLを高く維持するための治療法として、成人になってから開始することの有用性も報告され、三次定期補充療法といわれている。

5 インヒビター保有血友病患者における止血治療

インヒビター保有患者の止血療法にはバイパス止血療法とインヒビター中和療法があるが、出血症状の重症度や手術の内容、最新のインヒビター力価の高低、インヒビターの反応性によって方法を選択する。治療法選択の内容を**表3**[2)]に示す。また、インヒビターそのものを消失させることを目的とした免疫寛容導入療法が行われている。

a バイパス止血療法

外因系凝固を活性化させ、FVIII(FIX)を経由せずに、凝固経路をバイパス(迂回)して止血を図る方法である。わが国で使用可能なバイパス止血療法製剤には3種類あり、その特徴と使用法を**表4**に示す。どの製剤も止血効果は確認されており第一選択となる。どれを使用するかは、既往免疫反応の有無、過去の止血効果などを総合的に判断して選択する。

また、近年、バイパス止血療法製剤の定期輸注によるインヒビター患者の出血予防効果が報告されており、FEIBAは70〜100単位/kgの週3回投与が保険適応となっている。

b インヒビター中和療法

FVIII(FIX)製剤を大量に投与することでインヒビターを中和し、さらに凝固因子活性を上昇させる方法である。インヒビターを中和するために必要な因子量は、インヒビター力価(BU/mL)×体重(kg)×20の計算式で算出する。

表3 血友病治療法選択のアルゴリズム

最新のインヒビター力価	反応性	出血や処置の程度	第一選択	第二選択
低力価 5BU/mL 未満	ローレスポンダー	すべて	インヒビター中和療法	バイパス止血療法
	ハイレスポンダー	軽度〜中等度の出血 大手術以外の手術	バイパス止血療法	インヒビター中和療法
		重度の出血 大手術	インヒビター中和療法	バイパス止血療法
	反応性不明	すべて	インヒビター中和療法	バイパス止血療法
高力価 5BU/mL 以上	反応性に関係なく	すべて	バイパス止血療法	血漿交換後インヒビター中和療法
不明	ローレスポンダー	すべて	インヒビター中和療法	バイパス止血療法
	ハイレスポンダー	すべて	バイパス止血療法	血漿交換後インヒビター中和療法
	反応性不明	すべて	バイパス止血療法	インヒビター中和療法

(酒井道生，他：血栓止血誌 2013；24：640-658 を参考に筆者作表)

表4 バイパス止血製剤の使用方法

製剤	商品名	用法・用量	注意事項
活性型プロトロンビン複合体製剤(aPCC)	ファイバ®	50〜100 単位/kg 8〜12 時間毎 1〜3 回	・1日最大投与量は 200 単位/kg を超えない ・トラネキサム酸との同時使用は避ける
遺伝子組み換え活性型第VII因子製剤(rFVIIa)	ノボセブン®	90〜120μg/kg 2〜3 時間毎 1〜3 回	・270μg/kg の投与も可能であるが，次回投与までの間隔は少なくとも 6 時間はあけること ・トラネキサム酸との併用が有効である
ヒト血漿由来第X因子加活性型第VII因子製剤(pdFVIIa/FX)	バイクロット®	【初回投与】 FVIIa として 60〜120μg/kg 【追加投与】 初回投与から 8 時間以上の間隔をあけて初回投与の用量とあわせて 180μg/kg を超えない	・追加投与は 1 回とし，十分な効果が得られない場合には，FX の蓄積を考慮した上で，他の対処方法も考慮する ・追加投与の後，次に投与するまでの間隔は 48 時間以上あける ・トラネキサム酸との併用は注意する

c 免疫寛容導入療法(ITI)

FVIII(FIX)製剤を頻回に反復投与することにより，免疫反応を低下させていく方法で，血友病Aでは約 70％の成功率である．投与方法は，患者の状況にあわせてFVIII製剤 50 単位/kg 週 3 回（低用量方式）程度から 200 単位/kg 連日投与（高用量方式）の範囲で選択する．成功に至るまで

の期間は平均1〜2年程度である.
　血友病BインヒビターにおけるITIは血友病Aに比べて成功率が低く, FIX抗体はアナフィラキシーや, 抗原抗体複合体の腎臓への沈着によるネフローゼ症候群の発症などの副作用がある.

DON'Ts

- ☐ 関節内出血の有無を診断するのは困難であり, 自覚症状を重要視し, 腫脹などの他覚的所見が出現するまで治療開始を待ってはならない.
- ☐ トラネキサム酸を血尿時に投与すると凝固塊が尿路を閉塞してしまうため, 投与してはならない.

文献

1) 日本血栓止血学会：インヒビターのない血友病患者に対する止血治療ガイドライン2013年改訂版(http://www.jsth.org/guideline/〔閲覧日：2016.3.10〕)
2) 藤井輝久, 他：血栓止血誌 2013；24：619-639
3) 酒井道生, 他：血栓止血誌 2013；24：640-658

東京医科大学臨床検査医学分野　**天野景裕**

☑ 血友病診療の面白さにはまってみませんか？
　血友病は治療の進歩によって大変予後のよい疾患となっている. しかし, ケアがきちんと行われなければQOLを大きく低下させてしまうことになる. そうならないよう, 患者のライフステージにあわせてその生涯に丁寧につきあっていく診療は, 大変やりがいのある分野である.
（天野景裕）

D 血栓・止血疾患

8 von Willebrand 病

DOs

- von Willebrand 病の診断においては，必ず VWF：RCo と VWF：Ag の両方をオーダーする．
- 出血時間については必須ではないが特異的なため，検査室の協力を得る．
- 常染色体優性遺伝形式であることを理解する．

1 von Willebrand 因子（VWF）の構造

VWF は巨大かつ multimeric なグリコプロテインであり，生体では血漿，血小板 α 顆粒，内皮細胞 weibel-palade body，内皮下結合組織に存在する．VWF は全身の血管内皮細胞で産生されることがわかっており，その他には巨核球がその産生ソースとなっている．

2 VWF の機能

VWF はその他の一般的な凝固因子と異なり酵素蛋白ではないが，第 VIII 因子，血小板表面膜蛋白，結合組織など様々な要素への結合を通して止血機能を発揮する．これらの機能を実現するために，VWF は 2203 アミノ酸からなるサブユニット内のドメイン構造をそれぞれの結合相手（リガンド）への結合部位として利用して実現している（図 1）．ただし，病的な場合を除いて流血中で VWF が血小板に自然に結合して凝集させることはなく，VWF の血小板への結合は制御されている．VWF の結合組織への結合や，高ずり応力は VWF の血小板への結合を促進させることから，VWF 分子自体に対するこれらの働きかけが血小板結合を制御していると思われる．

3 GPIb への結合

VWF が内皮下結合組織に固定されると血小板が VWF に粘着できるようになるが，この結合は血小板 GP Ib-IX-V complex を介する（図 1）．血小板結合反応は生体内では高ずり応力環境などで起こるが，試験管内でこの反応を再現するのはしばしば困難であり，試験管内では低分子糖脂質であるリストセチン抗菌薬が用いられる．リストセチンは GPIbα，VWF 双方と相互作用することによって，VWF による血小板凝集を惹起できるため，現在までリストセチンをコファクターとした VWF の GPIb への結合能（血小板凝集能）が VWF の（血小板に対する）活性として使用されている（リストセチンコファクター活性〔VWF：RCo〕）．GPIb 結合部位は VWF のドメイン A1 に

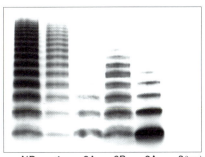

図 1　VWF マルチマー

あり，Mutagenesis などにより詳細に検討されている．

4 第 VIII 因子への結合

重症型 VWD 症例では第 VIII 因子活性は＜10％であることが多く，したがって第 VIII 因子の循環血液中での安定には VWF との非共有結合が必要であるといえる．

5 臨床検査

a 出血時間，血小板凝集能

von Willebrand 病（VWD）では出血時間の延長が特徴であり，多くは 10〜15 分以上の著明な延長を示し，原則正常とされる血友病と対照的である．出血時間の延長は血小板機能異常症でもみられる特徴であり，VWF が凝固因子でありながらその機能は一次止血機能であることを反映している．

血小板凝集能ではリストセチン凝集能のみ，VWD では低下する．リストセチン惹起血小板凝集（RIPA）はリストセチン存在下での多血小板血漿（PRP）の凝集能を検討するもので VWD では低下するが感度は低い．しかし VWD type 2B や血小板型の VWD では低濃度のリストセチンによる血小板凝集が亢進することが特徴的である．

b リストセチンコファクター活性と VWF 抗原量定量

VWF の測定法には，GPIb 結合活性を測定する VWF リストセチンコファクター活性（VWF：RCo）と免疫学的方法（ELISA など）による抗原量（VWF：Ag）がある．VWF：Ag は第 VIII 因子関連抗原とよばれていたものと同じである．この呼称はかつて VWF：Ag が第 VIII 因子抗原と混同されて扱われていた時代の名残で，現在でも一部の検査機関はこの名称を用いているが著しく適当ではない．VWF：RCo は，ホルマリンなどで固定したヒト血小板に対するリストセチン存在下における凝集能を吸光度計にて半定量するものである．

c SDS アガロースゲル電気泳動解析によるマルチマー解析

SDS-PAGE 法と同様のバッファを用いるが，ゲル担体はポリアクリルアミドではなく，アガロースを用いる．VWF マルチマーの分子量はダイマーでも 500Kda 以上であり，核酸を泳動するのに用いるアガロース担体が必要である．

d 第 VIII 因子の VWF 結合能

マイクロプレートに純化ヒト第 VIII 因子（遺伝子組み換え rFVIII などが用いられる）を固相化し，被検血漿を添加，抗 VWF 抗体を用いて検出するが，一般的には行われていない．

6 VWD の分類

1994 年，国際血栓止血学会（ISTH）が提唱した病型分類では，VWF：RCo，VWF：Ag，マルチマー解析結果をもとに，3 つの大きなカテゴリーに分ける．なお，VWD の病型，最新の mutation 情報などは U. Shefield が運用するデータベース[1]に詳しい．

a VWD type 1

type 1 は，VWF が量的に欠乏するタイプと定義されている．このタイプでは基本的に VWF マルチマー構成は正常で VWF：RCo，VWF：Ag は平等に低下している（図2）．おそらく 70％の患者はこのタイプと考えられるが，正確な頻度ではない．血漿中の VWF 量は ABO 血液型によっても左右され，O 型個体の平均 VWF：Ag は他の血液型の個人に比べ約 25％低い．したがって正確な診断には臨床症状，家族歴と VWF 量との一致など，注意深い観察が必要であろう．

これまで type 1 であると診断された患者には frameshift 変異，nonsense 変異，塩基欠失など type 3 にもみられる mutation が発見されているが，本来典型例では常染色体優性遺伝形式を示すことが多い．

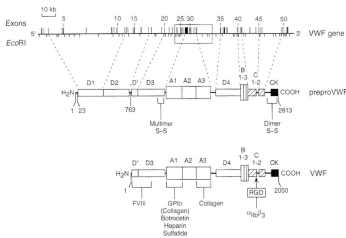

図2 ヒトVWF遺伝子および翻訳蛋白
VWF遺伝子の構造中にはエクソンの位置が縦棒で示されている．EcoRI siteはクローニングに使用されたもの．Box内は22番染色体にあるpseudogeneに相当する部分．エクソン28が特に大きい．PreproVWFは2813アミノ酸からなり，現在この番号が使用される．したがって，764-2813がmature subunitとなる．図の中にはマルチマー形成，ダイマー形成に関与しているとみられるCysteine残基の場所を示した．Mature subunitにおける各機能単位が図下にあわせて示されている．

b type 2A

type 2はVWFの質的異常であると定義される．この中でtype 2Aはtype 2の中で最も多い．VWFではマルチマーサイズが大きいと，連なったA1ドメインを通じてより多くの血小板GPIbに結合することができるので高分子マルチマーの相対的減少は止血異常につながる．type 2Aは典型的な常染色体優性遺伝形式をとるのが特徴でこれまで見出されたmutationはほとんどA2ドメインに集中している[1]．

c type 2B

Type 2B mutationをもつVWFは血小板GPIbに対する結合能が増強している．結合能は高分子マルチマーの方がより強く，さらに高ずり応力下ではADAMTS13がより強く働くこともあって，高分子マルチマーが減少すると考えられている．また同時に血小板減少を伴うことが多く，この理由としてVWFに結合したままクリアランスされるためと説明されているが，正確な機序は不明である．しかしながらVWFの機能亢進としてTTPのような血栓症状を呈することはない．

これまで33種類のmutationが見つかっているが[1]，これらはすべてA1ドメインにあり，立体構造上GPIb結合部位の主に反対側に位置することから，mutationにより，コンフォメーション変化が促進される可能性が示唆されている．

d type 2M

type 2M（"M"は"multimer"）は血小板への結合が低下しており，この病型だけがマルチマー構成が正常である．これまで機能の低下について詳細が確認されているmutationはすべてA1ドメインにあり[1]，例えばG561S患者では重篤な出血症状を呈する．

e　type 2N

type 2N では missense mutation が第 VIII 因子結合部分に見出されている．これらの mutation により血小板 GPIb への結合，マルチマーのパターンは正常であるが，第 VIII 因子の活性は＜10％で，一見血友病 A と同様の症状を呈する．症状発現には第 VIII 因子結合ドメインのすべてが異常である必要があるようで，これまで確認された症例では一般的に遺伝形式は常染色体性劣性遺伝形式である．診断には第 VIII 因子に対する結合低下を binding assay によって証明する必要があり，このアッセイが一般に普及していないことから，血友病，あるいは血友病保因者として，正確に診断されていない患者が存在する可能性がある．

f　type 3

type 3 は常染色体劣性遺伝形式で血漿中に VWF 抗原は基本的に検出されない．症状も当然ながら重篤で，第 VIII 因子の低下も著しく，血友病にみられるような関節出血，軟部出血を頻繁に起こす．時に軽微な出血症状を呈することもあるとされるものの両親など一般的に type 3 家系におけるヘテロ接合体個体は一般的に無症状である．

一方，約 10％の type 3 症例にアナフィラキシー症状を呈する抗 VWF インヒビターを発症するとの報告が一部にある．type 3 におけるインヒビターは抗原の輸注によりアナフィラキシー症状を惹起するため，止血効果が得られないばかりか，生命に危険でもある．したがって type 3 においては濃縮因子製剤による補充療法中も注意深いインヒビターのチェックが必要と考えられる．

7　後天性 VWD

種々の基礎疾患(**表 1**)[2]に合併して，先天性の VWD に類似した VWF の異常をきたすことがあり，これらを後天性 von Willebrand 症候群(AvWS)とよんでいる．AvWS は後天性血友病に次ぐ発症頻度であ

表 1　AvWS の基礎疾患

リンパ増殖性疾患(37％)
単クローン性蛋白(M 蛋白)を伴う疾患
・良性単クローン血症
・骨髄腫
低悪性度リンパ腫
・原発性マクログロブリン血症
・慢性リンパ性白血病
その他の悪性リンパ腫
骨髄増殖性疾患(18％)
悪性新生物(5％)
Wilms 腫瘍
自己免疫疾患(5％)
循環器疾患(15％)
その他(20％)

(毛利博：日本血栓止血学会誌 2003；14〔2〕：82-90 より改変)

ると考えられるが，いまだその病態，臨床実態には極めて不明な点が多く，特に日本では従来本症候群への注目度が低かったため，見逃されていることが多く，実際の発症頻度はもっと高い可能性が考えられる．

VWD と同様に皮膚や粘膜の出血症状がみられるが，比較的症状は軽いが，時に消化管毛細血管拡張症を伴う消化管出血を認めることもある．

提唱されている発症機序には大きく分けて①免疫学的機序，②流体力学的機序による ADAMTS13 の過剰活性，③ VWF の血小板，組織，腫瘍細胞などへの吸着の 3 つが考えられる．このうち，①では VWF の機能部位を認識する抗体(インヒビター)による機能の阻害と共に，その免疫複合体が網内系への取り込みにより循環血液中より除去されることが考えられる．また，これらの抗体の認識部位は，血小板膜糖蛋白(GP)Ib 結合ドメインあるいはコラゲン結合ドメインであるとの報告もある．

②の機序によるものはほとんど心血管病，特に大動脈弁狭窄症(AS)に伴うもので，諸外国では報告が比較的多いが，わが国では

少ない．大動脈狭窄などにより血流の乱れが生じ，高ずり応力下で血栓傾向をきたし，血栓部位で高分子量マルチマーが大量に消費されることにより，VWFが低下しAvWSの病態をきたすと考えられる．事実，ヒトAS症例の検討によれば，出血傾向を有するAS患者においては有意にVWF：RCo/VWF：Ag比が低下し，大動脈弁圧較差の拡大と比例していた．また高分子マルチマーの減少がみられている．この機序にはADAMTS13活性の過剰が示唆されているが直接的にこれを証明した研究はまだない．

③の機序として一部の骨髄増殖性疾患（MPD）患者においてはしばしば血小板数と血漿中VWFマルチマーには逆相関関係が認められ，AvWSと考えられる．患者にはしばしば高分子マルチマーの欠損がみられ，VWF抗原量と相関しないことがあり，またVWF collagen binding activityやVWF：RCoも血小板数の増加と共に低下することが知られている．一方，治療により血小板数が正常化すると検査結果も正常化すること，本態性血小板増加症（ET）患者と反応性血小板増多症の患者では血小板へのVWFの結合は差がなかったことから，単なる血小板数の増加により，VWFが消費されるのではないかと考えられている．実際，血小板中のVWFはこれらの疾患では正常なマルチマーパターンを示し，VWFが血漿中に放出されて後に異常が発生することを示唆している．

一方で，ET患者ではVWFの分解が亢進しているというデータもある．この分解はおそらくADAMTS13が関連するもので，血小板が多いと，GP IbとVWFの相互作用が増加する結果，よりADAMTS13のアクセスの機会が増えると考えられる．

DON'Ts

- [ ] von Willebrand病の診断においては，活性化部分トロンボプラスチン時間の軽度の延長を見逃してはならない．
- [ ] type 3におけるインヒビターは抗原の輸注によりアナフィラキシー症状を惹起するため止血効果が得られないばかりか，生命に危険でもあり，行ってはならない．

文献

1) von Willebrand factor Variant Database ホームページ：http://www.vwf.group.shef.ac.uk/ （閲覧日：2016.3.23）
2) 毛利博：日本血栓止血学会誌 2003；14(2)：82-90

名古屋大学医学部附属病院輸血部　松下　正

D　血栓・止血疾患

D 血栓・止血疾患

9 Rare Bleeding Disorders

DOs

- Rare Bleeding Disorders（RBDs）とは，血友病 A/B と von Willebrand 病以外の，頻度の少ない先天性の凝固因子欠乏症・異常症を意味する．
- RBDs の頻度は 1/50 万人から 1/200 万人以下と各疾患によって異なり，出血症状の頻度・重症度も疾患によって大きく異なる．また，同じ疾患においても個人差が大きい．
- RBDs 患者の出血時や手術などの観血的処置には，不足した凝固因子活性を補正するため血液凝固因子製剤や新鮮凍結血漿による補充療法が行われる．

1 基本的な考え方

Rare Bleeding Disorders（RBDs）とは，直訳すれば「まれな出血性疾患」となるが，通常は血小板・血管の異常に基づくまれな出血性疾患は含まず，第 VIII 因子（FVIII）/ 第 IX 因子（FIX）の欠乏による血友病 A/B と，von Willebrand 因子欠乏による von Willebrand 病以外の，頻度の少ない先天性の凝固因子欠乏症・異常症を意味する．RBDs には，血漿中の凝固因子抗原量と活性の関係から，抗原量・活性共に同程度低下している因子欠乏症と，活性は低下しているものの抗原量は低下していない因子異常症（蛋白の分子異常症）に分類される．RBDs には，フィブリノゲン，プロトロンビン（第 II 因子：FII），第 V 因子（FV），第 V，第 VIII 因子合併（FV + FVIII），第 VII 因子（FVII），第 X 因子（FX）第 XI 因子（FXI），第 XIII 因子（FXIII），ビタミン K 依存性凝固因子（FII + FVII + FIX + FX）の欠乏症・異常症が含まれ，先天性凝固異常症の約 3～5％を占める．各疾患の頻度は，1/50 万人の FVII 欠乏症から 1/200 万人の FII 欠乏症や FXIII 欠乏症まで，様々である．大部分の RBDs は常染色体劣性遺伝（homozygous あるいは double heterozygous）によって伝播し，通常 heterozygous は出血症状を示さないが，一部の FXI 欠乏症や異常フィブリノゲン血症は常染色体優性遺伝を示す（表 1）[1〜3]．

なお，第 V・第 VIII 因子合併欠乏症は，第 V 因子と第 VIII 因子の両方の遺伝子に異常があるわけではなく，両蛋白の細胞内輸送に必要な小胞体分子シャペロンの異常を原因とする．第 V 因子と第 VIII 因子は，共に小胞体分子シャペロンの LMAN1 と MCFD2 に結合することによって，ゴルジ体へ輸送される．第 V・第 VIII 合併欠乏症はこの LMAN1 または MCFD2 の分子異常によって，第 V・第 VIII 因子の小胞体 - ゴルジ体間の輸送不全が起こり，両因子の低下をきたす疾患である．

また，極めてまれではあるがビタミン K の代謝に必要な酵素である γ-グルタミルカルボキシラーゼ（GGCX），あるいは VKORC1 の遺伝子異常によって，ビタミン K 依存性凝固因子がすべて低下する先天性ビタミン K 依存性凝固因子欠乏症（VKCFD）も報告されており，これも RBDs の範疇に含まれる．

一方，第 XII 因子欠乏症は凝固時間の延長をきたすが，特に出血症状をきたさないため，RBDs には含まれていない．

世界的な RBDs の疫学調査には，WFH と EN-RBD の 2 つがあるが，いずれの調査も大部分が西欧諸国の症例であり，それ

表1 RBDsの頻度と遺伝形態

欠乏因子	頻度	RBDsにおける割合	わが国における患者数(2014) 男	女	計	遺伝形態	責任遺伝子(染色体)
フィブリノゲン		8%	29	38	67		Fibrinogen Aα Fibrinogen Bβ Fibrinogen γ(4q28)
無フィブリノゲン血症	1/200万					常染色体劣性	
低フィブリノゲン血症	不明					常染色体優性・劣性	
異常フィブリノゲン血症	1/100万					常染色体優性・劣性	
プロトロンビン(第Ⅱ因子)	1/200万	1.5%	4	4	8	常染色体劣性	F2(11p11-q12)
第Ⅴ因子	1/100万	9%	17	18	35	常染色体劣性	F5(1q24.2)
第Ⅴ因子・Ⅷ因子合併	1/100万	3%	6	3	9	常染色体劣性	LMAN1(18q21.3-q22) MCFD2(2p21-p16.3)
第Ⅶ因子	1/50万	37.5%	50	41	91	常染色体劣性	F7(13q34)
第Ⅹ因子	1/100万	8%	13	7	20	常染色体劣性	F10(13q34)
第ⅩⅠ因子	1/100万	26.5%	22	15	37	常染色体優性・劣性	F11(4q35.2)
第ⅩⅢ因子	1/200万	6.5%	34	34	68	常染色体劣性	F13A(6p24-p25) F13B(1q31-q32.1)
ビタミンK依存性凝固因子(FII,FVII,FIX,FX)	＜50家系	—	—	—	—	常染色体劣性	GGCX(2p12) VKORC(16p11.2)

(Palla R, et al.: Blood 2015 ; 125 : 2052-2061/World Federation of Hemophilia : WHAT ARE RARE CLOTTING FACTOR DEFICIENCIES? World Federation of Hemophilia, 2009〔http://www1.wfh.org/publication/files/pdf-1337.pdf ＜閲覧日：2015.11.20＞〕/公益財団法人エイズ予防財団：血液凝固異常症全国調査 平成26年度報告書. 2015〔http://api-net.jfap.or.jp/library/alliedEnt/02/images/h26_research/h26_research.pdf ＜閲覧日：2015.11.20＞〕より改編)

以外の地域の症例報告は少ない．これは症例の頻度が元々非常に少ないこと，臨床症状が比較的軽い症例が多いために積極的な診断・治療がされることなく見過ごされている症例が多いこと，遺伝子解析など診断のための検査が先進国以外の国々では困難であることなどが影響しているためであり，今後はさらに世界的な症例の集積が必要と考えられている．

2 臨床症状

RBDsの臨床症状は，粘膜出血と外傷，手術，出産後の止血困難が最も多いが，各疾患よって各出血の頻度・重症度は大きく異なり，同じ疾患においても個人差が大きい(図1[4)]，表2[1, 2)])．出血症状の重症度と因子活性の相関も様々で，フィブリノゲン，FII, FX, FXIII欠乏症は相関が強いが，FV, FVII欠乏症は相関が弱く，FXI欠乏症においては相関がない．また，FV・FVIII合併欠乏症やVKCFDの出血症状は比較的穏やかで，重症の出血はまれである．

図1[4)]に各疾患の出血の重症度を，表2[1, 2)]に各疾患の出血症状の頻度を示すが，各疾患ともばらつきが大きい上に症例数が非常に少ないため，報告によって各出血症状の多寡が異なるものもある．

一方，一部のRBSs(無フィブリノゲン血

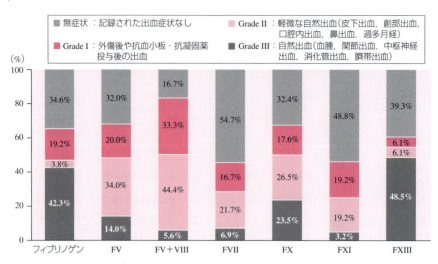

図1 RBDs の出血症状の重症度
(Peyvandi F, et al.:J Thromb Haemost 2012；10：615-621 より改変)

症, 異常フィブリノゲン血症, 異常プロトロンビン血漿, FXI 欠乏症など)には深部静脈血栓症など血栓症の報告もある. また, FVII 欠乏症や FXI 欠乏症には止血治療時の血栓症発症が報告されている.

さらに, フィブリノゲンおよび FXIII 欠乏症には, 早期流産や創傷治癒遅延の症状も報告されており, RBSs の臨床症状は常に出血だけとは限らないことに注意する必要がある.

なお, プロトロンビンには G20210A 変異, FV には Leiden 変異とよばれる血栓症を発症する遺伝子異常もあるが, これらはいずれも因子活性の低下を認めず(プロトロンビン G20210A のプロトロンビン活性は増加, Factor V Leiden の FV 活性は正常), 出血症状も来さないため, RBDs の範疇には含まれない.

3 診断

RBSs の診断は, 病歴や家族歴の聴取を行い, 出血症状の部位, 頻度を把握した後, プロトロンビン時間(PT), 活性化部分トロンボプラスチン時間(APTT)による凝固スクリーニング検査の結果をもとに, 欠乏している可能性のある凝固因子を推定し, 各因子活性を測定することで診断する. 出血症状が軽微な場合, 幼少時の出血傾向に気付かれず, 問診では先天性と後天性の区別がつきにくい場合がある. この場合には正常血漿と患者血漿を種々の割合で混和し, PT あるいは APTT を測定する交差混合試験(Cross mixing study)を行い, 凝固時間が補正されることを確認し, 凝固因子インヒビター, あるいは Lupus anticoagulant などの後天性インヒビターを除外する必要がある.

凝固スクリーニング検査の結果が, PT 正常, APTT 延長の場合は FXI 欠乏もしくは血友病 A/B(FVIII/FIX 欠乏)が疑われ, PT 延長, APTT 正常の場合は FVII 欠乏症が疑われる. PT, APTT 共に延長する場合はフィブリノゲン, プロトロンビン, FV, FV + FVIII, FX の欠乏が疑われる. FXIII 欠乏の場合は PT, APTT 共に正常であるため, FXIII 活性を直接測定す

表2 RBDsの臨床症状

	フィブリノゲン	プロトロンビン	第V因子	第V+VIII因子	第VII因子	第X因子	第XI因子	第XIII因子	Vitamin K依存性凝固因子
出血の重症度	通常軽度（無フィブリノゲン血症を除く）	通常軽度	通常軽度	通常軽度	因子活性が低い場合は重症	因子活性が低い場合は中等〜重症	因子活性が低い場合は軽〜中等症	重症	通常軽度
出血症状の頻度	多 臍帯出血 鼻出血 流産 ⊕ 皮下出血 消化管出血 泌尿生殖器出血 中枢神経出血 過多月経 少 筋肉出血	多 皮下血腫 筋肉血腫 外傷後出血 粘膜出血 関節出血 ⊕ 過多月経 術後出血 少 中枢神経出血 消化管出血	多 鼻出血 過多月経 外傷後出血 皮下出血 粘膜出血 術後出血 ⊕ 臍帯出血 血腫形成 関節出血 少 中枢神経出血 消化管出血	多 皮下出血 鼻出血 歯肉処置後出血 抜歯後出血 割礼後出血 過多月経 出産後出血 ⊕ 血腫形成 関節出血 臍帯出血 少 中枢神経出血 消化管出血	多 皮下出血 鼻出血 歯肉出血 過多月経 血腫形成 外傷後出血 術後出血 ⊕ 関節出血 血腫形成 血尿 中枢神経出血 消化管出血	多 臍帯出血 鼻出血 過多月経 関節出血 ⊕ 中枢神経出血 血尿	多 口腔内出血 中枢神経出血 皮下血腫 口腔内出血 外傷後出血 過多月経 流産 腹腔内出血 ⊕ 創傷治癒遅延 関節出血 筋肉内血腫 鼻出血 消化管出血 術後出血	多 臍帯出血 中枢神経血 皮下血腫 口腔内出血 外傷後出血 過多月経	多 頭蓋内出血（生下時） 臍帯出血 後腹膜出血 皮下出血 粘膜出血 術後出血 骨格異常
血栓症リスク	一部有り	一部有り	＊	無	治療後に発症有り	無	一部有り	無	無

＊：Prothrombin G20210A、Factor V Leidenなど血栓症のみを発症する遺伝子異常もあるが，Prothrombin G20210AのProthrombin活性は増加しており，Factor V LeidenのFV活性は正常である．

(Palla R, et al.: Blood 2015；125：2052-2061/World Federation of Hemophilia：WHAT ARE RARE CLOTTING FACTOR DEFICIENCIES? World Federation of Hemophilia, 2009〔http://www1.wfh.org/publication/files/pdf-1337.pdf ＜閲覧日：2015.11.20＞〕より改編)

ることでしかスクリーニングできない．フィブリノゲンの欠乏症においては，血小板凝集能が低下するため出血時間の延長も認める場合がある．特定の凝固因子の活性低下が認められた場合には，抗原量も同時に測定することによって，因子の欠乏症と分子異常症を鑑別し，必要に応じて遺伝子変異を検索する．

4 治療

RBDsの患者の出血時，あるいは手術などの観血的処置を行う際には，不足した凝固因子活性を補正するため血液凝固因子製剤や新鮮凍結血漿（FFP）による補充療法が行われる（表3）．止血には必ずしも正常量の凝固医因子が必要ではないため，**表3**[1])に示す止血に必要な最低量を目安に補充を行う．FFPにはすべての凝固因子が含まれているが，個々の因子はそれほど多量に含まれてはいないため，必要な凝固因子を一度に補充しようとすると，volume負荷になる危険性がある．したがって，患者の重症度と出血の程度，各因子の生体内半減期や回収率などを考慮して，治療計画をたてる必要がある．

フィブリノゲンとFVII欠乏症，FXIII

表3 RBDsのスクリーニング検査と治療

欠乏因子	凝固スクリーニング検査	半減期	止血に必要な最低量	治療
フィブリノゲン	PT延長・APTTT延長[*1]	3～4日	50～100mg/dL	フィブリノゲン製剤 新鮮凍結血漿
プロトロンビン	PT延長・APTTT延長	3～4日	20～30%	プロトロンビン複合体濃縮製剤[*2] 新鮮凍結血漿
第V因子	PT延長・APTTT延長	36時間	10～20%	新鮮凍結血漿
第V因子・VIII因子合併	PT延長・APTTT延長	FV：36時間 FVIII：10～14時間	10～15%	新鮮凍結血漿 第VIII因子製剤 デスモプレシン
第VII因子	PT延長・APTTT正常	4～6時間	10～15%	プロトロンビン複合体濃縮製剤[*2] 活性化第VII因子製剤
第X因子	PT延長・APTTT延長	40～60時間	10～20%	プロトロンビン複合体濃縮製剤[*2] 新鮮凍結血漿
第XI因子	PT正常・APTTT延長	50時間	15～20%	新鮮凍結血漿
第XIII因子	PT正常・APTTT正常	9～12日	2～5%	第XIII因子製剤
Vitamin K依存性凝固因子	PT延長・APTTT延長	各因子に準ずる	各因子に準ずる	ビタミンK製剤 プロトロンビン複合体濃縮製剤 新鮮凍結血漿

*1：出血時間延長，血小板機能低下もあり．　*2：保健適用外
(Palla R, et al.：Blood 2015；125：2052-2061 より改変)

欠乏症の補充療法には，FFPよりも少量で安全な単一の因子濃縮製剤(FVIIは活性化第VII因子製剤)が販売されているため，これらを用いた治療を行う方が望ましい．また，FII，FVII，FIX，FXの補充にはこれらの因子を複合的に含むプロトロンビン複合体濃縮製剤を使用する方が，FFPを使用するよりも望ましいと考えられるが，現状ではプロトロンビン複合体濃縮製剤の保健適用は第IX因子欠乏症(血友病B)に限られる．FVおよびFXI欠乏症については，わが国では単一の因子濃縮製剤は販売されておらず，FFPを用いた補充療法以外の選択肢はない．

各製剤の投与量や投与間隔は，出血量などにより変動することがあるため，臨床症状と術前・術後の凝固因子活性のモニタリングを行い，適宜投与量，投与間隔を変更しながら止血管理を行うべきである．

FFPや凝固因子製剤による治療は，基本的には出血時あるいは観血的処置時のみに行うが，フィブリノゲン欠乏症，FXIII欠乏症患者などで，重篤な出血症状を繰り返す症例には，出血の防止を目的として定期的な補充療法が行われる場合もある．

さらに，妊娠中に自然流産や未熟児出産の可能性のあるフィブリノゲン欠乏症やFXIII欠乏症では，出血症状がなくても補充を行う必要がある．

文献

1) Palla R, et al.：Blood 2015；125：2052-2061
2) World Federation of Hemophilia：WHAT ARE RARE CLOTTING FACTOR DEFICIENCIES? World Federation of Hemophilia, 2009（http://www1.wfh.org/publication/files/pdf-1337.pdf〔閲覧日：2015.11.20〕）
3) 公益財団法人エイズ予防財団：血液凝固異常症全国調査 平成26年度報告書. 2015（http://api-net.jfap.or.jp/library/alliedEnt/02/images/h26_research/h26_research.pdf〔閲覧日：2015.11.20〕）
4) Peyvandi F, et al.：J Thromb Haemost 2012；10：615-621

兵庫医科大学血液内科　日笠　聡

D 血栓・止血疾患

10 静脈血栓塞栓症
（先天性・後天性）

DOs

- 問診，症状，身体所見，危険因子から静脈血栓塞栓症の可能性を評価し，Dダイマー測定，下肢静脈超音波検査，造影CTを行い診断する．
- スクリーニング検査としては，先天性血栓性素因の検索としてアンチロンビン，プロテインC，プロテインS活性を測定し，後天性の検索としては，LA，aCL，aCL-β2-GPI抗体を測定する．潜在性悪性腫瘍の検索も重要である．
- 急性期VTEの治療の原則は抗凝固療法であり，未分画ヘパリンあるいはフォンダパリヌクスを投与する．
- 再発予防のための抗凝固療法は，危険因子や発症部位，出血のリスクを考えながら適切な期間継続する．

1 基本的な考え方

血栓には，動脈硬化性病変を基盤として発症する血小板が主体の動脈血栓と，血流の停滞や凝固活性が亢進して発症するフィブリンが主体の静脈血栓とがある．静脈血栓塞栓症（VTE）は，深部静脈血栓症（DVT）とそれが進展して発症する肺血栓塞栓症（PE）を合わせた総称である．PEの血栓の約90%以上が，下肢や骨盤内のDVTに由来する．

VTEは，欧米では虚血性心疾患，脳血管障害と並んで3大血管疾患と考えられている．一方，わが国ではまれな疾患と考えられていたが，最近になって発症頻度の増加と共に注目されるようになってきた．VTEの発症頻度には人種差と環境要因が影響することが知られている．要因としては悪性腫瘍が最も多く，次いで長期臥床，手術などが関与する．先天性凝固制御因子欠乏症や抗リン脂質抗体症候群などの血栓性素因も，VTEを発症する重要な危険因子である．診断は，問診，症状，身体所見，危険因子からVTEの可能性を評価し，Dダイマー（DD）測定，下肢静脈超音波検査，造影CTを行い確定する．急性期VTEの治療の原則は抗凝固療法であり，再発予防のためには危険因子や発症部位，出血のリスクを考えながら適切な期間継続する．

2 病態

血栓形成には，Virchowが提唱した血流停滞，血管内皮障害，血液凝固能亢進の3つの要因が関与している．例えば，①血流停滞（長期臥床，肥満，下肢麻痺，妊娠），②血管内皮障害（各種手術，外傷，カテーテル留置），③血液凝固能亢進（悪性腫瘍，妊娠，感染症，先天性凝固制御因子欠乏症，脱水，女性ホルモン補充療法）などが要因となり，VTEを発症する．

Nakamuraら[1]の報告によると，日本における急性VTE 1,076例中，何らかの危険因子が特定できた症例は57%であり，その内訳は，悪性腫瘍が27.0%と最も多く，次いで長期臥床20.9%，手術17.8%の順であった．癌患者では腫瘍からの組織因子が凝固を活性化するのに加え，手術，化学療法などが誘因となり，VTEを高率に発症する．血栓性素因は4.1%とさほど多くはないが，血液内科医にとっては見落としてはならない要因である．先天性血栓性素因としては，凝固制御系因子であるアンチトロ

表 1 VTE 診断評価の指標

a DVT

Wells スコア	スコア
活動性のがん(治療中あるいは 6 か月以内のがん治療)	1
下肢麻痺または最近の下肢のギプス固定	1
3 日以上のベッド上安静または 4 週以内の大手術	1
下肢深部静脈領域に限局する圧痛	1
下肢全体の腫脹	1
腓腹部の周囲径の左右差が 3cm 以上	1
患側肢の圧痕浮腫	1
表在静脈の側副血行路	1
DVT より疑わしい他の疾患	− 2
DVT の可能性	
低い	0
中等度	1 〜 2
高い	≧ 3

b PE

改訂 Geneva スコア	スコア
年齢＞ 65 歳	1
VTE の既往	3
1 か月以内の手術または下肢骨折	2
活動性のがん、あるいは 1 年以内の既往	2
片側性の下肢痛	3
血痰	2
心泊数 75 〜 94/ 分	3
心泊数 95/ 分以上	5
下肢深部静脈領域の疼痛と片側の浮腫	4
PE の可能性	
低い	0 〜 3
中等度	4 〜 10
高い	≧ 11

(Wells PS, et al.:Lancet 1997；350：1795-1798 / Le Gal G, et al.：Ann Intern Med 2006；144：1165-1171 より改編)

ンビン(AT)、プロテイン C(PC)、プロテイン S(PS)の欠乏症が知られており、後天性血栓性素因の代表は抗リン脂質抗体症候群(APS)である。

3 臨床症状および身体所見

DVT の症状としては、下肢の腫脹、Homans 徴候(足関節の背屈により出現する腓腹部の疼痛)、血栓性静脈炎を伴えば疼痛・熱感、発赤を認める。下肢の腫脹は多くは片側性であり、左側に多い。一方、PE の症状は呼吸困難、胸痛、頻呼吸、頻脈、時に失神をきたす。これらの症状は非特異的であるため、さらに身体所見や危険因子を加えてスコア化し、VTE の可能性を評価することが行われている。DVT および PE の診断に用いられている代表的な指標を表1[2,3)]に示す。

4 検査所見

a スクリーニング検査

胸痛、呼吸困難の鑑別診断として、一般的血液検査、心電図、胸部 X-P などのスクリーニング検査を行うが、PE に特異的な所見があるわけではない。末梢酸素飽和度(SpO2)の測定は非侵襲的に頻回に行うことができるため、外来診療時や術後の管理に利用することができる。

b DD 測定

問診・身体所見などから VTE の可能性を評価した後に行う検査が、DD 測定である。DD はフィブリン分解産物であり、急性期の血栓形成にて上昇する。もし、DD が正常値であれば VTE の可能性は低い。一方、DD が上昇しているからといって、必ずしも VTE とは診断できない。DD は術後や妊娠、炎症など様々な要因で増加するため、診断の際には注意が必要である。

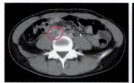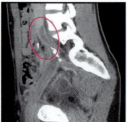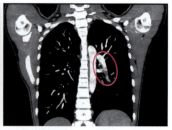

図1 14歳女性（ホッケー選手），先天性PS欠乏症によるVTE発症例の造影CT所見
肺血栓塞栓症．右総腸骨静脈から下腿静脈にかけて血栓．AT活性：128%，PC活性：78%，PS活性：＜10%（PC活性とPS活性はワルファリン内服中のデータ）．

c　画像診断

表1[2,3)]で評価した指標にてVTEの可能性が高い場合や，DDが上昇している場合は，最終的に血栓の存在を画像学的に証明するために造影CTや下肢静脈超音波検査を速やかに実施する．

1）下肢静脈超音波検査

非侵襲性，簡便性などの点から，DVTの診断には極めて有用な検査である．血栓の有無，新しい血栓か古いものか，範囲が下腿に限局しているのか，大腿静脈あるいは腸骨静脈（中枢型DVT）まで達しているのか，血栓中枢端が浮遊血栓になりやすい状態か，などを検索する．臨床的には中枢型DVT，浮遊血栓の存在がPEを発症しやすいので重要な所見である．

2）造影CT

肺動脈内血栓は造影欠損として描出され，PEの診断には欠かせない検査である（図1）．また，DVTとPEの診断を同時に行うことができる．

3）肺換気・血流シンチグラフィ

PEの診断の際に，造影剤を使用できない症例で実施する場合がある．

d　原因検索のための検査

発症要因の検索を可能な限り実施することは，VTEの診断を進める上で重要である．VTEの約4割程度は原因が特定できないが，血栓性素因や潜在性悪性腫瘍の存在を常に念頭におきながら検索を進める．

1）問診のポイント（表2）

既往歴にて，反復性の血栓症，適切な抗凝固療法中の血栓の再発，ワルファリン投与後の皮膚壊死などを認めた場合は，先天性血栓性素因を疑う．そしてさらに，家族歴にて若年性血栓症を発症した家系員の有無を確認する．また，薬剤，特にホルモン補充療法や経口避妊薬はPS活性が低下するため，その内服歴には注意する．一方，習慣流産，子宮内胎児死亡などの妊娠合併症の既往がある場合はAPSを疑う．

2）血液検査

血栓症の原因検索のためのスクリーニング検査（図2）としては，ループスアンチコアグラント，抗カルジオリピン抗体（IgG抗体），抗カルジオリピン-β2グリコプロテインI抗体（IgG抗体）の測定によりAPSの検索を行い，さらにAT，PC，PSの血中活性を測定し，先天性血栓性素因をスクリーニングする．また，血中ホモシステインやリポ蛋白(a)濃度の測定も行っておきたい．

先天性AT，PC，PSの欠乏症には，抗原量は正常でも活性低下を示す分子異常症があるため，必ず活性測定を行う．通常，これらの因子活性が正常の60%未満（AT欠乏症の場合は75%未満）に低下した場合，先天性欠乏症を疑う．

3）検査結果解釈の注意点

AT，PC，PSは，血栓症の発症急性期や感染症，肝障害，妊娠・女性ホルモン剤

表2 臨床症状・問診のチェックリスト

年齢	40歳代以下の若年性発症か
血栓の種類	動脈血栓か,静脈血栓か
発症部位	好発部位か,まれな部位(脳静脈洞,門脈,腸間膜静脈など)か
発症状況	術後・外傷後,感染症,長期臥床,ロングフライト,妊娠・分娩,車中泊,カテーテル留置,悪性腫瘍
既往歴	血栓症を繰り返しているか(再発性) 適切な抗凝固療法中にもかかわらず血栓症を反復しているか 習慣流産などの既往があるか
家族歴	若年性血栓症の家系員がいるか
生活歴	薬剤:経口抗凝固薬,ヘパリン,経口避妊薬,ホルモン補充,喫煙

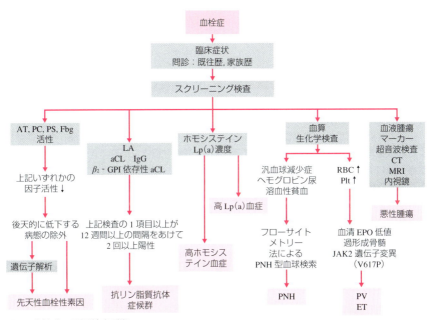

図2 血栓症の原因検索手順

 Pitfall

AT,PC,PSは,肝の未発達な新生児・幼児では低値を示すため,診断に際しては年齢別下限値を参考にする.

 コツ

ワルファリンを投与するとPC・PS活性は低下してしまうため,投与前に測定するか,あるいは検体保存しておくことが重要である.しかし,血栓急性期ではPC・PSは低値を示す点にも注意が必要である.

> **コツ**
>
> 今までは，UFH投与開始と同時にワルファリンの経口投与を開始し，ワルファリンの効果が安定した段階でUFHを中止する方法が行われてきた．一方，近年登場した経口Xa阻害薬エドキサバンに切り替える場合は，UFH持続点滴中止と同時に投与を開始する．

> **コツ**
>
> 先天性血栓性素を有する患者やAPS症例は，高率に血栓症を再発する．再発率は，6か月以内に抗凝固療法を中止すると明らかに高くなる．特にAT欠乏症やAPSの再発率は高く，経口抗凝固薬の内服は半永久的に継続することを推奨する．

使用，ビタミンK（VK）欠乏（抗菌薬の長期連用による腸内細菌の破壊，胆道閉塞での胆汁不足によるVK吸収障害）やVK拮抗薬（ワルファリン）内服，ネフローゼ症候群などにより，二次的活性低下を示すため，先天性欠乏症の診断に際してはその除外診断が必要となる．

5 治　療

a　急性期PE/DVTの治療[4]

1） 急性期PEの治療

治療の要点としては，肺血管床の減少による呼吸循環不全に対する早期治療（循環器専門医に委ねる場合あり）と，血栓源である深部静脈血栓に対する対応である．初期治療の中核をなすのは，抗凝固療法と血栓溶解療法である．診断後，速やかに未分画ヘパリン（UFH）（点滴静注），あるいは合成Xa阻害薬フォンダパリヌクス（皮下注）投与を開始し，少なくとも5日間継続する．その後は，引き続き経口抗凝固薬（ワルファリン，エドキサバン）の内服に切り替える．

血行動態が不安定な症例に対しては，血栓溶解療法として遺伝子組換え組織プラスミノゲンアクチベーターを投与する．さらに，これらの治療を行ったにもかかわらず不安定な血行動態が持続する場合は，カテーテル血栓破砕・吸引術や，血栓摘除術が行われる．

急性PE予防と治療の原則はあくまでも抗凝固療法であり，下大静脈フィルターはあくまでもそれを補完するものである．フィルターの適応や有効性については，十分なエビデンスはない．

2） 急性期DVTの治療

治療の目標は，PEの合併を防ぎ，速やかに静脈血栓を除去ないし溶解させ，再発を防ぐことにより，静脈の開存性を確保して静脈弁機能を温存できるようにすることである．臨床的重症度や自然経過を考慮しながら，抗凝固療法ならびに血栓溶解療法，カテーテル治療，外科的血栓摘除などを選択する．弾性ストッキングの着用も有用である．

b　VTEの再発予防

経口抗凝固薬を継続する期間は，VTEの発症要因（危険因子），発症部位，出血のリスクによる．危険因子が可逆的である場合（手術や長期臥床など）には3か月間，明らかな危険因子のない特発性の場合には少なくとも3か月間，活動性の癌患者や再発性，あるいは血栓性素因を有する場合は，より長期間投与する．

DON'Ts

- ☐ Dダイマーの上昇は，必ずしも静脈血栓塞栓症の確定診断にはならない．
- ☐ 未分画ヘパリン(UFH)からワルファリン内服に切り替えるときは，ワルファリンが至適治療域に入る前にUFH投与を中止しない．

文献

1) Nakamura M, et al.：Circ J 2014；78：708-717
2) Wells PS, et al. ：Lancet 1997；350：1795-1798
3) Le Gal G, et al.：Ann Intern Med 2006；144：1165-1171
4) 循環器病の診断と治療に関するガイドライン(2008年度合同研究班報告)：肺血栓塞栓症および深部静脈血栓症の診断，治療，予防に関するガイドライン(2009年改訂版)．2009(http://www.j-circ.or.jp/guideline/pdf/JCS2009_andoh_h.pdf〔閲覧日：2015.11.20〕)

金沢大学大学院医薬保健学総合研究科病態検査学　森下英理子

✓ 先天性血栓性素因を有する症例の血栓症一次予防

血栓性素因を有する無症候性の家系員(特に子ども)に対して，一次予防としての治療をいつ開始したらよいか，という質問をときどき受ける．血栓症の既往のある欠乏症患者家族の保因者は若年性に血栓を発症しやすいこと，また無症候性保因者に対するVTEの危険因子を有する場合の抗凝固療法は，VTE発症予防に極めて有効であることは，すでに報告されている．したがって，少なくとも血栓症の引き金となるような環境要因(経口避妊薬，ホルモン補充療法，ロングフライト，脱水)は避け，肥満や不動などのライフスタイルは改善するよう指導する．また，手術，重症外傷，妊娠に際しては，弾性ストッキング装着を促し，一次予防として抗凝固療法を考慮する場合もある．　　　　　　　　　　　　　(森下英理子)

E 小児の血液疾患

1 小児の急性骨髄性白血病

> **DOs**
> - 急性骨髄性白血病の診断と共に，急性前骨髄球性白血病や Down 症候群合併ではないかの判断も重要である．
> - 形態，表面マーカーはもちろん，染色体や遺伝子検査も必須である．
> - 治療に際しては，支持療法など十分な合併症対策も必要である．

1 基本的な考え方

急性骨髄性白血病（AML）は小児白血病の約 25％で，急性リンパ性白血病に次いで多い．わが国における小児 AML 患者数は，年間 18〜190 人と推測されている．形態，細胞表面マーカー，染色体，キメラ遺伝子，遺伝子変異解析が病型分類，治療のリスク分類に必須である．治療は，小児血液・がん学会ガイドライン（図 1）[1] に示されるように，急性前骨髄球性白血病（APL），Down 症候群（DS）に合併した AML（ML-DS），de novo AML（急性前骨髄球性白血病〔APL〕，AML-DS 以外の初発 AML）に対して，異なった治療が行われる．小児 AML 治療は，いずれの病型も全国的に日本小児白血病リンパ腫研究グループ（JPLSG）の臨床試験に参加する形で治療が行われており，欧米諸国と遜色のない治療成績が得られている．

小児 AML 発症の環境要因としてトポイソメラーゼ阻害薬やベンゼンなどへの曝露，放射線被曝などが，遺伝的要因として DS, Fanconi 貧血，Bloom 症候群，神経線維腫症，Noonan 症候群，Kostmann 症候群，ダイアモンド・ブラックファン貧血などの疾患が知られている．

2 診断の進め方

白血病細胞が骨髄で増殖することで起こる造血障害関連症状，すなわち貧血に伴う顔色不良や易疲労感，血小板減少に伴う出血傾向（紫斑，出血斑，粘膜出血など），正常白血球減少に伴う感染症状（発熱など）と，白血病細胞が諸臓器に浸潤することにより起こる症状，すなわちリンパ節腫脹，肝脾腫，皮下腫瘤，歯肉腫脹などから，本疾患を疑う．播種性血管内凝固（DIC〔APL〕），腫瘤形成（t(8；21) や単球性白血病）など病型特異性の高い徴候がある一方で，貧血や血小板減少がみられないこともあるため，注意が必要である．中枢神経浸潤も約 15％にみられる．

3 検査

症状，血液検査の結果から，白血病を疑う場合は骨髄穿刺を行う．ML-DS 症例など，骨髄血の吸引が困難な場合は骨髄生検を行うべきである．骨髄塗抹標本の Wright-Giemsa あるいは May-Grünwald-Giemsa 染色とペルオキシダーゼ（POX）染色による形態診断を行う．細胞表面マーカーおよび染色体遺伝子解析が病型分類，リスク分類に必須である．POX 染色が陽性であれば AML の診断は比較的容易であるが，FAB-M0/M5a/M6b/M7 では POX 染色は陰性であり，特異的エステラーゼ染色，非特異的エステラーゼ染色，PAS 染色などの特殊染色，細胞表面マーカーの検索が必要である．

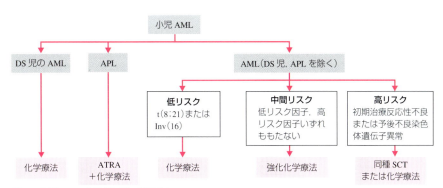

図1　小児 AML の診療アルゴリズム
日本小児血液・がん学会：小児白血病・リンパ腫の診療ガイドライン．2011〔http://www.jspho.jp/pdf/guideline/llgl11_03.pdf ＜閲覧日：2015.11.20 ＞〕より改変）

 Pitfall

芽球の POX 染色陽性はほぼ AML だが，陰性だからといって AML を否定できない．特殊染色や表面マーカーの検査とあわせて丁寧に診断しよう．

 コツ

APL は発症に伴ってしばしば致死的な DIC を合併するため，形態学的に APL の診断がなされた時点で（染色体や遺伝子診断の結果を待つことなく）速やかに全トランス型レチノイン酸(ATRA)開始する必要がある．

小児 AML は，ML-DS，APL，それ以外の AML（de novo AML）に分けて病型別に治療されるため，その診断にあたっては患児が DS か否かを確認し，APL を確実に診断することが重要である．APL は小児では頻度が少ないため，止血検査の異常やファゴット細胞などの特徴のある形態を見落とさないよう注意が必要で，細胞表面マーカー，キメラ mRNA の検索結果が診断に役立つ．

細胞表面マーカーである CD13，CD33 の発現は FAB-M0 の，CD36，CD235a の発現は FAB-M6 の，CD41，CD42b，

表1　AML-05 プロトコールにおけるリスク分類

低リスク群 (LR)	t(8；21)，inv(16)，または t(16；16)かつ BMA-2 の骨髄芽球 ＜5%，かつ BMA-2 において髄外浸潤なし
中間リスク群 (IR)	LR または HR を除く
高リスク群 (HR)	モノソミー 7，5q－，t(16；21)(p11；q22)，Ph＋，FLT3-ITD 陽性，または BMA-2 の骨髄芽球≧5%，または BMA-2 において髄外浸潤残存

CD61 の発現は FAB-M7 の各診断に有用である．FAB-M3 は CD13/CD33 陽性，CD34/HLA-DR 陰性で，他の AML とは異なるパターンを示す．

染色体遺伝子検査は WHO 分類に基づく診断に必須であり，リスク分類のためにも重要な検査である（表1）．JPLSG AML 委員会診断小委員会報告では，染色体異常の頻度は約 80％で，893 例中約 80％に異常核型が証明されている．t(8；21)が 126 例，inv(16)が 32 例で，CBF-AML が約 35％を占めている．小児 AML ではほとんどすべての症例において白血病細胞の核型解析が可能であるが，結果がわかるまでに数週間かかることから，診断を急ぐ APL の場

表2 最近の主な小児AML臨床試験の治療成績

試験名	期間	N	年齢	CR率	コース数	CR1での同種移植	EFS(年)	OS(年)
AML99	2000～2002	240	0～18歳	94%	6	19%	61%(5)	75%(5)
AML-05	2006～2010	444	0～18歳	86%	5	12%	55%(3)	73%(3)
CCLSG AML9805	1998～2002	101	0～18歳	90%	6～8	NA	53%(5)	74%(5)
SJCRH AML02	2002～2008	230	0～21歳	94%	5	27%	63%(3)	71%(3)
NOPHO-AML2004	2004～2009	151	0～15歳	92%	6～7±GO	14%	57%(3)	69%(3)
MRC AML12	1995～2002	455	0～16歳	92%	4～5	7%	56%(5)	66%(5)
BFM2004	2004～2010	521	0～18歳	88%	4～5, 維持療法	NA	55%(5)	74%(5)
AIEOP AML 2002/01	2002～2011	482	0～18歳	87%	5	29%	55%(8)	67(8)
COG AAML0531	2006～2010	1022	0～29歳	86%	5	NA	53%(3)	69%(3)

合は PML-RARA のキメラ mRNA の検索が有用である．最近では multiplex 法により複数のキメラ mRNA を解析することが可能となっており，通常の染色体検査ではわからない異常が検出される場合もある．また，FISH 法は染色体検査とキメラ mRNA の結果に乖離がみられた場合に有用である．

4 治療

a de novo AML

小児の AML の治療は，アントラサイクリン系薬剤とシタラビン，エトポシドの3剤を中心に，4～6コースの治療が行われる．各国（グループ）の治療は，薬剤の総投与量，アントラサイクリンの選択，治療の強度やコース数，中枢神経予防療法などとともにリスク分類や造血幹細胞移植（HSCT）の適応などが異なっている．治療成績はほぼ同等であり，寛解導入率は85～90%，再発は30～40%にみられ，無イベント生存（EFS）率は約50～60%，全生存（OS）率は約70%である（表2）．わが国では，シタラビンを強化して，晩期合併症の原因となるアントラサイクリン系薬剤の使用および造血幹細胞移植の適応を最小限にする治療戦略を立てている．しかし，2006年から行われたJPLSG AML-05研究では，低リスクの成績がAML 99研究と比べて低下し，アントラサイクリン系薬剤の減量との関連が考えられたため，2014年開始のAML-12研究ではAML99研究と同量にしている．

1) 寛解導入療法および強化療法

寛解導入療法には，アントラサイクリン系薬剤とシタラビンの2剤，あるいはエトポシドを含めた3剤を用いる．シタラビンは通常量（100～200mg/m^2/日）での使用が多いが，大量療法（2～3g/m^2/回）を推奨する考えもある．寛解導入療法を1～2コース行い，寛解（骨髄中芽球5%未満で末梢血に異常がない状態）の有無を評価し，そ

表3 第一寛解期小児 AML に対する同種移植と化学療法の比較

	DFS[*1](%)		OS(%)	
	ドナーあり	ドナーなし	ドナーあり	ドナーなし
AML-BFM98(HR のみ[*2])	47±7	43±4	58±9	56±4
CCG-251, -213, -2361, -2891, -2941	47±6	37±4[*3]	54±6	45±4[*3]
CCG 2891	同種移植 55±9	自家移植 42±8 化学療法 47±8[*3]	同種移植 60±9	自家移植 48±8 化学療法 53±8[*3]
CCG 2961	60±8	50±5[*3]	67±8	62±5
POG 8821	同種移植 52±8	自家移植 38±6[*3] 化学療法 36±6[*3]		
EORTC-CLG 58921	63±8	57±5	78±7	65±5
MRC AML10	—	—	68	59

[*1]:POG(Pediatric Oncology Group)8821 のみ EFS. [*2]:AML-BFM98 の HR:SR(Auer 小体を有する M1/2 例, M4Eo 例, t(8:21), inv(16), かつ day15 の骨髄芽球比率 5% 未満, M3, t(15:17)以外.
[*3]:$P<0.05$

の後強化療法を行う. 強化療法は, 寛解導入療法と同じか別のアントラサイクリン系薬剤の投与, シタラビン大量療法または通常量投与に加えてエトポシドなどの併用療法が行われる.

MRC による研究では, 総コース数4コースと5コースで治療成績に差はなかった. アントラサイクリン系薬剤は一般的に, ダウノルビシン, ミトキサントロン, イダルビシンが用いられている.

2) 中枢神経の再発予防

中枢神経再発の予防あるいは治療に, シタラビン1剤あるいはメトトレキサートとステロイドを加えた3剤による髄注が行われる. 中枢神経単独再発率は2%, 骨髄と中枢神経の同時再発は2〜9%とされる. 中枢神経の再発予防には, シタラビン大量療法やイダルビシンの中枢神経移行がよいことも関与しているとされる. 頭蓋照射は, 治療抵抗性の中枢神経浸潤がある場合や再発時に限られる.

3) 造血幹細胞移植(HSCT)

第一寛解期の AML にヒト白血球抗原(HLA)一致ドナーから SCT を行うと, 再発率が減少し生存率が向上すると考えられている. しかし, SCT は時に致死的合併症や, 晩期合併症が起こり得ること, 第二寛解での SCT の成績は第一寛解期とほぼ同等であることにより, 第一寛解期での SCT は高リスク例に限られる(表3).

b 特別な治療を行う場合

1) APL

DIC により頭蓋内出血や肺出血などの重篤な出血を合併し, 診断前から起こり得る. 形態学的に M3(または M3 variant)で, t(15;17)(q22;q23)染色体をもつ場合に融合蛋白 PML/RARα が産生される. 全トランス型レチノイン酸(ATRA)は分化誘導薬であり, 強力な抗 DIC 作用も有するため, 出血死亡が激減するとともに生存率は改善し, 80% 以上となった. 治療は ATRA を併用した化学療法を行う. レチノイン酸症候群(肺水腫, 頭蓋内圧亢進, 胸水・心囊水貯留など)に注意し, 出現時はデキサメタゾンを使用する. ATRA 抵抗性と考えられる場合には三酸化ヒ素(ATO)を使用する. JPLSG AML-P05 が終了し, ATO と高リスク群にはゲムツズマブオゾガマイシン

(GO)の導入による治療成績の向上とアントラサイクリン系薬剤の減量を目的としたAML-P13研究が2014年から開始されている.

2) DSに合併する急性骨髄性白血病

主に1〜4歳に生じる.新生児期に一過性異常骨髄増殖(TAM)という病態がみられる場合があり,そのうち20%前後がAMLを発症するといわれている.FAB分類ではM7が多い.白血病細胞の抗白血病薬に対する感受性が高い半面,治療関連合併症が多いとされている.これらを考慮し,通常のAMLに比べ治療強度を減弱した治療が行われるようになり,寛解導入率は90%以上,EFSも80%以上が見込まれる.現在はJPLSG AML-D05研究が終了し,複数の方法(フローサイトメトリー,$GATA1$遺伝子,$WT1$遺伝子)で微小残存病変(MRD)の評価を行うAML-D11研究が行われている.

3) 再発AML

AML再発後の治癒率は一般的に低くなり,生存率は21〜33%とされている.FLAG[フルダラビン+シタラビン+顆粒球コロニー刺激因子(G-CSF)],それにイダルビシンを加えたFLAG-IDA,ミトキサントロンを加えたFLAG-MITやECM(エトポシド+シタラビン+ミトキサントロン)などが用いられる.成人ではCAG(シタラビン+アクラルビシン+G-CSF)(+エトポシド)も用いられる.GOは分子標的薬で,CD33に結合して細胞内に取り込まれカリケアマイシンが分離され,抗腫瘍効果を発揮する.単独または他剤と併用される(保険適用は単剤投与のみ).寛解あるいは非寛解の状態でSCTが行われるが,非寛解での成績は十分とはいえない.HLA半合致移植やKIRリガンドミスマッチ移植などが有用である可能性もある.

c 予後因子

年齢,白血球数,FABの亜分類,染色体異常,遺伝子などがリスク因子とされている.近年は白血病細胞の染色体異常や遺伝子異常が重要と考えられている.t(6;9)やt(6;11),FAB分類ではM0,M6,M7が不良とされている.

近年,同じ染色体異常でも,分子遺伝学情報で亜分類に分けられることが分かってきた.$FLT3$変異のうち遺伝子内縦列重複(ITD)があるもの($FLT3$-ITD)は小児AMLの10〜15%とされ,APLを除いて予後は一般に不良である.FLT3変異そのものよりも,wildタイプとの比率(>0.4で予後不良)が重要と考えられている.染色体異常がみられない場合の分子変異として$CEBPA$変異,$NPM1$変異などが予後良好と,$NUP98$-$NSD1$変異は予後不良と関係する.

治療の初期反応性やMRDも重要な予後因子となり,時に遺伝学的情報より重要な意味をもつことがある.

d 支持療法

発熱性好中球減少症時には,各種培養を採取後に抗菌スペクトラムの広い静注抗菌薬をただちに開始する.菌が判明したら,緑膿菌にはアミノグリコシド系抗菌薬を,$Bacillus\ cereus$,コアグラーゼ陰性ブドウ球菌(CNS)にはバンコマイシンを,多剤耐性緑膿菌(MDRP)にはシプロキサシンを使用する.大量シタラビン療法後の好中球減少状態ではα連鎖球菌による敗血症をきたしやすいため,感受性のある抗菌薬を選択する.M-CSFやG-CSFの使用も検討し,致死的になる可能性がある場合には顆粒球輸血を考慮する.真菌感染も重篤化しやすく,抗真菌剤の予防投与や経験的治療が行われる.抗菌薬の予防投与は感染症の重症化予防に有効である報告もある.ニューモシスチス肺炎に対するST合剤の予防内服も行う.

血液製剤の使用指針では,内科的疾患の輸血基準をヘモグロビン値(Hb)6〜7g/dL,

血小板数 1〜2 万 /μL とした．基準を Hb 6g/dL，血小板数 1 万 /μL とする意見やエビデンスもある．実際には，症状や凝固障害，hyperleukocytosis などの状態を考慮する．hyperleukocytosis 時には Hb を上げすぎないようにする一方，寛解導入時や移植時にはやや高く保った方がよいという意見もある．Leukapheresis や交換輸血時には血小板数 3 万 /μL を，APL では 3〜5 万 /μL を，骨髄穿刺時は 2 万 /μL，髄液検査は 2 または 5 万 /μL 以上に保つ．

5 注意点

a 死亡原因

AML の死亡原因は，原疾患を除けば 85% が感染症である．AML-05 では，1 歳未満 45 名中 6 名が寛解導入中に死亡し，主に肺合併症によるものであった．薬剤投与量をさらに 33% 減じることで生存率の改善がみられている．しかし，合併症による死亡はすべての症例で起こり得ると考え対処する．

b 検査

M5 で上気道の狭窄を伴うときがあり，鎮静時に窒息症状やそれに伴う陰圧性肺水腫が現れることがある．

c 診断

M0 や M7 と ALL との鑑別には，表面マーカー検査が有用である．また，M7 の場合，末梢血液や骨髄検査では診断が困難なときがあり，骨髄生検や腫大している臓器の病理診断が必要になる．核型検査で -7 の表記がみられても，実際に monosomy 7 であるか FISH の確認が必要となる場合がある．t(16;21)(q24;q22) は t(16;21)(p11;q22) とは異なる．染色体検査と遺伝子検査が合致しない場合には，FISH 法により確認する．肝脾腫大が著明で NAP score が低く慢性骨髄性白血病やその急性転化との鑑別が困難な場合には，白血球以外での Ph1 染色体の有無を FISH で確認する．M3 variant はアズール顆粒が少なく M2 とされることがあるが，DIC が強い場合には M3 variant を疑う．若年性骨髄単球性白血病との鑑別は骨髄中芽球の割合で判断される．いずれの場合でも中央病理診断，マーカー検査，染色体検査，分子遺伝子学的検査による総合的な判断が重要になる．判断に迷う場合には，JPLSG AML 委員会診断小委員会に相談するとよい．

d 治療

週末に入院し急速な進展がみられる場合には，治療開始を週明けまで待たない方がよい場合もある．真菌感染症の治療は発熱や咳嗽など症状を重視し，β-D-グルカンやガラクトマンナン抗原の結果によらず抗真菌薬を開始，変更する．真菌の種類により感受性薬剤が異なる可能性も念頭におく．カルバペネム系抗菌薬の使用が長いと，マルトフィリアによる感染が生じやすい．耐性菌の出現も常に考慮する．最近では，非定形好酸菌症の感染がみられることがある．サイトメガロウイルス網膜炎にも注意する．

6 患者・家族への説明

de novo AML の場合は，複数の抗悪性腫瘍薬治療が必要で，そのために半年近くの入院が必要なこと，感染予防や輸血など治療合併症対策も重要であること，遺伝子検査や染色体検査が必要でその結果と治療反応性によって，骨髄移植などの造血幹細胞移植が必要になる可能性があることを説明する．

APL の場合は，ATRA やヒ素と通常の抗悪性腫瘍薬治療を組み合わせて治療を行うこと，初回治療開始前からしばらくの間は DIC による出血傾向への注意が特に重要であること，予後は de novo AML より良好であるが維持療法が行われることなどを説明する．

DS 合併の AML の場合は，非 DS の AML に行われているものより治療強度を

減弱した治療を約半年ほど行うこと，予後は非 DS の AML より良好であることを説明する．この他に，登録可能な臨床試験が行われている場合は，その試験にもとづいた同意説明を行う．

いずれの病型においても，適切な治療を行ったにもかかわらず寛解導入ができない，再発してしまう，その結果として白血病の進行により死亡するリスク，時には致死的にもなり得る重篤な合併症が起こるリスクがあることについて，説明を行う．

DON'Ts

- 合併症が多いため，治療中は気を抜いてはならない（特に寛解導入療法中）．
- 発熱性好中球減少時に抗菌薬を投与しているからといって安心してはならない．適切な抗菌薬でなければ，数時間で死に至ることもある．

文献

1) 日本小児血液・がん学会：小児白血病・リンパ腫の診療ガイドライン．2011（http://www.jspho.jp/pdf/guideline/llgl11_03.pdf〔閲覧日：2015.11.20〕）

滋賀医科大学医学部附属病院小児科　**多賀　崇**

☑ 実際の経験から

　de novo AML 中間リスク群で加療中の 6 歳男児，強化療法 2 コース目終了後，好中球減少状態のため予防的に抗菌薬静注（アズトレオナム）が投与されていた．強化療法終了 7 日目の午前に嘔吐，午後から 39.8 度の発熱あり．翌朝から抗菌薬をパニペネムに変更されたが，その後急性呼吸促迫症候群（ARDS）となり，気管内挿管，透析や ECMO が施行されるも改善なく永眠．後日，発熱時の血液培養からグラム陽性球菌が検出された．抗菌薬が投与されていた状態で発熱したにもかかわらず，その変更が遅れたために致死的敗血症になったと考えられた．

（多賀　崇）

E　小児の血液疾患

2　小児骨髄異形成症候群

DOs

- 小児の骨髄異形成症候群（MDS）は希少疾患であり，再生不良性貧血や遺伝性骨髄不全症候群，急性骨髄性白血病などとの鑑別が重要である．診断に際しては骨髄生検が必須である．
- 芽球増加を伴わない MDS は，無治療で長期間の血液学的安定が維持されるものから，短期間に病期進行をきたすものまで多様な経過をとるため，血球減少の程度，染色体異常の種類などを勘案して治療方針を決定する．
- 芽球増加を伴う MDS は造血幹細胞移植の適応であるが，移植関連死亡と再発が問題である．移植前化学療法の要否や移植前処置の最適化などが課題である．

1　基本的な考え方

骨髄異形成症候群（MDS）は，造血幹細胞のクローン性異常により無効造血をきたす疾患である．小児の MDS はまれで，小児全白血病の約 5〜8％，前方視的中央診断には年間 70〜90 例が登録されている．成人 MDS との相違点もあり，鉄芽球性貧血や del(5q) を伴う MDS は小児では極めてまれである．小児の MDS は一次性 MDS と遺伝性骨髄不全症候群などの先天性疾患や，悪性腫瘍に対する化学・放射線療法，再生不良性貧血に対する免疫抑制療法などに続発する二次性 MDS に大別され，予後や治療法の選択が異なる．

2　診断の進め方

表 1 にヨーロッパ小児 MDS 研究グループ（EWOG-MDS）が提唱する診断基準を示す．成人の MDS と同様に，末梢血および骨髄中の芽球割合によって分類される．芽球増加を伴わない MDS は①貧血単独ではなく多系統の血球減少をきたすことが多い，②骨髄がしばしば低形成を呈する③異形成が多系統に及ぶことの意義があきらかではない，などの成人と異なる特徴を有するた

表 1　小児 MDS/MPD 分類の提案

Ⅰ　骨髄異形成症候群（MDS）/ 骨髄増殖性疾患（MPD）

　若年性骨髄単球性白血病（JMML）
　慢性骨髄単球性白血病（CMML）
　BCR-ABL 陰性慢性骨髄性白血病（Ph-CML）

Ⅱ　Down 症候群関連骨髄増殖症

　一過性骨髄増殖性疾患（TAM）
　Down 症候群関連骨髄性白血病

Ⅲ　骨髄異形成症候群（MDS）

　Refractory cytopenia（RC）
　（末梢血芽球 < 2％，骨髄芽球 < 5％）
　Refractory anemia with excess blasts（RAEB）
　（末梢血芽球 2〜19％，骨髄芽球 5〜19％）
　RAEB in transformation（RAEB-T）
　（末梢血 / 骨髄芽球 20〜29％）

注 1：病態にかかわる以下の事項について記載する．①化学療法あるいは放射線療法の後に起きたか，②再生不良性貧血の後に起きたか，③遺伝性骨髄不全症候群に続発して起きたか．
注 2：MDS 診断のための最小限の基準．①遷延する原因不明の血球減少，②2 系以上の細胞における異形成，③造血細胞における核型や遺伝子などクローナルな異常の獲得，④芽球の増加．以上のうち 2 項目以上を満たす．
なお，以下の 4 種類の核型異常を有する場合は急性骨髄性白血病として扱う．t(15;17)，t(8;21)，inv(16)，t(9;11)

表2 小児MDSでみられる形態異常

	形態異常	解説
赤血球系	核の分葉化	核は腎臓型, 2個以上の分葉ないしはいびつな不整形を呈する
	多核赤芽球	1つの赤血球内に明らかに分離した2つ以上の核を有する
	巨赤芽球様変化	多染性ないし正染性赤芽球の1.5倍以上の大きさ 核のクロマチン凝集が粗い
	細胞質内顆粒・封入体	細胞質内に顆粒ないしは断片化した核が存在
顆粒球系	Pseudo-Pelger異常	細いフィラメントで架橋された鼻眼鏡状の2つの核(2分葉型), ないしは中心に位置する円形核(単分葉型)を有する成熟顆粒球
	核不整	分葉が不整な分葉核球, 巨大杆状核球, 明らかに分離した複数の核や輪状核など
	顆粒低形成	好中球顆粒やアズール顆粒の著明な減少
	核-細胞質成熟段階の不一致	好中性の細胞質を有する骨髄球や好塩基性の細胞質を有する後骨髄球以降の成熟顆粒球
巨核球系	微小巨核球	前骨髄球より小さい単核の巨核球
	小型2分葉核巨核球	微小巨核球よりやや大きく, 分離した2つの円形核を有する
	円形単核巨核球	分葉のない円形の核を1つ有する小さめの巨核球
	分離多核巨核球	3つ以上に分離した円形の核を有する巨核球. 細胞質の大きさは問わない

め, WHO分類第4版では小児期不応性血球減少症(RCC)という暫定病名が提唱された. RCCは遷延する血球減少を呈し, 芽球割合が骨髄で5%未満, 末梢血で2%未満であり, 骨髄塗抹標本において2系統以上の異形成か, 1系統において10%以上の細胞に異形成を認めることが必須とされる.

また, WHO分類では急性骨髄性白血病とMDSを分ける芽球割合は20%と定義されているが, 小児におけるこのカットオフ値の意義が不明であるため, 小児の芽球増加を伴うMDSには, RAEB(末梢血芽球2〜19%, 骨髄中芽球5〜19%)に加えてRAEB-T(末梢血または骨髄中芽球20〜29%)が残されている.

3 検 査

MDSでは遷延する血球減少を呈する. 骨髄塗抹標本において2系統以上の異形成か, 1系統において10%以上の細胞に異形成を認めるが, 異形成の評価には習熟を要する. 表2に示す血液細胞の形態異常はMDSの臨床像を特徴づける重要な所見であるが, 図1に示したようにMDS以外の造血器疾患のみならず感染症や先天性免疫不全, 栄養障害などでも認められ得ることに注意すべきである. 芽球増加を伴わないMDSは再生不良性貧血や遺伝性骨髄不全症候群との鑑別が問題であり, 塗抹標本のみではなく, 骨髄生検での評価が重要である.

EWOG-MDSの報告では, 一次性MDSのうちmonosomy7が最も頻度の高い核型異常で, 約半数に認められた. Trisomy8と正常核型の頻度はそれぞれ約10%と約30%であった. 核型異常は病期進行と相関し, monosomy7は有意に病期進行をきたしやすく, trisomy8や正常核型は比較的安定した経過をとる.

4 治 療

芽球増加を伴わない病型であるRCCに対する治療方針を, 図2に示す.

第 5 章　血液科疾患の診療

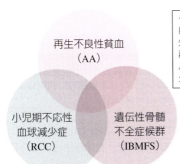

図1　小児骨髄不全の鑑別診断

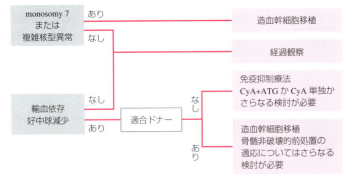

図2　RCCに対する治療アルゴリズム

monosomy 7 と複雑核型異常を有する例は造血幹細胞移植（HSCT）の絶対適応である．Monosomy 7 と複雑核型異常を有しておらず，好中球減少と輸血依存もないのであれば，定期的骨髄検査を行いながらの経過観察が許容される．好中球減少と輸血依存があり HLA 一致ドナーが得られていれば HSCT が推奨されるが，HLA 一致ドナーが得られない例では IST を試みてもよい．小児 MDS 中央診断に登録された国内の RCC 65 例では，27 例は無治療で経過観察され，そのうち 18 例は血球減少の増悪や芽球の増加を認めることなく安定した状態を保っていた．治療介入を要した 9 例も，多くは長期生存が得られていた．IST に関しては，これまでの報告で抗胸腺細胞グロブリン（ATG）とシクロスポリン（CyA）を用いた IST にて約 60％ の奏効率が得られている．CyA 単独投与については CyA ＋ ATG 併用療法より奏効率が低かった（38％ vs. 50％）が統計的な有意差はなく，その後 HSCT にて救済されるため 5 年全生存率は同等であった．RCC では再発よりも治療関連死亡（TRM）が問題となるため，正常核型で低形成骨髄を呈する RCC において骨髄非破壊的前処置を用いた HSCT が試みられ，骨髄破壊的の移植と同等の治療成績が得られているが，ウイルス再活性化と生着不全が問題であった．

芽球増加を伴う MDS は HSCT の絶対

> **⚠ Pitfall**
> MDSは骨髄中の部位により細胞密度が異なることや，継時的に骨髄の様相が変化することもあり，1回の骨髄検査では診断に至らない場合，複数回の骨髄検査を必要とする．

> **💡 コツ**
> 日本小児血液・がん学会の再生不良性貧血・MDS委員会による中央診断（セントラルレビュー）を積極的に利用しよう（http://www.jspho.jp/）．

適応とされるが，TRMと再発が問題である．EWOG-MDSが芽球増加を伴うMDSに対してブスルファン（BU），シクロホスファミド（CY），メルファラン（MEL）の前処置を用いたところ5年無イベント生存率（EFS）は59％で，TRMと再発の発生率がそれぞれ21％であった．同じ前処置をAMLに用いてもTRMは10％前後であり，MDSそのものがTRMのリスクである可能性がある．国内のMDS99研究では芽球増加を伴うMDSの16例に対してHSCT前にAML型強力化学療法を行い，寛解率は81％で，化学療法による合併症死は認められなかった．うち15例にHSCTが行われ，9例が無病生存で，TRM3例，原病死3例と，少数ながらもEWOG-MDSと同様の結果であった．MDSは他の造血器腫瘍と比較して，臍帯血の生着が不良であるという報告もある．HSCT前治療の要否と前処置を含むHSCTの最適化について，今後も検討する必要がある．

DON'Ts

> ☐ 小児骨髄異形成症候群（MDS）は成人MDSと比べ，臨床像が似ている多様な疾患が隠れている可能性がある．検査をしっかり進めて行き，いたずらに診断を急いではならない．

聖路加国際病院小児科　**平林真介，長谷川大輔**

☑ 小児MDSの進歩

　Whole genome sequencingやWhole exome sequencingなど，網羅的な遺伝子解析が日常的に行われる時代に突入しはじめている．造血細胞において多数の遺伝子変異が蓄積して発症に至ることが多い成人癌とは異なり，小児癌では原因となる遺伝子変異は少数であることがわかってきた．また，先天的な要因から引き続いて発症することも，小児癌の特徴である．このように数少ない遺伝子異常が発症に深くかかわっていることから，ますます遺伝子解析による診断や治療の層別化が小児癌では重要になってくると思われる．日進月歩の小児骨髄異形成症候群から目が離せない．

（平林真介，長谷川大輔）

E 小児の血液疾患

3 若年性骨髄単球性白血病

DOs

- 若年性骨髄単球性白血病（JMML）は乳幼児に好発する予後不良な疾患である．
- 近年の分子生物学的研究の進歩でその病態が解明されると共に，遺伝子解析が診断に必須となっている．
- 小児血液・がん学会の中央診断事業で診断の標準化が図られ，小児骨髄異形成症候群治療研究会，JPLSGのJMML委員会から治療が提案されている．

1 基本的な考え方

若年性骨髄単球性白血病（JMML）は乳幼児に好発する多能性造血幹細胞のクローン性異常であり，骨髄増殖性疾患（MPD）と骨髄異形成症候群（MDS）の双方の臨床的・血液学的特徴を併せもつ．過去には成人の慢性骨髄単球性白血病（CMML）の一部としてとらえられていたが，1990年代後半より小児特有の疾患として考えられるようになった．臓器腫大，骨髄不全など急激な経過で死に至り，予後不良なことから，造血幹細胞移植が唯一の根治的治療であった．しかし，一部には最小限の治療で症状の改善を認める例も報告されていた．近年の分子生物学的検索の進歩はその多様性を解明し，診断に欠かせないものとなった．

2 病態

図1に示すように，顆粒球単球コロニー刺激因子（GM-CSF）受容体β鎖の下流に位置するRAS経路に関与する遺伝子の変異が約90％の症例で検出され，JMMLの発生に深くかかわると考えられる．JMMLの骨髄球系前駆細胞はGM-CSFに対する高感受性を有し，この異常細胞が末梢血や骨髄のみならず全身の臓器で増殖し，多彩な症状をきたす．

a RAS変異

NRAS，KRAS変異により，RAS-GTPase活性が低下し，RAS経路の恒常的活性化が生じる．JMMLの約20％の症例で，RASの体細胞変異が報告された．一方，まれではあるが生殖細胞系列のRAS変異からJMML症例や，体細胞モザイクのRAS変異からのJMML症例が報告されている．RAS体細胞変異を伴うJMMLの一部では病勢が緩徐のものが報告されているが，このような症例ではRALDに近い病態も考えられる[1]．RALDは自己免疫性リンパ増殖症候群（ALPS）を呈する疾患群の一部がRAS経路の異常で起こることから提唱された．

b PTPN11変異

先天異常の一つであるNoonan症候群にまれにJMMLが合併することが，以前より報告されていた．同症候群の患児の約半数に認められるPTPN11変異が，同症候群を合併しないJMML患児の約30％では後天的に生じる体細胞変異としてみられることが明らかにされた．PTPN11遺伝子はチロシンフォスファターゼのSHP-2をコードしており，PTPN11遺伝子変異はRAS経路の恒常的な活性化状態をもたらす．PTPN11変異を有する例は年長児に多く，病勢が急であることが示されている．

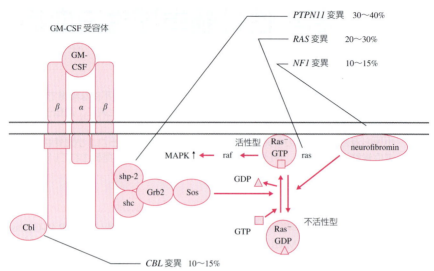

図1 GM-CSF受容体β鎖の下流のシグナル伝達

c　*NF1*変異

JMMLの約10〜20%を占める．生殖細胞系列に*NF1*遺伝子のヘテロ変異がある I 型神経線維腫症の患者において，野生型アレルに後天性片親性ダイソミー（UPD），または複合ヘテロ接合型変異が生じることで，癌抑制遺伝子としてのNF1が不活化され，RAS経路の活性化が起こる．

d　*CBL*変異

2009年に第4の原因として*CBL*変異が同定され，約10%でみられる．*CBL*変異例は，生殖細胞系列にヘテロ変異を有しており，さらにUPDにより野生型アレルの欠失が生じてJMMLを発症する．*CBL*変異例は眼間解離や小頭など特異顔貌を呈することがあり，先天性CBL症候群という疾患名が提唱されている．生殖細胞系列の*CBL*変異を有する症例は病勢が緩徐なことが多い．

3　診断・検査

臨床病像としては，肝脾腫，特に著明な脾腫により発症することが多い．その他，

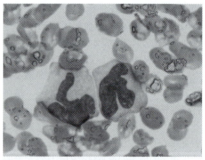

図2 JMMLの血液所見（口絵 No.20）

末梢血所見の診断的意義が高い．一般的に白血球増多，血小板減少をきたし，dysplasia所見が強い．以下の3つが特徴である．①赤血球大小不同，赤芽球の出現，②過分葉，Band様の単球が増加する，③巨大血小板．骨髄はMyeloid過形成，単球は少ない．

発熱，リンパ節腫脹，顔色不良，出血傾向，皮疹（黄色腫やcafé au lait 斑）がみられる．ヘモグロビンFの増加，多クローン性の高 γ-グロブリン血症を呈することがある．EBウイルス感染症，CMV感染症，ヒトヘルペスウイルス6型（HHV6）感染症などのウイルス感染症や，Wiskott-Aldrich症候群

表1 JMMLの診断基準

1. カテゴリー1（全項目を満たすことが必須）
   a. *BCR-ABL* 融合遺伝子がない
   b. 単球＞1,000/μL
   c. 骨髄中の芽球割合＜20%
2. カテゴリー2（以下の項目を1つ以上満たす）
   a. *RAS* または *PTPN11* または *CBL* 遺伝子の変異[*1]
   b. 神経線維腫症の臨床診断または *NF1* 遺伝子変異
   c. モノソミー7
3. カテゴリー3[*2]
   a. 白血球＞10,000/μL
   b. 骨髄球系前駆細胞の末梢血への出現
   c. HbF増加
   d. モノソミー7以外の核型異常
   e. GM-CSF高感受性

[*1]：生殖細胞系列の検索も必要となる．[*2]：カテゴリー2の項目を1つも満たさない場合は，カテゴリー3のうち2項目以上満たすことが求められる．

においてJMMLと類似した臨床病像を呈することがあり，注意を要する．

JMMLの診断には末梢血像の役割が大きい．白血球数の増加，血小板減少，貧血がみられる．白血球では好中球と単球が増加する．芽球は少ない．図2のように単球の多くは核が好中球の桿状核球のようにくびれており，特徴的である．巨大血小板や赤芽球が出現することも多い．末梢血に比べて骨髄の所見は非特異的である．すなわち，過形成骨髄であり，顆粒球系の細胞が増加している．各3系統の異形成はそれほど目立たない．フィラデルフィア染色体はみられない．

2005年，EWOG-MDSから分子生物学的異常により重点をおいた新しいJMMLの診断基準が提案された．さらに現在では，2007年に開催された第2回国際JMMLシンポジウムにおいて提案された診断基準に，一部修正を加えたものが国際的に用いられる（表1）．提案後に *CBL* 遺伝子の変異がJMMLの約10%で認められることが発見され，本診断基準においては *CBL* 遺伝子変異をカテゴリー2-aに追加した．原案ではカテゴリー1に脾腫が含まれているが，約7%の症例では診断時に脾腫を認めないことを考慮し，本診断基準のカテゴリー1から除外した．このように現在，JMMLの確定診断には分子異常の検索が必須と考えられている．小児血液・がん学会では病理中央診断を行っており，遺伝子検査も含めて対応可能である．

4 治療

同種造血幹細胞移植は，1990年代からJMMLに対する唯一の根治的治療と考えられるようになっている．実際に，欧米および国内の臨床研究において移植が行われてきたが，JMMLの分子機序が明らかになり，JMML症例の病勢の進行は一様でないことがわかった．病勢が緩徐なものとして， *RAS* 変異例の一部，ヌーナン症候群（NS）患児におけるJMML，先天性 *CBL* 症候群におけるJMMLがあげられる．一方，体細胞 *PTPN11* 変異を有する例は年長児に多く，病勢が急である．現在，ヨーロッパでの移植の絶対適応は体細胞 *PTPN11* 変異例とNF1症例に限定され

る方向にある．最近，わが国から *PTPN11* 変異と NF1 を有する JMML において *SETBP1* と *JAK3* 変異が二次的に起こると予後不良であることが報告された[2]．このように治療を選択する上で分子生物学的検索の重要性が増しているが，移植のドナーを選択する上でも，生殖細胞系列を含めた遺伝子異常の検索が必須である．

移植レジメンについては長らくヨーロッパにおいてブスルファン，シクロホスファミド，メルファランの3剤を用いた前処置が用いられており，5年 EFS は52%と比較的良好な成績が得られているが，移植関連死亡13%，再発35%であり，再発が問題である．国内ではブスルファン，フルダラビン，メルファランの3剤からなる移植前処置が開発され，現在日本小児白血病リンパ腫研究グループ（JPLSG）の主導において臨床試験が行われている．移植前のAML型化学療法や脾摘の有効性は示されておらず，急激な白血球増多や肺浸潤を呈する例に対してはメルカプトプリン経口や低用量 Ara-C が推奨される．なお，現在ヨーロッパにおいてアザシチジンの効果をみる臨床研究が行われている．

DON'Ts

- 若年性骨髄単球性白血病は極めてまれな疾患である上，診断も治療も容易ではない．自施設の判断のみによって診療方針を決めてはならない．
- RALD や Wiskott-Aldrich 症候群などの鑑別すべき疾患を見落としてはいけない．

文献

1) Takagi M, et al.：Blood2011；117：2887-2890
2) Sakaguchi H, et al.：Nat Genet2013；45：937-941

聖路加国際病院小児科　**真部　淳**

☑ プロフェッショナルとしての医師の魅力

　医師は魅力的な職業である．それは，個人プレーとチーム医療の両方がバランスよく要求されるからであり，また，実際の医療と最先端の医学が密接に結びついているからである．前者では，個人プレーを発揮するための精進が必要で，それは専門性を高めるという自己達成感につながる．一方，チーム医療が大切ということは，すべてを一人で背負い込む必要はないということで，バーンアウトを避ける手だてともなる．後者では，臨床の知識なく患者はみられないし，基礎の知識なく困った患者を救うことはできない．そのため研究会に行く，あるいは実際に技量をブラッシュアップする必要があり大変ではあるが，頑張れば何歳までも仕事ができる．一方，基礎が大事というのは，年をとっても勉強すべきということでもあるが，留学，国際学会での発表，論文からの最先端知識の吸収は，最高学府を卒業した学徒にとっての至上の満足感を与えてくれる．まさにプロフェッショナル中のプロフェッショナルな職業といえよう．

（真部　淳）

E 小児の血液疾患

4 小児急性リンパ性白血病

DOs

- 小児の遷延する発熱や説明のつかない骨痛，全身倦怠感などをみたときは，積極的に血液像を含む血液検査を行う．
- 急性リンパ性白血病と診断された患者および家族に対しては希望をもてるような病状説明を心がけ，可能な限り臨床試験に参加する．
- 各治療相に起こり得る合併症を想定して，計画的な観察と速やかな治療開始を心がける．

1 基本的な考え方

急性リンパ性白血病（ALL）は最も頻度の高い小児癌であり，日本では年間に約500例が発症する．小児ALLの治療成績は飛躍的に進歩し，最近では約90%に治癒が得られるようになった（図1）[1]．このような進歩はALLの生物学的研究の進歩や治療薬の開発に加えて，臨床試験の積み重ねによって実現されてきた．

2 診断の進め方

小児ALLの臨床症状は，白血病細胞の増殖による症状として腫瘍熱，骨痛，肝脾腫，リンパ節腫脹などが，また正常造血の低下による症状として貧血や出血傾向などがある．実際には，小児ALLの診断に至る症状として最も頻度の高いものは発熱である．1週間以上遷延する発熱や，感染部位のはっきりしない説明のつかない発熱を見たときには，白血病を含む悪性腫瘍を鑑別の一つにあげる必要がある．また，小児ALLに比較的特徴的な症状として骨痛（特に下肢痛）があげられる．X線などでは異常を認めないことが多く，関節リウマチが疑われたり，成長痛ではないかとして経過観察されたりすることがしばしばある．このように小児ALLの初発症状は非特異的なものが多く，白血病が鑑別にあがった場合は血液像を含む血液検査を積極的に行うべきである．ほとんどの場合，白血球数の増加または減少，貧血，血小板減少，芽球の出現のいずれかを認め診断の出発点となる．白血病を疑えば，次に述べる骨髄穿刺により診断確定が可能である．

3 検査

小児ALLの診断は骨髄穿刺で行う．白血病であること自体の診断はMay-Grünwald-Giemsa染色による形態学的観察で比較的容易であるが，ALLであることの診断確定にはペルオキシダーゼ染色などの特殊染色が必要であり，リンパ芽球を骨髄有核細胞のうち25%以上認めた場合にALLと診断する．ALLの正確な病型分類や層別化のためには，細胞表面マーカーの解析と染色体分析が必須である．治療方針の異なるフィラデルフィア染色体などの早期の同定や，*TEL-AML1*など通常の染色体分析では診断しにくい病型の診断のためにFISH法やRT-PCR法を併用することも多い．臨床試験に参加する場合には，中央診断のための検体提出も忘れてはならない．

4 治療

a 予後因子と層別化治療

すでに良好な治療成績をあげている小児ALLにおいて，短期・長期の毒性を軽減

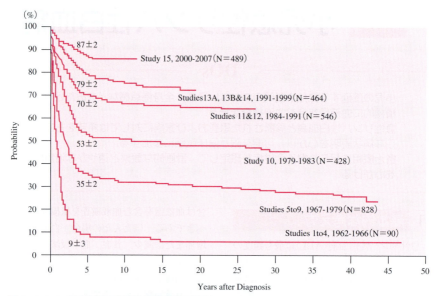

図1 St.Jude小児病院における治療成績の進歩
(Inaba H, et al.: Lancet 2013；381：1943-1955 より改変)

しつつ治療成績を向上させるためには，予後因子に基づく精密な層別化治療が重要である．

1) 年齢，性別，白血球数，免疫学的分類

年齢，白血球数についてはいくつかの基準が存在するが，NCI/Rome基準(1歳以上10歳未満かつ白血球数50,000/mm^{3}未満をStandard Risk，10歳以上 and/or 白血球数50,000/mm^{3}以上をHigh Risk)が標準的である．男児の予後は睾丸再発の関与もあり女児に比べて不良とされてきたが，最近では性差は消失傾向にある．T細胞性ALLはB前駆細胞性と比較して予後不良であったが，最近の治療成績の向上に伴って差は縮小しつつある．

2) 細胞遺伝学

表1に小児ALLの代表的な染色体・遺伝子異常を示す．

3) 治療反応性

初期治療に対する反応性は，白血病細胞の特性に基づく薬剤感受性と，宿主の側の素因に基づく薬物動態の双方を反映する．反応性の指標としては，1回のメトトレキサート(MTX)髄注と1週間のプレドニゾン(PSL)内服後のday 8末梢血の芽球数をみるPSL反応性や，day7/14骨髄の芽球割合などがあり，それぞれ芽球数1000/mm3未満，芽球割合25%未満の群を予後良好としている．

4) MRD

微小残存病変(MRD)の測定は，形態学的評価と比べてより感度が高く，特異性に優れた治療反応性の指標と考えられる．MRDの測定方法は，PCR法による白血病細胞に特異的な免疫グロブリン(Ig)またはT細胞抗原受容体(TCR)再構成の検出と，フローサイトメトリーによる白血病特異的なパターンの表面マーカーの組み合わせの検出による方法がある．寛解導入療法後を含むいくつかのポイントにおけるMRDの量が予後と強く相関することについては多くの報告があり，すでに層別化に

表1 細胞遺伝学的病型の頻度と治療成績

病型	頻度(%)	5年EFS(%)
成熟B細胞性		
*MYC*gene再構成	2〜3	75〜85
B前駆細胞性		
Hyperdiploid（>50）	20〜30	85〜95
TEL-AML1	15〜25	80〜95
E2A-PBX1	2〜6	80〜85
BCR-ABL	2〜4	20〜40（imatinib併用で3年EFS80〜90）
MLL-AF4	1〜2	30〜40
上記以外の*MLL*再構成	5	30〜50
Hypodiploid（<45）	1〜2	35〜40
E2A-HLF	<1	<20
*CRLF2*過剰発現	6〜7	poor？
T細胞性		
MLL-ENL	2〜3	？
HOX11	7〜8	good？
HOX11L2	20〜24	poor？
TAL1	15〜30	30〜40
LYL1	1	30〜40

（Pui CH, et al.：Blood 2012；120：1165-1174 より改変）

用いた臨床試験も報告されてきている．

b　実際の治療

小児 ALL の病型分類による治療選択のアルゴリズムを，図2に示す．成熟B細胞性 ALL や Ph-ALL を除く大部分の症例では予後因子に基づいて3〜4の危険群に層別化して治療を行う．いずれの病型でも，予後不良群に対しては同種造血幹細胞移植を行う．

小児 ALL に対する治療プロトコルの基本的な骨格は，寛解導入療法，再寛解導入療法を含む強化療法，中枢神経系（CNS）再発予防療法，維持療法からなる．治療期間はトータルで約2〜3年である．成人型レジメンとの主な相違点は，骨髄抑制の比較的少ない薬剤であるステロイド，ビンクリスチン，L-アスパラギナーゼを多用すること，長期合併症への影響が大きいアントラサイクリン系薬剤やシクロホスファミドが少ないこと，再寛解導入療法を行うこと，中枢神経再発予防のための髄注を強化することなどである．小児型レジメンは思春期・若年成人では成人型レジメンよりも有効であるとの報告が多い．

5　注意点

小児 ALL の治療においては，治療計画の遵守に加えて合併症の管理が重要である．いずれの治療層においても感染症が最も重要な合併症であり，発熱性好中球減少症に対しては速やかに治療開始する必要がある．その他，寛解導入療法においては腫瘍崩壊症候群や血栓症，膵炎などに注意し，早期強化療法については骨髄抑制が強いため中断基準を遵守する．大量メトトレキサート（MTX）療法においてはプロトコルに定められた血中濃度測定を行い，結果を速やかに確認して対応する．

6　患者・家族への説明

白血病と診断されたときの患者・家族の精神的動揺は極めて大きい．世間一般では

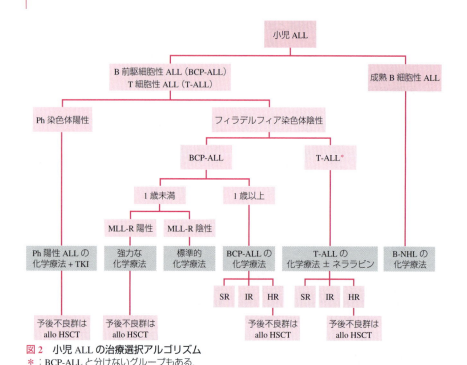

図2 小児ALLの治療選択アルゴリズム
＊：BCP-ALLと分けないグループもある．

 Pitfall

1歳未満の乳児では，ALL細胞と形態学的に区別のつかない幼弱な細胞の増加をしばしば認め，成人の経験しかない検査技師や血液内科の医師は，誤ってALLを疑い余分な精査をして患者に無用の負担をかけることがある．これらの幼弱細胞はCD10，CD34陽性のB前駆細胞であり，hematogoneとよばれることがある．リンパ球による特異免疫の発達段階にある乳児においては正常に認められるものである．全身状態良好で末梢血に異常を認めない乳児でこれらの幼弱細胞の増加を認めた場合はALLである可能性は低く，慎重な経過観察のみで十分である．

 コツ

小児に苦手意識をもっている人は多いだろう．われわれ小児科医にとっても患者と仲よくなる手っ取り早いコツなどはないが，まずはできるだけ頻繁に訪室し，患者と一緒に過ごす時間を多くすることである．診察や検査のときだけでなく，時には一緒にテレビを見たりゲームをしたりするなどして時間を共有することが，患者や家族と仲よくなり，具合が悪いときの病状の正確な評価を可能にする早道である．

白血病はいまだに不治の病というイメージが強いからである．まずは小児 ALL が高率に治癒する疾患であることを説明し，希望をもてるような病状説明を心がける．患者本人に対しても，概ね 10 歳以上の場合は病名告知も含めた病状説明を行い，年少児に対しても理解できる範囲の平易な言葉で病気のこと，治療のことを説明する．次に小児 ALL の高率な治癒が臨床試験によって実現したことを説明し，現在行われている臨床試験と標準治療を公平な立場で説明する．臨床試験への参加は自由意志に基づくものであり，決して強制してはならない．実際には，日本も含む先進諸国では 90％ 以上の患者で臨床試験への参加同意が得られる．

DON'Ts

- □ 家族や看護師の「何か変」「何か不安」という訴えを軽視しない．日常的にそばにいる母親や看護師の観察力は鋭く，何か変という訴えから敗血症ショックなどの重大な合併症の早期発見につながることはまれではない．必ず訪室して患者を診察し，上級医へのコンサルトをためらってはならない．
- □ 検査結果の確認を怠らない．診断時の染色体分析の結果や真菌症疑い時の真菌抗原検査など治療選択に重大な影響を与えるが，当日には結果が判明しない検査も多い．手帳にメモするなどの工夫をして，検査結果の確認忘れがないようにする．

文献

1) Inaba H, et al.：Lancet 2013；381：1943-1955
2) Pui CH, et al.：Blood 2012；120：1165-1174

埼玉県立小児医療センター血液・腫瘍科　康　勝好

E 小児の血液疾患

5 小児リンパ腫

DOs

- 小児リンパ腫は病型により治療法が全く異なるため，生検は重要である．
- 診断は最終的に生検により行うが，一般状態の悪い患者では胸水・腹水での診断もやむを得ない．
- 中央病理診断への検体提出が重要である．

1 基本的な考え方

小児のリンパ腫は，基本的に病型の頻度が成人や海外の小児とは異なる．日本の小児においてはHodgkinリンパ腫が少なく，また非Hodgkinリンパ腫においてはリンパ芽球性リンパ腫（LBL），Burkittリンパ腫（BL），びまん性大細胞型Bリンパ腫（DLBCL）および未分化大細胞リンパ腫（ALCL）の4型が90％以上を占める（図1）．それに伴い治療法も異なっている．最初の診断を誤ると治癒に至る道は難しくなる可能性がある．このため，しっかりと診断手順を踏むこと，また病型により合併症も異なってくるため，注意が必要である．

2 診断の進め方

発症年齢としては，年長になるほど多くなる傾向にある．0〜1歳児のリンパ腫はまれである．初発症状としては，頸部などのリンパ節腫脹に加え，胸水貯留および縦隔の腫瘤，あるいは腹部の腫瘤で発症することもある．時に年長児の腸重積の原因になることもある．必ずしも発熱・体重減少などの全身症状を呈するとは限らない．縦隔や腹部が原発のものは急速に増大し一般状態が悪化する症例があるため，注意が必要である．ゆっくりと検査を行っていては生命の危険がある場合のあることを，肝に銘じておく必要がある．

3 検査

最終的には病理診断が必要になるが，一般検査としての血液・生化学検査，可溶性IL-2リセプターが必要となる．それ以外にCT・MRIやシンチグラフィー・PETなど病期決定に必要な検査を行う．さらに，骨髄穿刺・腰椎穿刺も必須の検査である．特にT細胞性リンパ芽球性リンパ腫の場合にはリンパ節腫脹が目立ちリンパ腫と考え，生検を行った後に骨髄穿刺を行い，白血病であることが判明した症例もあるため注意を要する．生検は，できるだけ侵襲の少ない部位を選んで行うのが好ましい．病理検査は病型を明らかにするために必須であるが，胸水貯留や腹水貯留が著明な場合に

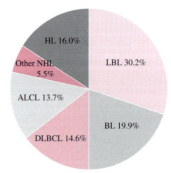

図1 小児血液がん学会の登録データによる2009〜2011年までの小児のリンパ腫の病型

表1　Hodgkinリンパ腫の病期分類

I 期	病変が1か所のみのリンパ節領域(I 期) または1個のリンパ節外臓器の限局性病変(IE 期)のみの場合(脾臓・胸線・ワルダイエル輪)
II 期	病変は横隔膜を境界にして一方の側に限局していて，なおかつ，病変が2か所以上のリンパ節領域に存在する場合(II 期)，または病変リンパ節とそれに関連したひとつのリンパ節外臓器(または部位)への限局性の浸潤がある場合(横隔膜の同側の他のリンパ節外領域の有無は問わない)(IIE 期)
III 期	病変が横隔膜を境界にして両側のリンパ節領域に進展している場合(III 期)．病変リンパ節領域に関連するリンパ節外臓器(または部位)への限局性浸潤を伴っている場合は IIIE 期とする．脾臓浸潤がある場合は III S と記載し，両者を認める場合は III E + S と記載する
IV 期	病変がリンパ節外臓器へびまん性(多発性)に浸潤している場合(領域リンパ節の浸潤の有無は問わない)．または，リンパ節病変と，それに関連しない遠隔のリンパ節外臓器に病変がある場合

リンパ節以外の病変の扱いについては，病変がリンパ節外臓器のみに限局している場合やリンパ節病変に近接したリンパ節臓器に限局性に浸潤している場合にはリンパ節病変と同様に扱い，「E」という記号を付記する．肝臓などリンパ節外臓器にびまん性に浸潤進展した状態は IV 期として扱う．リンパ節外の臓器浸潤が病理学的に証明された場合には，浸潤部位の記号に続けて(＋)と記載する．浸潤部位は以下の表記に従う．N = nodes, H = liver, M = bone marrow, S = spleen, P = pleura, O = bone, D = skin

表2　小児 NHL の病期分類

stageI	1. 単一の節外性病変または単一のリンパ節領域内に局在した病変 　(ただし縦隔と腹部病変は除く)
stageII	1. 単一の節外性病変で領域リンパ節の浸潤を伴うもの 2. 横隔膜の同一側にある 　(2a) 2 か所以上のリンパ節領域の病変 　(2b) 2 か所の単一の節外性病変(所属リンパ節浸潤の有無は問わない) 3. 肉眼的に全摘された消化管原発病変(通常回盲部)(隣接する腸間膜リンパ節への浸潤の有無は問わない)
stageIII	1. 横隔膜の両側にある2か所の単一の節外性病変 2. 横隔膜の両側にある2か所以上のリンパ節領域の病変 3. 胸郭内(縦隔，胸膜，胸腺)の病変 4. 腹部原発の広範囲に及ぶ病変で，全摘不能であったもの 5. 傍脊髄または硬膜外の病変(他の病変部位の有無は問わない)
stageIV	1. 発症時に中枢神経系または骨髄(腫瘍細胞が 25% 未満)に浸潤があるもの 　(原発巣は上記のいずれでもよい)

3ka 所以上の節外性病変が存在する場合は，部位にかかわらず stageIII に分類する．腹部原発腫瘍を摘出しても，残存リンパ節に病理学的に腫瘍が証明された場合は stageIII とする．

は，生命の危険を顧みずに生検を行うことなく胸水・腹水検査にて速やかに治療を開始する決断も必要になる．病理検査は小児の腫瘍を見慣れない病理医には診断が難しいこともあり，日本小児白血病リンパ腫研究グループ(JPLSG)を通じた中央病理診断に提出すべきである．病期分類は Hodgkin リンパ腫では成人と同じ Ann Arbor 分類(表1)を用いるが，非 Hodgkin リンパ腫においては Murphy 分類(表2)を用いる．

4 治療

治療法は病型により全く異なるため，注意が必要である．縦隔原発のリンパ腫では

上大静脈症候群を呈することがあり，上肢からの大量補液は注意を要する．治療にあたっては腫瘍溶解症候群の危険性が高いものがあり，また発症時にすでに腎不全に至っているものもある．特に成熟B細胞リンパ腫の進行期においては注意が必要で，大量補液・ラスブリカーゼの使用に加え，透析の準備を行って治療を開始するなどの配慮が必要となる．

5 Hodgkinリンパ腫

小児のHodgkinリンパ腫においても化学療法と放射線療法を組み合わせた治療が一般的に行われていた．過去の国内の後方視的な研究では5年生存率は94.8%，5年無イベント生存率は81.5%であった．しかしながら，Hodgkinリンパ腫においては晩期障害および二次癌の発症が特に懸念されることから，放射線療法を減らす取り組みが行われている．また，PET検査の有用性が本疾患においては認められており，このPET検査による治療の反応性をもとに放射線治療の有無を決定する臨床試験がわが国において計画されている（JPLSG HL-14研究）．すなわち，男児ではOEPA（ビンクリスチン，エトポシド，アドリアマイシン，プレドニゾロン），女児ではOPPA（ビンクリスチン，プロカルバジン，アドリアマイシン，プレドニゾロン）を2クール行い，PETにて評価を行う．PETにて陰性であれば低リスク群（stage IA/B, IIA）はこの2コースで終了，中間リスク群（stage I_EA/B, II_EB, IIB, IIIA）では男児COPDAC（（シクロホスファミド，ビンクリスチン，プレドニゾロン，ダカルバジン），女児ではCOPP（シクロホスファミド，ビンクリスチン，プロカルバジン，プレドニゾロン）を2クール，高リスク（stageIIEB, IIIEA/B, IIIB, IVA/B）では4クール追加を行い，治療終了とするものである．2クール後のPETが陽性であった場合には，これに放射線治療が追加されることとなる．

 コツ

頸部リンパ節腫脹で外来を受診する患者は多いが，どのような症例で生検を行うかの判断は難しい．特に小児は健常児でも頸部リンパ節は触知しやすい．われわれは腫脹の程度により採血のみ，採血・CTなどの画像検査，直ちに入院して検査をし生検をすすめる，といった3段階に分けて診療を行っているが，それでも生検で反応性リンパ節腫脹と診断される症例は少なからずいる．また，亜急性壊死性リンパ節炎も鑑別が難しく，生検なしでステロイド投与は行いがたいため，常に悩まされている．

6 リンパ芽球性リンパ腫

リンパ芽球性リンパ腫にはT precursorとB precursorがあるが，同様の治療を行った研究が多い．多剤併用療法で，急性リンパ性白血病と同様の骨格の治療を行った報告が多い．特にNHL-BFM90プロトコルでは，進行病期でも5年無イベント生存率90%という驚異的な成績が得られている．わが国においても急性リンパ性白血病と同様の骨格をもった治療が行われているが，小児白血病研究会（JACLS）によるNHL-T98研究（ALL-T97研究と同じプロトコル）では10年無イベント生存率がstage IIIで44.4%，stage IVで70.0%，さらにJPLSG NHL-ALB03研究においても5年無イベント生存率がstage IIIで70.7%，stage IVで88.9%と，stage IIIにおいて必ずしもいい成績が得られていない．この原因が人種による差なのか否かはまだ判明していない．この点も含めた予後因子を明確にするために，JPLSG NHL-ALB14研究が計画されている．

7 成熟B細胞リンパ腫

Burkittリンパ腫とびまん性大細胞型B

リンパ腫が，成熟B細胞リンパ腫に含まれる．両疾患では同様の治療を行っているのが一般的である．近年，成熟B細胞リンパ腫の治療成績は，大量メソトレキセート・シクロホスファミド・アントラサイクリン系薬剤を組み合わせた治療にて目覚ましく向上している．わが国ではJPLSG B-NHL03研究が行われ，4年無イベント生存率はグループ1(完全摘出されたstage I,II)で94%，グループ2(完全摘出されていないstage I,II)で98%，グループ3(stage IIIおよび中枢神経浸潤のないstage IV)で84%，グループ4(中枢神経浸潤のあるstage IVおよびB-ALL)で78%と欧米と遜色ない結果が得られた．成人においては，リツキシマブを加えた化学療法を用いて治療成績の向上が得られている．小児においては，EICNHLとのパラレル研究でJPLSG B-NHL14研究が開始される予定である．

8 未分化大細胞リンパ腫

以前は成熟B細胞リンパ腫のレジメンを用いて治療されていたが，わが国も研究に加わった国際共同研究であるALCL99において，治療成績の向上がみられた．ALCL99は大量メソトレキセート療法にイフォスファミドやアントラサイクリン系薬剤を組み合わせた治療で，さらにビンブラスチンを組み合わせたものであった．この治療では，2年の無イベント生存率が74.1%と良好な成績を示したことから，標準的な治療として用いられている．さらにビンブラスチンの有用性も明らかとなり，今後の応用が期待されている．一方で，この病型では新規薬剤が次々に開発されている．ALK阻害剤であるクリゾチニブ，アレクチニブは小児領域においても治験がはじまりつつある．さらに，Hodgkinリンパ腫にも有効である微小管阻害薬結合抗CD30モノクローナル抗体であるブレンツキシマブベドチンもまた応用が期待されている．

9 注意点

小児リンパ腫は病型により治療が異なるため，病理診断が重要である．また，できる限り生検前のステロイド投与などは避けるべきである．小児リンパ腫において，第一寛解期に造血幹細胞移植が適応となる疾患は極めて少ない．

10 患者・家族への説明

小児リンパ腫はいずれの病型でも予後は改善してきており，リンパ腫の診断で落胆する必要はない．しかしながら，治療には腫瘍溶解症候群などの合併症があり，注意が必要であることはきちんと話しておくべきである．

DON'Ts

- □ 縦隔腫瘤のある患者に上肢から大量補液をしてはいけない．
- □ 小児リンパ腫，特に成熟B細胞リンパ腫においては腫瘍溶解症候群への備えをせずに治療を行ってはいけない．

札幌北楡病院小児思春期科　**小林良二**

E 小児の血液疾患

6 Epstein-Barr ウイルス関連 T/NK リンパ増殖性疾患

DOs

- EB ウイルス関連 T/NK リンパ増殖性疾患を疑ったら，EB ウイルス抗体検査に加えて血中 EB ウイルス DNA 定量検査を行う．
- 血中 EB ウイルス DNA 量が高値なら，EB ウイルスが T 細胞あるいは NK 細胞に感染していることを特定する．
- EB ウイルス関連 T/NK リンパ増殖性疾患と診断したら，症状が安定していても積極的治療を迅速に開始する．

1 基本的な考え方

Epstein-Barr（EB）ウイルス関連 T/NK リンパ増殖性疾患を，表1に列挙する．これらの疾患のうち診療上注意が必要なものは，慢性活動性 EB ウイルス感染症（CAEBV），蚊刺過敏症（蚊アレルギー），重症型種痘様水疱症の3疾患である．これらの3疾患は，いずれも病名がリンパ増殖性疾患を示すものでないことから，誤解を生じやすく適切な治療が行われていない可能性がある．本項では，これら3疾患，特に CAEBV を中心に解説する．

CAEBV は，伝染性単核球症様症状（発熱，リンパ節腫脹，肝脾腫など）の持続，軽快・増悪を繰り返しながら病勢が進行する．何の誘因もなく症状が増悪することに注意が必要である．蚊アレルギー，重症型種痘様水疱症は，それぞれ蚊刺，紫外線被曝を誘因として伝染性単核球症様症状を呈しながら，CAEBV へ移行する．診断には，EB ウイルスが T 細胞あるいは NK 細胞に感染していることを同定することが必要である．

症状の経過が緩慢な場合があり，診断後すぐに積極的治療が開始されず対症療法で経過観察されることがある．しかし，何の誘因もなく血球貪食症候群に代表される高サイトカイン血症を発症し，急激に症状が進行し予後不良の転帰をたどる場合があることを忘れてはならない．現状では，治癒を得るためには同種造血細胞移植は必須の治療である．抗ウイルス薬投与による効果は期待できず，対症療法のみでは発症後5年で約半数の症例が，15年でほぼ全例が死亡する（死因：多臓器不全，高サイトカイン血症，白血病化など），致死的疾患である．

2 病態

EB ウイルスが感染した T 細胞，NK 細胞が増殖・活性化し，サイトカイン分泌などを介して炎症反応を惹起し多岐にわたる細胞・組織を傷害する．主な標的臓器はリンパ節，肝臓，脾臓，皮膚，血管，消化管などである．本来 B 細胞に感染する EB ウ

表1 EB ウイルス関連 T/NK リンパ増殖性疾患

急性	初感染 EB ウイルス関連血球貪食症候群
	種痘様水疱症
慢性	慢性活動性 EB ウイルス感染症（CAEBV）
	蚊刺過敏症（蚊アレルギー）
	重症型種痘様水疱症
悪性	急激型 NK 細胞白血病
	節外性 NK/T 細胞リンパ腫，鼻型
	肝脾型 T 細胞リンパ腫
	末梢性 T 細胞リンパ腫，非特定型
移植後	移植後 EB ウイルス関連 T/NK 細胞リンパ増殖症

表2 CAEBVの症状

伝染性単核球症様症状	発熱，肝脾腫，リンパ節腫脹
全身症状	倦怠感，頭痛
血液	汎血球減少，顆粒リンパ球増多
皮膚	発疹，水疱疹，潰瘍形成，瘢痕形成
消化管	口腔アフタ，消化管潰瘍，下血
鼻咽頭	咽頭アフタ，鼻閉，副鼻腔炎
外陰部	潰瘍形成
心血管系	冠動脈拡張，弁膜症，不整脈，冠動脈瘤，心筋梗塞
脳血管	脳動脈瘤，脳梗塞
その他	神経症状，筋症状

> ⚠ **Pitfall**
> 難治性川崎病，Behçet病などの自己免疫疾患，原因不明の慢性肝炎との鑑別診断は重要である．

> ⚠ **Pitfall**
> 何の誘因もなく突然高サイトカイン血症（血球貪食症候群など）を発症し重篤な状態に陥ることがある．

イルスがT細胞，NK細胞に感染するメカニズムについては，未解明である．蚊アレルギーにおいてはNK細胞に，重症型種痘様水疱症においてはγδT細胞にEBウイルスが感染していることが多い．EBウイルスがCD4陽性T細胞，CD8陽性T細胞の両方に感染している場合，またNK細胞とT細胞の両方に感染している場合がある．すなわち，複数のlineageにEBウイルス感染細胞集団が存在する場合があることは，この疾患が通常のリンパ系悪性腫瘍疾患と異なることを示している．

3 症状

CAEBVにおいては，伝染性単核球症様症状（発熱，リンパ節腫脹，肝脾腫など）が代表的症状であるが，EBウイルス感染T細胞，NK細胞が多岐にわたる臓器に浸潤して病態を形成することから，表2に示すように多彩な症状を呈する．これらの症状は，発症直後は軽度であっても，経過と共に持続，軽快・増悪を繰り返しながら確実に重症化する．何の誘因もなく症状が増悪することに注意が必要である．いきなり高サイトカイン血症（血球貪食症候群など）をきたす場合があり，急激に重篤化することがある．

また，心・血管病変，皮膚病変，肝腫大（肝酵素異常値）が前面に出ている場合には，それぞれ難治性川崎病，Behçet病など自己免疫疾患，原因不明の慢性肝炎として診療されている症例が少なからず存在すると推測される．

蚊アレルギーは，単に蚊刺部位の発赤が通常より広範囲というだけでなく，蚊刺部位の潰瘍・瘢痕形成，所属リンパ節腫脹，発熱・全身倦怠感など全身症状を伴う．重症型種痘様水疱症は特徴的な皮疹を呈するため，皮膚科での診断は比較的容易である．蚊アレルギー，重症型種痘様水疱症は，それぞれ蚊刺，紫外線被曝を誘因として伝染性単核球症様症状を呈し，経過と共にCAEBVへ進展する．

4 検査所見

一般血液・尿検査（末梢血像，リンパ球サブセット，生化学検査，可溶性IL2R，フェリチンなど），画像検査（頭部・胸腹部

表3 3ステップによる治療（大阪府立母子保健総合医療センター血液・腫瘍科）

Step1 免疫化学療法	プレドニゾロン 0.5 ～ 2mg/kg/day, 経口投与＋シクロスポリン A3mg/kg/day, 経口投与＋エトポシド 150mg/m², 週1回, 2 ～ 4時間点滴静注
Step2 多剤併用化学療法	CHOP 変法 シクロフォスファミド 750mg/m² × 1day ＋テラルビシン 25mg/m² × 2days ＋ビンクリスチン 2mg/m² × 1day ＋プレドニゾロン 50mg/m² × 5days Capizzi シタラビン 3g/m² × 4（12時間毎）＋Lアスパラギナーゼ 10,000U/m² × 1（シタラビン最終投与後）＋プレドニゾロン 30mg/m²/day × 3days HDCA シタラビン 1.5g/m² × 2/day × 6days ＋プレドニゾロン 30mg/m²/day × 6days ESCAP エトポシド 150mg/m² × 1（day1）＋シタラビン 1.5g/m² × 8（12時間ごと, day1から）＋Lアスパラギナーゼ 6,000U/m²/day × 5days（day5 ～ 9） メチルプレドニゾロン 62.5mg/m² × 2/day × 5days（day1 ～ 5）＋プレドニゾロン 30mg/m²/day × 5days（day5 ～ 9）
Step3 同種造血細胞移植	骨髄非破壊的前処置による移植（ミニ移植） フルダラビン 30mg/m²/day × 6days ＋メルファラン 70mg/m²/day × 2 ～ 3days を基本骨格とする前処置

 コツ

例外的な症例が存在するとはいえ, 治癒を得るためには同種造血細胞移植が必須であり, ミニ移植で良好な成績が得られている.

 コツ

治療効果は, 症状の経過, 一般検査結果に加えて, 血中 EB ウイルス DNA 量の推移により判定する.

CT, MRI, 心臓超音波検査など）は, 病状や病変の存在を評価するために必要であるが, 疾患非特異的検査である.

EB ウイルス関連 T/NK リンパ増殖性疾患と診断するためには, 血中 EB ウイルス DNA 量の異常高値（単に検出されるというレベルでなく, 10,000 コピー /mL 以上の著しい高値）, および EB ウイルスが T 細胞あるいは NK 細胞に感染していることを特定する必要がある（血液あるいは組織）. 血中 EB ウイルス DNA 定量検査は検査業者が受託可能であるが, 保険収載されていない. また, EB ウイルス感染細胞の特定は専門家の協力が必要である. EB ウイルス抗体価は多くの症例において, 通常の既感染パターンではなく異常パターン（EA-IgG, VCA-IgG, EBNA が高力価陽性など）を示す.

5 治療

筆者らは, 表3に示すような3ステップによる治療を提唱している.

a Step 1：免疫化学療法

プレドニゾロン（PSL）, シクロスポリン（CsA）, エトポシド（ETP）による症状の鎮静化を目的とする治療である. 血球貪食症候群など, 高サイトカイン血症が否定的であれば ETP は省略可能である. 2週間前後の期間で症状は鎮静化する. 症状の鎮静化が得られたら, Step 2へ進む. 高サイトカイン血症のリスクが危惧される場合, Step 2でも PSL, CsA を継続する.

b Step 2：多剤併用化学療法

多剤併用化学療法により EB ウイルス感染細胞に対する直接的な効果を狙うが,

Step 2 の最大の目的は，根治療法である同種造血細胞移植を成功させるためのつなぎ治療である．多剤併用化学療法 1 コースごとに，血中 EB ウイルス DNA 量 1/10 未満達成を有効と判断する．有効と判断できない場合は，レジメンを変更している．初回は CHOP 療法を施行しており，その有効率は 10% 程度である．多剤併用化学療法の 2nd line は大量シトシンアラビノシド（HDCA），L-ASP，あるいはそれらを組み合わせた Capizzi 療法や ESCAP 療法（筆者らのオリジナルレジメン）を行う．その有効率は 20 ～ 30% である．すなわち，Step 2 は急性白血病に対する寛解導入療法のような役割というよりは，同種造血細胞移植までの準備期間における急変を回避し，安全に同種造血細胞移植を行えるように準備する下拵えのための治療といえる．筆者らは，同種造血細胞移植まで多剤併用化学療法を通常 2，3 コース施行している．Step 2 で血中 EB ウイルス DNA 量が検出感度未満になることは例外的であり，血中 EB ウイルス DNA 検出感度未満を達成すべく多剤併用化学療法を多数回繰り返すことは得策ではない．

c **Step 3：同種造血幹細胞移植**

骨髄破壊的前処置による従来型の同種造血幹細胞移植と比較すると，骨髄非破壊前処置による同種造血幹細胞移植（ミニ移植）の成績が良好である．その成績の差は，ミニ移植における移植関連合併症死亡がほとんどないことに起因する．筆者らはミニ移植の前処置としてフルダラビン（FLU）＋メルファラン（MEL）を基本骨格とする前処置を用いている．さい帯血移植と骨髄移植の成績はほぼ同等で，全生存率 90% 以上と極めて良好である．同種造血幹細胞移植後の再発は極めてまれであることから，移植細胞が生着すれば再発を心配する必要はない．同種造血幹細胞移植を安全に行うことが，EB ウイルス関連 T/NK リンパ増殖性疾患の治療を成功させるための最終ステップである．

DON'Ts

- ☐ 診断時，たとえ軽症であっても対症療法のみで経過観察すべきでない．
- ☐ 治療開始後，症状が消失し一般検査の値が正常化しても，治療を中断すべきでない．

大阪府立母子保健総合医療センター血液・腫瘍科　**井上雅美，澤田明久**

✓ 症例から学んだこと

筆者は生涯忘れることができない症例を経験している．CAEBV と診断した患者を治療開始目的で入院させたが，入院日が連休前日であった．入院時患者の全身状態は安定しており，一般検査データにも不安を感じさせるものがなかったことや，患者と家族の希望もあって，連休明けから本格的な治療を開始する約束で外泊させた．連休明け，その患者は救急搬送で病院に戻ってきた．帰院前夜から発熱し全身状態が悪化したとのことで，帰院時には歩くこともままならない状態であった．汎血球減少，著しいアシドーシスを認め，肝酵素，膵酵素，尿素窒素，クレアチニン，尿酸の著しい高値を伴い，播種性血管内凝固と診断した．呼吸不全も伴っており，ICU での集中治療により一命を取り留めたが，その後の治療に難渋し死亡した．CAEBV において，同様の急変が少なくないことを知るにつれ，早期診断・早期治療開始を肝に銘じるようになった．

（井上雅美）

… E 小児の血液疾患

7 血球貪食性リンパ組織球症

DOs

- 抗菌薬に不応性の持続する発熱をみたら血球貪食性リンパ組織球症(HLH)を鑑別にあげ，フェリチンを測定する．
- HLHと診断したら，直ちに免疫抑制療法を行う．
- HLHを引き起こした基礎疾患を検索する．

1 基本的な考え方

血球貪食性リンパ組織球症(HLH)は発熱を主症状とし，マクロファージによる血球貪食を特徴とする症候群である．遺伝的に細胞傷害活性に問題のある一次性(HLHを主症状とするものを家族性血球貪食性リンパ組織球症〔FHL〕)，EBウイルス感染症・悪性リンパ腫，自己免疫疾患などに続発する二次性に分けられる(表1)．いずれも制御不能の高サイトカイン血症が共通した病態である．急速に多臓器不全に陥るため，早期の診断と治療が重要である．抗菌薬に不応性の持続する発熱をみたら，まずHLHを鑑別にあげるべきである．HLHと診断したら直ちに免疫抑制療法を開始すると共に，一次性か二次性か，二次性ならば原疾患は何かの検索を進める必要がある．

2 病態

高サイトカイン血症により，血管内皮障害，造血障害，血球貪食が生じ，多臓器不全に陥る．一次性HLHのほとんどは，殺細胞分子のperforinそのもの，あるいはperforinを内包する小胞の細胞内輸送または細胞外への放出が，遺伝的に障害されている．そのためT細胞およびNK細胞の細胞傷害活性が低下し，これらの細胞の制御不能な活性化が生じ，高サイトカイン血症に至る．二次性HLHでは，EBウイルスに感染した細胞傷害性T細胞やリンパ腫細胞などからのサイトカイン分泌により高サイトカイン血症をきたす．

3 臨床症状，検査所見，診断

持続する発熱，肝脾腫，リンパ節腫脹，発疹，胸水貯留，汎血球減少，播種性血管内凝固(DIC)，黄疸，肝逸脱酵素上昇，LDH高値，トリグリセリド高値，可溶性IL-2受容体(sIL2-R)高値，血球貪食などの所見を呈する．フェリチンと尿中β2-ミクログロブリン(MG)は鋭敏な病勢マーカーであり，フェリチン(TNF-αの指標)は数千以上，尿中β2-MG(インターフェロン-γの指標)は数万(μg/gクレアチニン比)以上になることが多い．

表2[1]にHLH-2004の診断基準を示す．血球貪食像は病初期には目立たないことが多く，必須の項目ではない．NK活性は細胞傷害活性の指標であり，一次性HLH，特にFHL2では常に5%未満と著しく低下するが，変動が大きいため1回の検査値だけで判断できないことが多い．

4 基礎疾患の検索

一次性と二次性HLHの臨床像は類似しており，家族歴や血族婚がない場合，鑑別は極めて困難である．

FHLの多くは乳児期に発症し中枢神経浸潤を伴うことがある．perforin(FHL2)，Munc13-4(FHL3)，syntaxin11(FHL4)，Munc18-2(FHL5)の4つの分子異常が同定

表1 一次性HLHと二次性HLH

一次性HLH		遺伝形式	蛋白	機能	頻度	
					小児	成人
FHL	FHL1	常染色体劣性	不明	不明		
	FHL2	常染色体劣性	Perforin	殺細胞蛋白		
	FHL3	常染色体劣性	MUNC13-4	顆粒放出	7%	＜1%
	FHL4	常染色体劣性	Syntaxin11	顆粒放出		
	FHL5	常染色体劣性	MUNC18-2	顆粒放出		
Chediak-Higashi 症候群（CHS）		常染色体劣性	LYST	小胞輸送	＜1%	＜1%
Griscelli 症候群2型（GS2）		常染色体劣性	RAB27A	顆粒放出	＜1%	＜1%
Hermansky-Pudlak 症候群2型（HSP-2）		常染色体劣性	AP3B1	小胞輸送	＜1%	＜1%
X連鎖リンパ増殖症候群1型（XLP1）		伴性劣性	SAP	細胞刺激制御	＜1%	＜1%
X連鎖リンパ増殖症候群2型（XLP2）		伴性劣性	XIAP	アポトーシス抑制	＜1%	＜1%
IL-2-inducible T-cell kinase（ITK）欠損症		常染色体劣性	ITK	T細胞分化	＜1%	＜1%
二次性HLH			誘引		小児	成人
感染症関連（IAHS、VAHS）			EBウイルス・単純ヘルペスウイルス・サイトメガロウイルス・アデノウイルス感染症など		79% a)47%, b)32%	43% a)17%, b)26%
悪性リンパ腫関連（LAHS）			鼻型NK/T細胞性白血病、血管内大細胞型B細胞性リンパ腫、未分化大細胞型リンパ腫など		＜1%	44%
自己免疫疾患関連（MAS）			全身型若年性特発性関節炎、成人Still病、全身性エリテマトーデスなど		11%	11%
同種造血幹細胞移植関連			生着に伴う免疫反応		3%	2%
薬剤関連			抗けいれん薬、抗菌薬などによる薬剤過敏症		＜1%	＜1%

a) EBV関連、b) その他の感染症関連

されている．わが国ではFHL2が多く約1/2を占め，次いでFHL3が約1/3，FHL5が少数みられる．FHL2やFHL3のスクリーニングにはフローサイトメトリーによる蛋白発現解析が有用である．

EBウイルス関連HLH（EBV-HLH）では，末梢血中EBウイルスコピー数が増加し，骨髄などの組織でEBER陽性細胞を認める．通常のEBV-HLHでは，EBウイルスは細胞傷害性T細胞（CD8$^+$）に感染しており，CD8$^+$HLA-DR＋細胞が増加し，CD4/8比は著明に低下する．EBウイルスがB細胞に感染している場合には，原発性免疫不全症，男児では特にX連鎖リンパ増殖症候群を考える必要がある．

早期新生児期の単純ヘルペスウイルス（HSV）感染に伴うHLHは，原因不明の高度の肝障害として発症することが多い．確定診断を待たず，直ちに高用量のアシクロビルを開始しないと救命できない．

HLHを初発症状とする全身型若年性特発性関節炎（sJIA）もあるが，この場合には，白血球および血小板数やフィブリノゲン値は比較的保たれていることが多い．

リンパ腫関連血球貪食症候群（LAHS）として，小児では未分化大細胞型リンパ腫が

表2 HLHの診断基準

A. 家族性HLHに一致した遺伝子異常，または，家族歴を有する
B. 下記8項目のうち5項目を満たす
  1. 発熱の持続（7日以上，ピークが38.5℃以上）
  2. 脾腫（季肋下3cm以上）
  3. 血球減少（末梢血で2系統以上の減少，骨髄の低形成・異形成によらない）
     好中球＜1,000/μL，ヘモグロビン＜9.0g/dL，血小板＜10万/μL
  4. 高トリグリセライド血症および/または低フィブリノゲン血症
     トリグリセライド≧265mg/dL（空腹時）
     フィブリノゲン≦150mg/dL
  5. 骨髄，脾，リンパ節に血球貪食像をみる．悪性を示す所見がない
  6. NK活性の低下
  7. 高フェリチン血症（≧500ng/mL）
  8. 高可溶性IL-2受容体血症（≧2,400U/mL）

A, Bのいずれかを満たせばHLHと診断する．
（Henter JI, et al.: Pediatr Blood Cancer 2007；48：124-131より改変）

コツ

治療反応性はまず発熱で評価．解熱しなければ治療のステップアップを！

Pitfall

HLH-2004診断基準はFHLを念頭にしている．sJIAに続発するHLHの診断には注意が必要である．

多く，sIL-2Rは数万まで上昇する．

薬剤関連としては，フェニトインやST合剤などによるものがある．投与開始後2週間前後で皮疹，発熱をきたす．被疑薬を中止しても症状が持続する場合もある．

5 治療

a 初期治療

一次性・二次性共に急性期治療の目標は異常活性化した免疫系の鎮静化と高サイトカイン血症の是正である．また，随伴する日和見感染，凝固異常，肝不全，腎不全に対する支持療法も重要である．二次性では原疾患に対する治療も必要である．

ステロイドの投与（デキサメサゾンやメチルプレドニゾロンパルス療法）をまず行う．γグロブリン大量療法が奏効することもある．EBV-HLHやLAHS以外の二次性HLHではこれで解熱することが多い．1～2日のうちに解熱が得られなかった場合には，速やかに次の治療ステップ，すなわちステロイド剤にエトポシド（VP16）およびシクロスポリン（CSA）を併用した免疫化学療法に進むべきである．

b 二次治療

一次性HLHでは，同種造血幹細胞移植（allo HSCT）が治癒を目指した唯一の治療法である．FHLでは，初期治療に反応しても1/4がallo HSCTまでに死亡する．ステロイド/VP16/CSAによる治療を継続し，速やかにallo HSCTを行うべきである．

DON'Ts

- ☐ 血球貪食像がないからといって，血球貪食性リンパ組織球症を否定しない．
- ☐ エトポシドの使用を躊躇しない．

文献

1) Henter JI, et al.: Pediatr Blood Cancer 2007；48：124-131

自治医科大学とちぎ子ども医療センター小児科　森本　哲

E 小児の血液疾患

8 Langerhans 細胞組織球症

DOs

- 発熱，皮疹，耳漏，頸部リンパ節腫脹などの非特異的症状でも，Langerhans 細胞組織球症を鑑別にあげる．
- 生検により診断を確定し，病型に応じた治療を行う．
- 再燃と不可逆的病変に注意し，長期経過観察する．

1 基本的な考え方

　Langerhans 細胞組織球症（LCH）は，骨髄由来の未熟樹状細胞の形質をもつ LCH 細胞が骨や皮膚などで種々の炎症細胞浸潤を伴い異常増殖し，組織破壊を起こす疾患である．乳幼児に多いが，どの年齢でも発症する．病変が単一臓器のみの single-system（SS）型と多臓器に及ぶ multi-system（MS）型，さらに，SS 型は単独病変の SS-single site（SS-s）型と多発病変の SS-multi site（SS-m）型に，MS 型はリスク臓器（RO：肝・脾・肺・造血器）浸潤「あり」（MS-RO＋型）と「なし」に分類される．浸潤臓器により病像は多彩で，自然治癒する例から急速に進行し致死的となる例まである．確定診断には，病変部位の生検による病理学的検査が必須である．全身検索により浸潤臓器を確定し，病型に応じた治療を行う．しばしば再燃し，特に再燃例では重大不可逆的病変を続発することが多いため，長期の経過観察を要する．

2 病態

　炎症と腫瘍の両者の性格を併せもつ，炎症性骨髄性腫瘍である．LCH 細胞には BRAF や MEK1 などの RAS-ERK 経路の遺伝子変異があり，腫瘍性に増殖する．病変部位には LCH 細胞以外に好酸球やリンパ球，マクロファージ，破骨細胞様巨細胞などの炎症細胞浸潤があり，オステオポンチンや IL-18，CCL2 を代表とする炎症性サイトカイン/ケモカインが多量に分泌され，組織破壊が生じる．

3 臨床症状と検査所見

　小児の SS 型のほとんどは骨病変で，皮膚，リンパ節病変も少数みられる．MS 型では，皮膚と骨病変の頻度が高いが，肝，脾，肺，胸腺，造血器などにも病変がみられる．SS 型から MS 型への移行はまれである．初発症状は，発熱，皮疹，耳漏，頸部リンパ節腫脹といった乳幼児によくみられる非特異的な症状の他，骨痛，腫瘤触知，肝脾腫，呼吸障害，中枢神経障害，蛋白漏出性胃腸症，間脳症候群，内分泌障害など多岐にわたる．症状は，経過と共に順次出現し，軽快と増悪を繰り返すことがある．赤沈亢進や CRP 上昇がみられることが多いが，LCH に特異的なマーカーはない．

1）骨病変

　多くは無症状で，疼痛を伴うことがある．SS 型の単独骨病変は自然治癒も多い．小児では頭蓋骨病変が半数を占める．骨病変部から生じた軟部腫瘤により，眼球突出や脊髄圧迫症状をきたすことがある．側頭骨乳突洞から中耳への浸潤により難治性中耳炎や伝音性難聴，顎骨浸潤により歯牙欠損，椎体浸潤により扁平椎をきたす．単純 X 線で，円形の打ち抜き像を呈する．

表1 各病型の治療指針

病型		推奨治療
単一臓器(SS)型	単独骨病変	無治療経過観察，掻爬術またはステロイド局所療法を行う．ただし，CNSリスク病変*，または，圧迫症状や疼痛がある場合，病変の拡大がある場合には，ビンクアルカロイドとステロイド剤を中心とする化学療法を6か月間行う．骨病変の完全除去を目的とした外科的処置は骨欠損を生じるため推奨されない
	多発骨病変	ビンクアルカロイドとステロイド剤を中心とする化学療法を6～12か月間
	皮膚病変	ステロイド外用剤で経過観察．皮疹が拡大する場合には，ビンクアルカロイドとステロイド剤を中心とする化学療法を6か月間行う．多臓器型に移行する可能性があり注意深い経過観察を要する
多臓器(MS)型		ビンクリスチン/シタラビン/プレドニゾロンによる寛解導入療法を用いた化学療法を12か月間行う

＊：CNSリスク病変：軟部組織腫瘤を伴う眼窩，側頭骨，乳突洞，蝶形骨，頬骨，篩骨，上顎骨，副鼻腔，前頭蓋窩，中頭蓋窩の病変．
(森本哲，他：小児LCHL治療ガイドライン．2010；3〔http://www.jlsg.jp/korosho_kenkyuhan/dl_files/guideline_shoniLCH.pdf＜閲覧日：2016.3.9＞〕より改変)

表2 LCHの不可逆的病変

内分泌学的障害	中枢性尿崩症*，汎下垂体機能障害，成長障害*，甲状腺機能低下，糖尿病
整形外科的障害*	椎体圧迫骨折，側弯，顔面非対称，眼球突出，四肢非対称，骨欠損
中枢神経学的障害*	中枢神経変性症，小脳失調，学習障害，精神・知的障害，水頭症，けいれん
視床下部障害	自律神経障害，食欲中枢障害，体温調節障害
その他	聴力障害*，視力障害，歯牙欠損，呼吸不全，肝不全，皮膚瘢痕，二次癌

＊：頻度が高いもの

2) 皮膚病変

脂漏性湿疹様や点状出血様・汗疹様・膿痂疹様の皮疹，小水疱性丘疹，潰瘍形成など多彩．乳児の皮膚SS型の半数は数か月以内に自然消退するが，MS型に移行し急速に進行することがある．

3) 肝および脾病変

肝脾腫，腹水，肝逸脱酵素やビリルビン上昇，アルブミン低下をきたす．進行すると硬化性胆管炎や肝硬変となり，肝不全に至る．肝と脾の病変は合併することが多い．

4) 肺病変

多呼吸や乾性咳嗽で発症し，進行すると肺線維症や多発性囊胞病変からの反復性気胸により，呼吸不全に陥る．肺野条件のCTが有用．

 Pitfall

骨病変の完全除去を目指した外科的処置をすると，骨が再生せず，不可逆的病変をまねく．

5) 造血器病変

骨髄へのLCH細胞の浸潤を問わず，血球減少により定義される．血球貪食性リンパ組織球症(HLH)の所見を呈する例が多い．

6) 中枢神経病変

①頭蓋内占拠性腫瘤病変

脳腫瘍との鑑別を要することがある．

②下垂体病変

中枢性尿崩症(CDI)の発症は経過と共に増加し，MS型の30%，SS-m型でも5%に続発する．通常は不可逆的である．側頭

骨や眼窩，乳突洞，蝶形骨，頬骨，上顎骨，篩骨，副鼻腔，前・中頭蓋窩などの頭蓋顔面骨の病変（CNSリスク病変）がある例に発症率が高い．CDIを発症した例の1/3にその後，下垂体前葉ホルモン異常が生じる．MRIのT1強調画像の下垂体後葉の高輝度スポットの消失，下垂体茎の肥大を呈する．

③中枢神経変性病変

LCH発症数年を経て，MS型の10％，SS-m型でも5％に，進行性で不可逆性の小脳失調や不随意運動，構音障害，嚥下障害，腱反射亢進，性格変化，食行動異常，学習障害などが出現する．CNSリスク病変を伴う例で頻度が高い．神経症状に先行し，MRIのT2強調やFLAIR画像で小脳白質や大脳基底核に対称性の高信号病変が現れる．

4 診断

HE染色で，腎形でくびれや切れ込みの入った明るい核が特徴的な組織球（LCH細胞）の集簇と種々の炎症細胞が浸潤を認め，免疫染色でその組織球がCD1aまたはCD207（langerin）陽性であれば診断は確定する．発症から時間を経た病変や退縮傾向のある病変では，LCH細胞が減少し，マクロファージや線維化が目立つようになり，診断が困難なことがある．

5 治療と予後

治療指針を表1[1]に示す．自然治癒が期待できるSS型の単独骨病変や皮膚病変では，無治療経過観察または局所療法を行う．疼痛や圧迫症状がある場合，CNSリスク病変や多発骨病変には，ビンクアルカロイドを中心にした化学療法を行う．死亡と再燃が問題となるMS型では，ビンクリスチン/シタラビン/プレドニゾロンを中心とした化学療法を行う．MS-RO＋型の初期治療反応不良例は生命予後が極めて不良であり，同種造血幹細胞移植の適応となる．

MS-RO＋型以外の生命予後は良好であるが，MS型の1/2，多発骨病変の1/3の例は再燃する．再燃は生命予後に関連しないが，不可逆的病変の併発率が高くなる．表2に不可逆的病変を示す．

DON'Ts

- 自然治癒することはあるが，安易に無治療経過観察しない．
- エトポシド，放射線照射をfirst line治療としない．

文献

1) 森本哲，他：小児LCHL治療ガイドライン．2010；3（http://www.jlsg.jp/korosho_kenkyuhan/dl_files/guideline_shoniLCH.pdf〔閲覧日：2016.3.9〕）

自治医科大学とちぎ子ども医療センター小児科　森本　哲

E 小児の血液疾患

9 先天性骨髄不全症

DOs

- 先天性骨髄不全症候群は，疑わないと診断することは難しい．骨髄不全をきたした患者を診断するときには，必ず先天性骨髄不全症の可能性を念頭におく．
- Fanconi貧血など，疾患によっては，骨髄移植の前処置を減弱する必要がある．また，後天性免疫不全症候群の標準治療の一つである免疫抑制療法は基本的には効果が期待できない．正しい診断は患者の生命予後に直結することを忘れないようにする．
- 成人発症例も存在するため，発症年齢だけでは除外することができないことも覚えておく．

1 基本的な考え方

先天性骨髄不全症(IBMFSs)は，骨髄不全を合併する先天性疾患の総称である．代表的な疾患には，Fanconi貧血(FA)，先天性角化不全症，シュバッハマン・ダイアモンド症候群(SDS)，ダイアモンド・ブラックファン貧血(DBA)などがあげられる．原因遺伝子(表1)が約半数の患者で同定されており，確定診断には遺伝子解析が重要な役割を果たす．特徴的な身体奇形や検査異常(FAにおける染色体脆弱性試験陽性など)が診断に役立つが，必ずしも典型的な身体奇形を有さない潜在的な症例(cryptic patient)が存在する．とりわけ小児の骨髄不全をきたした症例の診断にあたっては，代表的なIBMFSsについて十分に除外診断を行っておく必要がある．一方，IBMFSsの多くは骨髄異形成症候群などの悪性疾患の発症リスクが高く，成人期になってから発症する可能性も存在する．血液内科医にとっても，忘れてはならない疾患群であるといえる．

2 病態

IBMFSsの病態は，症候群ごとに様々である．本項では代表的な疾患について，その病態を簡潔にまとめる．

a FA

FAは，DNA修復機構に関与する遺伝子群の変異により，染色体不安定性・脆弱性が認められるために種々の臨床症状を呈する先天性造血不全症候群である．FA患者で異常がみられるDNA修復経路にかかわる遺伝子群は，互いに密接にかかわりあってその機能を果たしている．これまでに，17の遺伝子(*FANCA*, *FANCB*, *FANCC*, *FANCD1*(*BRCA2*), *FANCD2*, *FANCE*, *FANCF*, *FANCG*(*XRCC9*), *FANCI*, *FANCJ*(*BRIP1*), *FANCL*(*PHF9*), *FANCN*(*PALB2*), *FANCO*(*RAD51C*), *FANCP*(*SLX4*), *FANCQ*(*XPF*), *FANCS*(*BRCA1*)), *UBE2T*が同定されている．

b 先天性角化不全症

先天性角化不全症(DC)は，テロメア長維持に関与する遺伝子群の変異により発症する先天性造血不全症候群の一つである．小脳低形成などの特徴を有する重症例は，HHSとよばれる．テロメアとは，脊椎動物の染色体の両末端に存在する6塩基(TTAGGG)の繰り返し配列のことである．テロメラーゼによってテロメア長の維持がなされなければ，染色体の末端は細胞の分

表1 代表的なIBMFSsの原因遺伝子

FA (DNA修復経路の遺伝子群)	先天性角化不全症 (テロメア維持に関与する遺伝子群)	SDS	DBA (リボソーム関連遺伝子群)
FANCA	DKC1	SBDS	RPS7
FANCB	TERT		RPS10
FANCC	TERC		RPS17
FANCD1(BRCA2)	RTEL1		RPS19
FANCD2	NOP10		RPS24
FANCE	TINF2		RPS26
FANCF	CTC1		RPS27
FANCG(XRCC9)	NHP2		RPS29
FANCI	WRAP53		RPL5
FANCJ(BRIP1)	ACD		RPL11
FANCL(PHF9)	PARN		RPL26
FANCN(PALB2)			RPL27
FANCO(RAD51C)			RPL35A
FANCP(SLX4)			GATA1
FANCQ(XPF)			
FANCS(BRCA1)			
UBET2			

裂ごとに行われるDNAの複製の際に徐々に削られてしまい，重要な遺伝情報が失われてしまう．ただこの機能は正常細胞においても完全ではなく，50-150塩基対が細胞分裂ごとに失われている．テロメア長の短縮した染色体をもつ細胞は，染色体末端がDNAの二本鎖切断部位として認識され，DNA損傷反応およびp53の活性化が惹起され，細胞の老化・アポトーシスに至る．原因遺伝子として，11遺伝子(*DKC1*，*TERT*，*TERC*，*RTEL1*，*NOP10*，*TINF2*，*CTC1*，*NHP2*，*WRAP53*，*ACD*，*PARN*)が先天性角化不全症の原因遺伝子として同定されている．

c SDS

SDSは乳児期に発症する膵外分泌機能異常と骨髄不全を合併する常染色体劣性遺伝様式をとる，先天性造血不全症候群である．およそ90％の患者は，*SBDS*遺伝子変異が認められる．多くの症例では，近接する*SBDS*の偽遺伝子との相同組み換えによって遺伝子変異が引き起こされている．

d DBA

DBAは，主に新生児期から乳児期に赤芽球癆を発症するIBMFSsである．これまでに13のリボソーム関連遺伝子(*RPS7*，*RPS10*，*RPS17*，*RPS19*，*RPS24*，*RPS26*，*RPS27*，*RPS29*，*RPL5*，*RPL11*，*RPL26*，*RPL27*，*RPL35A*，*GATA1*)の遺伝子変異が同定されている．

3 臨床症状

a 造血障害

疾患により，主に障害される血球系が異なる．FA・先天性角化不全症は汎血球減少をきたすことが多い．一方，SDSは好中球減少が主体となる症例が多く，DBAは赤血球系の造血異常が全面に出る．しかしながら，各疾患に特徴的な血球系以外の血球系の減少を合併することもしばしば認められるため，障害されている血球系のみで診断を決められないことは覚えておく必要がある．

> ⚠️ **Pitfall**
> 特徴的な臨床症状を伴わない症例も存在する．合併する身体異常がないだけでは，IBMFSs を除外診断することはできない．

b 造血障害以外の症状

病型により，特有の症状をきたすことが知られている．FA 患者では，低身長・皮膚の色素沈着・身体奇形などが認められることが多い．また，固形腫瘍の発症リスクが高いことも知られている．先天性角化不全症の典型的な三徴は，皮膚色素沈着・爪の低形成・口腔粘膜の白板症である．先天性角化不全症の患者もまた，急性骨髄性白血病や頭頸部癌をはじめとした固形腫瘍のリスクが高い．SDS は，膵外分泌機能異常，脂肪便の合併が有名である．また，急性骨髄性白血病・骨髄異形成症候群への進展が高頻度（20〜30％）に認められる．DBA の患者では，およそ半数で頭蓋・顔面奇形，眼科的合併症などの先天奇形が認められる．また，心奇形・腎泌尿器系の奇形を合併し得るため，診断時には心臓・腎臓の画像評価が必要である．DBA もまた，腫瘍発症のリスクが一般人口と比較して高いことが知られている．

4 検査所見

a 染色体脆弱性試験

末梢血リンパ球に mitomycin C（MMC）や diepoxybutane（DEB）などの DNA 架橋剤を添加して培養し，染色体断裂の数を評価する．FA 患者の末梢血リンパ球では，正常人の末梢血リンパ球と比較して多数の染色体断裂が認められる．末梢血リンパ球による解析のみでは，reversion mutation による体細胞モザイクが認められる症例では偽陰性となることがあるため，注意が必要である．体細胞モザイクが疑われる場合には，皮膚線維芽細胞を用いた解析が必要である．

b FANCD2 モノユビキチン化試験

FA 患者において変異のみられる頻度が高い *FANCA*，*FANCC*，*FANCG* などは，いずれも *FANCD2* よりも上流に位置している．このため，DNA 架橋剤刺激による患者末梢血リンパ球の FANCD2 蛋白のモノユビキチン化の有無をウエスタンブロット法で評価することで，約 95％の FA 患者のスクリーニングが可能である．名古屋大学小児科で検査可能である．

c テロメア長測定

テロメア長が短縮する先天性角化不全症のスクリーニング検査として，テロメア長測定が有用である．測定方法には，サザンブロッティング法・定量 PCR 法・Flow-FISH 法などがある．名古屋大学小児科では，Flow-FISH 法によるテロメア長の測定を行っている．

d 遺伝子解析

確定診断には，遺伝子変異解析の果たす役割は大きい．近年の遺伝学的研究の進展により，IBMFSs の原因遺伝子は多数同定されてきた．従来のサンガー法による遺伝学的診断は，必要な時間・労力の両面から限界を迎えており，次世代シークエンサーを用いた網羅的遺伝子解析の臨床応用が望まれている．名古屋大学小児科では，約 180 の IBMFSs の原因遺伝子・関連遺伝子を解析対象としたターゲットシークエンスの解析系を確立している．コピー数解析により，原因遺伝子領域の微小な欠失も検出可能である．

5 治療

a FA

同種造血幹細胞移植が有効である．しかし，通常の再生不良性貧血に用いられる強度の前処置を行ってしまうと致死的な移植関連合併症のリスクが高く，減弱した移植前処置を用いる必要がある．前述のとおり，

FA の患者の一部では特徴的な身体異常を伴わない症例が存在するため，再生不良性貧血の患者の移植前には染色体脆弱性試験などにより FA の可能性を除外することは大変重要である．

b 先天性角化不全症

同種造血幹細胞移植の有効例が報告されているが，移植後肺合併症のリスクが高い．近年，アンドロゲンの有用性が報告されている．

c SDS

好中球減少症に対して G-CSF が用いられることがある．急性骨髄性白血病・骨髄異形成症候群への進展例では同種造血幹細胞移植が必要である．

d DBA

約半数の症例ではステロイド投与により，貧血が改善する．不応例では，同種造血幹細胞移植が有効である．

DON'Ts

- [ ] 家族内ドナー候補者が未発症の罹患者である可能性を除外することなく，先天性骨髄不全症（IBMFSs）の患者に対する造血幹細胞移植の家族ドナーを選定してはならない．
- [ ] IBMFSs の除外をすることなく，特発性再生不良性貧血と安易に診断して治療をすすめてはならない．

名古屋大学大学院医学系研究科小児科学　**村松秀城**

☑ 遺伝子解析に頼りすぎてはならない

本項でも紹介した，次世代シークエンスを用いた網羅的遺伝子解析は非常に強力な診断支援ツールであり，今後広く診断に使用されていることが予想されるが，決して万能ではない．例えば，これまでに報告されていないミスセンス変異候補について，実際に疾患を引き起こす変異であるかどうかを確定することは決して容易ではない．遺伝学的検査の結果のみで患者を診断してはならず，臨床像との照合作業を積み重ねていくことは，診断技術の向上および疾患の発症メカニズムを明らかにしていく上でも必須の作業であり続ける．　　　（村松秀城）

E 小児の血液疾患

10 原発性免疫不全症

> **DOs**
> - ☐ 家族歴，日和見感染，重症感染症，周期性発熱や持続する炎症など，原発性免疫不全症（PID）の診断の契機となる所見を確認する．
> - ☐ PIDを疑う場合，詳細な病歴聴取，免疫学的スクリーニング検査，感染症の原因検索をまず行う．
> - ☐ 免疫不全症専門医へのコンサルトを速やかに行い，確定診断と治療方針決定を行う．

1 基本的な考え方

原発性免疫不全症（PID）の基本病態は，先天的な遺伝子変異が原因で起こる免疫担当細胞の分化・機能障害であり，易感染性の他に，自己免疫疾患，アレルギー，悪性腫瘍を合併する疾患が多い．現在 PID には 200種類以上の疾患が含まれており，疾患は多岐にわたっている．PIDの家族歴がある，日和見感染を発症している，明らかに重症感染症が多い，周期的に発熱を繰り返している，感染症がないのに炎症所見が持続している，などが診断の契機となる．本症を疑う場合は，詳細な病歴聴取と免疫学的スクリーニング検査および感染症の原因検索を行い，PID専門医へ速やかにコンサルトを行い，確定診断と治療方針決定を行う．

2 病 態

表1に示すように，ヒトの免疫系は大きく自然免疫系と獲得免疫系に区別される．自然免疫系には顆粒球（好中球），食細胞，NK細胞，補体系が含まれる．獲得免疫系にはT細胞を主体とする細胞性免疫，B細胞を主体として抗体産生を司る液性免疫，T-B細胞間相互作用が含まれる．WHOはこれまで2年ごとに免疫不全症の疾患分類を改訂しているが，その疾患数は実に200種類以上になる．表2に，実臨床で遭遇しやすい発症頻度の高い代表的な疾患を抜粋して示す．PIDは，先天的な免疫担当細胞の分化や機能に重要な遺伝子の先天的変異が原因であり，複合免疫不全症，抗体欠乏を主徴とする免疫不全症，その他の明確に定義された免疫不全症，補体欠損症，食細胞機能不全症および自己炎症性疾患などが含まれる．その大部分において責任遺伝子が同定されているが，まだ同定されていない疾患も含まれている．

3 臨床症状

小児は成長過程で必ずといっていいほど感染症に罹患し，治癒後に獲得免疫を得て成長していくものである．その中から免疫不全症疑い症例を拾い上げて精査することは，臨床医の着眼に負うところが大きい．表3[1]に，免疫不全症データベース（PIDJ）

表1 ヒトの免疫系

自然免疫系 (innate immunity)	顆粒球（好中球）
	食細胞
	NK細胞
	補体系
獲得免疫系 (acquired immunity)	細胞性免疫（T細胞主体）
	液性免疫＞抗体産生（B細胞主体）
	T-B細胞間相互作用

表2 PIDの疾患分類（代表的疾患を抜粋）

1. 複合免疫不全症
    1) 重症複合免疫不全症（X-SCID, Omenn症候群など）
    2) Adenosine deaminase欠損症, 他
2. 抗体欠乏を主徴とする免疫不全症
    1) X連鎖無γグロブリン血症
    2) 高IgM症候群
    3) IgA欠損症
    4) IgGサブクラス欠損症
    5) 分類不能型免疫不全症（CVID）, 他
3. その他の明確に定義された免疫不全症
    1) Wiskott-Aldrich症候群
    2) 高IgE症候群
    3) Ataxia-telangiectasia
    4) DiGeorge症候群, 他
4. 補体欠損症
5. 食細胞機能不全症
    1) 慢性肉芽腫症
    2) Chediak-Higashi症候群, 他
6. 自己炎症性疾患
    1) 家族性地中海熱
    2) PFAPA
    3) 高IgD症候群, 他

表3 PIDを疑う10徴候

1. 1年に8回以上, 中耳炎に罹患する
2. 1年に2回以上, 重篤な副鼻腔炎に罹患する
3. 抗生物質を長期間服用しても効果がない
4. 1年に2回以上, 肺炎に罹患する. 気管支拡張症を合併している
5. 乳児で発熱を繰り返し, 体重増加不良が見られる
6. 反復する深部膿瘍（皮膚, 臓器）が見られる
7. 1歳以降に持続する鵞口瘡, 皮膚真菌症, 広範な疣贅がある
8. 2回以上の深部感染症（髄膜炎, 骨髄炎, 敗血症）にかかる
9. BCG後の重度副反応や, 単純ヘルペス脳炎, EBV関連血球貪食症候群にかかる
10. 原発性免疫不全症の家族歴がある

（原寿郎〔編〕: 患者・家族のための原発性免疫不全症候群疾患概説書. 2012〔http://pidj.rcai.riken.jp/genpatsuseimenekifuzen.pdf＜閲覧日：2015.11.20＞〕より改変）

がまとめた免疫不全症を疑う10徴候を示す．これらは健常小児ではみられない臨床経過をまとめており，精査を進めるべきかどうかの臨床経過の指標として考えたい．免疫不全症は症候群として特徴的な臨床所見から診断を絞り込める疾患も含まれている．

また，感染症がないにもかかわらず周期的に発熱を認める場合や炎症所見が持続的に陽性である場合，自己炎症性疾患を鑑別に入れることが重要である．

4 検査と診断の進め方

図1に免疫不全症の診断の一般的なフローチャートを示す．まず本症候群を疑う臨床経過や臨床所見がある場合，免疫学的スクリーニング検査を行うことが望ましい．補体系，顆粒球機能，NK細胞，細胞性免疫能，液性免疫能の代表的な検査項目をあげたが，感染症病原体の種類によって必要な検査を選択する．その上で，候補疾患を絞り込み，各疾患に特異的な機能検査を追加する．最終的には，責任遺伝子変異検索による確定診断を行う．

診断過程の中では，専門医にコンサルトすることが望ましい．以下のホームページには，各疾患の概要やコンサルト先が紹介されている．わが国では，PIDJによる患者相談，網羅的遺伝子検索が可能となっており，ぜひ活用していただきたい．

免疫不全症データベース（PIDJ）：http://pidj.rcai.riken.jp/（患者相談，網羅的遺伝子検索）

e-免疫.com：http://www.emeneki.com/（疾患概念）

典型的な症例が確定診断と治療方針決定に至るまでの，実際例を紹介する．

［症例1］
母乳栄養による生後9か月の男児で，重症間質性肺炎による低酸素血症にて入院し

```
┌─────────────────────────────┐
│ PIDを疑う臨床経過や臨床所見がある │
└─────────────────────────────┘
              ↓
┌─────────────────────────────┐
│   免疫学的スクリーニング検査    │
│   （疑う疾患によって選択する）  │
└─────────────────────────────┘
補体系：C3, C4, CH50
顆粒球機能：好中球数，貪食能・殺菌能・活性酸素産生能
NK細胞：NK細胞数，NK活性
細胞性免疫能：T細胞数，リンパ球幼若化反応
液性免疫能：B細胞数，免疫グロブリン値，特異的抗体価測定
              ↓
┌─────────────────────────────┐
│   各疾患に特異的な機能検査     │
└─────────────────────────────┘
              ↓
┌─────────────────────────────┐
│   責任遺伝子変異検索による確定診断 │
└─────────────────────────────┘
```

図1 PIDの診断の進め方

表4 PIDに対する一般的治療法

1. 感染症の予防（疾患，臨床経過による）
   ST合剤（抗生剤），抗真菌剤の予防内服
   定期的γグロブリン補充療法
2. 感染症の治療
   原因病原体，重症度や原疾患により治療法を選択する
3. 同種造血幹細胞移植（根治療法）
   骨髄移植　臍帯血移植
   ＞異常な免疫系を造血幹細胞レベルからリセットする
4. 遺伝子治療の可能性
   ＞造血幹細胞への遺伝子導入
   ＞遺伝子導入効率と発癌リスクの克服が課題

 コツ

リンパ球数，好中球数，免疫グロブリン値，末梢血表面マーカー（CD3, 4, 8, 19/20, 16/56），補体価があると，専門医に相談しやすくなる．

 Pitfall

慢性ITPとして治療反応性が乏しい小児例では，血小板サイズを確認の上，XLTを含む先天性血小板減少症を鑑別に入れるべきである．

た．カリニ抗原検査陰性，サイトメガロウイルス（CMV）抗原検査陽性からCMV肺炎と診断し，ガンシクロビルとγ-グロブリン治療を開始した．家族歴で母方に同様に間質性肺炎による乳児死亡例があった．免疫学的スクリーニングを施行したところ，末梢血リンパ球が減少し，T細胞とNK細胞が完全に欠如し，ほとんどがB細胞であったが，免疫グロブリン値は減少していた．PIDJにアクセスして専門医に連絡し，common γ鎖の遺伝子変異を同定し，X連鎖重症複合型免疫不全症（X-SCID）と確定診断した．準無菌管理とし，他の感染予防（ST合剤投与やγ-グロブリン補充）を併用し，同種臍帯血移植の準備を開始した．

［症例2］

血小板減少症の12歳男児で，2歳時より免疫原性血小板減少症（ITP）と診断され，大量γ-グロブリン療法とステロイド治療が行われたが，効果は一時的であった．家族歴はなし．免疫学的スクリーニング検査は正常だったが，WASP蛋白質のフローサイトメトリー法でWASP蛋白発現がなく，PIDJによるWASP遺伝子変異同定から，X連鎖血小板減少症（XLT）と診断した．HLA検査を施行したが血縁ドナーはなく，骨髄バンクへ登録した．

5　一般的治療

表4にPIDに対する一般的な治療法について示す．治療法は各疾患によって異なってくる．一般論として，感染症の予防，病原体に即した感染症治療，根治療法として必要な疾患では同種造血幹細胞移植を検討する．最近は，わが国においても造血幹細胞を導入標的細胞とした遺伝子治療の臨床試験が開始されており，将来的な治療選択肢として期待されている．

DON'Ts

- ☐ 感染症治療が奏功しない場合，免疫学的スクリーニング検査を行わないまま，漫然と治療の継続や変更のみで対応しない．
- ☐ 感染症がないにもかかわらず炎症所見の持続陽性がある場合，自己炎症性疾患を鑑別から除外してはならない．

文献

1) 原寿郎（編）：患者・家族のための原発性免疫不全症候群疾患概説書．2012（http://pidj.rcai.riken.jp/genpatsuseimenekifuzen.pdf〔閲覧日：2015.11.20〕）

東北大学大学院医学系研究科小児病態学分野　笹原洋二

☑ **Waltzing with WASP**

　私が大学院生のとき，悪性リンパ腫を合併した湿疹と血小板減少症を伴う5歳男児を経験した．当時，Cell に WASP 遺伝子が Wiskott-Aldrich 症候群の原因遺伝子であることがはじめて報告されたため，遺伝子変異検索を行って確定診断した．以後はずっとこの疾患の病態解析を行い，関連疾患の研究まで手を伸ばしている．診療した患児の分子病態を疑問に思い，長年かけて基礎的に追及する MD/PhD キャリア形成もいいのではないでしょうか．

（笹原洋二）

E 小児の血液疾患

11 先天性貧血

DOs

- 新生児遷延性重症黄疸，感染後溶血発作，身体奇形を伴う貧血の場合は，先天性貧血を疑う．
- 家族歴・平均赤血球容積・網状赤血球数・間接ビリルビン値・赤血球形態・Coombs試験陰性を確認して，効率よく診断を進めることが重要である．
- 診断確定や治療管理，家族への説明は専門的な知識を要するので，専門医師のいる施設へ紹介することが望ましい．

1 基本的な考え方

貧血は様々な原因で生じる症候であるが，そのうち遺伝的背景に伴うものや胎生期の異常により生じる貧血を総称して，先天性貧血とよぶ．現在，責任遺伝子が同定されている疾患が多い．発症頻度は低いが，原因，貧血の程度，発症時期などは多彩であり，治療選択や予後改善のためには速やかな原因診断が重要である．

2 先天性貧血の分類

表1[1])に先天性貧血の成因による分類を示す．大きく分けて，①赤血球の産生障害によるもの，②赤血球破壊の亢進によるものに大別される．①の赤血球の産生障害による代表的疾患はダイアモンド・ブラックファン貧血（DBA）で，新生児期に気づかれることが多い．末梢血での網状赤血球減少，骨髄で赤血球系のみ著減を呈する．赤血球の成熟障害によるものの中では，先天性赤血球形成異常性貧血（CDA）は赤血球の成熟障害と骨髄内溶血による無効造血が主因の貧血で，溶血性貧血との鑑別において重要である．②赤血球破壊の亢進（先天性溶血性貧血）は，ヘモグロビン異常，赤血球膜異常，赤血球酵素異常に大きく分類され，それぞれのスクリーニング検査や遺伝子検査で診断がなされる．最近，日本人の孔脳症など71例の解析において21％に血管基底膜関連の*Col4A1*遺伝子変異が同定され，そのうちの33％に溶血性貧血の合併を認めたとの報告があり，赤血球以外の要因による先天性溶血性貧血として注目される（溶血性貧血とその検査については，p.229）．

3 先天性貧血の診断の進め方（図1）[2])

各種先天性貧血は散発例も多いが，遺伝性や人種による発症頻度の差があるため，家族歴や血族結婚の有無，両親の国籍などの確認が重要である．小児科では新生児や幼児の貧血例が多くなるので，血算や一般生化学検査結果より疑われる病因を絞り，なるべく少ない採血量で効率よく診断を進めたい．検査結果から診断困難な症例は多く，現在診断精度向上のため名古屋大学及び聖路加国際病院の小児科で中央診断が行われているので，貧血を含めた造血不全が疑われた場合は中央診断を受けることを勧める．また多数の先天性貧血の原因遺伝子を網羅的に検索する試みがはじまっているので，診断困難な輸血依存例や溶血と無効造血の鑑別が困難な例においては早めの遺伝子検査の検討が望ましい．

表1 先天性貧血の原因別分類

1. 赤血球の産生障害

a. 赤血球系前駆細胞障害	・ダイアモンド・ブラックファン貧血	
b. 赤血球の成熟障害によるもの	①細胞質成熟障害	・先天性無トランスフェリン血症 ・遺伝性鉄芽球性貧血
	②核の成熟障害（巨赤芽球性貧血）	・先天性内因子欠乏症，先天性トランスコバラミンⅡ欠乏症 ・先天性コバラミン代謝異常症（メチルマロン酸尿症，ホモシスチン尿症など） ・先天性プリン・ピリミジン代謝異常（Lesch-Nyhan症候群，オロチン酸尿症） ・チアミン反応性貧血
	③CDA	

2. 赤血球破壊の亢進（先天性溶血性貧血）

a. ヘモグロビン異常	①量的異常：サラセミア ②質的異常：不安定ヘモグロビン症，鎌状赤血球症
b. 赤血球膜異常	・遺伝性球状赤血球症，遺伝性楕円赤血球症，遺伝性有口赤血球症
c. 赤血球酵素異常	・グルコース-6-リン酸脱水素酵素異常症 ・ピルビン酸キナーゼ（PK）異常症 ・ピリミジン-5'-ヌクレオチダーゼ異常症 ・グルコースリン酸イソメラーゼ異常症 ・その他の赤血球酵素異常症 ・ポルフィリン症
d. 赤血球以外の因子による	・コラーゲン4A1異常症

（Brugnara C, et al. Hematology of Infancy and Childhood.7th ed.Philadelphia：WB Saunders；2009. P.455-66 より改変）

4 代表的な先天性貧血

a DBA

①特徴：赤芽球癆，身体奇形，骨髄異形成症候群や白血病への移行や固形癌の合併を特徴とする．出生人口100万人当たり5～7人発症のまれな血液疾患である．20%前後は常染色体優性遺伝の家族内発症で，リボソーム蛋白遺伝子（*RPS19*，*RPL5*など）変異によるmRNA翻訳を担うリボソーム機能障害が原因と推察されている．わが国の調査では約30%の症例にリボソーム蛋白遺伝子変異が同定されている．

②診断：鑑別診断としては小児期一過性赤芽球減少症（TEC）が重要である他，Fanconi貧血や先天性角化不全症などの骨髄不全症候群があげられる．

③治療：ステロイド療法により約80%の症例で反応がみられ，約30%は離脱が可能である．6か月未満やステロイド抵抗性の場合は4～8週毎の輸血が必要となるが，輸血依存例は造血幹細胞移植の適応となる．

④予後：生命予後は良好であるが，ステロイド療法や輸血依存例がそれぞれ40%認められる．悪性腫瘍を合併しやすく約4%に悪性腫瘍が発症し，発症年齢の中央値は15歳と若年である．骨髄異形成症候群，急性骨髄性白血病，骨肉腫の頻度が高い．

b CDA

①特徴：先天的に赤血球系細胞に形成異

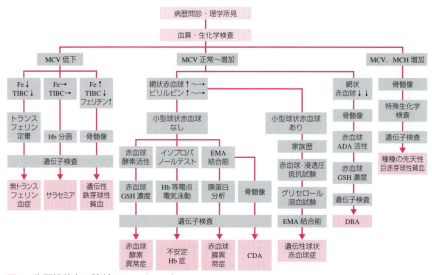

図1 先天性貧血の診断フローチャート
（菅野仁：臨床検査 2014；58：327-335 より改変）

表2 CDA 各病型の特徴と原因遺伝子

	Type1	Type2	Type3	Type4
遺伝形式	常染色体劣性遺伝	常染色体劣性遺伝	常染色体優性遺伝	常染色体劣性遺伝
赤血球像	大小不同，奇形 好塩基斑点，Howell-Jolly 小体	大小不同，奇形 好塩基斑点，斑状，涙滴	大小不同，奇形	大小不同，奇形
赤芽球形態	巨赤芽球様変化 分裂赤芽球間の核クロマチン架橋	2～4核の正染性赤芽球（10～40％）	12核におよぶ巨大多核赤芽球	多核赤芽球
検査所見		Ham 試験陽性 EMA 結合能低下		HbF 高値 EMA 結合能低下
病因遺伝子	*CDAN1*	*SEC23B*	*KIF23*	*KLF1*

常があり，慢性の不応性貧血，無効造血および続発性ヘモクロマトーシスを伴う稀少な疾患群である．現在，責任遺伝子が同定されている4病型の特徴を表2に，Type4症例の赤血球像と骨髄赤芽球像を図2に示す．

②診断：溶血性貧血との鑑別において重要であり，他の先天性貧血や赤血球異形成を伴う代謝異常などを除外し，最終的に遺伝子検査を行ってなされるべきである．

③治療：重症例には輸血，除鉄療法を行う．摘脾は一部の症例に有効（特に Type2）といわれているが，摘脾後の血栓症には注意を要する．

④予後：長期予後の報告は少ない．輸血は幼時期までで以後不要になるとされるが，ほぼ全例で鉄過剰症が観察され予後が左右される．

c 遺伝性鉄芽球性貧血

①特徴：骨髄における環状鉄芽球（ミト

コツ

先天性貧血を疑ったら，早めに専門施設（ネットでも検索可能）に相談しよう．

Pitfall

赤血球形態は機械判定を鵜呑みにせず，末梢血スメアを自分で確認しよう．

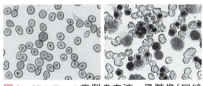

図2 CDA Type4 症例の血液・骨髄像（口絵 No.21）

コンドリアへの鉄の異常蓄積により形成される）の出現を特徴とするまれな難治性貧血である．貧血の程度は軽症〜中等度で，これまでに複数の遺伝子変異の報告があるが，ヘム合成系の初発酵素である赤血球型δ-アミノレブリン酸合成酵素（ALAS2）の変異による X 連鎖性鉄芽球性貧血（XLSA）が最も多い．わが国の実態調査で変異遺伝子が確定した症例はすべて XLSA だった．

②診断：小球性貧血で血清鉄，フェリチン高値，総鉄結合能低値を示す症例において，骨髄に環状鉄芽球が骨髄総赤芽球の 15% 以上認められ，遺伝性検査を行って確定診断がなされる．鑑別診断では薬剤性（抗結核薬），鉛中毒，アルコール性によるもの，骨髄異形成症候群など後天性鉄芽球性貧血を除外する．

③治療：XLSA では 50% 以上の症例でビタミン B6 経口投与（50〜100mg/日）が，鉄芽球を認めるチアミン反応性巨赤芽球性貧血（TRMA）にはビタミン B1 経口投与（25〜75mg/日）が有効である．その他，輸血と除鉄療法が行われる．

DON'Ts

- [ ] 安易に摘脾術をしてはならない．疾患によっては重篤な血栓症を起こす可能性がある．
- [ ] 漫然と輸血療法や鉄剤投与を行わない．ヘモクロマトーシスによる臓器障害は予後の悪化を招く．

文献

1) Brugnara C, et al.：Hematology of Infancy and Childhood. 7th ed. WB Saunders, 2009；455-466
2) 菅野仁：臨床検査 2014；58：327-335

東京女子医科大学輸血・細胞プロセシング科　**小倉浩美，菅野　仁**

☑ 稀少疾患にじっくり取り組もう

われわれは長年溶血性貧血の原因診断のため赤血球酵素活性の測定，さらにヘモグロビンや赤血球膜異常症のスクリーニング検査を含めた検査を行っているが，30% 前後は原因不明である．患者さんやご家族は勿論のこと，全国の基幹医療施設の担当医師が苦慮され，相談を受けることが多くなっている．先天性貧血の診療は，患者さんの経済的負担と担当医師の熱意に支えられているのが現状であるが，学問的には先天性貧血症例を通して赤血球造血機構の解明も進んでいる．若い医師の方には，ぜひ興味をもってじっくりと患者さんの診療にあたっていただきたい．

（小倉浩美，菅野　仁）

第6章

知っておくべき知識と制度

1 血液診療に関する法律の基礎知識

> **DOs**
> - 社会生活における一般的（医療者独特ではない）ルールを厳守する．
> - 診療においては法律よりもガイドラインを参考にする．
> - 患者サイドとの良好なコミュニケーションが，訴訟を含めたトラブル予防となる．

　血液内科医である前に，医師であることはもちろんであり，そして医師は，日本社会の一構成員として社会生活においてルールを守らなければならない．そのルールとして，法令である法律は強制力をもつものである．医師は一般の人間が守る法律だけでなく，医療関連の法律を遵守する必用があり，法律に関する最低限の知識はトラブル回避においても必用である．

1 日本の医療制度

　まず，日本の医療制度について概説する．皆保険制度をとる日本の医療は，厚労省医政局が担当する「医療提供体制」と，保険局が担当する「医療保険制度」を両輪とする医療制度で構築されている．

　このうち「医療提供体制」を司る法律として，人的規制としての医師法など，施設規制としての医療法等が存在し，医療はコントロールされている．また医療保険制度を司る健康保険法など，公費負担医療に関する法，介護保険に関する法それぞれに法律が規定されており，医療費の負担，診療報酬決定などが明記されている．そのイメージを図1[1]に示す．

　日本で医療を行う上で，現状の法律，取り決めを遵守しなければならないことは当然である．ただ，昭和の時代から積み重ねてきた様々な法律は，細分化に伴い医療，看護，介護などを分けて定義されてきたため，どうしても縦割りの問題が存在する．近年，この縦割りをチーム医療の推進という修正方向への提言がなされているが，ただ責任の所在の不明確さを含めて，現代の医療に関する法律運用はとても複雑である．

　基本的には，医師法は医師個人に対して課せられた義務・資格を定めるもので，医療法は病院などの医療機関に関する規定を定めたものとなる．以下にその重要部分を抜粋する．

2 医師法第四条，第七条

a 第四条

　医師法第四条に書かれている条項は，記憶していなければいけない．

　第四条　次の各号のいずれかに該当する者には，免許を与えないことがある．

1. 心身の障害により医師の業務を適正に行うことができない者として厚生労働省令で定めるもの
2. 麻薬，大麻又はあへんの中毒者
3. 罰金以上の刑に処せられた者
4. 前号に該当する者を除くほか，医事に関し犯罪又は不正の行為のあつた者

　またこれを踏まえた上で，医師法第7条第2項において行政処分が規定されており，刑事・民事に違反がなくても，業務内外を問わず医師には品位をもった行動が要求されている．

第6章 知っておくべき知識と制度

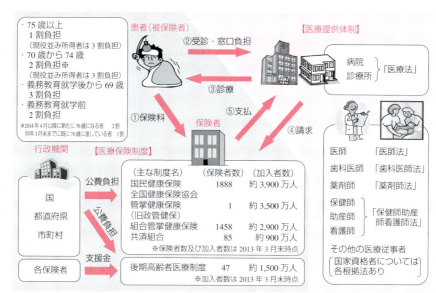

図1 日本の医療制度の概要
(厚生労働省：平成24年版厚生労働白書．日本の社会保障の仕組み．2015；45〔http://www.mhlw.go.jp/wp/hakusyo/kousei/12/dl/1-03.pdf ＜閲覧日：2015.11.20＞〕より改変)

b 第七条第2項

医師が第四条各号のいずれかに該当し，又は医師としての品位を損するような行為のあつたときは，厚生労働大臣は，次に掲げる処分をすることができる．

一　戒告
二　三年以内の医業の停止
三　免許の取消し

医師としての品位を損するような行為とは，その時代の一般常識に準ずるため注意が必要である．具体例として，原則罰金以上の刑に処せられた場合この処分が起こり得る．特に医師としての立場を利用した犯罪行為，診療におけるわいせつ行為，診療報酬の不正請求，麻薬を含めた薬事法違反などは国民の信頼を裏切る行為として重い処分がなされる傾向がある．

3 医療法 第一章の三 医療の安全の確保

昭和23年頃に策定された医療法は，変遷を経て現在に至る．そのため各時代の常識が法律に影響する．最近の医療において，医療の安全の確保が問題になっている．特に医療法の第一章の三　医療の安全の確保に関する記載は理解しておくべきものである．
基本的な考え方は以下となっている．
「医療法において医療安全の確保にかかる医療機関の管理者の義務を規定すること」
「都道府県が設置する医療安全支援センターについて医療法に位置づける」
これは，病院組織における医療安全体制の明文化，具現化が明記されているものである．このことで管理者における安全管理体制の充実・強化，院内感染制御体制の充実，医薬品・医療機器の安全管理体制の確保の義務化と，患者への相談・助言を行う

医療安全支援センターの制度化が明記されており、病院という組織においての診療の医療安全を守ろうと規定されている．

ただし、一般的すぎて具体性の明記が少なく、感染症など進歩が速い分野であることを踏まえて法的解釈が多岐に広がるものであり、病院組織ごとに対応が異なっているのが現状である．そして特に、患者とマスコミと医療者と司法において、「医療の安全の常識」が大きく異なっていることは理解しておかなければならない．

4 医師法 第十七条

「医師でなければ、医業をなしてはならない」

医師法第十七条に規定されている医業は、医師でなければ行えない．しかし在宅療養等の最近の医療ニーズを踏まえて、医業である特定行為および特定行為区分(38行為21区分)が、2015年10月から看護師などが行うことが可能として明記されている[2]．今後、医師が行う医療行為の変遷については気に留めておくべきである．

5 医療事故調に関連して

患者の状態が急変する確率の高い血液内科において、医療法第六条の四第1項における入退院時の文章による説明の義務化の部分は、実はトラブルを避ける意味で大切な部分である．そして特に今回、医療法において医療事故調における改訂がなされている．つまり予期せぬ死亡事故が起きた際は、この医療事故調の調査の流れに乗ることが義務づけられる．ただし、治療などに伴い当該の死亡の危険性をしっかりと説明していれば、この予期せぬ状況とはならないことが医療法第一条の十の二第1項にしっかり書かれていることを理解しておくべきである．

しっかりと説明を行い、記録を残すことがもちろん大事であるが、患者、患者家族と良好なコミュニケーションをとることが、最も必要なことである．

6 おわりに

医療者の常識と一般人の常識が異なることがあることを、頭に入れておくべきである．その中で常識を基に行動が規定される職業であることを理解すべきであり、実際にはリスク管理として個人ではなく上司を含めたチームとして連携をとることが大事である．

DON'Ts

- 尊厳死を含め、「患者のため」であっても法の許す範囲を越えた行動をしてはならない．
- 連絡・相談のない単独での行動は、基本的に控えなければならない．

文献

1) 厚生労働省：平成24年版厚生労働白書．日本の社会保障の仕組み．2015；45(http://www.mhlw.go.jp/wp/hakusyo/kousei/12/dl/1-03.pdf〔閲覧日：2015.11.20〕)

2) 厚生労働省医政局看護課看護サービス推進室：看護師の特定行為研修の概要について．2015(http://www.mhlw.go.jp/file/06-Seisakujouhou-10800000-Iseikyoku/0000092160.pdf〔閲覧日：2015.11.20〕)

獨協医科大学内科学(血液・腫瘍) **中村幸嗣**

2 個人情報保護

DOs

- 血液診療では機微性の高い（センシティブな）個人情報を扱うことが多い．個人情報の取り扱いには細心の注意を払う．
- 個人情報保護法による個人情報保護についての原則を基にして，医療における個人情報の取り扱いについて理解し，実践する．
- 病院ごとに定められている個人情報取り扱い規定を遵守して，個人情報を管理，保護する．

1 個人情報とは

個人情報とは，「個人の情報であって特定の個人を識別できる情報」であるが，「他の情報と容易に照合することができることによって特定の個人を識別することができる情報」も含まれることから，その範囲は極めて広い．したがって，医療においては診療録に記載されたほとんどすべてが個人情報であり，その他にも診療情報提供書，検査所見，画像診断，調剤内容，医事課における記録などもすべて個人情報である．また医療における個人情報には，プライバシーにかかわる多くの情報が含まれるため，細心の注意が必要である．

2 個人情報保護とは

ヒポクラテスの誓いにもあるように，医療者は，古来より職業上知り得た個人情報について守秘義務があることが職業倫理として求められている．この守秘義務は，当初は例外を認めない絶対的なものであったが，時代の経過と共に守秘義務にも例外があることが倫理綱要や規定に明記され，相対的な義務となってきている．しかし，医療における個人情報は極めて機微性が高い（センシティブな）情報が多く，細心の注意を払って厳格に保護されなければならない．特に血液診療においては，遺伝子・ヒトゲノム，遺伝性疾患など特にセンシティブな情報を扱う機会が多く，注意が必要である．また，守秘義務は倫理的義務であるだけでなく法的義務でもあり，罰則も規定されている．日常診療においては，病院ごとに個人情報の取り扱いについての規定が作成されており，これに従って行動する．

3 個人情報保護法

古来より求められている医療における個人情報保護と別に，平成17年（2005年）に施行された「個人情報の保護に関する法律（個人情報保護法）」により社会活動のすべての分野における個人情報保護についての義務が定められた（表1）．この法律に従って個人情報を保護するのが原則であるが，この法律では医療における情報の特殊性や公益性についての配慮はなされておらず，医療における個人情報の取り扱いについて各種ガイドラインや倫理指針などが定められている．また，個人情報保護法では個人情報は「生存する個人」の情報であるとされて

表1 個人情報保護法のポイント

1. 利用目的の特定と公表
2. 目的外使用の禁止と例外
3. 安全管理措置
4. 第三者提供の禁止と例外
5. 開示

いるが，厚生労働省からの「医療・介護関係事業者における個人情報の適切な取り扱いのためのガイドライン」で，死者の情報についても適切な安全管理措置をとる義務があると定められており，死者の情報も保護されなければならない．

①利用目的の特定と公表：個人情報の利用目的をできる限り明確にして，そのことを公にしなければならない．多くの場合，病院として定められており，院内に掲示したり，ホームページに掲載されて公表されている．

②目的外使用の禁止と例外：特定された利用目的の範囲を超えて個人情報を取り扱ってはならず，その範囲を超える場合にはあらかじめ本人の同意を得る必要がある．また，法令に基づく場合や，生命・身体・財産の保護や公衆衛生の向上などのために必要であるが本人の同意を得ることが困難である場合などは例外とされる．

③安全管理措置：個人情報の漏えいや安全管理のために，適切な措置を講じなければならない．従業者のみでなく委託先などにも，必要かつ十分な監督を行わなければならない．

④第三者提供の禁止と例外：例外事由がない場合，本人の同意を得ずに第三者に情報を提供してはならない．

⑤開示：本人から保有個人データの開示を求められた場合には，遅滞なく開示しなければならない．医療においては，カルテ開示などが該当する．

4 日常診療における個人情報管理の注意点

①原則として，個人情報は病棟や外来などの特定の管理区域から持ち出さない．電子カルテシステムでは，院内のあらゆるところから個人情報にアクセスすることが可能であるが，アクセス（ログイン）した状態で放置しておかないよう心がける．

②私物コンピュータやUSBメモリなどの媒体に個人情報を入力してはならない．個人情報漏えいの主な原因は，ウイルス，コンピュータやUSBメモリの紛失，職員のモラルとされる．ウイルスや盗難による紛失は犯罪被害であるが，そもそもデータを私物コンピュータやUSBメモリなどに入力することが問題であり，決して行ってはならない．

③個人情報が記載された紙類は，使用後は必ずシュレッダー処理するか機密ゴミ対応として破棄する．カンファレンスなどで使用した資料も同様である．USBメモリやCDなどの電子媒体も機密ゴミ対応で確実に消去・廃棄する．

④患者についての問い合わせには，親族も第三者として扱われることから，不用意な対応は避ける．本人の同意を確認したり，対応を上級医に確認したりする．

⑤血液診療において行われる遺伝子検査の多くは，主に造血器腫瘍においての疾患特異的な遺伝子変異の検索であり，そのような場合は日本医学会の「医療における遺伝学的検査・診断に関するガイドライン」[1]では「すでに発症している患者の診断を目的として行われた遺伝学的検査の結果」に該当すると考えられ，「原則として，他の臨床検査の結果と同様に，患者の診療に関係する医療者が共有する情報として診療録に記載する必要がある」と記載されており，他のすべての医療情報と同様に扱われる．しかし，未発症保因者診断の結果については異なる扱いが必要である．

⑥血液診療では後日追加検査などを行うために検体保存をすることが多いが，保存検体は適切に管理し，必要がなくなったら確実に廃棄する．

⑦カンファレンスなどの資料では，患者名は必要な場合以外は記載しない．

⑧学会認定医，専門医試験などのために提出する病歴要約には，名前，IDなどは

表2 「臨床血液」症例報告等における患者情報保護に関する指針

1. 患者個人の特定が可能な氏名，入院番号，イニシャル，雅号などは記載しない．年齢と性別は記載する
2. 患者の現住所は記載しない．ただし，疾患の発生場所が病態等に関与する場合は，区域までに限定して記載することを可とする
3. 日付は，年月までを明記し，日は記載しない
4. すでに診断・治療を受けている場合，他院名やその所在地は記載しない
5. 顔面写真を提示する際は，目を隠す．眼疾患の場合は，顔全体がわからないよう眼球部のみの拡大写真とする
6. 生検，剖検，画像情報の中に含まれる番号などで，患者個人を特定できるものは削除する
7. 遺伝性疾患やヒトゲノム・遺伝子解析を伴う症例報告では，「ヒトゲノム・遺伝子解析研究に関する倫理指針」による規定を遵守する

(日本血液学会：「臨床血液」投稿規定〔平成27年1月15日改訂〕．〔http://www.jshem.or.jp/bulletin/pdf/authorguide150811.pdf＜閲覧日：2015.11.20＞〕より改変)

記載しないが，添付する病歴サマリーや手術，病理解剖記録などに含まれる個人情報も確実に消去されていることを確認する．

5 医学研究とその公表，学術論文，症例報告

個人情報保護法は，学術研究に含まれる医学研究については適応除外であり，臨床研究を含む医学研究は直接の規制対象とならず，「ヒトゲノム・遺伝子解析研究に関する倫理指針」「疫学研究に関する倫理指針」「遺伝子治療臨床研究に関する指針」「臨床研究に関する倫理指針」などに従うことにより個人情報を保護する．また，研究結果を公表する際には，個々の研究対象者を特定できないようにしなければならない．学会や学術誌に症例報告を行う場合も同様で，具体的なルールは各学会や学術誌により定められている．例えば，日本血液学会の学会誌である「臨床血液」誌では，投稿規定に「『臨床血液』症例報告等における患者情報保護に関する指針」が具体的に掲載されている(表2)[2]．公表・発表の際にはこれらの指針を必ず確認する．

6 疾患登録

日本血液学会は，鉄欠乏性貧血などの一部の疾患を除くすべての血液疾患を対象として，血液疾患登録事業を行っている．日本血液学会専門医研修施設は，日本血液学会による血液疾患登録(または小児血液学会，国立病院機構による登録)を行っていることが認定の条件となっている．また，それ以外の組織，機構，研究グループなどによる疾患登録に関係することもあるかもしれない．疾患登録により，疾患の発生数・死亡数に関する動向と予後を把握することが可能となり，患者データベースを構築することができる．疾患登録は「疫学研究に関する倫理指針」の対象となる．この指針によると，疾患登録は，人体から採取された試料を用いない既存資料のみを用いる観察研究であり，「調査対象者からインフォームド・コンセントを受けることを必ずしも要しない」ものに該当する．しかし，各施設において倫理審査委員会の承認は受ける必要がある．

医療において，個人情報，プライバシー，自己決定権などが保護されるべきであるこ

とは論を待たない．しかし，患者情報の蓄積，解析が医学研究の進展，診断，予防，治療などの医療レベルの向上につながることも事実である．個人情報保護措置を十分に行った上で，その利用を図るよう努めなければならない．

文献

1) 日本医学会：医療における遺伝学的検査・診断に関するガイドライン．2011(http://www.radiology.jp/content/files/840.pdf〔閲覧日：2015.11.20〕)

2) 日本血液学会：「臨床血液」投稿規定(平成27年1月15日改訂)．(http://www.jshem.or.jp/bulletin/pdf/authorguide150811.pdf〔閲覧日：2015.11.20〕)

聖路加国際病院血液内科　**樋口敬和**

3 医療事故

DOs

- ☐ 医療事故を他人事と考えずに，常日頃から事故やヒヤリ・ハット事例に関心をもち，事故の起きにくいシステムを構築する．
- ☐ マニュアル，EBM，院内の安全管理体制に精通してこれを実践する．
- ☐ 他科の医師，薬剤師，看護師，事務員も含めた co-worker とよい関係を築き，意思の疎通，よいチームワークを発揮できるようにする．
- ☐ 患者あるいはその家族（医療を受ける側）に思いやりのある心で接し，普段からよい関係，信頼関係を築いておく．
- ☐ インフォームド・コンセントをしっかりとる．
- ☐ 事故が起こった際，誠心誠意治療に専念すると共に，患者および家族に対しては，誠意をもって事故の説明などを行う．

1 基本的な考え方

テレビや新聞で取り上げられる医療事故のニュースをみていると，医療事故を医療従事者の過誤（ミス）によるものととられがちであるが，医療事故には過失を伴う医療事故と，過失を伴わない医療事故がある．人間は間違いを犯すものであり，医療従事者の過誤，過失がなくても事故は起こるため，医療事故がなくなることはない．

事故の被害者である患者が一番ではあるが，医療従事者も大きな影響や心に傷を受けるため，事故の防止・予防が最も重要である．医療事故を他人事と思わず，常日頃から事故やヒヤリ・ハット事例に関心をもち，事故の起きにくいシステムを構築すること，自身の医療知識，技術の向上に努めること，チーム医療，よい医師―患者関係を構築することが重要である．

2 医療事故とは

医療事故の定義にも様々あるが，厚生労働省リスクマネージメントスタンダードマニュアル作成委員会の定義[1]するところでは，医療事故とは以下とされている．

医療に関わる場所で，医療の全過程において発生するすべての人身事故で，以下の場合を含む．なお，医療従事者の過誤，過失の有無を問わない．

ア 死亡，生命の危険，病状の悪化等の身体的被害および苦痛，不安などの精神的被害が生じた場合．
イ 患者が廊下で転倒し，負傷した事例のように，医療行為とは直接関係しない場合．
ウ 患者についてだけでなく，注射針の誤刺のように，医療従事者に被害が生じた場合．

例えば，薬剤や造影剤アレルギーの既往がない患者に，造影剤検査を行いアナフィラキシーショックに陥った症例などは，過失のない医療事故ともいえるが，「きちんとインフォームドコンセントを行っていたか」「アナフィラキシーショックに陥ったとしても救命できる準備，経過観察，救命処置を行ったか」などの点で過失を問われる可能性がある．

医療事故の訴訟では過失責任（事故の予見可能性，回避可能性），患者の期待権の喪失などを問われることが多く，時として

医師間でも判断が分かれること，医師が考えるレベルと法的に要求されるレベルに差異があることも肝に銘じる必要がある．

3 医療事故を予防するために

研修医，主治医は直接患者と接し，指示を出し，手技を行うので，事故の当事者になることが多い．検体の取り間違えや患者の取り違えは単純ではあるが重大事故につながり，施行者である医師と看護師に責任が生じやすく特に注意したい．バーコードリーダーを用いた患者・薬剤の確認，あるいはダブルチェックのシステムの導入など，病院の規模に応じた安全対策を講じるとよい．主治医でない患者に対応するときは，特に確認に注意する．

体調が悪いときや寝不足のときは集中力を欠き，ミスを起こしやすい．体調管理と仕事量の調節は重要である．特に卒業して間もない研修医は，知識，技術に加えて経験が不足しており，このようなときに思わぬミスをするものである．とはいえ後期研修医以降になると，自信がついてきて油断からミスを誘発することがある．

血液内科領域では抗悪性腫瘍薬を主に扱うため，薬剤の選択，投与量，投与方法，投与時間などには細心の注意と確認が必要である．また，血液内科でよく行われる手技としては，中心静脈カテーテルの挿入，骨髄検査，髄液検査や胸水穿刺など，血小板減少や血液凝固異常から思わぬ事故につながる恐れがある．そのため抗悪性腫瘍薬投与スケジュール（レジメン）や手技について適応，禁忌，副作用などマニュアルの整備が重要である．事故の調査の際には，「第三者がみて客観的批判に耐えられる医療か」「Evidence based medicine が行われているか」の検証が求められると考えられる．

東京女子医科大学病院では，抗悪性腫瘍薬のレジメン登録を行っている．具体的には，あらかじめ電子カルテに薬剤，投与量，投与方法，投与時間，スケジュールを登録し，体重や体表面積で自動計算できるようにしてある．しかし，電子カルテを過信することは禁物で，似たようなレジメン名による選択の間違いや，体重の入力間違い，減量し忘れなどの可能性が残る．輸血の血液型も自動入力が設定されているが，造血細胞移植患者では，移植前後で使用する血液製剤の血液型を変更する必要があり，輸血部に事前に連絡を忘れると事故につながりかねない．

ダブルチェック，トリプルチェックをするためには，医療チームの連携と情報伝達が不可欠であり，普段からよい関係を築き，お互いに注意したり，意見を述べたりしやすい環境をつくることは重要である．

事故の予防ではないが，事故が起こったときに一番重要なことは，普段からの患者あるいはその家族（医療を受ける側）との関係である．患者および家族との良好なコミュニケーションと適切なインフォームドコンセントは，事故がなくてもよい医療を行う上で不可欠である．

4 事故が起こったときの対応

万一にも患者に事故が起こったときの対応を以下に示す．

1. 何よりも患者を救命し，患者の健康被害を最小限度にとどめる．緊急の場合も焦らず対応することが必要であるが，事故の当事者は茫然として手が出せないことも多々ある．壱人で対応せず，他の医師を呼び集める（支援要請）．
2. 研修医であれば上司にすぐに相談・報告する．その際に隠さず話すこと．院内のマニュアルにのっとり，リスクマネージャー・医療安全委員会，病院長へも報告する（報告）．
3. 医療記録を時間経過と共に整理して記載する．カルテの改ざんはもっての外である．時間が経つと忘れてしまうた

め，なるべく早期に記録を残す．場合により，使用済みの医薬品や医療材料や機器を現状保全あるいは回収しておく(記録と証拠保全)．
4. 患者および家族に対しては，誠意をもって事故の説明などを行う．患者および家族に対する事故の説明などは，原則として上級医や病院の幹部職員にお願いし，単独で対応しない．話すときは最初が肝心で，客観的な事実を正直に話し不確実なことはいわない．医療技術がどんなに進んでも，常に大事なことは医師(医療提供者)と患者あるいは家族(医療を受ける側)との信頼関係であり，普段から思いやりのある心で接し，よい関係を築いておくことも重要である．状況に応じ，事故を起こした担当医または看護師などが同席して対応する(説明)．
5. 重大事故を起こした医療従事者は，パニック状態に陥り正常な判断を欠く可能性があり，またその後に反応性のうつ病になったり，心的外傷後ストレス障害になったりする可能性がある．これは事故の当事者だけではなく，目撃者や周りのスタッフにも起こり得るため，注意する必要がある．院内事故調査は事故の当事者ではなく，リスクマネージャーや第三者も交えた事故調査委員会で行う方が望ましい．事故の経過については客観的に訊く必要があるが，責任を押し付けたり責めたりすることは，厳に戒めるべきである(医療スタッフへのメンタル・ケア)．
6. 万一，患者が医療事故で亡くなった場合は，異状死の届け出を行う必要がある．警察署への届け出，医療事故調査・支援センターへの支援依頼をするかは，上司と相談すると共に，病院長の判断を仰ぐ．「医療に起因し，予期せぬ死亡」に至る医療事故には2014年6月に成立した医療介護総合確保推進法に基づいて，2015年10月1日から医療事故調査制度が施行開始された．これは医療事故が発生した医療機関において院内調査を行い，その調査報告を民間の第三者機関(医療事故調査・支援センター)が収集・分析することで再発防止につなげるための医療事故に係る調査の仕組みで，医療の安全を確保することを目的としている．責任追及のための調査ではないが，報告書が訴訟の資料に用いられる可能性があることは否めない．

DON'Ts

- わかりにくい指示を出さない．口頭で指示を出さない．
- 電子カルテや医療機器を過信しない．
- 万一事故を起こした場合も，焦らずパニックを起こさない．
- ヒヤリ・ハット事例や事故の隠蔽をしない．

文献

1) 厚生労働省(リスクマネージメントスタンダードマニュアル作成委員会)：リスクマネージメントマニュアル作成指針．2000(http://www1.mhlw.go.jp/topics/sisin/tp1102-1_12.html〔閲覧日：2015.11.20〕)

東京女子医科大学血液内科　**吉永健太郎**

4 医療保険制度と介護保険制度

DOs

- ☐ 医療保険の種類を覚えておく．
- ☐ 高額療養費制度は，年齢や所得によって限度額が異なることを覚えておく．
- ☐ 介護保険の申請手続きの流れと，対象者の条件を覚えておく．

1 基本的な考え方

a 医療保険制度

医療保険制度は，疾病，負傷，出産，死亡などに必要な保険給付をしている．健康保険，船員保険，各種共済組合，これら以外の地域住民を対象にした国民健康保険，75歳以上（一部65歳以上）の人を対象とした後期高齢者医療制度があり，国民はいずれかの保険に加入する仕組みになっている（表1）．

健康保険には，主として中小企業の従業員を対象にした全国健康保険協会管掌健康保険（協会けんぽ）と，大企業や同業同種の企業が健康保険組合を設立して行う組合管掌健康保険がある．国民健康保険は健康保険や共済組合などに加入していない人で，生活保護を受給していない75歳未満の人が対象となっている．外国人の場合，3か月を超える在留資格をもつ人は加入できる．

1）高額療養費制度

病院や院外薬局などで支払った1か月（月の1日〜末日まで）の医療費の自己負担が限度額以上になった場合に，その限度額を超えた分が加入している健康保険から支給される制度である．

70歳未満の方が入院や通院で医療を受けるとき，医療機関の窓口で支払う金額が，健康保険証と「限度額適用認定証」の提示により，自己負担分が高額療養費の自己負担限度額までになる．事前に加入している医療保険の窓口で申請手続きが必要である．

表1 医療保険の種類

保険の種類	健康保険		船員保険	共済組合			国民健康保険		後期高齢者医療制度
				国家公務員	地方公務員	私立学校			
保険者経営主体	全国健康保険協会管掌健康保険協会けんぽ	組合管掌健康保険（組合健保）	全国健康保険協会管掌健康保険船員保険部	各省庁	共済組合	私立学校振興・共済事業団	各区市町村・国民健康保険組合	各区市町村	後期高齢者医療広域連合
窓口	全国健康保険協会の各都道府県支部	各健康保険組合	全国健康保険協会の各都道府県支部		各共済組合				各区市町村
対象	一般被用者とその扶養家族		船員とその扶養家族	国家公務員とその扶養家族	地方公務員とその扶養家族	私立学校職員とその扶養家族	75歳未満で他の保険に加入していない人	退職者（65歳未満の老齢年金の受給権者）	75歳以上及び65歳以上で一定の障害がある人
根拠法	健康保険法		船員保険法	国家公務員共済組合法	地方公務員等共済組合法	私立学校振興・共済事業団法	国民健康保険法		高齢者医療確保法

自己負担限度額は年齢，所得などによって異なる．（表2）平成24年4月から外来診療でも利用できるようになった．

- 入院時の食事代・差額室料，診断書などの文書料など自費分は対象外となっている．
- 入院と外来，医科と歯科，医療機関ごと別々に請求される．
- 同一世帯で同月に一部負担金を21,000円以上支払ったものが複数あるときは，それらの額を合算して，限度額を超えた分を支給される．
- 過去1年間に高額療養費の支給が4回以上あると，限度額が下がる（多数該当）．

b 介護保険制度

1） 介護保険制度の概要

介護を必要とする状態になっても，できる限り自立した日常生活を送れるよう介護を必要とする人を社会全体で支え合う仕組みで，平成12年4月スタートした．65歳以上の人（第1号被保険者），40歳〜64歳の特定疾病の人（第2号被保険者）が対象となる（表3）．

2） 介護保険の利用について

介護保険は，介護が必要となった際に本人または家族が住民票のある住所地の窓口で申請する必要がある．申請日から原則30日以内で認定結果が出る（図1）．

要介護度に応じて，利用できるサービスや介護保険で認められる月々の利用限度額などが異なる（表4）．

要介護認定された人は，介護サービスの利用ができる．サービス内容は要介護度，要支援かどうかで異なる．必要なサービ

表2　高額療養費制度の自己負担限度額

70歳未満

区　分		自己負担限度額（月額）	
		過去1年間（12か月）に3回以内のとき	4回以上のとき
標準報酬月額83万円以上	（ア）	252,600円＋（医療費－842,000円）×1％	140,100円
標準報酬月額53万〜79万円	（イ）	167,400円＋（医療費－558,000円）×1％	93,000円
標準報酬月額28万〜50万円	（ウ）	80,100円＋（医療費－267,000円）×1％	44,400円
標準報酬月額26万円以下	（エ）	57,600円	44,400円
低所得者（住民税非課税）	（オ）	35,400円	24,600円

高額長期疾病（慢性腎不全，HIV，血友病）の患者：10,000円．ただし，人工透析を要する上位所得者（標準報酬負担月額53万円以上）：20,000円

70歳以上

区　分			自己負担限度額（月額）	
			外来のみ（個人ごと）	外来＋入院（世帯）
現役並み	標準報酬月額28万円以上	（Ⅳ）	44,400円	80,100円＋（医療費－267,000円）×1％ 4回以上　44,400円
一般	標準報酬月額26万円以下	（Ⅲ）	12,000円	44,400円
低所得	住民税非課税 年金収入80〜160万円	（Ⅱ）	8,000円	24,600円
	住民税非課税 年金収入80万円以下	（Ⅰ）		15,000円

高額長期疾病（慢性腎不全，HIV，血友病）の患者：10,000円

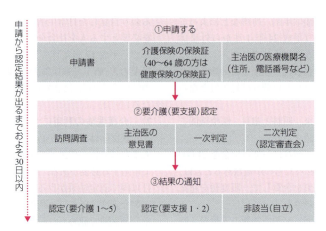

図1 要介護(要支援)認定の手続き

表3 介護保険制度の特定疾病16種類

1. がん末期(医師が一般に認められている医学的知見に基き回復の見込みがない状態に至ったと判断したものに限る)
2. 関節リウマチ
3. 筋萎縮性側索硬化症
4. 後縦靱帯骨化症
5. 骨折を伴う骨粗しょう症
6. 初老期における認知症
7. 進行性核上性麻痺
8. 脊髄小脳変性症
9. 早老症
10. 多系統萎縮症
11. 糖尿病性神経障害
12. 糖尿病性腎症及び糖尿病性網膜症
13. 脳血管疾患
14. 閉塞性動脈硬化症
15. 慢性閉塞性肺疾患
16. 両側の膝関節または股関節に著しい変形を伴う変形性関節症脊柱管狭窄症

表4 介護保険の居宅サービス利用限度額

要介護度	利用限度額(1か月)
要支援1	5万 30円
要支援2	10万4,730円
要介護1	16万6,920円
要介護2	19万9,310円
要介護3	26万9,310円
要介護4	30万8,060円
要介護5	36万 650円

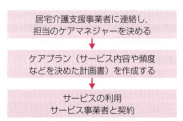

図2 介護サービスの利用手順

について，居宅介護支援事業所，ケアマネジャーを選んで，ケアプランを相談して作成し，サービスの利用をはじめることになる(図2)．

認定の結果，非該当(自立)となった場合も，区市町村ごとに利用できるサービス(地域支援事業)があるため，地域包括支援センターに相談するとよい．

2 注意点

血液内科疾患にかかるのは若年の人も多いが，40歳未満の人は介護保険対象にならない．40歳未満の患者がヘルパーや介護用ベッドなどの福祉用具を制度利用したい場合，身体障害者手帳を取得できれば，区市町村の障害福祉担当課に相談して，障害者自立支援サービスを利用できる．身体障害者手帳は障害が固定しないと申請できないため，治療途中の状況が変化している際は申請ができないことがある．

また，40歳以上65歳未満の場合も，特定疾病に該当しないと介護保険の対象にならない．血液内科の疾患そのものが特定疾病に指定されていないため，16疾病のいずれに該当するかを留意した上で，介護保険の申請をすすめる必要がある．

 コツ

抗悪性腫瘍薬は高額であるが，保険適用の治療は高額療養費制度が利用できるため，患者に医療費の負担を心配させすぎないように，高額療養費限度額がわからない場合は，ソーシャルワーカーや保険の窓口への相談をすすめよう．

DON'Ts

- 介護保険制度の年齢要件や特定疾病の該当になるかを確認せずに，介護保険制度の案内をしない．

都立駒込病院医事課(医療相談担当)　菊池由生子

第7章

書類の書き方

1 診療録の書き方

> **DOs**
> ☐ プロブレムリストを作成するために,まずは十分な基礎資料を収集する.
> ☐ プロブレムを抽出する際には,まずはプロブレムの数がいくつあるかを考える.
> ☐ 日々のカルテはプロブレムごとに記載する.

「医師は,診療をしたときは,遅滞なく診療に関する事項を診療録に記載しなければならない(第24条)」と医師法にあるように,診療録の記載は医師の法的な業務の一つである.日常臨床では診療録とは患者の日々の観察事項が記録されるだけではなく,医師の思考が披歴される場であり,今後行っていく方針が明示される場である.つまり診療録とは,記録は記載した医師にとっての振り返りの場となるだけではなく,他の医療従事者にとっての情報共有のツールになり,時に法的な証拠となる重要なものである.

一方,診療録の記載方法については法的に定められた形式はなく,学生教育などで問題指向型診療記録(POMR)に基づいた記載方法を学ぶ機会が多少ある程度で,実質は先輩医師の記載法を真似るなどして各医師それぞれの形式に基づいて記載されている.診療録の形式によって,観察や思考の枠組みが定められる.例えば図1に示したような記載形式では,観察したことと考えたことと行うことが曖昧模糊となっており,このような形式で記録していっても慎重な観察,明晰な考察の能力を養うことができない.

本項では,総合プロブレム方式に基づいた診療録の記載形式を紹介する.総合プロブレム方式とは,栗本によって1980年代に提唱された診療における思考形式であり,診療録の記載法である.用語の定義が明確で慣れるまでは扱いにくさもあるかもしれないが,一度マスターすれば臨床推論能力の向上に資する形式である.まず形式の概要をつかむために2つの基本的概念(「プロブレム」と「基礎資料」)について説明した上で,具体的なカルテの記載形式について解説する.

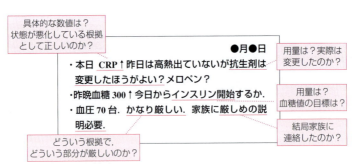

図1 曖昧なカルテ記載の例

第7章　書類の書き方

```
#1 CRP 高値         #1 呼吸          #1 糖尿病
#2 発熱             #2 循環          #2 高血圧症
#3 皮疹             #3 意識          #3 冠動脈狭窄症
#4 糖尿病           #4 感染症        #4 胃癌（術後）
#5 ALP 高値         #5 栄養          #5 全身性リンパ節腫大
```

（目立った）症状・所見ベース　　器官ベースのリスト　　疾病ベースのリスト
のリスト

図2　プロブレムリストの例

1　プロブレムとプロブレムリストの定義

　一般的に，プロブレムリストといわれているものには様々な形がある（図2）．総合プロブレム方式における「プロブレム」とは，患者の病気（疾病）のことである．そして「プロブレムリスト」とは患者の全プロブレムの一覧表であり，医師の専門科や興味関心にかかわらず，ここにあげた病気以外には患者の病気はないといえるほどに網羅されたものである．

2　基礎資料とは

　プロブレムリストを作成するためには，患者の全疾病についての症候を把握する必要があり，患者に生じている症候を定型的・網羅的に収集する必要がある．定型的・網羅的に収集された患者の症候のことを基礎資料とよぶ．総合プロブレム方式では，基礎資料を「病歴」「過去の資料」「身体所見」「スクリーニング検査所見」の4つに分類している．

a　病歴

　病歴はさらに，「主訴」「現病歴」「既往歴」「家族歴」「生活社会歴」に分けられる．「主訴」とは患者の受診・入院するに至った主たる動機であり，原則一つの症状によって表現される．「現病歴」とは，患者からみた患者の病気の歴史的記述である．医療者の目線ではなく，患者からみた病的な経験を時間軸に沿って記載されたものである．患者の体験を，読み手がありありと追体験できるような現実感のある現病歴が望ましい．また，後述する「既存症」についても，現病歴の冒頭に記載しておく．「既往歴」とは，既往症についての簡単な記述である．総合プロブレム方式においては，過去にはじまって過去に終わった病気を「既往症」，過去にはじまって現在も続いている病気を「既存症」と区別する．既往症については既往歴の欄に，既存症については現病歴の欄の前半に記載する．「家族歴」は通常，三親等程度の記載で十分であるが，遺伝性疾患などではさらに詳しい記載が必要である．「生活歴」には，職業歴，生育歴，ADL，嗜好（特に飲酒・喫煙）などについて必要に応じて記載する．

b　過去の資料

　「過去の資料」とは，過去の医療機関での記録である．受診してきた医療機関から情報を取り寄せたり，健康診断・人間ドックの受診歴があればそれを入手したりして記録する．画像や病理検査については，直接観察し記録する．なお，「過去の資料」とは医療者から観察した患者の現象についての記録であり，「病歴」と「過去の資料」は観察者の視点が全く異なるため，これらの情報

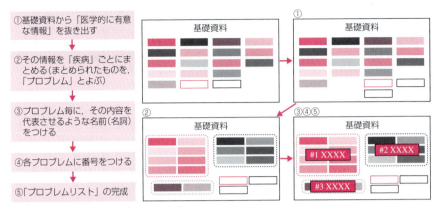

図3 プロブレムリストを作るステップ

① 基礎資料から「医学的に有意な情報」を抜き出す
② その情報を「疾病」ごとにまとめる（まとめられたものを，「プロブレム」とよぶ）
③ プロブレム毎に，その内容を代表させるような名前（名詞）をつける
④ 各プロブレムに番号をつける
⑤「プロブレムリスト」の完成

を混在させずに明確に区別する必要がある．

c 身体所見

「身体所見」とは，系統的にとられた全身の身体診察所見である．バイタルサイン・頭頸部・胸部・背部・腹部・四肢・関節・神経所見について網羅的に診察し，すべての所見を記載します．最初は全身の系統的診察を行うのに30分以上を要するかもしれないが，繰り返し慎重な診察を行うことで，最終的には10分程度で精度の高い系統的な診察が可能となる．

d スクリーニング検査所見

「スクリーニング検査所見」とは，尿検査（定性・沈渣），血液検査（血算，生化学〔TP Alb AST ALT LDH ALP BUN Cre T-Chol TG Glu CRP〕など），胸部X線，心電図といった，重大あるいは高頻度の疾病に感度の高い検査のパッケージである．

基礎資料の4つの要素を予断なく収集することが必要である．綿密な基礎資料が収集されれば，後の分析によって患者のもっているプロブレムのほとんどすべてをあぶり出すことができる．

3 プロブレムリストの立て方

基礎資料を収集したら，次にプロブレムリストを立てる．その過程はさらに4つに分けることができる．通常これらの作業は頭の中で行うが，教育的な場面などでは紙に書いたりカードを作って作業したりすることも可能である（図3）．

a 医学的有意な情報を抜き出す

基礎資料から現在の病気と関連のある情報を抜き出す．「既往症」「健康（正常）の範疇の症状」「社会的問題の多くのもの」は，通常有意ではない情報として横においておく．

b プロブレムの抽出

aで抽出された情報の中身を分析して，まずは患者のプロブレムがいくつあるかを考え，それぞれの情報をプロブレムごとに分類していく．この過程で使用する情報の分析方法には，2つの原則がある．一つは「同時期に発生し，同様の経過をたどった症状・所見は，同一のプロブレムによる」という時間的な分析，もう一つは「同一の性質，特定の空間的広がりをもった症状・所見は同一のプロブレムによる可能性をまず考える」という性質的な分析である．時間的な分析には，「あるプロブレムが引き

金となって別のプロブレムを発生/顕在化させることがあり，この場合に限って，複数のプロブレムが同時期に発生したかのようにみえる」という例外がある．これは逆にいえば「複数のプロブレムが同時期に発生したときは，プロブレム間の因果関係を必ず考慮する」ということになる．

この過程では，「ある疾患名の見通しを立てて情報を分類する」のではなく，「情報の性質を分析して分類する」ということが重要である．診断過程とは，まず病気がどのように現れているのか（病状）を明らかにしてから，それに基づいて原因（診断）を追及するという一方向性の過程であり，決して診断に基づいて患者の病状を把握するものではないからである．

また，初心者は「ある症候と別の症候は別個の病気で生じている可能性があるから，別のプロブレムに分類しておく」という考え方をしがちです．しかし，性質的な分析でどうしても同一のプロブレムで扱えないときや，関連した複数のプロブレムとしてとらえられそうな見通しがはっきりしているときを除いて，時間的な一致のある症候はまずは同じプロブレムとして扱ってみるようにした方がうまくいくことが多い．

c　プロブレム名の決定

プロブレムごとに分類した情報を分析してプロブレム名を決定する．プロブレムは患者の情報を疾患の枠組みで分類したものであるため，プロブレム名は「急性腎盂腎炎」「糖尿病」のような疾患名となるのが原則である．しかし，疾患名でプロブレムをよぶことが難しいときには，その内容を代表させるような症状名（悪寒・動悸など），所見名（頰部紅斑，頻拍など），病態名（全身性リンパ節腫脹症など）をプロブレム名とする．

プロブレム名は主治医がこの患者のプロブレムをどのように了解しているのかということの表明であり，その了解はその後の診療を進めていく際に確固たる足場となるものである．この了解の深さを深めることこそが，診断という行為の本質である．プロブレム名のカテゴリーでいえば，一般的に症状名→所見名→病態名→疾患名の順に病態の了解は深まっていく．疾患名のレベルまで了解が深まったとしても，それはゴールではなく，病因や病型の認識が得られれば了解はさらに深まることになる．また現状の病態了解をしっかり意識すれば，さらに深い病態了解が必要かどうかの判断が可能になり，診断的計画は自ずと明らかになるのである．

プロブレム名として不適切な例がいくつかあるうちの一つは，「疑い」である．「疑い」は医師の行為であり患者のプロブレムそのものの名前ではない．「肺癌疑い」というようなプロブレム名には，必ず医師に肺癌を疑わせた何かが存在しているはずであり，しかもそれはいまだ肺癌とは了解できていないということが意図されているのだろう．しかし，そうであればプロブレム名として相応しい名称は「肺腫瘤」や「高 CEA 血症」などであるはずである．

また，曖昧で何を意味しているのかわからないようなプロブレム名も避けなければならない．例えば「肝機能障害」は，アスパラギン酸アミノトランスフェラーゼやアラニンアミノトランスフェラーゼ（ALT）が高い状況から，黄疸，肝不全など様々な状況でも使用され得る曖昧な用語である．プロブレム名としては，「高 ALT 血症」など曖昧さのない用語を選択することがこの形式では求められる．

d　プロブレムリストの作成

c で命名されたプロブレムを発生順に並べ，プロブレム名の後ろにプロブレムを認識した日付を記して，プロブレムリストを作成する．通常は「#1」「#2」など # の後ろに数字をつけてリストにするが，基礎資料の収集が不十分でプロブレムが確定できな

いときや，そのプロブレムが（急性上気道炎のように）一過性の問題で終わりそうなときには，「#a」「#b」と#の後ろにアルファベットをつける．

ここで大事なルールが2つある．一つ目は，プロブレムは「重要順」ではなく「発生順」に並べる，ということである．この理由は，重要順ではリストを取り扱うときや人によって変化してしまうためと，物事は発生順に理解することでその関連についても推測できるため，ということである．後者についてさらに例をあげると，「#1 高血圧症　#2 慢性腎不全　#3 糖尿病」とあげられた発生順のリストからは#2の病因は糖尿病ではなく，高血圧症による良性腎硬化症かもしれないということが示唆される一方，「#1 糖尿病　#2 慢性腎不全　#3 高血圧症」とあげられた発生順のリストからは#2の病因は糖尿病かもしれないことが示唆され，さらに#3は慢性腎不全による二次性高血圧症かもしれないことが示唆される．このような理解は，重要順のリストからは得られないものである．

もう一つのルールは，プロブレムの後ろにつける日付は，「プロブレムの発生した日付」ではなく，「プロブレムを認識した日付」をつける，ということである．この理由は，（例えば糖尿病などの）慢性疾患では発生した日付はそもそも特定できないためと，プロブレムを認識した日付のカルテにはそのプロブレムをあげた根拠が記載されていることが期待できるため，ということである．そのプロブレムについての詳細を知りたいときに，いつのカルテをみればわかるのかの印になるのである．

総合プロブレム方式においては，初診時・入院時に上記の手順を経てプロブレムリストを作成することが求められる．これによって患者の病気がいくつあるのか，さらにそれぞれの病気が現在どのような了解にあるのか，ということが明確になる．最初は十分な基礎資料を集めることも，それを分析してプロブレムを適切に抽出することも，手間と時間がかかるように思われるかもしれない．しかし，熟練してくるとこれらの作業は精度が高くなるだけではなく，要する時間も非常に短くなる．さらに最初に適切なプロブレムリストを立てておけば，その後に生じる出来事の予測が高い精度で可能になり，不測の事態が生じたときにもその病態把握が極めて容易になる．結局，最初に手間と時間をかけることが，その後のマネージメントを容易にして最終的に必要な手間や時間を減らして，患者のアウトカムの改善にもつなげることになるため，ぜひマスターしていただきたい．

4　初診時・入院時のカルテ記載

初診時・入院時のカルテ記載は，収集した基礎資料を記録し，プロブレムリストを立て，入院時のサマリーを作成する．入院時サマリーにはプロブレムごとにSOAPの形式で記載します．総合プロブレム方式においては，Sは初診・入院前の情報（基礎資料における病歴と過去の資料）を，Oには初診・入院時の情報（基礎資料における身体診察とスクリーニング検査所見）を記載し，Aには主治医の考察，Pには実際行うプランと定義され，さらにPはDx（診断的）・Tx（治療的）・Ex（説明・教育的）に分けて記載する（図4）．

5　日々のカルテ記載

総合プロブレム方式において，日々のカルテは①プロブレムごとに記載する，②SOAPに分けて記載する，③情報が追加されてプロブレムの認識が変化したらプロブレム名を展開する，という3点に注意して記載する（図5）．

第7章 書類の書き方

《基礎資料》
● 〈病歴〉
56歳　女性
主訴）発熱
現病歴）6年くらい前から糖尿病で○○医院通院中．内服薬処方されているが週2，3回は飲み忘れる．食事はあまり気にせず間食もまんじゅう等を週3回くらい食べる．眼科も6か月に1回通院しているが異常ないといわれている．2年前に胃がんで手術して当院通院中．再発はないと聞いている．
　昨日から排尿時にしみる感じがでてきて，尿をしても残った感じがあり1時間おきくらいに排尿をしていた．以前に膀胱炎といわれた時と同じ症状だと思った（最後に抗菌薬で治療したのは1年くらい前）．今朝，寒気がひどく歯がガチガチなるようなひどい震えが起きた．寒気が治まったところで体温測定すると39.5℃あった．○○医院受診し，当院紹介．2015年5月21日，入院となった．昨日から食欲なく，今朝からは薬も食事もとれていない．少し気持ち悪いが水分は今もとれている．
既往歴）15歳：虫垂炎で手術
家族歴）特記すべきことなし
生活歴）飲酒…なし　喫煙…なし

● 〈過去の資料〉
・○○医院紹介状：6年前より糖尿病で当院通院中．食事療法とアマリール3mg内服でHbA1c 7%前後．眼科は本年1月に受診し，網膜症なし．
・当院カルテより：54歳，胃がんで幽門側胃切除（B-1再建）．以降当院フォロー中でCT，GIFでは再発所見なし（最終CT&GIF：本年2月）．

● 〈身体所見〉
【vital】体温39.6℃，血圧120/65mmHg，脈拍105/min（整），呼吸数16/min【全身状態】良好【表情】よい【結膜】蒼白なし，黄染なし【胸部】呼吸音：清，心音：正【背部】CVA叩打痛：右のみ陽性【腹部】腸蠕動音やや減弱，平軟，右側腹部圧痛あり，反跳痛‐筋性防御なし【四肢】浮腫なし，紫斑・点状出血なし【神経学的所見】[脳神経]瞳孔3.0mm正円同大，対光反射迅速，EOM：full smooth 複視なし，顔面触覚異常なし，顔面運動異常なし，カーテン徴候陰性，僧帽筋筋力正常，挺舌正中［運動］Barre徴候陰性［知覚］四肢触覚・振動覚の低下なし［小脳］指鼻試験正常，回内回外試験正常［深部腱反射］異常なし

● 〈検査所見〉
【検尿】尿蛋白（－）尿潜血（＋）尿赤血球20-30/HPF 尿白血球＞100/HPF
【採血】　WBC 18500（Neu 85%）Hb 13.5 Plt 16.8
　　　　　TP 7.5 Alb 4.0 Glu 250 T-Bil 0.5 AST 17 ALT15 LDH 167 ALP 242
　　　　　BUN 23 Cre 0.60 Na 141 Cl 105 K 4.6 CRP 8.5
【胸部Xp】異常なし
【12誘導心電図】HR 105，正常洞調律
【尿Gram染色】白血球多数，太めのGram陰性桿菌多数で貪食像あり

《入院時プロブレムリスト》
#1 糖尿病 [2015.5.21]
#2 胃癌（幽門側胃切除術後）[2015.5.21]
#3 急性腎盂腎炎 [2015.5.21]

《入院時サマリ》
#1
S）発症時期不明．50歳から○○医院で治療中．アマリール3mgで治療中．間食あり．HbA1c 7%前後で推移．網膜症なし．
O）深部腱反射正常，振動覚低下なし．採血：Glu 250
A）今のところ明らかな合併症のない2型糖尿病．#3のために一時的な血糖コントロールの悪化を危惧する．#3の急性期を乗り切るまでは摂食量も予測できないので，急性期は血糖値にあわせてインスリン投与．食事が取れそうなら早期にインスリンの定期投与へ切り替えていく．
P）Dx. 血糖測定4検
　　 Tx. アマリール中止，血糖200mg/dL以上でHuR 4単位
　　　　 糖尿病食 1600kcal
#2
S）54歳時に当院で胃癌手術（幽門側胃切除B-1再建），以降再発なし（最終CT&GIF：本年2月）．
A）今のところ再発も手術に伴う合併症も生じていない様子．
#3
S）昨日から頻尿・排尿時痛・残尿感出現．今朝から悪寒戦慄を伴う39.5℃の発熱出現し，○○医院から当院に紹介受診．食欲なし．水分摂取できる．過去にも膀胱炎症状があった．
O）体温39.6℃，血圧120/65mmHg，脈拍105/min（整），右CVA叩打痛陽性，右側腹部に圧痛あり．採血：WBC 18500（Neu 85%）CRP 8.5，検尿：尿白血球＞100/HPF，尿Gram染色でGNRあり．
A）GNRによる急性腎盂腎炎．大腸菌をターゲットにCTRXで治療する．過去にも膀胱炎の既往あり，落ち着いたところで膀胱機能のチェックを．
P）Dx. 血液培養2セット，尿培養．5/22：採血．
　　 Tx. ロセフィン2g＋生食100mL　1日1回
　　　　 生食 40mL/hr

図4　入院時カルテの例

```
《プロブレムリスト》
#1 糖尿病［2015.5.21］
#2 胃癌（幽門側胃切除術後）［2015.5.21］
#3 急性腎盂腎炎［2015.5.21］→急性大腸菌性腎盂腎炎［2015.5.24］
----------
#3 急性腎盂腎炎［2015.5.21］→急性大腸菌性腎盂腎炎［2015.5.24］
S）だいぶよくなりました．寒気もないですし腰も痛くないです．
・昨日 BTmax 37.2℃
O）【vital】BT 36.5℃【全身状態】良好【胸部】呼吸音清，心音正【背部】CVA 叩打痛なし【四肢】浮腫なし
・採血（5/24）：WBC 6500（Neu 60.3％）CRP 3.6
・尿培養（5/21）：大腸菌（2＋）←感受性 CEZ（S）CTRX（S）LVFX（R）ST（S）
A）CTRX で治療開始 4 日目．経過良好．尿培養は CEZ 感受性の大腸菌と判明．プロブレムを展開し，明日
  から抗菌薬は CEZ に変更する．
P）Tx.CEZ 2g＋生食 100mL　1 日 3 回（5/25〜）

#1 糖尿病［2015.5.21］
S）昨日からインスリン中止しアマリール 3mg 再開．昨日，食事は全量摂取．血糖 165-213-180-240．
O）今朝血糖 130mg/dL
A）アマリール再開して今朝の血糖はまずまず．現在の治療を継続．
```

図 5　日々のカルテの記載例

a　プロブレムごとに記載する

プロブレムとは患者の病気であり，それぞれに特有の観察事項があるはずである．ゆえに，日々観察して得られた情報はプロブレムごとに分けて記載することが可能である．いくつかのプロブレムに共通する事項については，まずはその事項が一番関連しているプロブレムに記載することを考える．また，栄養・睡眠・心理といったどのプロブレムにも関連する基本的健康事態で最も関連するプロブレムが特定できないときは，その時点で最もアクティブなプロブレムに記載する．

一般に S と O を一括して記載し，A と P のみプロブレムごとに記載するような診療録をしばしば見かける．一方，総合プロブレム方式では SOAP すべてをプロブレムごとに記載することを求めているのだが，そこには大きな理由がある．それは，日々の臨床で（特に予想外の）新たな事態に直面した際に，まずはじめに考えるべきことは「その事態がどのプロブレムに属するのか」ということだからである．つまり，新たな事態に直面した際には，①既知のプロブレムそのものによるものか，②既知のプロブレムの（診断的・治療的）介入に関連したものによるものか，③新たに出現したプロブレムによるものか，という順番に考えていくのである．一般的に③で非常にまれな病態を想起する必要があるときはまずないが，②ではそのプロブレムをもたない人では非常に稀な病態であっても想起する必要がある．このように考えることで，その患者に生じ得る事態を高い精度で効率よく想起できるのである．形式に慣れていないときは，SOAP をプロブレムごとに記載するという形式を順守することに困難を覚えるかもしれないが，このような記載法を自らに強要することで，望ましい枠組みに沿って思考できるようになるのである．

b　SOAP の区別

いわゆる POMR と総合プロブレム方式では，SOAP の定義が異なる．総合プロブレム方式では S は記録以前の情報（前日までの情報および患者によって語られた情報），O は記録時点の情報（記録時点での身

表1 プロブレムの展開

①進展	認識が進化した etiology が特定できたとき	
	例：#1 急性肺炎[2015.4.5]→急性肺炎球菌性肺炎[2015.4.11]	
②包含	他のプロブレムに包含されるとき	
	例：#1 全身性エリテマトーデス[2010.6.12]	
	例：#2 亜急性リンパ節炎[2015.3.25]→#1(包含)[2015.4.5]	
③移行	あるプロブレムが別個の疾患に変化，あるいは疾患として著しく変化したとき	
	例：#1 胃癌[2014.12.1]→(移行)胃癌(幽門側胃切除後)[2015.1.12]	
④訂正	認識を訂正したいとき	
	例：#1 上部消化管出血[2015.4.5]→(訂正)鼻出血[2015.4.5]	
⑤取り消し	疾患でないと判明したとき	
	例：#1 上部消化管出血[2015.4.5]→取り消し[2015.4.5]〈済〉	
⑥終了	プロブレムが存在し得なくなったとき	
	例：#1 変形性膝関節症[2008.12.5]→終了(両下肢切断)[2011.4.5]〈済〉	
⑦治癒	治癒したとき	
	例：#1 急性肺炎[2011.4.5]→治癒[2011.4.19]〈済〉	

体所見および検査所見），Aは医師の考え，Pは今後行われることと定義されている．SOPは事実，Aは意見と範疇が異なることに注意が必要である．胸部X線で「両側CPAが鈍」というのは事実であるが，「胸水貯留」は意見の範疇である．前者はSあるいはOに，後者はAに記載する．またAとPの混同もよく見受けられる．Pとは，それを読めばそのまま実行されることが何か具体的にわかる，というレベルである．「抗菌薬を投与する」「肺炎球菌をターゲットに抗菌薬を選択する」はもちろんAの範疇で，Pの範疇では「CTRX 2g＋生食100mLを1日1回100mL/hrで投与」といった具体的な内容になる．

c プロブレム名の展開

日々情報が加わっていくことで，プロブレムの認識が変化することがある．そうした際にはプロブレムの展開を行う．プロブレムは「→」の記号を用いて展開させ，展開したプロブレム名の後ろには「プロブレムを展開した日付」を付記する．認識の変化によって，プロブレムは表1に示したような7種類の展開をする．

```
#1 高血圧症[1998.10.24]
#2 2型糖尿病[1998.10.24]
#3 胃癌[2004.6.10]
   →(移行)胃癌(幽門側胃切除術後)[2004.7.3]
   →治癒[2010.3.4]〈済〉
#4 急性腎盂腎炎 [2009.5.15]
   →治癒[2009.6.1]〈済〉
#5 高γグロブリン血症[2014.3.25]
   →多発性骨髄腫(IgGλ型)[2014.4.2]
#6 慢性腎不全(血液透析状態)[2014.3.25]
#7 脳出血[2015.6.10]
```

図6 総合プロブレム方式のプロブレムリスト

一過性の問題(#a，#bと表記)を除いて，新たなプロブレムは既存プロブレムに追加して番号をつける．また，番号で表記されたプロブレムは一度立てたら展開によって消滅しても番号は永久欠番とする．こうすることで，この患者がこれまでどのような病気にかかって現在どのようにあるか，がプロブレムリストをみれば大まかに把握できるようになるのである(図6)．

6 おわりに

総合プロブレム方式は，患者に起きてい

る出来事や記載者の考えや実際行おうとしていることが整理して記録されているために，医療チーム内で情報が正しく共有できるだけでなく，観察あるいは考察の不備に指導医のみならず記載者自身が気づくことができ，診療・教育の両面で極めて有用なツールである．残念なことに広く知られた形式ではないが，一部の医師によって総合内科の分野を中心に脈々と受け継がれ徐々に発展してきた形式である．近年は，この形式について解説した優れた書籍も複数みられるようになったため，ぜひご一読いただきたい[1]．また，内科学研鑽会のホームページ[2]では，この形式の解説や実践例が紹介されている．

DON'Ts

- 判断の範疇のことをSやOに記載してはならない．
- A/PあるいはA&Pのように，AとPを混同して記載してはならない．

文献

1) 栗本英彦：総合プロブレム方式 新時代の臨床医のための合理的診療形式．プリメド社，2007

2) 内科学研鑽会ホームページ：総合プロブレム方式（http://kensankai.lolipop.jp/frontpage/index.html〔閲覧日 2015.11.20〕）

名古屋大学医学部附属病院総合診療科　**佐藤元紀**

2 処方せん・注射せんのルール

DOs

- 処方せんの様式および記載事項を覚えておく．
- 法令などによる制限を覚えておく．
- 薬物療法の意図が誤解なく伝達されるよう，明確に記載する．
- 処方せんを書いた後に，記載漏れや記載ミスなどがないか処方内容を確認する．

1 処方せんの基本的な考え方

処方せんは，医師から薬剤師へ薬物療法の情報を伝達する書類であり，処方せんに記載すべき事項が関係法令や療担規則において規定されている．しかし，記載事項漏れや記載事項の不備，処方表記の解釈の違い，処方せんの記載ミスなどによるインシデント事例や医療事故が，多数報告されている．処方する医師は，処方せんの記載事項や保険診療のルールをよく理解した上で，薬物療法の意図が誤解なく正確に伝えられるよう，明確に記載する．また，処方せんを書いた後に，記載漏れや記載ミスなどがないか，処方内容を確認することが重要である．

2 処方せんの種類と記載すべき事項

処方せんは，保険調剤薬局の薬剤師が調剤する院外処方せんと，病院内で使用される院内処方せんの2つに分類される．院外処方せんへの記載事項は，医師法施行規則第21条，歯科医師法施行規則第20条，療担規則第23条によって規定されている．また，処方せんの記載上の注意事項は，厚生労働省保険局医療課長通知(診療報酬請求書等の記載要領等についての別紙2第5)にて通知されている．一方，院内処方せんは，各診療施設で様々な様式で作成され，処方せんの記載事項が省略できる項目がある．処方せん様式および記載例を図1に，処方せんの種類と記載すべき事項を表1に示す．

3 処方せん記載上の注意点

a 保険医氏名

処方せんを発行した保険医が記名押印するか，署名する．保険医師名がオーダリングシステムなどで印字されている場合は，必ず押印する．

b 処方せんの使用期間

処方せんの使用期間は，交付の日を含めて4日以内であり，これには休日や祝日が含まれるため注意する．長期旅行など特殊な事情があり，医師が処方せんの使用期間の欄に使用期間を記載した場合は，その日まで有効である．

c 薬名

医薬品名は，薬価収載名(製品名)または一般名を記載する．一般名処方の場合，「【般】+「一般的名称」+「剤形」+「含量」」が標準的な記載とされる．

d 分量

分量は，内服薬については1日分量，内服用滴剤および外用薬については投与総量，頓服薬については1回分量を記載する．2010年1月に厚生労働省から「内服薬処方せんの記載方法の在り方に関する検討会報告書」が公表された．将来，処方せんの記

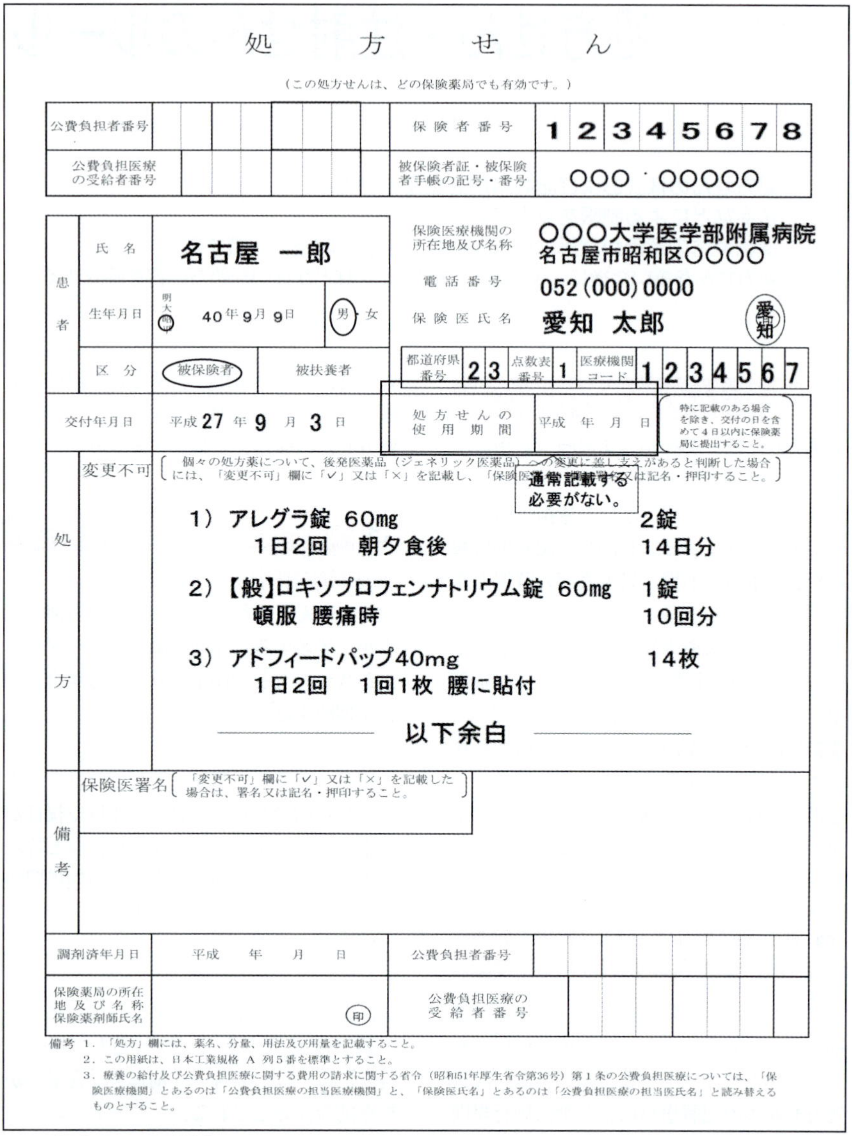
処　方　せ　ん

（この処方せんは、どの保険薬局でも有効です。）

公費負担者番号
保険者番号　12345678
公費負担医療の受給者番号
被保険者証・被保険者手帳の記号・番号　○○○・○○○○○

患者
氏名　名古屋　一郎
生年月日　明 大 昭　40年9月9日　男・女
区分　被保険者　被扶養者

保険医療機関の所在地及び名称　○○○大学医学部附属病院　名古屋市昭和区○○○○
電話番号　052(000)0000
保険医氏名　愛知　太郎　愛知

都道府県番号　23　点数表番号　1　医療機関コード　1234567

交付年月日　平成27年9月3日
処方せんの使用期間　平成　年　月　日
特に記載のある場合を除き、交付の日を含めて4日以内に保険薬局に提出すること。

通常記載する必要がない。

処方
変更不可　個々の処方薬について、後発医薬品（ジェネリック医薬品）への変更に差し支えがあると判断した場合には、「変更不可」欄に「✓」又は「×」を記載し、「保険医……又は記名・押印すること。

1）アレグラ錠 60mg　2錠
1日2回　朝夕食後　14日分

2）【般】ロキソプロフェンナトリウム錠 60mg　1錠
頓服　腰痛時　10回分

3）アドフィードパップ40mg　14枚
1日2回　1回1枚　腰に貼付

以下余白

備考
保険医署名　「変更不可」欄に「✓」又は「×」を記載した場合は、署名又は記名・押印すること。

調剤済年月日　平成　年　月　日
公費負担者番号
保険薬局の所在地及び名称 保険薬剤師氏名　印
公費負担医療の受給者番号

備考 1．「処方」欄には、薬名、分量、用法及び用量を記載すること。
2．この用紙は、日本工業規格 A 列5番を標準とすること。
3．療養の給付及び公費負担医療に関する費用の請求に関する省令（昭和51年厚生省令第36号）第1条の公費負担医療については、「保険医療機関」とあるのは「公費負担医療の担当医療機関」と、「保険医氏名」とあるのは「公費負担医療の担当医氏名」と読み替えるものとすること。

図1　処方せんの記載例

載方法が標準化された場合，分量については1回量を記載することが基本となる(コラム，p.499).

e　用法・用量

内服薬は，服用回数(1日3回など)，服用時点(毎食後など)，投与日数を記載する．頓服薬は，服用時点(頭痛時など)，投与回数を記載する．外用薬は，使用回数，使用時点，使用部位を記載する．また，内服薬，頓服薬，外用薬のいずれも服用(使用)

表1 処方せんの種類と記載事項

記載事項	院外処方せん	院外麻薬処方せん	院内処方せん	院内麻薬処方せん
保険関連の記載事項	○	○		
患者氏名，生年月日，性別	○	○	○	○
被保険者・被扶養者の区分	○	○		
保険医療機関の所在地，名称，電話番号	○	○		
保険医師氏名	○	○	○	○
交付年月日	○	○	○	○
処方せんの使用期間	○	○		
薬品名，分量，用法・用量	○	○	○	○
後発品変更不可の有無	○	○		
患者の住所		○		○
麻薬施用者の免許証番号		○		○

に際しての留意事項等を記載する．

f 投与日数の制限

慢性疾患の増加に伴う長期投薬の増加を踏まえ，2002年4月から大部分の医薬品については投与日数に制限はなくなった．しかし，以下の医薬品については薬剤によって投与できる最大日数が異なるため注意する．
①薬価基準に掲載されて1年を経過していない新医薬品は，14日分を限度とする．
②麻薬および一部の向精神薬は，14日分，30日分，90日分を限度とする(**表2**)．
③添付文書に日数制限の記載がある薬剤．

また，投与期間に上限が設けられている麻薬または向精神薬を処方する際には，すでに処方した医薬品の残量および他の医療機関における同一医薬品の重複処方の有無について患者に確認し，診療録に記載する．

g 麻薬の処方

都道府県知事から免許を受けた麻薬施用者のみが，麻薬を記載した処方せんを交付できる．麻薬施用者免許は都道府県ごとの免許で，免許に記載された診療施設以外では麻薬を処方することはできない．免許の有効期間は，免許日から翌年の12月31日までである．免許番号および有効期限は，手帳などに控えておく．

麻薬を処方する際には，通常の処方せんに必要とされる事項に加え，麻薬施用者免許番号および患者住所を備考欄に記載する(**図2**)．

h 後発医薬品への変更

処方せんに製品名で記載した医薬品の一部またはすべてについて，後発医薬品への変更に差し支えがあると判断した場合には，「保険医署名」欄に処方医の署名または記名・押印を行うとともに，差し支えがあると判断した医薬品ごとに「変更不可」欄に「✓」または「×」を記載する(**図3**)．

i 備考欄について

保険薬局が調剤を行うにあたって留意すべき事項などを記載する．また，麻薬を処方する場合は，患者の住所および麻薬施用者免許番号を記載する．1回14日分を限度と投与制限されている内服薬および外用薬を14日を超えて処方する場合は，その理由を記載する．未就学者である患者は「6歳」，高齢受給者または後期高齢者医療受給対象者であって一般・低所得者の患者は「高一」，高齢受給者または後期高齢者医療受給対象者であって7割給付の患者の場合は「高7」と記載する．

表2 投与日数に制限のある麻薬および向精神薬（14，30，90日分）

14日分を限度とする医薬品（内服薬・外用薬・注射薬）

向精神薬	第2種	アモバルビタール，塩酸ペンタゾシン，ペントバルビタールカルシウム，ブプレノルフィン（貼付剤），ブプレノルフィン塩酸塩（坐薬）
	第3種	クロラゼプ酸二カリウム，マジンドール，バルビタール，ジアゼパム（坐薬），フェノバルビタールナトリウム（坐薬）ブロマゼパム（坐薬）
麻薬		アヘン，アヘン・トコン，エチルモルヒネ塩酸塩水和物，オキシメテバノール，タペンタドール塩酸塩，複方オキシコドン，ペチジン塩酸塩，メサドン塩酸塩，コカイン塩酸塩（外用剤），フェンタニルクエン酸塩（口腔粘膜吸収剤） アヘンアルカロイド塩酸塩（注射剤），オキシコドン塩酸塩水和物（注射剤）

30日分を限度とする医薬品（内服薬・外用薬・注射薬）

向精神薬	第1種	モダフィニル，メチルフェニデート塩酸塩
	第2種	フルニトラゼパム，ブプレノルフィン塩酸塩（注射剤）
	第3種	アルプラゾラム，エスタゾラム，オキサゾラム，クアゼパム，クロキサゾラム，クロチアゼパム，クロルジアゼポキシド，ゾルピデム酒石酸塩，トリアゾラム，ニメタゼパム，ハロキサゾラム，フルジアゼパム，フルラゼパム塩酸塩，ブロチゾラム，ブロマゼパム，ペモリン，メダゼパム，ロフラゼプ酸エチル，ロラゼパム，ロルメタゼパム，クロルプロマジン・プロメタジン・フェノバルビタール配合剤，ブロキシフィリン・エフェドリン・フェノバルビタール配合剤，メペンゾラート臭化物・フェノバルビタール配合剤
麻薬		オキシコドン塩酸塩水和物，コデインリン酸塩水和物，ジヒドロコデインリン酸塩，モルヒネ塩酸塩水和物，モルヒネ硫酸塩水和物，フェンタニル（貼付剤），フェンタニルクエン酸塩（貼付剤・注射剤）

90日分を限度とする医薬品（内服薬）

向精神薬	第3種	クロナゼパム，クロバザム，ジアゼパム，ニトラゼパム，フェノバルビタール，フェニトイン・フェノバルビタール配合剤

j その他

記載事項は，印字または容易に字が消えないボールペンなどで記載する．また，処方せんの記載事項を訂正する場合には，2本線で訂正箇所を消して正しい内容を記入し，その箇所に訂正印を押して，処方医が訂正したことを明示する．処方欄に余白がある場合には，改ざん防止のため手書きの斜線，「以下余白」または「〆」を記入する．オーダリングシステムでオーダーされた処方せんには自動的に「以下余白」が印字されるが，特に手書き処方せんでは忘れずに記載する．

4 処方例

フロモックス錠100mg，メジコン錠15mg，ムコソルバン錠15mg 各3錠を1日3回に分けて朝昼夕食後に服用するように処方する場合の処方例を，以下に記す．

〔現状〕

　フロモックス（100）　　3錠
　メジコン（15）　　　　3錠
　ムコソルバン（15）　　3錠
　　分3　毎食後　7日分

〔移行期間：1回量と1日量の併記〕
　フロモックス錠100mg
　　　　　　　1回1錠（1日3錠）

第7章　書類の書き方

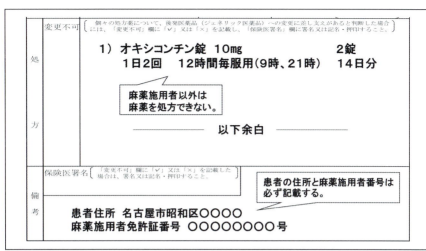

図2　麻薬の処方

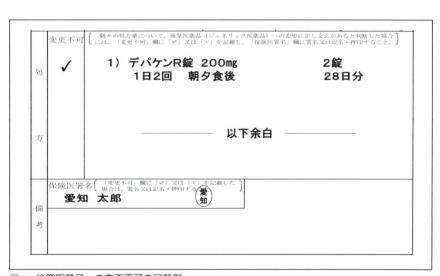

図3　後発医薬品への変更不可の記載例

　　メジコン錠15mg　1回1錠（1日3錠）
　　ムコソルバン錠15mg
　　　　　　　　　1回1錠（1日3錠）
　　　1日3回　朝昼夕食後　7日分
〔あるべき姿〕
　　フロモックス錠100mg　1回1錠
　　メジコン錠15mg　　　　1回1錠

　　ムコソルバン錠15mg　　1回1錠
　　　1日3回　朝昼夕食後　7日分

5　外来用の注射せん

　外来用の注射せんの形式および記載事項は，処方せんと同じである．分量は投与総量を記載し，用法・用量については，1回

```
┌─────────────────────────────────────────────┐
│              注射薬処方せん                  │
│                                             │
│  患者名   ： 名古屋 一郎    実施日 ： 2015年9月2日（水）│
│  生年月日 ： 昭和40年9月9日  診療科 ： 消化器外科│
│  性別     ： 男             病棟   ： 東7階  │
│                             医師名 ： 名大 太郎│
│                                             │
│   Rp.1   中心静脈                           │
│          エルネオパ2号輸液1000mL    1000ml   │
│          1日1回 時間指定： 14：00           │
│          点滴速度：40ml／h                  │
│                                             │
│   Rp.2   点滴                               │
│          セフメタゾールNa静注用1g「NP」   1g │
│          生食キットH100mL          100mL    │
│          1日2回 時間指定： 9：00 21：00     │
│          点滴速度：100mL/h                  │
│                                             │
│              ─── 以下余白 ───               │
└─────────────────────────────────────────────┘
```

図4 入院注射処方せんの記載事項

当たりの使用量，1日当たりの使用回数，使用時点，使用に際しての留意事項などを記載する．また，注射せんには，注射薬だけではなく，注射器，注射針，消毒薬，衛生材料などの医療材料についても記載する．

6 入院注射処方せん

診療施設内で使用される注射処方せんには法的な根拠はなく，形式および記載事項に明確な規定はない．処方せんと記載が異なるのは，分量，用法・用量の項目である（図4）．以下に入院注射せんを記載する際の注意事項を記す．

a 分量

注射剤の場合は，通常1回分の投与量を記載する．単位は，mg，mL，本，瓶，A（アンプル），V（バイアル）など複数あるため，入力または記載間違いに注意する．

b 用法・用量

用法・用量は，投与方法，投与ルート，

> ⚠ **Pitfall**
>
> 研修開始後にオーダーを出す権限を研修医に与える時期や，研修医が指導医の同席なしで単独で行ってよい処方の範囲は，施設ごとに異なる．研修時には，処方オーダーの権限や範囲をよく確認する．

投与速度，投与回数，投与時点などを記載する．投与方法には，静脈内注射，点滴静脈注射，中心静脈内注射，動脈内注射，皮内注射，皮下注射，筋肉注射，髄腔内注射などがある．複数の注射薬を異なったルートで投与する場合は，中心静脈ルート，側管などと記載し，投与ルートを明確にする．投与速度については，カリウムのように急速静脈内注射（ワンショット静注）が不可の注射薬や適切な速度で投与されないと副作用の発現をきたす薬剤もあるため，注意する．

用法・用量については，添付文書やインタビューフォームなどで認められている投

与方法，投与速度などを処方前によく確認しておく必要がある．

c その他

注射薬と内服薬との相互作用によって重篤な副作用が報告されている薬剤があるため，注射薬を処方する際は薬歴をよく確認しておく．注射薬溶解後の安定性や注射薬混合時の配合変化については，処方前に添付文書・インタビューフォームなどで確認するか薬剤師に確認しておく．研修する施設の注射オーダーの締め切り時間を確認し，守ること．注射薬は，処方後に変更や中止が必要となる頻度が高い．研修する施設の処方変更や処方を中止する手順を確認しておく．

文献

1) 厚生労働省：内服薬処方せんの記載方法の在り方に関する検討会報告書．2010(https://www.pmda.go.jp/files/000145210.pdf〔閲覧日：2015.11.20〕)

名古屋大学医学部附属病院薬剤部　**山本雅人**

☑ 内服薬処方せんの記載方法の標準化に向けた取り組み

近年，処方せんの記載方法が統一されていないことに起因した記載ミス，情報伝達エラーを防止する観点から，厚生労働省内に「内服薬処方せんの記載方法の在り方に関する検討会」が設置された．そこで示された5項目の基準を，以下にまとめる[1]．

1. 薬名は，薬価基準に記載されている製剤名を記載することを基本とする．
2. 分量は，最小基本単位である1回量を記載することを基本とする．
3. 散剤および液剤の分量は，製剤量（原薬量ではなく，製剤としての重量）を記載することを基本とする．
4. 用法・用量における服用回数・服用のタイミングは，情報伝達エラーを惹起する可能性のある表現方法（例：3×）を排除し，日本語（例：1日3回朝昼夕食後）で明確に記載することを基本とする．
5. 用法・用量における服用日数は，実際の投与日数を記載することを基本とする（休薬期間のある場合，それが一意的に解釈できるように明示する）．

（山本雅人）

3 インフォームド・コンセントと説明・同意書

> **DOs**
> - すべての診療行為において，説明・同意手続を行うのが原則である．
> - 説明・同意手続は，原則として患者本人との間で行う．
> - 患者の自由な意思決定を確保できる環境作りを行う．

1 インフォームド・コンセントの意義，法的意味

　医療は患者の生命・健康を維持・回復する行為であり，患者のためのものである．すると当然，医療行為の提供を受けるか受けないか，またどのような医療行為の提供を受けるかは，患者自身が選択する必要がある．法的には，患者には自らの身体をどう扱うか，どのような医療行為を受けるかを自ら決定する権利（自己決定権）があるとされる．ところが患者には医療者ほどの医療知識がないため，決断の前提として医療者から医療情報の提供を受ける必要がある．このために，医療者は患者に医療情報を提供・説明し，患者はそれを理解した上で治療等の選択・同意を行う，インフォームド・コンセントのプロセスが必要となる．法的には，医療者には患者に対して説明を行う義務があり，患者の同意があってはじめて当該医療行為を開始することができると解される．

　刑事法の観点から考えると，医療行為は侵襲を伴うため，形式的には刑法の傷害に該当し得る．そこで，傷害罪などの成立を防ぐために，医療者は患者に対し医療行為につき説明を行い，その同意を得る必要があることになる．さらに，民法上の契約の観点からも医療者による患者に対する説明が必要とされる．医療者と患者との間では，診療にあたり民法上，診療契約という準委任契約が締結される（民法643条，656条）．準委任契約においては，受任者には委任者に対する報告義務があり（民法645条），これが医療者の説明義務を基礎づける．

2 説明・同意手続を怠った場合

　医療者が説明・同意手続を怠ると，患者に対し民事法上の債務不履行・不法行為責任（民法415条，709条）を負う可能性がある．これらの責任が認められた場合は，患者に対する損害賠償が必要となる．

3 説明，同意手続が必要な診療

a 説明

　原則として，すべての診療行為において説明が必要である．すなわち，手術，検査はもちろん，輸血，麻酔，投薬など医療者の提供するすべての診療行為について患者に対する説明が必要となる．

　例外は，①救急など緊急を要する場面で説明を行う時間がない場合，②法律に規定がある場合（例：自傷他傷のおそれがある精神障害者〔精神保健及び精神障害者福祉に関する法律29条，29条の2〕），③患者本人が説明を拒んでいて説明を受ける権利を放棄している場合，④すでに患者が治療や検査などについて十分な知識をもっており，説明が意味をもたない場合など，ごく限られた場合である．

Pitfall
診療行為に軽微な侵襲しか伴わない場合や軽微な疾病の治療の場合であっても，決して説明が不要というわけではないので注意が必要である．

 コツ
本人・代諾者の同意なく治療を行う場合は，治療内容・方法などにおいて倫理的な逸脱を避けるため，多職種でのカンファレンスを開くなどの工夫が望まれる．

　緊急の場合，説明手続を経ていては患者の利益にならないことが明白であるため，省略が可能となる．また，説明を受ける権利は患者本人の権利であり，患者本人にはその権利を放棄することが可能であることから，患者が説明を拒む，不要とする場合は説明の必要がなくなる．ただし，説明を受ける権利の放棄は重大な決断であることから，患者が積極的，明示的に拒否した場合に限るべきで，医療者側が患者本人の意思を一方的に忖度することは避けなければならない．

b　同意

　診療行為に対する患者の同意も，原則はすべての場合について必要となる．ただ，説明の場合と同様に，緊急を要する場面で同意を得ている時間がない場合，法律に規定がある場合等には同意を得ずとも治療を開始できる．しかし，患者本人が説明を不要とする場合，既に治療や検査等について患者が十分な知識をもっており説明が意味をもたない場合については，説明義務は免除されるが，治療にあたって患者の同意は必要となる．

4　説明・同意手続の相手方

a　本人

　患者本人が原則となる．説明・同意手続は患者本人の選択権を保障するものであることから当然の帰結である．また，説明内容の病名等は患者本人の個人情報・プライバシー情報であることから原則的には他人に伝えることは許されない．

b　例外

　ただし，例外的な場合もある．代表的な例外は，①説明義務がそもそも免除される場合，②患者本人に説明を受ける能力がない場合などである．①は前述の「3 説明，同意手続が必要な診療，a 説明」に記載した場合などである．②は未成年，高齢や疾病などで手続をする能力がない，意識がない患者などの場合である．説明・同意手続をするにあたって，どの程度の能力が必要かを定めた法律はないため，個々の事例に応じて判断をせざるを得ない．侵襲の程度や危険性が高く，内容が複雑な治療ならば，高い判断能力が必要となる．他方，危険性が非常に低く一般的な医療行為ならば，それほど高い判断能力は不要であろう．行われる医療行為に応じて必要とされる能力は決まることとなる．

c　代諾者

　患者本人との間で説明・同意手続が行えない場合は，患者本人に代わって手続を行う代諾者を定める必要がある．代諾者には，患者本人の最善の利益を図り得る者が選ばれるべきである．未成年の場合は通常は親権者が最もふさわしい．成年の場合は，①患者本人が指名し，それを受け入れた者，②配偶者などのパートナー，③子，④親，⑤孫，兄弟姉妹，祖父母の順番に考えていくのが順当と思われる．これらの関係に加えて，同居，介護，看護などの社会生活上の関係性を勘案して決まることとなろう．

　ただし，倫理的に患者本人の同意がなければ行えない治療内容・方法も考えられる．患者本人が説明を受けることを拒んでいる場合は，説明を受けなければ行えない治療がある旨を患者本人に説明し，それでも説明を受けないままとするか否かを確認する

表1 一般的に説明すべき内容

1. 病名・病状
2. 治療や検査の必要性，検査や治療を受けなかった場合の予後
3. 治療や検査の内容及びその方法，鎮静について
4. 治療や検査の一般的な経過・予定と注意事項
5. 期待される効果
6. 予想される危険・合併症・副作用とそれらへの対処方法
7. 他の治療方法の有無，比較，選択の自由について
8. 費用
9. 遠慮なく質問できること
10. 同意はいつでも取り消せること
11. セカンドオピニオンを自由に求められること

 コツ

合併症や副作用の説明に際しては，単にその結果の内容だけではなく，その兆候または前駆症状を告げて，これらの兆候が出た場合の処置，つまり薬ならば服用を中止するだけでいいのか，医師に即座に連絡をすべきなのかなど，患者に対応方法を具体的に指示する必要がある（福岡地判平 15.4.22）．

 コツ

具体的にどのような場合に文書による説明・同意を行うかは施設ごとに方針を定めておいた方がよい．一例をあげると，通常診療においては侵襲を伴う場合は原則文書が必須，ただし侵襲の程度が低く，その診療の方法・内容が通常人も理解しているだろうことが認められるほど一般的なものであれば，例外的に文書による説明と同意手続を省略できる，もしくは，診療の申し込み時に羅列して包括的に同意を得るというルールが考えられる（例：採血，注射，吸痰など）．

必要がある．

d 本人に能力がなく，代諾者も見当たらない場合

患者本人に説明・同意手続を行う能力がない上，代諾者も見当たらない場合は，同意がなくとも必要な医療行為を行うべきであろう．法律的には事務管理（民法 697，698条）に基づく医療行為となる．

5 説明内容

医療における説明には，患者が検査・治療などを受けるにあたって自己決定をするための説明や療養指導としての説明，治療の結果の報告など診療行為全体にわたり様々なものがあるが，根幹をなすものは患者の自己決定にあたって必要となる説明である．

説明・同意手続が患者の選択権を保障するためのものであることから考えれば，説明の場面に応じて，患者が自己の意思に基づいて決定をするのに必要な程度の事実を説明すべきことになる．考え方としては，通常の医師ならば説明する程度の情報を説明する上に，目の前の患者が重要視している情報を加える必要があるとされる（最判平 13.11.27）．一般的に説明すべき内容を，表1 に示す．また，治療，検査などの一般的な説明書・同意書の雛形を，図1，2 に示す．

6 治療の危険性，合併症，副作用の説明

説明すべき内容のうち，治療の危険性，起こり得る合併症や薬剤による副作用の説明は，特に丁寧に行う必要がある．すべての危険性などについて説明を尽くせれば理想であるが，現実には不可能である．ではどのような危険性についての説明が必須であるかは，危険性と結果の重大性を勘案して決まることとなる．悪しき結果の発生確率が高くかつ重大ならば，説明義務があることはもちろんである．悪しき結果の発生

```
┌─────────────────────────────┐
│   ○○治療・検査の説明書      │
└─────────────────────────────┘

　この説明書には○○治療・検査に関する方法や効果などについて記載しています．主な説明は医師が直接行いますが，より深く理解していただくために書面もご用意いたしました．この治療を理解し選択される場合は同意書に署名をお願いします．

1　あなたの病状(病名)

2　治療や検査の必要性，検査や治療を受けなかった場合の予後

3　治療や検査の内容及び方法，鎮静について

4　治療や検査の一般的な経過・予定と注意事項

5　治療や検査によって期待される効果

6　予想される危険・合併症・副作用とそれらへの対処方法

7　他の治療方法との比較(メリット・デメリット)，選択の自由について

8　費用

9　遠慮なく質問できること
　この治療に関してはもちろん，その他分からないこと，疑問に思うことがありましたら，いつでもスタッフにご相談ください．

10　同意について
　いったん同意をされた場合でも，いつでも同意は取り消し，この治療を中止することができます．また，同意をされない場合，もしくは同意を取消した場合でも今後のあなたに対する診療について何ら不利益な取扱いはいたしませんので，ご安心ください．

11　セカンドオピニオンについて
　あなたが治療方法を考えるにあたって，あなたは他の病院や他の医師に意見を求めることができます(セカンドオピニオン)．セカンドオピニオンをお求めの際は，いつでもご相談ください．セカンドオピニオンを求められても，今後のあなたに対する診療について何ら不利益な取扱はいたしません．

12　その他
　上記のことについて，医師○○は，○年○月○日，患者○○さん(患者番号○○○○)の治療等について○○さんに対し説明いたしました(同席者：看護師○○，○○さん)．

【本治療及び説明書の責任者】○○病院○○科　科長○○
```

図1　一般的な説明書の例

確率が低ければ説明する必要性は少なくなるが，他方で結果が重大であれば，その重大性に応じて説明を行う必要性が高まることとなる(高松高判平8.2.27)．悪しき結果の発生確率が高いものは，軽微なものであっても説明を行う必要がある．

7　説明・同意手続の方法

a　患者の自由な意思決定の確保

　説明・同意手続では患者が自由にその意思を決定できなければならないが，患者にとって医師の権威は，医師自身が考えている以上に大きいものである．医療知識の格差に加え，患者は医師に自らの生命・身体を預けなければならず，本能的に非常に弱い立場に立つ．医師と患者が一対一で説明・同意手続を行うのは，患者の自由な意思を導き出すには心許ない環境といわざるを得ない．したがって，説明・同意手続には看護師などの他職種による第三者の立ち会いがあることが望ましい．また，説明・同意手続の後に，医師以外の者が患者に重ねて意思確認をするプロセスを確保できれば，よりよい．

```
┌─────────────────────────────────────────────────┐
│              ┌──────────────────┐               │
│              │ ○○治療・検査の同意書 │               │
│              └──────────────────┘               │
│                                                 │
│   ○○病院　病院長殿                              │
│                                                 │
│     私は，○年○月○日，○○医師から，○年○月○日に患者○○(患者番号○○○○)に対し， │
│   実施を予定している○○治療・検査(担当者○○)について下記のチェックした項目について │
│   説明を受け，十分理解をしました．              │
│                                                 │
│   □　病状                                       │
│   □　治療や検査の必要性，検査や治療を受けなかった場合の予後 │
│   □　治療や検査の内容及び方法，鎮静について     │
│   □　治療や検査によって期待される効果           │
│   □　予想される危険・合併症・副作用とそれらへの対処方法 │
│   □　他の治療方法との比較(メリット・デメリット)，選択の自由について │
│   □　費用                                       │
│   □　遠慮なく質問できること                     │
│   □　同意について                               │
│   □　セカンドオピニオンについて                 │
│   □　その他                                     │
│                                                 │
│                                                 │
│   私は，○○治療・検査について                   │
│   □　同意し，治療・検査を受けます．             │
│   □　同意いたしません．                         │
│   □　未だ検討しますので，回答を保留します．     │
│                                                 │
│   ○年○月○日                                    │
│                                                 │
│        氏　名　＿＿＿＿＿＿＿＿(患者本人・代諾者) │
│        患者の生年月日：　　代諾者の患者本人との続柄： │
│        ※ご本人の氏名を代筆された場合は，代筆者の氏名を記載ください． │
│        代筆者　＿＿＿＿＿＿＿＿＿＿＿＿          │
│                         代筆者の患者本人との続柄： │
│                                                 │
└─────────────────────────────────────────────────┘
```

図2　一般的な同意書の例

b　説明のタイミング

手術，検査，投薬など，いずれの診療行為にあたっても，できるだけ早いタイミングで説明を行う必要がある．患者・家族が十分な時間的猶予をもって，その診療を受けるか否か，どの診療を受けるかなどを熟慮できなければならない．予定手術ならば，手術前日や入院後に決断を迫るような説明・同意手続をすることは実質的に患者の選択権を奪いかねないため，避けることが望ましい．特に，大きな侵襲を伴う場合，危険性が高い場合，治療の選択肢が複数ある場合などは，患者が熟慮するための時間を慎重に確保することがすすめられる．

c　文書による説明と同意

説明・同意手続は一義的にその手段は決まらないが，患者が理解できるように行う必要があるため，ある程度の分量，複雑さのある説明においては必然的に書面を活用することとなる．また，口頭のみ，あるいはカルテ記載のみでは後々同意の有無について水掛け論になる可能性があり，患者の意思を明確にするためにも，重要な診療行為については同意書も必須のものとなるだ

ろう.なお,保険診療の観点から説明書が求められる場合などもある(例:医科点数表第2章第10部手術の通則の5〔歯科点数表第2章第9部手術の通則4を含む〕及び6に掲げる手術の施設基準など).

DON'Ts

- □ カルテ記録においては,患者の言葉を直接残すようにし,抽象的なカルテ記載は行わない.
- □ 予定手術において説明・同意手続を直前には行わない.患者の選択権を奪いかねない.

参考文献

- 長野県弁護士会(編):説明責任 その理論と実務.3版.ぎょうせい,2006
- 藤山雅行(編):判例にみる医師の説明義務.新日本法規,』2007
- 谷田憲俊:具体例からはじめる患者と医療従事者のためのインフォームド・コンセント取扱説明書.(診断と治療社,2013
- 大島眞一:判例タイムズ 2014;65(8):37-54
- 名古屋大学医学部附属病院インフォームドコンセント委員会:インフォームドコンセントマニュアル 第4版.2014

名古屋大学医学部附属病院医療の質・安全管理部　**北野文将**

✓ 医療事故調査制度との関係

　平成26年6月18日に医療法が改正され，平成27年10月1日から医療事故調査制度が施行された．この医療事故調査制度では，病院の管理者は，改正医療法に定められた一定の死亡事故につき，医療事故調査・支援センターに報告し，事故調査を行う義務がある．この報告を行う必要がある医療事故の要件においては，患者に対する説明がキーとなる．すなわち，改正医療法第6条の10は，「当該病院等に勤務する医療従事者が提供した医療に起因し，又は起因すると疑われる死亡又は死産であつて，当該管理者が当該死亡又は死産を予期しなかつたものとして厚生労働省令で定めるもの」を医療事故と定義するが，厚生労働省令（医療法施行規則第1条の10の2）は，「①病院等の管理者が，当該医療が提供される前に当該医療従事者等が当該医療の提供を受ける者又はその家族に対して当該死亡又は死産が予期されることを説明していたと認めたもの，②病院等の管理者が，当該医療が提供される前に当該医療従事者等が当該死亡又は死産が予期されることを当該医療の提供を受ける者に係る診療録その他の文書等に記録していたと認めたもの，③病院等の管理者が，当該医療を提供した医療従事者等からの事情の聴取及び第1条の11第1項第2号の委員会からの意見の聴取（当該委員会を開催している場合に限る．）を行った上で，当該医療が提供される前に当該医療従事者等が当該死亡又は死産を予期していたと認めたもの」のいずれにも該当しないものを「予期しなかったもの」とする．医療事故調査の対象のメルクマールとして，死亡または死産が予期されることを説明していたか否かが大きな意味をもっており，説明・同意手続が今後さらに重要となるだろう．

✓ 患者が医学上の定説と著しく異なる治療を希望する場合

　患者が医学上の定説と著しく異なる治療を希望する場合，どうすればよいか．医療者はまず，現代医学から考えてその患者が希望する治療に効果があるか否か，妥当な方法であるか否かを検討する必要がある．その検討の結果，医療として有効ではないと判断すれば，その旨を患者に説明し，その他の治療をすすめるのが妥当であろう．それでも患者がもともと希望していた治療に固執する場合は，病状，治療の必要性・緊急性，希望する治療内容，代わりの診療施設の有無などにもよるが，他院の紹介や治療ができない旨を申し出ることも致し方ないと考える．

✓ 患者が診療を拒否した場合

　患者は自分の生命・健康をどのように扱うかを決定できるため，客観的に身体にとって有益と思われる治療であっても，患者はその治療を受けない権利がある．患者が診療を拒否することは自由である．したがって，その選択が患者の真の選択ならば医療者はその選択を尊重しなければならない．医療者としては，患者が病状などに対する十分な理解をもって選択ができるよう，適切な説明をすることが求められる．特に治療を行わなかった場合のその後の経過については十分に説明をする必要がある．また，治療をしないことが生命の危機や身体の重大な障害に結びつく可能性がある場合は，説明だけでなく治療を受けるよう説得を試みるのも一つの方法である．

✓ カルテ記録の方法

　説明・同意手続のカルテ記録においては，①患者の行動・言葉を直接記載すること，②複数人で記録を残すこと，を心がけたい．例えば，「以上説明したところ，患者は同意した」という記録よりも，「患者は，『先生にすべてお任せします』と言い，同意した」「患者は，『今まで○○が疑問でしたが，今日の説明を聞き理解ができました．この手術をお願いしたいと思います』と同意した」と患者の言葉を直接記録した方が，当時の状況がよくわかり望ましい．抽象的に記載をするのではなく，具体的な記載を残すことを心がけたい．また，複数人で記録をすれば，多面的に幅広い事実を残すことができる利点もある．説明・同意手続では発言に関する水掛け論が起きやすいので，カルテ記録は丁寧に行う必要がある． 〈北野文将〉

4 血液疾患にかかわる医療費助成制度

DOs
- ☐ 診断が確定したら，速やかに制度利用をすすめる．
- ☐ 診断書を記載する場合は，指定医登録の要否を確認する．
- ☐ 助成対象となる医療の範囲を理解する．

1 基本的な考え方

医療費助成制度は，保険診療にかかわる医療費負担を一定の条件のもとに軽減するシステムである．利用者が申請しなければ制度の恩恵を受けることはできないため，最も早く確実に病名を知りうる立場である医師が情報提供できることは，非常に有益である．詳細まで説明できる必要はないが，適正利用のためにもその主旨は十分に理解すべきである．

2 健康保険法に基づく医療費助成制度

a 高額療養費

疾患や入通院にかかわらず，保険診療を受ける者が等しく利用できるのが「高額療養費制度」である．本制度は，1か月あたりの自己負担（保険外診療を除く）が所定の金額を超えた場合に超過分が返金される制度である．

70歳未満の場合，自己負担上限額は所得によって5段階に定められているが，同一世帯で直近12か月に高額療養費該当回数が3回以上ある場合，4回目以降は「多数該当」となり，さらに減額されるシステムになっている．70歳以上75歳未満の場合は自己負担上限が4段階となり，多数該当は現役並み所得者のみに適用される（p.479 表2参照）．

個人の自己負担が上限額に及ばなくとも，同一月，同一世帯で支払った医療費は合算できるため，合計額が自己負担上限額を超過すれば高額療養費の適用となる（世帯合算）．この場合の「世帯」とは住民票上や事実上の同居者ではなく，同一保険に加入しているものを「同一世帯」とみている．そのため国民健康保険と健康保険，健康保険と後期高齢者医療制度など，保険が異なる場合は合算することができない．

b 高額療養費限度額適用認定

高額療養費制度は，定められた一定割合の自己負担を医療機関などで支払い，後日加入保険に請求することによって，上限超過分の還付を受けるものである（保険によっては手続きすることなく自動還付される場合もある）．

しかし，還付分を含めた自己負担を支払うことが困難な場合は，所定の自己負担上限までの負担に抑えることができる「高額療養費限度額適用認定」を利用することができる．

本制度を利用する場合は，支払期日までに加入している健康保険に所定の書類を提出し，「限度額適用認定・標準負担額減額認定証」の交付を受け，医療機関に提示しなければならない．70歳以上であれば保険証と高齢受給証，または後期高齢者保険証を提示することで限度額が適用されるが，低所得の認定に関しては同様に申請が必要である．

表1　特定疾病療養自己負担上限額

対象疾患		自己負担限度額
先天性血液凝固第VIII因子障害・第IX因子障害		10,000円
人工透析を実施している慢性腎不全	70歳未満の一般所得者	10,000円
	70歳未満の上位所得者	20,000円
	70歳以上	10,000円
抗ウイルス薬を投与しているHIV感染症		10,000円

c　特定疾病療養（長期高額疾病）

特定疾病療養は，長期に高額の医療費を負担する必要のある特定の疾患に関して，自己負担上限をさらに減額する特例制度である．

対象となる疾患は，①人工透析を受けている慢性腎不全，②血漿分画製剤を投与している先天性血液凝固第VIII因子障害（血友病A）および先天性血液凝固第IX因子障害（血友病B），③抗ウィルス薬を投与しているHIV感染症および二次感染・三次感染，である．

HIV感染症については，血漿分画製剤由来のものおよび，その者から二次・三次感染したものに限られる．自己負担上限を表1に示す．本制度を利用する場合は，加入している健康保険に申請し，交付された特定疾病療養受療証を医療機関に提示しなければならない．

3　児童福祉法に基づく医療費助成制度―小児慢性特定疾病

a　小児慢性特定疾病

小児慢性特定疾病は，子どもの難病に対する医療費助成制度である．

18歳未満の児童が対象であるが，18歳時点で本制度の適用となっており，継続して治療を受ける必要があれば，20歳になるまで延長することができる．

本制度の助成範囲は，当該疾患の治療のみに限定される．

本制度は平成27年1月の児童福祉法改正によって対象疾患が拡大され，現在は704疾患が対象とされている．そのうち「血液疾患」として54疾患が認定対象となっており，「悪性新生物」として分類されている白血病やリンパ腫を加えると，血液関連対象疾患は77疾患となる．具体的な対象疾患については，小児慢性特定疾病情報センターホームページ[1]を参照されたい．

b　自己負担上限

小児慢性特定疾患の受給者は，自己負担割合が2割となり，さらに自己負担上限が設けられる．所得や重症度によって定められた上限額を表2に示す．平成27年1月までに本制度の適用となっている受給者は，3年間経過措置が適用される（表3）．表2および表5でいう「重症」者とは，①高額な医療が長期的に継続するもの，②重症患者認定基準に該当するものを指す．①については，「1か月の総額が5万円を超える月が1年間に6回以上あること」と規定されている．小児慢性特定疾病の自己負担は2割であるため，保険自己負担で換算すると，1か月当たり1万円以上の医療費支払いが6回以上あることが条件となる．

表3の経過措置適用者の「重症」は重症患者認定基準に該当するものを指す．

なお，先天性血液凝固因子障害については，所得・重症度・新規/既認定にかかわらず自己負担はなく，食事療養費負担も生じない．

c　利用方法

本制度は，都道府県の指定を受けた医療機関，薬局，訪問看護ステーションで利用可能であり，自己負担上限はその合算額に

第7章 書類の書き方

表2 新制度による小児慢性特定疾病自己負担上限額

年収の目安		自己負担限度額		
		一般	重症	呼吸器など
生活保護		0円	0円	0円
市町村民税非課税世帯	80万円未満	1,250円	1,250円	500円
	80〜200万円	2,500円	2,500円	
市町村民税 71,000円未満		5,000円	2,500円	
市町村民税 251,000円未満		10,000円	5,000円	
市町村民税 251,000円以上		15,000円	10,000円	

入院時の食事療養費は所定の1/2の負担．

表3 経過措置適用者の自己負担上限額

年収の目安		自己負担限度額		
		一般	重症	呼吸器など
生活保護		0円	0円	0円
市町村民税非課税世帯	80万円未満	1,250円	1,250円	500円
	80〜200万円	2,500円		
市町村民税 71,000円未満		2,500円		
市町村民税 251,000円未満		5,000円	2,500円	
市町村民税 251,000円以上		10,000円		

入院時の食事療養費負担なし．

表4 難病指定血液系疾患

- 再生不良性貧血
- 自己免疫性溶血性貧血（AIHA）
- 発作性夜間ヘモグロビン尿症
- 特発性血小板減少性紫斑病
- 血栓性血小板減少性紫斑病（TTP）
- 原発性免疫不全症候群
- 遺伝性鉄芽球性貧血
- 後天性赤芽球癆
- 先天性赤血球形成異常性貧血
- ダイアモンド・ブラックファン貧血
- Fanconi貧血

適用される．受給者は都道府県に利用医療機関等の届け出をすることが必要である．その際に提出する診断書は疾患ごとに書式が決められており，都道府県の指定を受けた医師（指定医）が記載しなければならない．

本制度を申請した受給者には「小児慢性特定疾患医療証」にあわせて，各機関で自己負担額を記載するための「自己負担上限管理票」が交付される．

4 難病の患者に対する医療等に関する法律に基づく医療費助成制度—難病医療費助成制度

a 難病医療費助成制度

本制度は，平成27年1月に「難病の患者に対する医療等に関する法律」として施行された新たな難病医療に対する助成制度である．これまで難病助成は「特定疾患治療研究事業」として56疾患が指定され，調査研究事業として実施されてきたが，本法の施行により対象疾患は110疾患となり，平

表5 難病医療費助成制度 自己負担限度額

年収の目安		自己負担限度額		
		一般	重症	呼吸器等
生活保護		0円	0円	0円
市町村民税 非課税世帯	80万円未満	2,500円	2,500円	1,000円
	80〜200万円	5,000円	5,000円	
市町村民税 71,000円未満		10,000円	5,000円	
市町村民税 251,000円未満		20,000円	10,000円	
市町村民税 251,000円以上		30,000円	20,000円	

食事療養費は全額自己負担.

表6 先天性血液凝固因子障害等治療研究事業 対象疾患

第I因子(フィブリノゲン)欠乏症	第X因子(スチューアートブラウア)欠乏症
第II因子(プロトロンビン)欠乏症	第XI因子(PTF)欠乏症
第V因子(不安定因子)欠乏症	第XII因子(ヘイグマン因子)欠乏症
第VII因子(安定因子)欠乏症	第XIII因子(フィブリン安定化因子)欠乏症
第VIII因子欠乏症(血友病A)	von Willebrand病
第IX因子欠乏症(血友病B)	

成27年7月からは対象範囲が306疾患に拡大された.

対象疾患のうち,血液系疾患として分類されているのは,表4に示した11疾患である.全対象疾患の詳細については,難病情報センターホームページ[2]を参照されたい.

b 自己負担上限

本制度は,都道府県の指定を受けた医療機関,薬局,訪問看護ステーションおよび介護保険の医療系サービスで利用可能であり,自己負担上限はその合算額に適用される.受給者は都道府県に利用医療機関などの届け出をすることが必要である.その際に提出する診断書は疾患ごとに書式が決められており,都道府県の指定を受けた医師(指定医)が記載しなければならない.

本制度を申請した受給者には「特定医療費受給者証」にあわせて,各機関で自己負担額を記載するための「自己負担上限管理票」が交付される.自己負担上限を表5に示す.

5 その他の血液関連医療費助成制度—先天性血液凝固因子障害等治療研究事業

先天性血液凝固因子障害等治療研究事業は,20歳以上の「先天性血液凝固因子障害」に限定した医療費助成制度である.本制度の対象疾患を表6に示す.本制度は当該疾患の治療のみに適用されるものであるが,血液凝固因子製剤の投与に起因するHIV感染症の治療に関しては本制度の適用となる.

利用する場合は,都道府県への申請によって受給者証の交付を受け,医療機関に提示することが必要である.診断書の作成に医師の指定はないが,利用する医療機関はあらかじめ都道府県と利用契約をしなければならない.

受給者の医療費は入通院とも全額助成され,入院時の食事療養費についても負担は生じない.ただし,先天性血液凝固第VIII因子欠乏症および第IX因子欠乏症に関しては,前述の「特定疾病療養」を併用することが推奨されている.

> **DON'Ts**
> ☐ 制度利用を強要してはならない.
> ☐ 利用に審査が伴う場合もあるので,安易に「利用可能」と断言してはならない.

文献

1) 小児慢性特定疾病情報センターホームページ:http://www.shouman.jp/
2) 難病情報センターホームページ:http://www.nanbyou.or.jp/

兵庫医科大学精神科神経科　**伊賀陽子**

付録

1 体表面積換算表

日本人における体表面積換算表

体重(kg) 身長(cm)	35	36	37	38	39	40	41	42	43	44	45	46	47
135	1.113	1.127	1.141	1.155	1.168	1.181	1.194	1.207	1.220	1.232	1.245	1.257	1.269
136	1.119	1.133	1.147	1.160	1.174	1.187	1.200	1.213	1.226	1.238	1.251	1.263	1.275
137	1.124	1.138	1.152	1.166	1.179	1.193	1.206	1.219	1.232	1.244	1.257	1.269	1.281
138	1.129	1.144	1.158	1.171	1.185	1.198	1.212	1.225	1.238	1.250	1.263	1.275	1.287
139	1.135	1.149	1.163	1.177	1.191	1.204	1.217	1.231	1.243	1.256	1.269	1.281	1.294
140	1.140	1.155	1.169	1.183	1.196	1.210	1.223	1.236	1.249	1.262	1.275	1.287	1.300
141	1.146	1.160	1.174	1.188	1.202	1.216	1.229	1.242	1.255	1.268	1.281	1.293	1.306
142	1.151	1.166	1.180	1.194	1.208	1.221	1.235	1.248	1.261	1.274	1.287	1.300	1.312
143	1.156	1.171	1.185	1.199	1.213	1.227	1.241	1.254	1.267	1.280	1.293	1.306	1.318
144	1.162	1.176	1.191	1.205	1.219	1.233	1.246	1.260	1.273	1.286	1.299	1.312	1.324
145	1.167	1.182	1.196	1.211	1.225	1.238	1.252	1.266	1.279	1.292	1.305	1.318	1.330
146	1.172	1.187	1.202	1.216	1.230	1.244	1.258	1.271	1.285	1.298	1.311	1.324	1.336
147	1.178	1.193	1.207	1.222	1.236	1.250	1.263	1.277	1.290	1.304	1.317	1.330	1.342
148	1.183	1.198	1.213	1.227	1.241	1.255	1.269	1.283	1.296	1.310	1.323	1.336	1.349
149	1.188	1.203	1.218	1.233	1.247	1.261	1.275	1.289	1.302	1.315	1.329	1.342	1.355
150	1.194	1.209	1.223	1.238	1.252	1.267	1.281	1.294	1.308	1.321	1.335	1.348	1.361
151	1.199	1.214	1.229	1.243	1.258	1.272	1.286	1.300	1.314	1.327	1.340	1.354	1.367
152	1.204	1.219	1.234	1.249	1.263	1.278	1.292	1.306	1.319	1.333	1.346	1.360	1.373
153	1.209	1.225	1.240	1.254	1.269	1.283	1.297	1.311	1.325	1.339	1.352	1.365	1.379
154	1.215	1.230	1.245	1.260	1.274	1.289	1.303	1.317	1.331	1.345	1.358	1.371	1.385
155	1.220	1.235	1.250	1.265	1.280	1.294	1.309	1.323	1.337	1.350	1.364	1.377	1.390
156	1.225	1.241	1.256	1.271	1.285	1.300	1.314	1.328	1.342	1.356	1.370	1.383	1.396
157	1.230	1.246	1.261	1.276	1.291	1.305	1.320	1.334	1.348	1.362	1.376	1.389	1.402
158	1.235	1.251	1.266	1.281	1.296	1.311	1.325	1.340	1.354	1.368	1.381	1.395	1.408
159	1.241	1.256	1.272	1.287	1.302	1.316	1.331	1.345	1.359	1.373	1.387	1.401	1.414
160	1.246	1.262	1.277	1.292	1.307	1.322	1.336	1.351	1.365	1.379	1.393	1.407	1.420
161	1.251	1.267	1.282	1.298	1.313	1.327	1.342	1.356	1.371	1.385	1.399	1.412	1.426
162	1.256	1.272	1.288	1.303	1.318	1.333	1.348	1.362	1.376	1.390	1.404	1.418	1.432
163	1.261	1.277	1.293	1.308	1.323	1.338	1.353	1.368	1.382	1.396	1.410	1.424	1.438
164	1.266	1.282	1.298	1.313	1.329	1.344	1.359	1.373	1.388	1.402	1.416	1.430	1.443
165	1.272	1.288	1.303	1.319	1.334	1.349	1.364	1.379	1.393	1.407	1.422	1.436	1.449
166	1.277	1.293	1.308	1.324	1.339	1.355	1.370	1.384	1.399	1.413	1.427	1.441	1.455
167	1.282	1.298	1.314	1.329	1.345	1.360	1.375	1.390	1.404	1.419	1.433	1.447	1.461
168	1.287	1.303	1.319	1.335	1.350	1.365	1.380	1.395	1.410	1.424	1.439	1.453	1.467
169	1.292	1.308	1.324	1.340	1.355	1.371	1.386	1.401	1.415	1.430	1.444	1.459	1.473
170	1.297	1.313	1.329	1.345	1.361	1.376	1.391	1.406	1.421	1.436	1.450	1.464	1.478
171	1.302	1.318	1.334	1.350	1.366	1.381	1.397	1.412	1.427	1.441	1.456	1.470	1.484
172	1.307	1.323	1.340	1.356	1.371	1.387	1.402	1.417	1.432	1.447	1.461	1.476	1.490
173	1.312	1.329	1.345	1.361	1.377	1.392	1.408	1.423	1.438	1.452	1.467	1.481	1.496
174	1.317	1.334	1.350	1.366	1.382	1.398	1.413	1.428	1.443	1.458	1.473	1.487	1.501
175	1.322	1.339	1.355	1.371	1.387	1.403	1.418	1.434	1.449	1.463	1.478	1.493	1.507
176	1.327	1.344	1.360	1.376	1.392	1.408	1.424	1.439	1.454	1.469	1.484	1.498	1.513
177	1.332	1.349	1.365	1.382	1.398	1.413	1.429	1.444	1.460	1.475	1.489	1.504	1.518
178	1.337	1.354	1.370	1.387	1.403	1.419	1.434	1.450	1.465	1.480	1.495	1.510	1.524
179	1.342	1.359	1.376	1.392	1.408	1.424	1.440	1.455	1.470	1.486	1.500	1.515	1.530
180	1.347	1.364	1.381	1.397	1.413	1.429	1.445	1.461	1.476	1.491	1.506	1.521	1.535
181	1.352	1.369	1.386	1.402	1.419	1.435	1.450	1.466	1.481	1.497	1.512	1.526	1.541
182	1.357	1.374	1.391	1.407	1.424	1.440	1.456	1.471	1.487	1.502	1.517	1.532	1.547
183	1.362	1.379	1.396	1.413	1.429	1.445	1.461	1.477	1.492	1.508	1.523	1.538	1.552
184	1.367	1.384	1.401	1.418	1.434	1.450	1.466	1.482	1.498	1.513	1.528	1.543	1.558
185	1.372	1.389	1.406	1.423	1.439	1.455	1.472	1.487	1.503	1.518	1.534	1.549	1.564

48	49	50	51	52	53	54	55	56	57	58	59	60	61	62
1.281	1.292	1.304	1.316	1.327	1.338	1.349	1.360	1.371	1.382	1.393	1.404	1.414	1.424	1.435
1.287	1.299	1.311	1.322	1.334	1.345	1.356	1.367	1.378	1.389	1.400	1.410	1.421	1.431	1.442
1.293	1.305	1.317	1.329	1.340	1.351	1.363	1.374	1.385	1.396	1.407	1.417	1.428	1.438	1.449
1.299	1.311	1.323	1.335	1.346	1.358	1.369	1.380	1.392	1.403	1.413	1.424	1.435	1.445	1.456
1.306	1.318	1.330	1.341	1.353	1.364	1.376	1.387	1.398	1.409	1.420	1.431	1.442	1.452	1.463
1.312	1.324	1.336	1.348	1.359	1.371	1.382	1.394	1.405	1.416	1.427	1.438	1.449	1.459	1.470
1.318	1.330	1.342	1.354	1.366	1.377	1.389	1.400	1.412	1.423	1.434	1.445	1.455	1.466	1.477
1.324	1.337	1.349	1.360	1.372	1.384	1.395	1.407	1.418	1.429	1.440	1.451	1.462	1.473	1.484
1.331	1.343	1.355	1.367	1.379	1.390	1.402	1.413	1.425	1.436	1.447	1.458	1.469	1.480	1.491
1.337	1.349	1.361	1.373	1.385	1.397	1.408	1.420	1.431	1.443	1.454	1.465	1.476	1.487	1.498
1.343	1.355	1.367	1.379	1.391	1.403	1.415	1.426	1.438	1.449	1.461	1.472	1.483	1.494	1.504
1.349	1.361	1.374	1.386	1.398	1.410	1.421	1.433	1.445	1.456	1.467	1.478	1.489	1.500	1.511
1.355	1.368	1.380	1.392	1.404	1.416	1.428	1.440	1.451	1.463	1.474	1.485	1.496	1.507	1.518
1.361	1.374	1.386	1.398	1.410	1.422	1.434	1.446	1.458	1.469	1.480	1.492	1.503	1.514	1.525
1.367	1.380	1.392	1.405	1.417	1.429	1.441	1.452	1.464	1.476	1.487	1.498	1.510	1.521	1.532
1.373	1.386	1.398	1.411	1.423	1.435	1.447	1.459	1.471	1.482	1.494	1.505	1.516	1.528	1.539
1.379	1.392	1.405	1.417	1.429	1.441	1.453	1.465	1.477	1.489	1.500	1.512	1.523	1.534	1.545
1.385	1.398	1.411	1.423	1.436	1.448	1.460	1.472	1.484	1.495	1.507	1.518	1.530	1.541	1.552
1.391	1.404	1.417	1.429	1.442	1.454	1.466	1.478	1.490	1.502	1.513	1.525	1.536	1.548	1.559
1.398	1.410	1.423	1.436	1.448	1.460	1.473	1.485	1.497	1.508	1.520	1.532	1.543	1.554	1.566
1.404	1.416	1.429	1.442	1.454	1.467	1.479	1.491	1.503	1.515	1.527	1.538	1.550	1.561	1.572
1.410	1.422	1.435	1.448	1.461	1.473	1.485	1.497	1.509	1.521	1.533	1.545	1.556	1.568	1.579
1.416	1.429	1.441	1.454	1.467	1.479	1.492	1.504	1.516	1.528	1.540	1.551	1.563	1.574	1.586
1.421	1.435	1.447	1.460	1.473	1.485	1.498	1.510	1.522	1.534	1.546	1.558	1.570	1.581	1.593
1.427	1.441	1.454	1.466	1.479	1.492	1.504	1.516	1.529	1.541	1.553	1.564	1.576	1.588	1.599
1.433	1.447	1.460	1.472	1.485	1.498	1.510	1.523	1.535	1.547	1.559	1.571	1.583	1.594	1.606
1.439	1.453	1.466	1.479	1.491	1.504	1.517	1.529	1.541	1.553	1.565	1.577	1.589	1.601	1.613
1.445	1.459	1.472	1.485	1.498	1.510	1.523	1.535	1.548	1.560	1.572	1.584	1.596	1.608	1.619
1.451	1.464	1.478	1.491	1.504	1.516	1.529	1.542	1.554	1.566	1.578	1.590	1.602	1.614	1.626
1.457	1.470	1.484	1.497	1.510	1.523	1.535	1.548	1.560	1.573	1.585	1.597	1.609	1.621	1.632
1.463	1.476	1.490	1.503	1.516	1.529	1.541	1.554	1.567	1.579	1.591	1.603	1.615	1.627	1.639
1.469	1.482	1.496	1.509	1.522	1.535	1.548	1.560	1.573	1.585	1.598	1.610	1.622	1.634	1.646
1.475	1.488	1.502	1.515	1.528	1.541	1.554	1.567	1.579	1.592	1.604	1.616	1.628	1.640	1.652
1.481	1.494	1.508	1.521	1.534	1.547	1.560	1.573	1.585	1.598	1.610	1.623	1.635	1.647	1.659
1.486	1.500	1.514	1.527	1.540	1.553	1.566	1.579	1.592	1.604	1.617	1.629	1.641	1.653	1.665
1.492	1.506	1.519	1.533	1.546	1.559	1.572	1.585	1.598	1.610	1.623	1.635	1.648	1.660	1.672
1.498	1.512	1.525	1.539	1.552	1.565	1.578	1.591	1.604	1.617	1.629	1.642	1.654	1.666	1.678
1.504	1.518	1.531	1.545	1.558	1.571	1.585	1.597	1.610	1.623	1.636	1.648	1.660	1.673	1.685
1.510	1.523	1.537	1.551	1.564	1.577	1.591	1.604	1.617	1.629	1.642	1.654	1.667	1.679	1.691
1.515	1.529	1.543	1.557	1.570	1.584	1.597	1.610	1.623	1.636	1.648	1.661	1.673	1.686	1.698
1.521	1.535	1.549	1.563	1.576	1.590	1.603	1.616	1.629	1.642	1.654	1.667	1.680	1.692	1.704
1.527	1.541	1.555	1.569	1.582	1.596	1.609	1.622	1.635	1.648	1.661	1.673	1.686	1.698	1.711
1.533	1.547	1.561	1.574	1.588	1.602	1.615	1.628	1.641	1.654	1.667	1.680	1.692	1.705	1.717
1.538	1.553	1.567	1.580	1.594	1.608	1.621	1.634	1.647	1.660	1.673	1.686	1.699	1.711	1.723
1.544	1.558	1.572	1.586	1.600	1.614	1.627	1.640	1.653	1.667	1.679	1.692	1.705	1.717	1.730
1.550	1.564	1.578	1.592	1.606	1.620	1.633	1.646	1.660	1.673	1.686	1.698	1.711	1.724	1.736
1.556	1.570	1.584	1.598	1.612	1.625	1.639	1.652	1.666	1.679	1.692	1.705	1.718	1.730	1.743
1.561	1.576	1.590	1.604	1.618	1.631	1.645	1.658	1.672	1.685	1.698	1.711	1.724	1.736	1.749
1.567	1.581	1.596	1.610	1.624	1.637	1.651	1.665	1.678	1.691	1.704	1.717	1.730	1.743	1.755
1.573	1.587	1.601	1.615	1.629	1.643	1.657	1.671	1.684	1.697	1.710	1.723	1.736	1.749	1.762
1.578	1.593	1.607	1.621	1.635	1.649	1.663	1.677	1.690	1.703	1.717	1.730	1.743	1.755	1.768

(次頁へつづく)

日本人における体表面積換算表(つづき)

体重(kg) 身長(cm)	63	64	65	66	67	68	69	70	71	72	73	74	75
135	1.445	1.455	1.465	1.475	1.485	1.495	1.505	1.514	1.524	1.533	1.543	1.552	1.561
136	1.452	1.462	1.472	1.482	1.492	1.502	1.512	1.522	1.531	1.541	1.550	1.560	1.569
137	1.459	1.469	1.480	1.490	1.500	1.510	1.519	1.529	1.539	1.548	1.558	1.567	1.577
138	1.466	1.477	1.487	1.497	1.507	1.517	1.527	1.536	1.546	1.556	1.565	1.575	1.584
139	1.473	1.484	1.494	1.504	1.514	1.524	1.534	1.544	1.554	1.563	1.573	1.582	1.592
140	1.480	1.491	1.501	1.511	1.521	1.531	1.541	1.551	1.561	1.571	1.580	1.590	1.599
141	1.487	1.498	1.508	1.518	1.529	1.539	1.549	1.559	1.568	1.578	1.588	1.597	1.607
142	1.494	1.505	1.515	1.525	1.536	1.546	1.556	1.566	1.576	1.586	1.595	1.605	1.615
143	1.501	1.512	1.522	1.533	1.543	1.553	1.563	1.573	1.583	1.593	1.603	1.612	1.622
144	1.508	1.519	1.529	1.540	1.550	1.560	1.570	1.580	1.590	1.600	1.610	1.620	1.630
145	1.515	1.526	1.536	1.547	1.557	1.567	1.578	1.588	1.598	1.608	1.618	1.627	1.637
146	1.522	1.533	1.543	1.554	1.564	1.575	1.585	1.595	1.605	1.615	1.625	1.635	1.645
147	1.529	1.540	1.550	1.561	1.571	1.582	1.592	1.602	1.612	1.622	1.632	1.642	1.652
148	1.536	1.547	1.557	1.568	1.578	1.589	1.599	1.609	1.620	1.630	1.640	1.650	1.659
149	1.543	1.554	1.564	1.575	1.585	1.596	1.606	1.617	1.627	1.637	1.647	1.657	1.667
150	1.550	1.560	1.571	1.582	1.593	1.603	1.613	1.624	1.634	1.644	1.654	1.664	1.674
151	1.556	1.567	1.578	1.589	1.600	1.610	1.621	1.631	1.641	1.651	1.662	1.672	1.682
152	1.563	1.574	1.585	1.596	1.607	1.617	1.628	1.638	1.648	1.659	1.669	1.679	1.689
153	1.570	1.581	1.592	1.603	1.614	1.624	1.635	1.645	1.656	1.666	1.676	1.686	1.696
154	1.577	1.588	1.599	1.610	1.621	1.631	1.642	1.652	1.663	1.673	1.683	1.694	1.704
155	1.584	1.595	1.606	1.617	1.628	1.638	1.649	1.659	1.670	1.680	1.691	1.701	1.711
156	1.590	1.602	1.613	1.624	1.634	1.645	1.656	1.667	1.677	1.688	1.698	1.708	1.718
157	1.597	1.608	1.619	1.630	1.641	1.652	1.663	1.674	1.684	1.695	1.705	1.715	1.726
158	1.604	1.615	1.626	1.637	1.648	1.659	1.670	1.681	1.691	1.702	1.712	1.723	1.733
159	1.611	1.622	1.633	1.644	1.655	1.666	1.677	1.688	1.698	1.709	1.719	1.730	1.740
160	1.617	1.629	1.640	1.651	1.662	1.673	1.684	1.695	1.705	1.716	1.727	1.737	1.748
161	1.624	1.635	1.647	1.658	1.669	1.680	1.691	1.702	1.713	1.723	1.734	1.744	1.755
162	1.631	1.642	1.653	1.665	1.676	1.687	1.698	1.709	1.720	1.730	1.741	1.751	1.762
163	1.637	1.649	1.660	1.672	1.683	1.694	1.705	1.716	1.727	1.737	1.748	1.759	1.769
164	1.644	1.656	1.667	1.678	1.690	1.701	1.712	1.723	1.734	1.744	1.755	1.766	1.776
165	1.651	1.662	1.674	1.685	1.696	1.708	1.719	1.730	1.741	1.751	1.762	1.773	1.784
166	1.657	1.669	1.680	1.692	1.703	1.714	1.726	1.737	1.748	1.759	1.769	1.780	1.791
167	1.664	1.676	1.687	1.699	1.710	1.721	1.732	1.744	1.755	1.766	1.776	1.787	1.798
168	1.671	1.682	1.694	1.705	1.717	1.728	1.739	1.751	1.762	1.773	1.783	1.794	1.805
169	1.677	1.689	1.701	1.712	1.724	1.735	1.746	1.757	1.769	1.780	1.790	1.801	1.812
170	1.684	1.695	1.707	1.719	1.730	1.742	1.753	1.764	1.775	1.786	1.797	1.808	1.819
171	1.690	1.702	1.714	1.725	1.737	1.749	1.760	1.771	1.782	1.793	1.804	1.815	1.826
172	1.697	1.709	1.720	1.732	1.744	1.755	1.767	1.778	1.789	1.800	1.811	1.822	1.833
173	1.703	1.715	1.727	1.739	1.750	1.762	1.774	1.785	1.796	1.807	1.818	1.829	1.840
174	1.710	1.722	1.734	1.746	1.757	1.769	1.780	1.792	1.803	1.814	1.825	1.836	1.847
175	1.716	1.728	1.740	1.752	1.764	1.776	1.787	1.799	1.810	1.821	1.832	1.843	1.854
176	1.723	1.735	1.747	1.759	1.771	1.782	1.794	1.805	1.817	1.828	1.839	1.850	1.861
177	1.729	1.741	1.753	1.765	1.777	1.789	1.801	1.812	1.824	1.835	1.846	1.857	1.869
178	1.736	1.748	1.760	1.772	1.784	1.796	1.807	1.819	1.830	1.842	1.853	1.864	1.875
179	1.742	1.754	1.767	1.779	1.791	1.802	1.814	1.826	1.837	1.849	1.860	1.871	1.882
180	1.749	1.761	1.773	1.785	1.797	1.809	1.821	1.832	1.844	1.856	1.867	1.878	1.889
181	1.755	1.767	1.780	1.792	1.804	1.816	1.827	1.839	1.851	1.862	1.874	1.885	1.896
182	1.762	1.774	1.786	1.798	1.810	1.822	1.834	1.846	1.858	1.869	1.881	1.892	1.903
183	1.768	1.780	1.793	1.805	1.817	1.829	1.841	1.853	1.864	1.876	1.887	1.899	1.910
184	1.774	1.787	1.799	1.811	1.824	1.836	1.847	1.859	1.871	1.883	1.894	1.906	1.917
185	1.781	1.793	1.806	1.818	1.830	1.842	1.854	1.866	1.878	1.890	1.901	1.913	1.924

(体表面積) = (体重[kg])$^{0.444}$ × (身長[cm])$^{0.663}$ × 88.83/10,000

76	77	78	79	80	81	82	83	84	85	86	87	88	89	90
1.571	1.580	1.589	1.598	1.607	1.616	1.624	1.633	1.642	1.651	1.659	1.668	1.676	1.685	1.693
1.578	1.587	1.597	1.606	1.615	1.624	1.632	1.641	1.650	1.659	1.667	1.676	1.684	1.693	1.701
1.586	1.595	1.604	1.613	1.622	1.631	1.640	1.649	1.658	1.667	1.675	1.684	1.693	1.701	1.710
1.594	1.603	1.612	1.621	1.630	1.639	1.648	1.657	1.666	1.675	1.684	1.692	1.701	1.709	1.718
1.601	1.611	1.620	1.629	1.638	1.647	1.656	1.665	1.674	1.683	1.692	1.700	1.709	1.718	1.726
1.609	1.618	1.628	1.637	1.646	1.655	1.664	1.673	1.682	1.691	1.700	1.708	1.717	1.726	1.734
1.616	1.626	1.635	1.645	1.654	1.663	1.672	1.681	1.690	1.699	1.708	1.716	1.725	1.734	1.743
1.624	1.634	1.643	1.652	1.661	1.671	1.680	1.689	1.698	1.707	1.716	1.725	1.733	1.742	1.751
1.632	1.641	1.651	1.660	1.669	1.678	1.688	1.697	1.706	1.715	1.724	1.733	1.741	1.750	1.759
1.639	1.649	1.658	1.668	1.677	1.686	1.695	1.705	1.714	1.723	1.732	1.741	1.749	1.758	1.767
1.647	1.656	1.666	1.675	1.685	1.694	1.703	1.712	1.722	1.731	1.740	1.749	1.758	1.766	1.775
1.654	1.664	1.673	1.683	1.692	1.702	1.711	1.720	1.729	1.739	1.748	1.757	1.766	1.774	1.783
1.662	1.671	1.681	1.691	1.700	1.709	1.719	1.728	1.737	1.746	1.756	1.765	1.774	1.782	1.791
1.669	1.679	1.689	1.698	1.708	1.717	1.727	1.736	1.745	1.754	1.763	1.773	1.782	1.790	1.799
1.677	1.686	1.696	1.706	1.715	1.725	1.734	1.744	1.753	1.762	1.771	1.780	1.790	1.799	1.807
1.684	1.694	1.704	1.713	1.723	1.733	1.742	1.751	1.761	1.770	1.779	1.788	1.797	1.806	1.815
1.692	1.701	1.711	1.721	1.731	1.740	1.750	1.759	1.768	1.778	1.787	1.796	1.805	1.814	1.823
1.699	1.709	1.719	1.728	1.738	1.748	1.757	1.767	1.776	1.786	1.795	1.804	1.813	1.822	1.831
1.706	1.716	1.726	1.736	1.746	1.755	1.765	1.775	1.784	1.793	1.803	1.812	1.821	1.830	1.839
1.714	1.724	1.734	1.744	1.753	1.763	1.773	1.782	1.792	1.801	1.811	1.820	1.829	1.838	1.847
1.721	1.731	1.741	1.751	1.761	1.771	1.780	1.790	1.799	1.809	1.818	1.828	1.837	1.846	1.855
1.729	1.739	1.749	1.759	1.768	1.778	1.788	1.798	1.807	1.817	1.826	1.835	1.845	1.854	1.863
1.736	1.746	1.756	1.766	1.776	1.786	1.795	1.805	1.815	1.824	1.834	1.843	1.853	1.862	1.871
1.743	1.753	1.763	1.773	1.783	1.793	1.803	1.813	1.822	1.832	1.842	1.851	1.860	1.870	1.879
1.751	1.761	1.771	1.781	1.791	1.801	1.811	1.820	1.830	1.840	1.849	1.859	1.868	1.878	1.887
1.758	1.768	1.778	1.788	1.798	1.808	1.818	1.828	1.838	1.847	1.857	1.867	1.876	1.885	1.895
1.765	1.775	1.786	1.796	1.806	1.816	1.826	1.836	1.845	1.855	1.865	1.874	1.884	1.893	1.903
1.772	1.783	1.793	1.803	1.813	1.823	1.833	1.843	1.853	1.863	1.872	1.882	1.892	1.901	1.911
1.780	1.790	1.800	1.810	1.821	1.831	1.841	1.851	1.860	1.870	1.880	1.890	1.899	1.909	1.918
1.787	1.797	1.808	1.818	1.828	1.838	1.848	1.858	1.868	1.878	1.888	1.897	1.907	1.917	1.926
1.794	1.804	1.815	1.825	1.835	1.846	1.856	1.866	1.876	1.885	1.895	1.905	1.915	1.924	1.934
1.801	1.812	1.822	1.832	1.843	1.853	1.863	1.873	1.883	1.893	1.903	1.913	1.922	1.932	1.942
1.808	1.819	1.829	1.840	1.850	1.860	1.870	1.881	1.891	1.901	1.910	1.920	1.930	1.940	1.949
1.816	1.826	1.837	1.847	1.857	1.868	1.878	1.888	1.898	1.908	1.918	1.928	1.938	1.947	1.957
1.823	1.833	1.844	1.854	1.865	1.875	1.885	1.895	1.906	1.916	1.926	1.936	1.945	1.955	1.965
1.830	1.841	1.851	1.862	1.872	1.882	1.893	1.903	1.913	1.923	1.933	1.943	1.953	1.963	1.973
1.837	1.848	1.858	1.869	1.879	1.890	1.900	1.910	1.921	1.931	1.941	1.951	1.961	1.970	1.980
1.844	1.855	1.866	1.876	1.887	1.897	1.907	1.918	1.928	1.938	1.948	1.958	1.968	1.978	1.988
1.851	1.862	1.873	1.883	1.894	1.904	1.915	1.925	1.935	1.946	1.956	1.966	1.976	1.986	1.996
1.858	1.869	1.880	1.891	1.901	1.912	1.922	1.932	1.943	1.953	1.963	1.973	1.983	1.993	2.003
1.865	1.876	1.887	1.898	1.908	1.919	1.929	1.940	1.950	1.960	1.971	1.981	1.991	2.001	2.011
1.872	1.883	1.894	1.905	1.916	1.926	1.937	1.947	1.958	1.968	1.978	1.988	1.998	2.008	2.018
1.880	1.890	1.901	1.912	1.923	1.933	1.944	1.955	1.965	1.975	1.986	1.996	2.006	2.016	2.026
1.887	1.898	1.908	1.919	1.930	1.941	1.951	1.962	1.972	1.983	1.993	2.003	2.013	2.024	2.034
1.894	1.905	1.916	1.926	1.937	1.948	1.959	1.969	1.980	1.990	2.000	2.011	2.021	2.031	2.041
1.901	1.912	1.923	1.934	1.944	1.955	1.966	1.976	1.987	1.997	2.008	2.018	2.028	2.039	2.049
1.908	1.919	1.930	1.941	1.952	1.962	1.973	1.984	1.994	2.005	2.015	2.026	2.036	2.046	2.056
1.915	1.926	1.937	1.948	1.959	1.969	1.980	1.991	2.002	2.012	2.023	2.033	2.043	2.054	2.064
1.922	1.933	1.944	1.955	1.966	1.977	1.987	1.998	2.009	2.019	2.030	2.040	2.051	2.061	2.071
1.928	1.940	1.951	1.962	1.973	1.984	1.995	2.005	2.016	2.027	2.037	2.048	2.058	2.069	2.079
1.935	1.947	1.958	1.969	1.980	1.991	2.002	2.013	2.023	2.034	2.045	2.055	2.066	2.076	2.086

2 略語一覧

〈凡例〉

血液科領域で頻用される略語をアルファベット順に配列し，それぞれの略語に対応する欧語とその和訳を併記した．適切な和語表記がないものは"–"とした．

A

略語	欧語	和訳
AA	aplastic anemia	再生不良性貧血
AA-IPI	age-adjusted IPI	年齢補正 IPI
ACD	anemia of chronic disease	慢性疾患に伴う貧血
ACE	angiotensin converting enzyme	アンジオテンシン変換酵素
aCL	anticardiolipin antibodies	抗カルジオリピン抗体
ADP	ALA dehydratase deficiency porphyria	ALA 脱水素酵素欠損症ポルフィリン症
ADP	adenosine diphosphate	アデノシン二リン酸
AGLT	acidified glycerol lysis test	酸グリセロール溶血試験
AGM	aorta-gonad-mesonephros	
aHUS	atypical hemolytic-uremic syndrome	非典型溶血性尿毒症症候群 HUS
AID	activation-induced cytosine deaminase	–
AIHA	autoimmune hemolytic anemia	自己免疫性溶血性貧血
AIP	acute intermittent porphyria	急性間欠性ポルフィリン症
AITL	angioimmunoblastic T-cell lymphoma	血管免疫芽球 T 細胞リンパ腫
ALAS2	erythroid-specific δ-aminolevulinate synthase	赤血球型δ-アミノレブリン酸合成酵素
Alb	albumin	アルブミン
ALCL	anaplastic large cell lymphoma	未分化大細胞リンパ腫
ALK	anaplastic lymphoma kinase	未分化リンパ腫リン酸化酵素
ALL	acute lymphoblastic leukemia	急性リンパ性白血病
allo HSCT	allogenic hematopoietic stem cell transplantation	同種造血幹細胞移植
ALP	alkaline phosphatase	アルカリホスファターゼ
ALPS	autoimmune lymphoproliferative syndrome	自己免疫性リンパ増殖症候群
ALT	alanine aminotransferase	アラニンアミノトランスフェラーゼ
AML	acute myeloid leukemia	急性骨髄性白血病
AML / MR	AML with MDS-related changes	MDS 関連変化を有する AML
AP	accelerated phase	移行期
APBMT	Asia Pacific Blood and Marrow Transplantation Group	–
APC	antigen-presenting cell	抗原提示細胞
APC	activated Protein C	活性型プロテイン C
aPCC	activated prothrombin complex concentrates	活性型プロトロンビン複合体製剤
APL	acute promyelocytic leukemia	急性前骨髄球性白血病
aPL	antiphospholipid antibodies	抗リン脂質抗体
APL	acute promyelocytic leukemia	急性前骨髄球性白血病
APS	antiphospholipid syndrome	抗リン脂質抗体症候群
APTT	activated partial thromboplastin time	活性化部分トロンボプラスチン時間
AraC	cytarabine	シタラビン
ARDS	adult respiratory distress syndrome	急性呼吸促迫症候群
ASBMT	American Society for Blood and Marrow Transplantation	–
ASCO	American Society of Clinical Oncology	アメリカ臨床腫瘍学会
ASH	American Society of Hematology	アメリカ血液学会
AST	aspartate aminotransferase	アスパラギン酸アミノトランスフェラーゼ
AT	antithrombin	アンチトロンビン
ATG	antithymocyte globlin	抗胸腺細胞グロブリン
ATL	adult T-cell leukemia/lymphoma	成人 T 細胞白血病・リンパ腫
ATO	arsenic trioxide	三酸化ヒ素
ATP	adenosine triphosphate	アデノシン三リン酸
ATRA	all-trans retinoic acid	全トランス型レチノイン酸

aβ2GPI	anti-β2-glycoprotein. I		抗β2グリコプロテインI抗体

B

B-ALL	B-acute lymphocytic leukemia	B細胞性急性リンパ性白血病
B-ALL/LBL	B-lymphoblastic leukemia/lymphoma	Bリンパ芽球性白血病/リンパ腫
BC	blast crisis	急性転化期
BCL	B-cell lymphoma	B細胞リンパ腫
BCP-ALL	B-cell lymphoblastic leukaemia	B前駆細胞性急性リンパ性白血病
BCR	B-cell receptor	B細胞受容体
BFU-E	burst-forming unit-erythroid	前期赤芽球系前駆細胞
BL	Burkitt lymphoma	Burkittリンパ腫
BLM	bleomycin	ブレオマイシン
BMT-CTN	The Blood and Marrow Transplant Clinical Trials Network	-
B-NHL	B-cell non-Hodgkin lymphoma	B細胞性非Hodgkinリンパ腫
BNLI	British National Lymphoma Investigation	-
BNP	brain natriuretic peptide	脳性ナトリウム利尿ペプチド
BOOP	bronchiolitis obliterans organizing pneumonia	
BOS	bronchiolitis obliterans syndrome	閉塞性細気管支炎症候群
BPG	bisphosphoglycerate	ビスホスホグリセリン
B-PLL	B-cell prolymphocytic leukemia	B細胞前リンパ性白血病
BTK	Bruton's tyrosine kinase	ブルトン型チロシン燐酸化酵素
BU	busulfan	ブスルファン

C

CAD	cold agglutinin disease	寒冷凝集素症
CAE	naphthol AS-D chloroacetate Es	ナフトールAS-Dクロロアセテート・エステラーゼ染色
CAEBV	chronic active EBV infection	慢性活動性EBウイルス感染症
CALR	calreticulin	カルレティキュリン
CAPS	catastrophic antiphospholipid syndrome	劇症型抗リン脂質抗体症候群
CAR	CXCL12-abundant reticular	-
CBC	complete blood count	血算検査
CCI	corrected count increment	補正血小板増加数
CCND	cyclinD	サイクリンD
CCr	creatinine clearance	クレアチニンクリアランス
CCR4	C-C chemokine receptor type 4	
CCyR	complete cytogenetic response	細胞遺伝学的完全寛解
CDA	congenital dyserythropoietic anemia	先天性赤血球形成異常性貧血
CDI	central diabetes insipidus	中枢性尿崩症
CEP	congenital erythropoietic porphyria	先天性骨髄性ポルフィリン症
CFU-E	colony-forming unit-erythroid	後期赤芽球系前駆細胞
CH50	50% hemolytic complement	血清補体価
cHL	classical Hodgkin lymphoma	古典的Hodgkinリンパ腫
CIBMTR	Center for International Blood and Marrow Transplant Research	
CK	creatine kinase	クレアチンキナーゼ
CKD	chronic kidney disease	慢性腎臓病
CLL	chronic lymphocytic leukemia	慢性リンパ性白血病
CLP	common lymphoid progenitor	リンパ系前駆細胞
CML	chronic myelogenous leukemia	慢性骨髄性白血病
CMML	chronic myelomonocytic leukemia	慢性骨髄単球性白血病
CMP	common myeloid progenitor	骨髄系共通前駆細胞
CMR	complete molecular response	分子遺伝学的完全寛解
CMT	combined modality therapy	集学的治療
CMV	cytomegalovirus	サイトメガロウイルス
CNS	coagulase-negative-staphylococci	コアグラーゼ陰性ブドウ球菌
CNS	central nervous system	中枢神経系

CONSORT	Consolidated Standards of Reporting Trials	-
COP	cryptogenic organizing pneumonia	特発性器質化肺炎
CP	chronic phase	慢性期
CPO	coproporphyrinogen oxidase	コプロポルフィリノゲン酸化酵素
Cr	creatinine	クレアチニン
CR	complete response	完全奏効
CR1	first complete remission	第一寛解期
CRP	C-reactive protein	C-反応性蛋白
CsA	cyclosporine	シクロスポリン
CTL	cytotoxic T-lymphocyte	細胞障害性T細胞
CTZ	chemoreceptor trigger zone	化学受容器引金帯
CY	cyclophosphamide	シクロホスファミド
CyA	cyclosporine	シクロスポリン

D

DBA	Diamond-Blackfan anemia	ダイアモンド・ブラックファン貧血
D-Bil	direct bilirubin	直接ビリルビン
DC	dyskeratosis congenita	先天性角化不全症
DC-FISH	double-color FISH	ダブルカラー FISH
DD	D-dimer	D ダイマー
DFS	disease free survival	無病生存
DHL	double hit lymphoma	ダブルヒットリンパ腫
DIC	disseminated intravascular coagulation	播種性血管内凝固
DL	lymphocyte	リンパ球
D-L	Donath-Landsteiner	-
DLBCL	diffuse large B-cell lymphoma	びまん性大細胞型B細胞リンパ腫
DLI	donor lymphocyte infusion	ドナーリンパ球輸注
dmins	double minute chromosomes	二重微小染色体
DMSO	dimethyl sulfoxide	ジメチルスルホキシド
DN	double negative	-
DNMT	DNA methyl transferase	-
DNR	daunorubicin	ダウノルビシン
DOX	doxorubicin	ドキソルビシン
DP	double positive	-
DPG	diphosphoglycerate	ジホスホグリセリン酸
dRVVT	dilute Russell's viper venom time	希釈ラッセル蛇毒時間
DS	Down's syndrome	Down 症候群
DTIC	dacarbazinr	ダカルバジン
DVT	deep vein thrombosis	深部静脈血栓症

E

EB	Epstein-Barr	エプスタイン・バー
EBMT	European Group for Blood and Marrow Transplantation	-
ECYT	familial erythrocytosis/polycythemia	家族性赤血球増加症
EDTA	ethylenediaminetetraacetic acid	-
EFS	event-free survival	無イベント生存
EHA	European Hematology Association	ヨーロッパ血液連合学会
EICNHL	European Intergroup for Childhood NHL	-
ELN	European LeukemiaNet	-
EMA	eosin-5'-maleimide	-
ENKL	extranodal NK/T-cell lymphoma, nasal type	節外性 NK/T 細胞リンパ腫，鼻型
EN-RBD	European Network of the Rare Bleeding Disorders	-
EORTC	Eastern Cooperative Oncology Group	-
EPO	erythropoietin	エリスロポエチン
EPP	erythropoietic protoporphyria	造血性プロトポルフィリン症
Es	esterase	エステラーゼ
ESA	erythropoiesis-stimulating agent	赤血球造血刺激因子製剤

ESBL	extended-spectrum β-lactamase	-
ESMO	European Society for Medical Oncology	-
ET	essential thrombocythemia	本態性血小板血症
ETP	etoposide	エトポシド
EUS-FNA	endoscopic ultrasound-guided fine-needle aspiration	超音波内視鏡下穿刺生検
EWOG-MDS	European Working Group of MDS in Childhood	ヨーロッパ小児MDS研究グループ

F

FA	fanconi anemia	fanconi貧血
FAB	French-American-British	-
Fbg	fibrinogen	フィブリノゲン
Fbn	fibrin	フィブリン
FCM	flow cytometry	フローサイトメトリー
FDP	fibrin fibrinogen degradation product	フィブリン・フィブリノゲン分解産物
FECH	ferrochelatase	フェロケラターゼ
FFP	frozen fresh plasma	新鮮凍結血漿
FHL	familial hemophagocytic lymphohistiocytosis	家族性血球貪食性リンパ組織球症
FISH	fluorescence in situ hybridization	-
FL	follicular lymphoma	濾胞性リンパ腫
FLT3-ITD	FMS-like tyrosine kinase 3 internal tandem duplications	-
FLU	fludarabine	フルダラビン
FN	febrile neutropenia	発熱性好中球減少症
FS	forward scatter	前方散乱光
FVIII	factor VIII	第VIII因子

G

G6PD	glucose-6-phosphate dehydrogenase	グルコース-6-リン酸デヒドロゲナーゼ
Gb3	globotriaosylceramide	グロボトリアオシルセラミド
GCB	germinal center B-cell-like	胚中心B細胞様
G-CSF	granulocyte-colony stimulating factor	顆粒球コロニー刺激因子
GELF	Groupe d'Etude des Lymphomes folliculaires	-
GFR	glomerular filtration rate	糸球体濾過量
GGCX	γ-glutamyl carboxylase	γ-グルタミルカルボキシラーゼ
GHSG	German Hodgkin Study Group	-
GLSG	German Low-Grade Lymphoma Study Group	-
GM-CSF	granulocyte macrophage colony-stimulating factor	顆粒球単球コロニー刺激因子
GMP	granulocyte/macrophage progenitor	顆粒球単球前駆細胞
Gn-RH	gonadotropin-releasing hormone	性腺刺激ホルモン放出ホルモン
GO	gemtuzumab ozogamicin	ゲムツズマブオゾガマイシン
GP	glycoprotein	糖タンパク質
GPI	glycosylphosphatidylinositol	グリコシルホスファチジルイノシトール
GVHD	graft versus host disease	移植片対宿主病
GVL	graft-versus-leukemia/lymphoma	移植片対白血病/リンパ腫

H

HAM/TSP	HTLV-1 associated myelopathy/Tropical spastic paraparesis	HTLV-1関連脊髄症/熱帯性痙性麻痺
Hb	hemoglobin	ヘモグロビン
HBV	hepatitis B virus	B型肝炎ウイルス
HCL	hairy cell leukemia	有毛細胞白血病
HCP	hereditary coproporphyria	遺伝性コプロポルフィリン症
Hct	hematocrit	ヘマトクリット
HCT-CI	hematopoietic cell transplantation-specific comorbidity index	-
HCV	hepatitis C virus	C型肝炎ウイルス
HDAC	histone deacetylase	ヒストン脱アセチル化酵素
HDC/AHSCT	high-dose chemotherapy with autologous hematopoietic stem cell transplantation	自家造血幹細胞移植併用大量化学療法

HDCA	high-dose cytosine arabinoside	大量シトシンアラビノシド
HDFN	hemolytic disease of the fetus and newborn	胎児・新生児溶血性疾患
HE	hereditary elliptocytosis	遺伝性楕円赤血球症
HE	hematoxylin eosin	ヘマトキシリン・エオジン
HHS	Hoyeraal-Hreidarsson syndrome	-
HHV6	human herpesvirus 6	ヒトヘルペスウイルス6型
HIF	hypoxia inducible factor	低酸素誘導因子
HIF-2*a*	hypoxia-inducible factor-2*a*	-
HIT	heparin-induced thrombocytopenia	ヘパリン起因性血小板減少症
HIV	human immunodeficiency virus	ヒト免疫不全ウイルス
HL	Hodgkin's lymphoma	Hodgkinリンパ腫
HLA	human leukocyte antigen	ヒト白血球抗原
HLH	hemophagocytic lymphohistiocytosis	血球貪食性リンパ組織球症
HMBS	hydroxymethylbilane synthase	ヒドロキシメチルビラン合成酵素
HP	helicobacter pylori	ヘリコバクター・ピロリ
HPA	human platelet antigen	ヒト血小板抗原
HPC	hematopoietic progenitor cell	造血前駆細胞
HPS	hemophagocytic syndrome	血球貪食症候群
HRS	Hodgkin/Reed Sternberg	-
HS	hereditary spherocytosis	遺伝性球状赤血球症
HSCT	hematopoietic stem cell transplantation	造血幹細胞移植
hsr	homogeneously staining region	均一染色領域
HSt	hereditary stomatocytosis	遺伝性楕円赤血球症
HSV	herpes simplex virus	単純ヘルペスウイルス
HTLV-1	human T lymphotropic virus type 1	ヒトTリンパ球好性ウイルスI型
HTR	hemolytic transfusion reactions	溶血性輸血反応
HU	hydroxyurea	ハイドロキシウレア
HUS	hemolytic uremic syndrome	溶血性尿毒症症候群

I

IAT	indirect anti-globulin test	間接抗グロブリン法
IBMFSs	inherited bone marrow failure syndromes	先天性骨髄不全症
IBMTR	International Bone Marrow Transplantation Registry	-
IC	informed consent	インフォームド・コンセント
ICMJE	International Committee of Medical Journal Editors	-
ICML	International Conference on Malignant Lymphoma	-
ICUS	idiopathic cytopenias of undetermined significance	-
IDA	iron-deficiency anemia	鉄欠乏性貧血
IDR	idarubicin	イダルビシン
IEP	immunoelectrophoresis	免疫電気泳動法
IFE	immunofixation electrophoresis	免疫固定法
IFM,IFO	ifosfamide	イフォスファミド
IFN	interferon	インターフェロン
IFN-γ	interferon-γ	-
IFRT	involved field radiotherapy	病変領域照射
IF-RT	involved field radiation therapy	-
Ig	immunoglobulin	免疫グロブリン
IGH	immunoglobulin heavy chain	免疫グロブリン重鎖
IHC	immunohistochemistry	免疫組織染色
IL	interleukin	インターロイキン
IM	infectious mononucleosis	伝染性単核球症
IMWG	International Myeloma Working Group	-
IPF	immature platelet fraction	幼若血小板比率
IPI	International Prognostic Index	国際予後指標
IPS	International Prognostic Score	-
IPSS	International Prognostic Scoring System	国際予後予測スコアリングシステム
IPSS-R	Revised IPSS	改訂IPSS
IPTCLP	iInternational Peripheral T-cell lymphoma project score	-

ISCN	International System for Human Cytogenetic Nomenclature	-
IST	immunosuppressive therapy	免疫抑制療法
ISTH	The International Society on Thrombosis and Haemostasis	国際血栓止血学会
IT	intrathecal	髄腔内投与
ITD	internal tandem duplications	遺伝子内縦列重複
ITI	immune tolerance induction therapy	免疫寛容導入療法
ITP	idiopathic thrombocytopenic purpura	特発性血小板減少性紫斑病
ITP	immune thrombocytopenic purpura	自己免疫性血小板減少症，免疫原性血小板減少症
ITT	intent-to-treat analysis	-
IVH	Intravenous Hyperalimentation	中心静脈栄養法
IVIG	intravenous immunoglobulin	免疫グロブリン大量療法
IVL	intravascular lymphoma	血管内大細胞型リンパ腫
IVLBCL	intravascular large B cell lymphoma	血管内大細胞型B細胞リンパ腫
iwCLL	International workshop of CLL	-

J

JACLS	Japan association of childhood leukemia study	小児白血病研究会
JAK	Januskinase	
JCOG	Japan Clinical Oncology Group	日本臨床腫瘍研究グループ
JMML	juvenile myelomonocytic leukemia	若年性骨髄単球性白血病
JPLSG	Japanese Pediatric Leukemia/Lymphoma Study Group	日本小児白血病リンパ腫グループ

K

KIR	killer immunoglobulin-like receptor	-

L

LA	lupus anticoagulant	ループスアンチコアグラント
LAHPS	lupus anticoagulant-hypoprothrombinemia syndrome	ループスアンチコアグラント・低プロトロンビン血漿症候群
LAHS	lymphoma-associated HPS	リンパ腫関連血球貪食症候群
L-ASP	L-asparaginase	アスパラギナーゼ
LBL	lymphoblastic lymphoma	リンパ芽球性リンパ腫
LCH	Langerhans-cell histiocytosis	Langerhans細胞組織球症
LDH	lactate dehydrogenase	
LGL	Large granular lymphocyte	大顆粒リンパ球
LISS	low-ion-strength solution	低イオン強度溶液
LMAN1	lectin mannose-binding 1	
LONIPCs	late-onset non-infectious pulmonary complications	遅発性非感染性肺合併症
LOXL2	lysyl oxidase-like 2 inhibitor	LOXL2阻害剤
LPL	lymphoplasmacytic lymphoma	リンパ形質細胞性リンパ腫
LPS	lipopolysaccharide	リポ多糖

M

M4Eo	M4 with eosinophilia	
MAC	myeloablative conditioning	骨髄破壊的前処置
MAG	myelin-associated glycoprotein	ミエリン関連糖蛋白
MAHA	microangiopathic hemolytic anemia	細血管障害性溶血性貧血
MAS	macrophage activation syndrome	マクロファージ活性化症候群
MBL	monoclonal B lymphocytosis	モノクローナルBリンパ球増殖症
MCFD2	multiple coagulation factor deficiency protein 2	-
MCH	mean corpuscular hemoglobin	平均赤血球ヘモグロビン量
MCHC	mean corpuscular hemoglobin concentration	平均赤血球ヘモグロビン濃度
MCL	mantle cell lymphoma	マントル細胞リンパ腫
M-CSF	macrophage-colony stimulating factor	マクロファージコロニー刺激因子
MCV	mean corpuscular volume	平均赤血球容積

MDE	myeloma-defining event	骨髄腫診断事象
MDRP	multiple-drug-resistant Pseudomonas aeruginosa	多剤耐性緑膿菌
MDS	myelodysplastic syndrome	骨髄異形成症候群
MDS/MPN	myelodysplastic/myeloproliferative neoplasm	骨髄異形成／骨髄増殖性腫瘍
MDS-U	myelodysplastic syndrome-unclassifiable	分類不能型骨髄異形成症候群
MD-TESE	microdissection testicular sperm extraction	顕微鏡下精巣内精子採取
MEL	melphalan	メルファラン
MEP	megakaryocyte/erythroid progenitor	-
MF	myelofibrosis	骨髄線維症
mf	mixed field	-
MGUS	monoclonal gammopathy of undetermined significance	意義不明の単クローン性γグロブリン血症
MHC	major histocompatibility complex	主要組織適合遺伝子複合体
MIP-1a	macrophage inflammatory protein-1a	-
MIPI	mantle cell lymphoma international prognostic index	-
MIT	mitoxantrone	ミトキサントロン
ML	malignant lymphoma	悪性リンパ腫
MLL-R	mixed-lineage leukemia-rearranged	MLL遺伝子再構成
MM	multiple myeloma	多発性骨髄腫
MMF	mycophenolate mofetil	ミコフェノール酸モフェチル
MMR	major molecular response	分子遺伝学的大寛解
MPAL	mixed phenotype acute leukemia	混合形質性急性白血病
MPD	myeloproliferative disorder	骨髄増殖性疾患
mPIT	modified prognostic index for T-cell lymphoma	-
MPL	myeloproliferative leukemia virus oncogene	-
MPN	myeloproliferative neoplasms	骨髄増殖性腫瘍
MPO	myeloperoxidase	ミエロペルオキシダーゼ
MPP	multipotent progenitor	多能性前駆細胞
mPSL	methylprednisolone	メチルプレドニゾロン
MPV	mean platelet volume	平均血小板容積
MRC	Medical Research Council	-
MRD	minimal residual disease	微小残存病変
MSC	mesenchymal stem cell	間葉系幹細胞
mTOR	mammalian target of rapamycin	-
MTX	methotrexate	メトトレキサート
MZL	marginal zone lymphoma	辺縁帯リンパ腫

N

NAP	neutrophil alkaline phosphatase	好中球アルカリホスファターゼ
NAT	nucleic acid amplification test	核酸増幅検査
NBE(=a-NB)	a-naphtylbutyrate Es	a-ナフチルブチレートエステラーゼ染色
NCC	nucleated cell count	有核細胞数
NCCN	National Comprehensive Cancer Network	-
NCIC/ECOG	National Cancer Institute of Canada, Eastern Cooperative Oncology Group	
NGO	non-governmental organization	-
NHL	non-Hodgkin disease, non-Hodgkin lymphoma	非Hodgkinリンパ腫
NK-PI	NK/T-cell lymphoma prognostic index	
NLPHL	nodular lymphocyte predominant Hodgkin lymphoma	結節性リンパ球優位型Hodgkinリンパ腫
NMAC	non-myeloablative conditioning	骨髄非破壊的前処置
NO	nitric oxide	一酸化窒素
NOS	not otherwise specified	-
NS	nephritic syndrome	ネフローゼ症候群

O

ONJ	osteonecrosis of the jaw	顎骨壊死
ORR	overall response rate	全奏効割合

OS	overall survival	全生存

P

PA	plasminogen activator	プラスミノゲンアクチベータ
PAF	platelet-activating factor	血小板活性化因子
PAI	plasminogen activator inhibitor	プラスミノゲンアクチベータインヒビター
PAIgG	platelet-associated IgG	
PAOD	peripheral arterial occlusive disease	末梢動脈閉塞性疾患
PAS	periodic acid-Schiff	
PBGS	porphobilinogen synthase	ポルホビリノゲン合成酵素
PBSC	peripheral blood stem cell	末梢血幹細胞
PC	platelet concentrate	濃厚血小板
PC	protein C	プロテインC
PCH	paroxysmal cold hemoglobinuria	発作性寒冷ヘモグロビン尿症
PCNSL	primary central nervous system lymphoma	中枢神経系原発悪性リンパ腫
PCR	polymerase chain reaction	ポリメラーゼ連鎖反応
PCT	porphyria cutanea tarda	晩発性皮膚型ポルフィリン症
pdFVIIa/FX	plasma derived activated factor VII I with factor X	ヒト血漿由来第X因子加活性型第VII因子製剤
PDW	platelet distribution width	血小板体積分布幅
PE	plasma exchange	血漿交換
PE	pulmonary thromboembolism	肺血栓塞栓症
PEG	polyethylene glycol	
PET	positron emission tomography	
PFS	progression-free survival	無増悪生存
Ph	Philadelphia chromosome	フィラデルフィア染色体
PHD2	prolyl hydroxylase domain protein 2	
PIAI	alternative prognostic index for AITL	
PIC	plasmin-$\alpha 2$ plasmin inhibitor complex	プラスミン-$\alpha 2$ プラスミンインヒビター複合体
PID	primary immunodeficiency disease	原発性免疫不全症
PIDJ	Primary Immunodeficiency Database in Japan	免疫不全症データベース
PIT	prognostic Index for T-cell lymphoma	
PK	pyruvate kinase	ピルビン酸キナーゼ
P-Kal	plasma kallikrein	血漿カリクレイン
PL	phospholipid	リン脂質
PMBL	primary mediastinal large B-cell lymphoma	縦隔原発大細胞型B細胞性リンパ腫
PMF	primary myelofibrosis	原発性骨髄線維症
PNH	paroxysmal nocturnal hemoglobinuria	発作性夜間ヘモグロビン尿症
POMR	problem oriented medical record	問題指向型診療記録
POX	peroxidase	ペルオキシダーゼ
PPO	platelet peroxidase	血小板ペルオキシダーゼ
PPOX	protoporphyrinogen IX oxidase	プロトポルフィリン酸化酵素
P-PreKal	plasma prekallikrein	血漿プレカリクレイン
PR	partial response	部分奏効
PRCA	pure red cell aplasia	赤芽球癆
PRP	platelet rich plasma	多血小板血漿
PS	performance status	
PS	protein S	プロテインS
PSL	prednisolone	プレドニゾロン
PT	prothrombin time	プロトロンビン時間
PTCL	peripheral T-cell lymphoma	末梢性T細胞リンパ腫
PTCL-NOS	PTCL-not otherwise specified	
(PT)-GVHD	post transfusion graft versus host disease	輸血後GVHD
PT-INR	prothrombin time international normalized ratio	プロトロンビン時間国際標準化
PV	polycythemia vera	真性赤血球増加症

R

R	rituximab	リツキシマブ
RA	refractory anemia	不応性貧血
RAEB	refractory anemia with excess blasts	芽球増加を伴う不応性貧血
RAEB-T	RAEB in transformation	-
RALD	RAS-associated ALPS-like disease	-
RANKL	Receptor activator for nuclear factor κB ligand	-
RANTES	regulated on activation normal T cell expressed and secreted	-
RARS	refractory anemia with ring sideroblasts	環状鉄芽球を伴う不応性貧血
RBC	red blood cell	赤血球数
RBC	concentrated red blood cell	赤血球濃厚液
RC	restcetine cofactpr	リストセチンコファクター
RCC	refractory cytopenia of childhood	小児期不応性血球減少症
RCMD	refractory cytopenia with multilineage dysplasia	多血球系異形成を伴う不応性血球減少症
RCT	randomized controlled trial	ランダム化比較試験
RCUD	refractory cytopenia with unilineage dysplasia	単一血球系統の異形成を伴う不応性血球減少症
RDW	red cell distribution width	赤血球容積粒度分布幅
rF VIIa	recombinant activated factor VII IIa	遺伝子組み換え活性型第 VII 因子製剤
RIC	reduced-intensity conditioning	強度減弱前処置
RIPA	ristocetin induced platelet agglutination	リストセチン惹起血小板凝集
R-IPI	revised IPI	改訂 IPI
R-ISS	revised International Staging System	改訂国際病期分類
RIT	radioimmunotherapy	放射免疫療法
RN	refractory neutropenia	不応性好中球減少症
RO	risk organ	リスク臓器
RPSFT	rank-preserving structural failure time	-
RRT	renal replacement therapy	腎機能代替療法
RT	refractory thrombocytopenia	不応性血小板減少症
rTM	recombinant thrombomodulin	遺伝子組換えトロンボモジュリン製剤
RT-PCR	reverse transcriptase polymerase chain reaction	-

S

SCF	stem cell factor	ステムセルファクター
SDS	Shwachman-Diamond syndrome	シュバッハマン・ダイアモンド症候群
SF	soluble fibrin	可溶性フィブリン
SIADH	syndrome of inappropriate ADH secretion	抗利尿ホルモン分泌異常症候群
sIg	surface immunoglobulin	細胞表面免疫グロブリン
sIL-2R	soluble interleukin-2 receptor	可溶性 IL-2 受容体
sJIA	systemic juvenile idiopathic arthritis	全身型若年性特発性関節炎
SKY	spectral karyotyping	-
SLE	systemic lupus erythematosus	全身性エリテマトーデス
SLL	small lymphocytic lymphoma	小リンパ球性リンパ腫
Sm	surface membranous	細胞表面
SOS	sinusoidal obstruction syndrome	肝洞閉塞症候群
SP	single positive	-
SPEP/UPEP	serum/urine protein electrophoresis	血清/尿中蛋白電気泳動
SpO2	oxygen saturation of peripheral artery	末梢酸素飽和度
SS	side scatter	側方散乱光
STEC	Shiga toxin producing-E. coli	志賀毒素産生大腸菌
STROBE	Strengthening The Reporting of Observational Studies in Epidemiology	-
Stx	Shiga toxin	志賀毒素

T

Tac	tacrolimus	タクロリムス
TACO	transfusion associated circulatory overload	輸血関連循環過負荷

TAFI	thrombin activatable fibrinolysis inhibitor	トロンビン活性化線溶抑制因子
(TA)-GVHD	transfusion associated graft versus host disease	輸血関連 GVHD
T-ALL	T-acute lymphoblastic leukemia	T細胞性急性リンパ性白血病
T-ALL/LBL	T-lymphoblastic leukemia/lymphoma	Tリンパ芽球性白血病/リンパ腫
TAM	transient abnormal myelopoiesis	一過性異常骨髄増殖
TAT	thrombin-antithrombin complex	トロンビン-アンチトロンビン複合体
TBI	total body irradiation	全身放射線照射
T-Bil	total bilirubin	総ビリルビン
TCA	tricarboxylic acid	-
TCL	T/NK-cell lymphoma	T/NK細胞リンパ腫
TCR	T-cell receptor	T細胞抗原受容体
TDM	therapeutic drug monitoring	治療薬物モニタリング
TdT	terminal deoxynucleotidyl transferase	
TEC	transient erythroblastpenia of childhood	小児期一過性赤芽球減少症
TF	tissue factor	組織因子
TFPI	tissue factor pathway inhibitor	組織経路因子インヒビター
THR	thrombin	トロンビン
TIBC	total iron binding capacity	総鉄結合能
TKI	tyrosine kinase inhibitor	チロシンキナーゼ阻害薬
T-LBL	T-acute lymphoblastic lymphoma	Tリンパ芽球性リンパ腫
TLS	tumor lysis syndrome	腫瘍崩壊症候群
TM	thrombomodulin	トロンボモジュリン
TMA	thrombotic microangiopathy	血栓性微小血管症
t-MN	therapy-related myeloid neoplasms	治療関連骨髄性腫瘍
TNF	tumor necrosis factor	腫瘍壊死因子
TP	total protein	総蛋白量
t-PA	tissue plasminogen activator	組織プラスミノゲンアクチベータ
T-PLL	T-cell prolymphocytic leukemia	T細胞前リンパ性白血病
TPO	thrombopoietin	トロンボポエチン
TRALI	transfusion-related acute lung injury	輸血関連急性肺障害
TRAP	tartrate-resistant acid phosphatase	酒石酸抵抗性酸ホスファターゼ
Treg	regulatory T-lymphocyte	制御性Tリンパ球
TRM	treatment-related mortality	治療関連死亡
TRMA	Thiamin-responsive megaloblastic anemia	チアミン反応性巨赤芽球性貧血
TSAT	transferrin saturation	トランスフェリン飽和度
TSH	thyroid stimulating hormone	甲状腺刺激ホルモン
TTP	thrombotic thrombocytopenic purpura	血栓性血小板減少性紫斑病

U

UFH	unfractionated heparin	未分画ヘパリン
UGT1A1	uridine diphosphate glucuronosyltransferase 1A1	-
UIBC	unsaturated iron binding capacity	不飽和鉄結合能
UK	urokinase	ウロキナーゼ
UMIN-CTR	UMIN Clinical Trials Registry	-
UN	urea nitrogen	尿素窒素
UPD	uniparental disomy	片親性ダイソミー
UROD	uroporphyrinogen decarboxylase	ウロポルフィリノゲン脱炭酸酵素
UROS	uroporphyrinogen synthase	ウロポルフィリノゲン合成酵素

V

Va	activated factor V	活性型第V因子
VAHS	virus-associated HPS	ウイルス関連HPS
VC	vomiting center	嘔吐中枢
VCR	vincristine	ビンクリスチン
VDS	vindesine	ビンデシン
VHL	Von Hippel–Lindau	-
VKCFD	congenital combined deficiency of vitamin K-dependent clotting factors	先天性ビタミンK依存性凝固因子欠乏症

VKORC1	vitamin K epoxide reductase complex 1	-
VLB	vinblastine	ビンブラスチン
VOD	veno-occlusive disease	肝中心静脈閉塞症
VP	variegate porphyria	多型ポルフィリン症
VTE	venous thromboembolism	静脈血栓塞栓症
VVR	vaso-vagal reaction	血管迷走神経反射
VWD	von Willebrand's disease	von Willebrand 病
VWF	von Willebrand's factor	von Willebrand 因子
VZV	varicella-zoster virus	水痘帯状疱疹ウイルス

W

WBC	white blood cell	白血球数
WBMT	World-wide Network for Blood and Marrow Transplantation	-
WFH	World Federation of Haemophilia	-
WHO	World Health Organization	-
WM	waldenström's macroglobulinemia	ワルデンシュトレーム型マクログロブリン血症
WPSS	WHO classification-based prognostic scoring system	-

X

Xa	activated factor X	活性型第 X 因子
XLP	X-linked lymphoproliferative disease	X 連鎖リンパ増殖症候群
XLPP	X-linked protoporphyria	X 連鎖性ポルフィリン症
XLSA	X-linked sideroblastic anemia	X 連鎖性鉄芽球性貧血
XLT	X-linked thrombocytopenia	X 連鎖血小板減少症
XO	xanthine oxidase	キサンチンオキシダーゼ
X-SCID	X-linked severe combined immunodeficiency	X 連鎖重症複合型免疫不全症

Z

ZPI	protein Z-dependent protease inhibitor	プロテイン Z 依存性プロテアーゼインヒビター

ギリシャ文字・数字

α2PI	α2-plasmin inhibitor	α2 プラスミンインヒビター
α-NB(=NBE)	α-naphtylbutyrate Es	α-ナフチルブチレートエステラーゼ染色
β2GP I	β2-glycoprotein I	β2 グリコプロテイン I
γGTP	ガンマグルタミルトランスペプチダーゼ	gamma-glutamyl transpeptidase
2,3-DPG	2,3-diphosphoglycerate	2,3- ジホスフォグリセリン酸

東北大学病院血液・免疫科　突田真紀子

索引

和文索引

あ

亜急性脊髄連合失調症　244
アグレッシブリンパ腫　267
アザシチジン　287
アスピリン　132
アネキシンⅡ　390
亜ヒ酸製　290
アフェレーシス　193
アミロイドーシス　343, 347
アメリカ血液学会　6
アメリカ臨床腫瘍学会　6
アルガトロバン　376
アルキル化薬　136
アレムツズマブ　301
アレルギー疾患　63
アロプリノール　153
アンチトロンビン　414
　——濃縮製剤　392
アントラサイクリン　422
　——系薬剤　135

い

異型リンパ球　78, 352
医師法　468
異状死　477
異常フィブリノゲン血症　408
異常プロトロンビン血漿　409
移植コーディネーター　38
異食症　221
移植片対腫瘍効果　204
移植前処置　204
胃切除　220
一次止血　54
遺伝性球状赤血球症　105, 235
遺伝性骨髄不全症候群　427
遺伝性鉄芽球性貧血　464
医の倫理　11
イブルチニブ　347
イマチニブ　271
医療
　——事故　475
　——調査制度　506
　——提供体制　468
　——の安全の常識　470
　——費助成制度　507
　——法　468
　——保険制度　468
　——面接　12, 64
インドレントB細胞腫瘍　268
インヒビター　397
インフォームド・コンセント　11, 27, 500

インフュージョンリアクション　316
インフルエンザワクチン　150

え

エクリズマブ　238, 371
エピゲノム変異　275
エリスロポエチン　53, 71, 226, 258
嚥下障害　221
炎症性サイトカイン　226

お

悪心，嘔吐
　——，急性　158
　——，遅発性　158
　——，予測性　158
オファツムマブ　301

か

蚊アレルギー　444
改訂国際病期分類　343
外的妥当性　18
芽球　79
顎骨壊死　345
下肢静脈超音波検査　415
カスケード反応　56
過多月経　64
活性化部分トロンボプラスチン時間　91
過粘稠度症候群　347
可溶性IL-2 リセプター　440
可溶性インターロイキン-2 受容体　331, 448
顆粒球系抗原　108
顆粒球減少症　348
顆粒球コロニー刺激因子　188, 192, 252, 290
顆粒球単球コロニー刺激因子　431
カルテ記録　506
寛解導入療法　437
患者中心の輸血医療　172
環状鉄芽球　101
間接抗グロブリン法　169
感染症　425
肝洞閉塞症候群　213
肝脾腫　61
間葉系幹細胞　212
寒冷凝集素症　104, 229
緩和医療チーム　37

き

器質化肺炎　215
希釈ラッセル蛇毒時間　380
偽性血小板減少　85, 361

偽性血小板増多　85
基礎資料　485
急性
　——移植片対宿主病　208
　——骨髄性白血病　100, 262, 288, 420
　——骨髄単球性白血病　78, 288, 423
　——前骨髄球性白血病分化症候群　290
　——単球性白血病　78
急性リンパ性白血病　100, 293, 435
凝固阻害因子　55
凝固抑制系　55
胸腺腫　249
強度減弱前処置　204
巨核球数　98
巨赤芽球性貧血　80, 243
巨大血小板　86

く

クリオグロブリン血症　347
クレアチニンクリアランス　259
クローン進化　113
クローン性　113
クロモスリブシス　115

け

形質細胞　47
劇症型抗リン脂質抗体症候群　379
血液凝固第 VIII 因子　396
血液内科医　2
血縁造血幹細胞ドナー登録　190
結核性リンパ節炎　60
血管免疫芽球T細胞リンパ腫　324
血球貪食性リンパ組織球症　353, 448
血球分化　40
血漿交換療法　347
血漿トロンボポエチン　253
血小板
　——減少症　82
　——使用基準　174
　——増加症　82
　——第4因子　374
　——不応状態　175
　——無力症　384
血清鉄　220
血清ハプトグロビン　103
血清フェリチン　225
血栓傾向　57
血栓性血小板減少性紫斑病　361, 365

血栓性微小血管症　215, 365
血中 EB ウイルス DNA 量　446
血中ホモシステイン　416
血友病　90, 396
　──, 後天性　90, 396
研究対象　18
研究デザイン　17
研修カリキュラム　2
限度額適用認定証　478
原発性
　──骨髄線維症　274
　──マクログロブリン血症　346
　──免疫不全症　458

こ
抗 CCR4 抗体薬　332
抗エリスロポエチン　248
好塩基球　45
口角炎　221
高額療養費制度　478
高カルシウム血症　330
抗カルジオリピン-β2 グリコプロテイン I 抗体　416
抗カルジオリピン抗体　378, 416
後期赤芽球系前駆細胞　53
抗胸腺細胞グロブリン　204, 209, 255
抗好中球抗体　349
高サイトカイン血症　448
交差混合試験　94
好酸球　45
　──増多　78
抗腫瘍剤　277
高腫瘍量　303
甲状腺機能低下症　216
合成血　186
向精神薬　495
合成プロテアーゼインヒビター　392
構造機能連関　57
酵素阻害薬　138
好中球　45
　──減少症　79, 348
　──増加　77
抗ミエリン関連糖蛋白抗体　346
抗リン脂質抗体関連血小板減少症　378
抗リン脂質抗体症候群　415
国際予後指標　314
個人情報　471
　──保護法　471
骨壊死　217
骨髄
　──異形成/骨髄増殖性腫瘍　262
　──異形成症候群　114, 245, 252, 262, 427
　──クロット　98
　──腫腎　341
　──像　97, 98
　──増殖性腫瘍　114, 262

　──破壊的前処置　204
　──微小環境　43
　──非破壊的前処置　204
　──不全症　251
骨粗しょう症　217
コンゴーレッド染色　343

さ
サイクリン D1　310
再生不良性貧血　257
サイトメガロウイルス　214
再発急性骨髄性白血病　424
細胞
　──遺伝学的完全寛解　272
　──基盤性凝固反応　56
　──障害性 T 細胞　352
　──表面マーカー　421, 435
砂糖水試験　106
サラセミア　105, 221
サリドマイド　344
サルコイドーシス　62
サルコイド反応　63
酸性化血清試験　106
酸素解離曲線　50

し
志賀毒素産生大腸菌　365
シクロスポリン　209, 248, 255
止血栓　54
自己免疫
　──疾患　62
　──性血小板減少症　360
　──性溶血性貧血　104, 229
匙状爪　221
シタラビン　422
疾患登録　473
指定難病　255
若年性骨髄単球性白血病　431
瀉血　74, 277
重症型種痘様水疱症　444
受験資格　2
主試験　169
出血性疾患の臨床症状　84
シュバッハマン・ダイアモンド症候群　454
腫瘍崩壊症候群　151, 295, 322
上級医師とのコミュニケーション　23
小球性低色素性貧血　221, 225
小球性貧血　68
症候性骨髄腫　341
静脈血栓塞栓症　414
少量アスピリン療法　277
抄録　21
ショ糖溶血試験　106
処方せん　491
シロスタゾール　132
新生児溶血性疾患　186
真性赤血球増加症　72, 274
真性多血症　259

新鮮凍結血漿　370, 393
　──使用基準　175
深部静脈血栓症　414
診療録　484

す・せ
ストレス多血症　71
スライド　22
成熟 B 細胞リンパ腫　442
正常対照　265
成人 T 細胞白血病・リンパ腫　330
生着不全　207, 215
赤白血病　102
セクシュアリティ　217
舌炎　221
節外性 NK/T 細胞リンパ腫, 鼻型　325
赤血球　49
　──型δ-アミノレブリン酸合成酵素　465
　──酵素異常症　236
　──使用基準　173
　──浸透圧抵抗試験　105
　──造血刺激因子製剤　258, 286
説明・同意　500
説明書　503
前期赤芽球系前駆細胞　53
染色体遺伝子検査　421
染色体分析　314, 435
前処置毒性　213
全身放射線照射　204
先端紅痛症　83
先天性
　──角化不全症　454
　──血液凝固因子障害　510
　──好中球減少症　348
　──骨髄不全症　454
　──葉酸吸収不全　243
全トランス型レチノイン酸　393
前方散乱光　109
栓友病　57
線溶均衡型播種性血管内凝固症候群　390
線溶亢進型播種性血管内凝固症候群　390
線溶抑制型播種性血管内凝固症候群　390
前リンパ球性白血病　298

そ
造影 CT　415
造血幹細胞　40
造血幹細胞移植　367, 423
　──, 自家　343
造血発生　40
総合プロブレム方式　484
創傷治癒　57
層別化治療　436
側方散乱光　109
組織学的進展　302

た

第V因子合併欠乏症　408
第VII欠乏症　410
第VIII因子　404
　──合併欠乏症　408
第IX因子　396
第XI欠乏症　410
第XII因子欠乏症　408
第XIII欠乏症　410
ダイアモンド・ブラックファン貧血　247, 454
代替抗凝固療法　130
大顆粒リンパ球　349
　──性白血病　249, 349
大球性貧血　69
代謝拮抗薬　134
代償性溶血　229
帯状疱疹　216
代諾者　501
大動脈弁狭窄症　406
タイプ・アンド・スクリーン　170
大量メルファラン療法　344
タクロリムス　209
ダサチニブ　272
ダナゾール　256
ダナパロイド　376
　──ナトリウム　392
多発性骨髄腫　341
ダルベポエチン　286
単クローン性IgM　346
タンデム移植　191
タンニン　222
蛋白電気泳動　342
蛋白同化ステロイド　256

ち

チアミン反応性巨赤芽球性貧血　465
チエノピジン　132
チクロピジン　132
注射せん　497
中枢神経浸潤　294
中枢性尿崩症　452
著者　22
貯蔵鉄　220
治療の危険性　502

て

低カルシウム血症　190
低酸素誘導因子　258
低腫瘍量　303
鉄芽球　101
鉄キレート療法　250, 286
鉄欠乏性貧血　220
鉄の吸収　224
デフェラシロクス　256, 286
テロメア長測定　456
転座　112

　──因子　40
伝染性単核球症　62, 78, 352

と

同意書　27, 504
同種造血幹細胞移植　433, 437, 447
特定行為および特定行為区分　470
特発性血小板減少性紫斑病　82, 360
特発性好酸球増多症候群　79
ドナーリンパ球輸注　188
トポイソメラーゼ阻害薬　137
ドライバー変異　275
トランスコバラミン　244
トランスフェリン飽和度　221, 260
トレーサブル　19
トロンビン-アンチトロンビン複合体　390
トロンボポエチン受容体作動薬　360
トロンボモジュリン製剤　393

な・に・の

内科エマージェンシー　148
中尾の式　222
難病　508
二次癌　217
二次止血　54
日本血液学会　5
日本造血細胞移植学会　6
日本リンパ網内系学会　6
ニロチニブ　272
妊娠　249
認定試験　3
濃厚血小板　393

は

バイパス止血療法　400
播種性血管内凝固　90, 361, 353
　──症候群診断分類　390
　──症候群病型分類　389
白血球共通抗原　107
白血球分画　76
発熱性好中球減少症　350, 437
パノビノスタット　345
パルスオキシメータ　75
反復性遺伝子異常　293

ひ

非Hodgkinリンパ腫　61, 313, 440
非関連性クローン　114
微小残存病変　116, 436
ビスホスホネート製剤　345
脾臓摘出術　231, 360, 363
　──後　83
非代償性溶血　229
ビタミンB12　243
ビタミンC　222

非典型溶血性尿毒症症候群　365
ヒトパルボウイルスB19　248
ヒト免疫不全ウイルス　319
びまん性大細胞型B細胞リンパ腫　313
ヒヤリ・ハット事例　475
病的血栓　54
ピルビン酸キナーゼ異常症　236
ビンカアルカロイド　137

ふ

不安定ヘモグロビン症　235
フィブリノゲン分解産物　91
フィブリン・フィブリノゲン分解産物　390
フィラデルフィア染色体　293
フェブキソスタット　153
フェリチン　448
　──値　221, 260
　──鉄　220
副試験　169
副腎皮質ステロイド　231, 360, 362
不飽和鉄結合能　221
プラスミノゲンアクチベータインヒビター　388
プラスミン-α2プラスミンインヒビター複合体　390
フルダラビン　234
プレドニゾロン　211
ブレンツキシマブベドチン　329
フローサイトメトリー　107
　──解析　313
　──検査　288
プロカルシトニン　149
プロテアソーム　144
　──阻害剤　345
プロテイン　415
プロトロンビン欠乏症　408
プロトロンビン時間　91
プロブレム　485
　──リスト　485
分子遺伝学的大寛解　272

へ

ヘアリー細胞白血病　102
閉塞性細気管支炎症候群　216
ベクロメタゾン　211
ヘパリン　418
　──類　392
ヘプシジン　225, 259
ヘム　724
ヘモグロビン　49
ヘモデリン顆粒　104
ヘリコバクター・ピロリ菌
　──感染　220
　──除菌　362
ヘルスリテラシー　27
辺縁帯リンパ腫　306

ほ

ポスター作製　22
補正血小板増加数　369
補体第二経路　367
発作性寒冷ヘモグロビン尿症　104, 229
発作性夜間ヘモグロビン尿症　102, 106
ポマリドミド　345
ボルテゾミブ　343
本態性血小板血症　82, 274

ま

末梢血幹細胞　188
末梢神経障害　245
末梢性T細胞リンパ腫　324
麻薬　495
慢性
　——移植片対宿主病　208
　——炎症　225
　——活動性EBウイルス感染症　353, 444
　——骨髄性白血病　77, 102, 114
　——骨髄単球性白血病　78
　——疾患に伴う貧血　221, 225
　——腎臓病　258
　——リンパ性白血病　297
マントル細胞リンパ腫　299
　——予後予測指標　312

み・む

ミコフェノール酸モフェチル　209
未成熟血小板割合　255
ミニ移植　447
未分化大細胞リンパ腫　324, 443
無顆粒球症　348
無フィブリノゲン血症　409

め

メコバラミン　245
メシル酸ガベキサート　393
メシル酸ナファモスタット　390, 392
メチルプレドニゾロン　211
メトトレキサート　209
　——大量療法　295
免疫
　——寛容導入療法　400
　——グロブリン遺伝子再構成　117
　——グロブリン重鎖可変領域　297
　——グロブリン大量療法　363
　——固定法　342
　——調節薬　345
　——電気泳動法　342
　——抑制薬　231

も

網状血小板比率　362
網赤血球　67
網羅的遺伝子解析　456
モガムリズマブ　329, 334
モノクローナルBリンパ球増殖症　298
問題指向型診療記録　484

や・ゆ・よ

薬剤師　37
有核細胞数　98
有毛細胞白血病　252, 297, 298
輸血
　——感染症　181
　——関連急性肺障害　170, 179
　——後移植片対宿主病　179
　——後鉄過剰症　184, 227, 256
要介護度　479

溶血性尿毒症症候群　365
溶血性貧血　103
葉酸　243
幼若血小板比率　66, 362
ヨーロッパ血液連合学会　7
予後因子　424, 436

ら・り

ラスブリカーゼ　153
リスク分類　421
リスク別治療　277
リツキシマブ　231, 255, 316, 347, 363
リハビリチーム　37
リボソーム蛋白遺伝子　463
リポ蛋白(a)　416
臨床工学技士　37
臨床試験　439
臨床心理士　38
リンパ
　——芽球性リンパ腫　442
　——球系抗原　108
　——形質細胞リンパ腫　299, 346
　——節腫脹　60
　——節生検　124
　——増殖性疾患　63

る・れ・ろ

ループスアンチコアグラント　378, 416
ルガノ　7
ルキソリチニブ　278
レナリドミド　285, 344
濾胞性リンパ腫　302
ロンベルグ試験　243

わ

ワルファリン　130, 381, 418

欧文索引

A

aberrant antigen expression　109
ABO不適合輸血　179
ABVD療法　338
acute emesis　158
acute myeloid leukemia with recurrent genetic abnormalities　263, 264
ADAMTS13　368
　——inhibitor boosting　371
aggressive ATL　330
AML1-ETO　118
antibiogram　146
anticipatory emesis　158
APBMT（Asia Pacific Blood and Marrow Transplantation Group）　7

apparent polycythemia　71

B

BCL-2遺伝子　302
BCR-ABL　118, 142, 271
BCRシグナル経路阻害薬　301
BEAM療法　194
Bernard-Soulier症候群　383
Binet分類　300
Bing-Neel症候群　346
BRAF　451
　——遺伝子異常　299
Bulky mass　316
Burkittリンパ腫　319
Bリンパ球　47

C

CALR変異　87

CBFB-MYH11　118
CBL変異　432
CCND1　342
　——-IGH　120
CD1a　453
CD20　314
CD34陽性細胞　189
CHASER　311
Clinical TLS　151
c-MAF　343
Coombs試験
　——, 間接　104
　——, 直接　104
CP-1®　194
CRAB徴候　341

D

de novo AML　422

dmins 112
DMSO 194
DNA メチル化 143
Down 症候群に合併する急性骨髄性白血病 424
dry tap 吸引不能 98
D ダイマー 57, 390

E
EB ウイルス 255, 319, 352
effect size 18
eGFR 259
ESCAP 療法 447
ETV6-RUNX1 118
EZR 21

F
Factor V Leiden 410
faggot body 288
faggot cell 288
FANCD2 モノユビキチン化試験 456
Fanconi 貧血 454
FDG-PET 315
FGFR3/MMSET 342
FISH 法 112
FLIPI 305
FLT3 変異 119, 424

G
G20210A 変異 410
G6PD 異常症 236
Gaisböck 症候群 71
GCB 314
genetic randomization 199
gestational thrombocytopenia 88
GPIb 403
GPI アンカー 101, 238
G 染色法 111

H
Ham 試験 106
HCT-CI 196
HDAC 144
Hodgkin リンパ腫 61, 336, 440
hsr 112
Hunter 舌炎 65

I
IGH-BCL2 120
IgM flare 347
Ig 軽鎖の発現偏重 108
IL-6 226
immune thrombocytopenia 360

immunoparesis 342
indolent
——ATL 330
——ATL-PI 332
——MCL 310
intent-to-treat 199
IPSS-R（Revised International Prognostic Scoring System） 284
IRIS（International Randomized Interferon versus ST1571）試験 272
ISCN（International System for Human Cytogenetic Nomenclature）2013 111
isovolemic method 186

J
JAK 143
——2 V617F 変異 87
——2 遺伝子 74
——2 阻害剤 278
——2 変異 119
JCOG-PI 332

L
Laboratory TLS（tumor lysis syndrome） 151
Langerhans 細胞組織球症 451
langerin 453
late emesis 158
Leiden 変異 410
light chain restriction 108
Lugano 分類 306

M
MALT リンパ腫 306
marginal zone lymphoma 306
May-Hegglin 異常 383
MEK1 451
Mentzer Index 105
MLL 遺伝子再構成 117
MPL（myeloproliferative leukemia virus oncogene）変異 87
MYC 319
MYD88 遺伝子 346
MYH9 異常症 383

N
NF1 変異 431
NK1 受容体拮抗薬 159
NK 細胞 48
non-GCB 314
Nordic レジメン 311

P
patient blood management 172
PDGFR 再構成 119
perforin 448
PIG-A 遺伝子 102
Plummer-Vinson 症候群 221
PML-RARA 118
PNH タイプ血球 253
poor mobilizer 193
PTPN11 変異 431
punched out lesion 343

R
RALD（RAS-associated ALPS-like disease） 431
Rare Bleeding Disorders 408
RAS 変異 431
R-CHOP 316
R-hyper CVAD 311
Richter 症候群 297
RUNX-RUNX1T1 118

S
Simplified ATL-PI 332
SKY 法 112
STEC 感染 369

T
take home message 20
teach back 29
TEL-AML1 118
Therapy-related myeloid neoplasms 263
T 細胞受容体遺伝子再構成 117
T リンパ球 46

V
VKCFD 408
von Willebrand 病 90, 396
——, 後天性 88

W
Waldenström's macroglobulinemia 299
WBMT（World-wide Network for Blood and Marrow Transplantation） 8
wet purpura 87
WHO 出血スコア 174
WHO 分類 266
Wiskott-Aldrich 症候群 383
WT1 291

数字・ギリシャ文字索引

β2-ミクログロブリン 448
4T's スコアリング 375
5-HT3 受容体拮抗薬 158

- **JCOPY** 〈(社)出版者著作権管理機構 委託出版物〉
  本書の無断複写は著作権法上での例外を除き禁じられています．
  複写される場合は，そのつど事前に，(社)出版者著作権管理機構
  （電話 03-3513-6969，FAX03-3513-6979，e-mail：info@jcopy.or.jp）
  の許諾を得てください．

- 本書を無断で複製（複写・スキャン・デジタルデータ化を含みます）
  する行為は，著作権法上での限られた例外（「私的使用のための複
  製」など）を除き禁じられています．大学・病院・企業などにお
  いて内部的に業務上使用する目的で上記行為を行うことも，私的
  使用には該当せず違法です．また，私的使用のためであっても，
  代行業者等の第三者に依頼して上記行為を行うことは違法です．

研修ノートシリーズ

血液科研修ノート

ISBN978-4-7878-2177-5

2016年5月15日　初版第1刷発行

総監修者	永井良三（ながい りょうぞう）
責任編集者	神田善伸（かんだ よしのぶ）
発　行　者	藤実彰一
発　行　所	株式会社　診断と治療社
	〒100-0014　東京都千代田区永田町2-14-2　山王グランドビル4階
	TEL：03-3580-2750（編集）　03-3580-2770（営業）
	FAX：03-3580-2776
	E-mail：hen@shindan.co.jp（編集）
	eigyobu@shindan.co.jp（営業）
	URL：http://www.shindan.co.jp/
表紙デザイン	ジェイアイ
印刷・製本	広研印刷　株式会社

©Yoshinobu KANDA, 2016. Printed in Japan. ［検印省略］
乱丁・落丁の場合はお取り替えいたします．
『研修ノート』は，株式会社診断と治療社の登録商標です．